临床诊断技能训练教程

主　编　蒋梅先
副主编　韩力军　张　泉　周郁鸿

上海科学技术出版社

内 容 提 要

本书作为《诊断学》的配套和补充用书,主要通过技能训练,指导学生融会贯通地使用症状诊断学、检体诊断学、实验室诊断和器械诊断的基本知识,练习诊断疾病的三大步骤,帮助学生掌握西医诊断疾病的基本技能,并初步建立起正确的临床诊断思维,指导学生如何将《诊断学》的基本原理、重要知识和诊断技能应用于临床疾病诊断过程。

本书可供医学院校学生、中医、西医和中西医结合执业医师备考以及住院医师规范化培训参考使用。

图书在版编目(CIP)数据

临床诊断技能训练教程/蒋梅先主编.—上海:
上海科学技术出版社,2017.6
ISBN 978 - 7 - 5478 - 3465 - 7

Ⅰ.①临…　Ⅱ.①蒋…　Ⅲ.①诊断学-医学院校-教材　Ⅳ.①R44

中国版本图书馆 CIP 数据核字(2017)第 032772 号

临床诊断技能训练教程
主编　蒋梅先

上海世纪出版股份有限公司
上 海 科 学 技 术 出 版 社　出版
(上海钦州南路 71 号　邮政编码 200235)
上海世纪出版股份有限公司发行中心发行
200001　上海福建中路 193 号　www.ewen.co
苏州望电印刷有限公司印刷
开本 787×1092　1/16　印张 25.5
字数 500 千字
2017 年 6 月第 1 版　2017 年 6 月第 1 次印刷
ISBN 978 - 7 - 5478 - 3465 - 7/R · 1324
定价:69.00 元

编委会

主　编　蒋梅先(上海中医药大学)

副主编　韩力军(天津中医药大学)

　　　　张　泉(成都中医药大学)

　　　　周郁鸿(浙江中医药大学)

编　委　(以姓氏笔画为序)

　　　　王成武(长春中医药大学)

　　　　闫平慧(陕西中医药大学)

　　　　刘雪玲(广西中医药大学)

　　　　杨继兵(南京中医药大学)

　　　　崔　松(上海中医药大学)

秘　书　金　涛(上海中医药大学)

　　　　张自秀(上海中医药大学)

编写说明

　　《诊断学》是医学生从前期理论学习过渡到临床各科学习的桥梁课程,而《诊断学临床技能》的基本任务是指导学生如何将《诊断学》的基本原理、重要知识和诊断技能应用于临床疾病诊断过程。如果说《诊断学》是打开临床医学大门的一把钥匙,那么本书将教会学生如何正确使用这把钥匙。由于中医院校《诊断学》的课时较少,对课程中重点知识的介绍、讲授和见习均难以满足学生后期临床学习的需要,因此,本书的配套和补充显得尤为重要。

　　本书可供已修完前期医学理论课程和《诊断学》的学生参考使用。通过技能训练,将指导学生融会贯通,运用症状诊断学、检体诊断学、实验室诊断和器械诊断的基本知识,练习诊断疾病的三大步骤,帮助学生掌握西医诊断疾病的基本技能,并初步建立起正确的临床诊断思维。

　　由于本书涵盖了"三基"训练,并结合临床实际对《诊断学》的基础知识等作了详尽的归纳、列表和串解,便于复习、记忆,同样是中医、西医和中西医结合执业医师备考以及住院医师规范化培养的重要指导用书。

一、临床诊断技能训练的内容

　　根据相关教材的编排以及临床疾病诊断过程,本书内容编排如下。

(一)症状诊断技能训练

1. 问诊技能训练

(1)训练对一般患者的问诊技巧和对特殊患者(如缄默、敌视、焦虑及危重患者等)的问诊技巧,掌握正确的问诊方法,纠正常见问诊错误。

(2)训练常见临床症状的问诊,重点训练症状相关特点和伴随症状的问诊,以及该症状的相关病史等;练习正确的问诊程序,并训练在问诊过程中体现鉴别诊断思维的能力。

2. 症状诊断技能训练　临床常见症状的病因思辨能力训练。掌握常见症状的病因分析步骤和病因鉴别要点,形成基本正确的症状诊断思维过程。

(二)检体诊断技能训练

1. 检体操作训练

(1)基本检查法及一般检体技能训练:主要训练视、触、叩、听基本检体技能。以皮肤黏膜、面容、体位、步态、营养状况及头颈部检查为视诊训练;以腹壁和腹腔脏器为触诊训练;以人体五种基本叩诊音为叩诊训练;以呼吸音及心音为听诊训练。

（2）训练视、触、叩、听方法在全身各部检体中的运用。包括一般检体,以及头颈部、胸部（包括肺和胸膜、心脏和大血管）、腹部（包括重要腹部脏器）、四肢骨骼和神经系统检体技能训练,以及全身体格检查技能训练。

（3）呼吸系统、循环系统、神经系统以及腹部常见疾病的检体技能训练,提高阳性体征检出能力。

2. 常见体征病因辨析思维训练　训练体征临床意义分析技能,在掌握人体常见体征临床意义的基础上,训练对体征病因辨析能力。

（三）实验诊断技能训练

1. 实验室检查项目选择　掌握不同实验室检查的临床应用范围,训练根据不同临床状况（或不同疾病）合理选择实验室检查项目。

2. 实验室检查报告分析　在掌握常见实验室检查结果临床意义的基础上,训练分析临床常用实验室检查报告（包括三大常规、肝肾功能、常用生化学、免疫学、血气分析、分泌物、排泄物、体腔积液、病原微生物和骨髓学等检查）,正确应用实验室报告于疾病诊断和病情监察。

（四）器械检查诊断技能训练

1. 心电图诊断技能训练

（1）心电图检测技能:训练规范描记高质量心电图;训练特殊情况鉴别时的检测技能（如异常 Q 波的病因鉴别技能）。

（2）心电图阅读技能:训练正常心电图和常见异常心电图的判读,包括心房心室肥大、急性心肌梗死和心肌缺血、常见心律失常（早搏、阵发性心动过速、传导阻滞等）、电解质紊乱和药物影响等的心电图诊断。

2. 肺功能及酸碱失衡诊断技能训练

（1）肺功能检测指标选择与报告判读:根据不同临床诊疗需求合理选择肺功能检查;正确判读肺功能报告,并作出肺功能评价（包括换气障碍、通气障碍及其严重程度）。

（2）酸碱失衡诊断技能:训练动脉血气分析采样技能;训练动脉血气检测报告分析,正确判读代谢性酸中毒、呼吸性酸中毒（代酸、呼酸）,代谢性碱中毒、呼吸性碱中毒（代碱、呼碱）以及呼酸代碱和代酸呼碱等复合酸碱失衡。

3. 内镜诊断技能训练

（1）选择观看上、下消化道镜,纤维支气管镜检查过程或录像。

（2）在熟悉上述内镜适应证、禁忌证和临床应用的基础上,训练根据不同临床状况或检查目的正确选择内镜检查。

（五）案例诊断技能训练

演示临床案例分析和诊断思维过程,并提供用于诊断技能训练的病案资料,训练学生遵循正确诊断思维,进一步收集相关资料（采集病史、查体获取体征和给予必要的辅助检查)、辨析病因,做出初步诊断和鉴别诊断。

在案例诊断技能训练同时,培养学生正确书写住院病历,包括主诉、现病史、检体记录、实验室检查结果、病史小结、诊断及诊断依据,以及必要的鉴别诊断。

(六)临床常用诊断技术操作技能训练

医学生须掌握的基本诊断技术操作包括导尿术、中心静脉压测定、胸腔穿刺、腹腔穿刺、骨髓穿刺以及腰椎穿刺。通过训练,使学生能规范地完成这些诊断技术的操作过程,并使学生熟知采用各项诊断技术的目的、适应证和禁忌证。

二、临床诊断技能训练的方法

要达到训练的良好效果,需要教师和学生双方的共同努力,并且在一定程度上还需要患者或标准化患者的密切配合。

(一)认真复习《诊断学》基本知识

在每章节技能训练教材中都编写了该项技能训练所需要掌握的基本知识。基本知识是在《诊断学》教材的基础上,把相关知识点按临床诊断思维所需给予编排和归纳,并尽量整理成表格形式,更有利于学习记忆和在技能训练中应用。如果说《诊断学》横向介绍了各种诊断手段的知识点,那么本教程则以临床应用为切入点,纵向综合了多种诊断技能和知识。学生在技能训练前应该对这些知识做好充分的预复习工作,预先使自己的思维接近本教程传授的模式,将大大提高技能训练效率。

(二)认真准备技能训练场景和器材

每次技能训练教学前,教师都应该根据训练要求,精心安排各种训练场景和准备训练器材。要保证每个学生有操作场所和训练对象(可数人共享);应根据训练要求,选择足够的临床阳性体征等。可酌情使用模拟医院,但建议优先选择临床病例,充分利用教学医院的教学资源。教师是否安排到位,直接影响技能训练教学效果。

(三)以学生训练为主,教师讲解为辅

技能训练教学过程中,教师的作用是结合教材内容和自己多年的临床经验,介绍对症状、体征及辅助检查结果进行分析的思路和病因辨析的程序,并酌情示范规范的技能操作。应该保证充足的课时用于学生训练,并在每次技能训练结束前认真做好简单有效的学生考核和教师评定。

(四)积极开展以病例为基础的技能训练

《诊断学》的技能训练是将理论知识和技能应用于临床的示范教学,以病例为基础的学习(case basic learning,CBL)模式生动而贴近临床实际情况,是最理想的模式。症状诊断学、检体诊断学及部分实验室和器械检查诊断技能训练均可采取这种教学模式。

(五)在技能训练中注意体现人文关怀

在对患者诊疗过程中体现必要的人文关怀不仅是保持良好医患关系的重要途径,还直接对疗效产生有益影响。中医学在数千年的医疗活动中非常重视人文关怀,而近代医学模式的转变,更使医疗活动中的人文关怀成为医学生必不可少的素质教育。技能训练教学中的人文关怀主要体现在症状诊断和检体诊断技能训练中,它同样有助于技能训练对象的成功选择。

三、临床诊断技能训练的目标

通过本课程,完成《诊断学》中关于疾病诊断基本知识的综合应用训练和问诊采史、体格检查和诊断技能操作训练,使学生达到以下目标:

(1)能独立进行系统问诊,获取临床诊断必需的病史资料;掌握常见症状的临床意义和病因辨析技能。

(2)能规范地进行系统、全面、有序的全身体格检查,有效获取体征;掌握常见体征的临床意义和病因鉴别。

(3)熟悉血、尿、粪常规检查及其他临床常用检验的正常值参考范围,掌握检验异常结果的临床意义;掌握正确的报告分析思维程序。

(4)掌握心电图记录的规范操作;熟练阅读正常心电图,正确判读常见异常心电图,并掌握其临床意义。

(5)能根据病史、体格检查、必要的辅助检查的资料,进行分析、综合、推理、归纳,提出初步诊断,并进行必要的鉴别诊断。

(6)能书写出符合患者客观实际的、规范完整的住院病历。

四、致谢

在本教程编写过程中,得到各编委单位诸多老师的无私帮助,尤其是上海中医药大学郑静、王慧颖、阮小芬、张艺宝老师等应邀参加统稿工作,浙江中医药大学戴铁颖、张蕴、胡慧瑾、洪莉莉老师,台州学院徐琳珑老师协助统稿,上海中医药大学贾美君应邀为本教程绘制插图,谨在此一并表示诚挚谢意。

尽管我们已作努力,但教程中缺点、错误在所难免,希望使用本教程的老师、同学、临床医生和关心本书的专家、读者给我们提出宝贵的意见,以便进一步修订、提高。

蒋梅先

2017 年 2 月

目 录

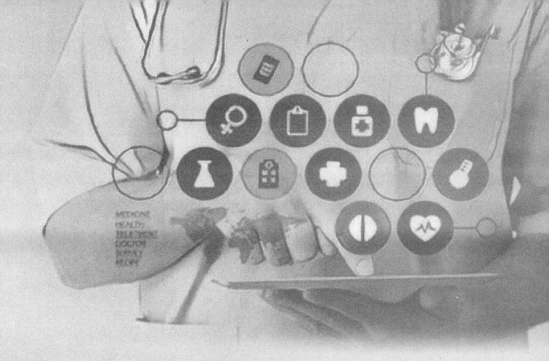

第一篇
症状诊断技能训练

　　一般来说,症状是患者就诊时最先提供给医生的疾病信息,也是医生在接诊患者时最先搜集到的病例资料。从症状开始,医生将通过详尽的问诊进行病因初步鉴别,并由此取得进一步获取相关体征和选择必要辅助检查的线索,从而由表及里、由浅入深地确立病因诊断。丰富的症状诊断学知识和正确的问诊方法,是从事临床诊疗工作最基本的技能。本篇对常见的 12 种症状进行问诊和病因辨析训练,以确立相应的症状诊断思维程序,培养基本的症状诊断技能。

第一章 问诊技能训练

　　问诊,即医生通过对患者或相关人员的系统询问获取病史资料。通过问诊了解疾病发生、发展和诊治经过,以及患者既往健康状况和曾患疾病,不仅对诊断和治疗方案的确定具有重要意义,也可为检体和选择必要的辅助检查提供重要线索。通过问诊采集病史是医生诊治的第一步;同时,正确的问诊方法和良好的问诊技巧有助于建立相互信任的医患关系,从而增加患者对诊疗方案的依从性。

一、训练目的

　　训练系统问诊的技能。

二、训练要求

　　(1) 掌握系统问诊内容、问诊方法和要点。
　　(2) 熟悉系统问诊的技巧以及特殊患者的问诊方法。

三、训练方法和步骤

　　1. 场所　门诊或病房。
　　2. 对象选择　门诊和病房患者各 1 名,多种症状并存、具有敌意或缄默特征的标准化患者 2 名。
　　3. 方法和步骤　① 由教师介绍问诊的主要内容和技巧,问诊顺序或常规问题;② 学生分组对所选对象进行问诊,教师巡视各小组问诊状况;③ 各小组汇报问诊小结、初步印象,以及问诊中遇到的问题;④ 教师分析、小结。

四、基本知识

问诊的基本内容及顺序

　　1. 主诉　促使患者来看病的主要原因:"你今天来,有哪里不舒服?"(用规范的语言概括患者最主要的症状或体征及其持续时间)。
　　2. 现病史　围绕主诉,详细问清其发生发展,以及诊疗经过(这是病史采集的最关键内容,必须详尽采集)。

（1）起病情况（缓急）和患病的时间（生病多久了，症状出现多久了）。

（2）主要症状的特点，包括症状发生的部位、性质、程度、持续时间、发作频度、加重或缓解的因素。

（3）症状发生的原因和/或诱因。

（4）病情的发展和演变（按时间顺序问，但需归纳后再记录）。

（5）伴随症状（包括有临床意义的阴性症状）。

（6）诊治经过（检查结果，以及所用药物的剂量、疗效等）。

（7）患病以来的一般情况（精神状态、食欲、体重改变、睡眠及大小便等情况）。

3. 既往史

（1）既往的健康状况。

（2）过去曾患过的疾病（主要指感染性疾病和传染病，以及与现病有关的疾病）。

（3）手术、外伤、意外事故和预防接种史（记录）。

（4）过敏史（药物、食物及环境因素）。

4. 系统回顾　询问各系统的常见症状是否存在（如某一系统有 2 项症状存在，应详细询问该系统）；现病史或既往史中已提及的项目，应避免重复；不仅要记录阳性症状，有临床意义的阴性症状也应予以记录（表 1-1）。

表 1-1　各系统须问及的常见症状

系　统	须　问　及　的　相　关　症　状
头部五官	视力障碍、耳聋、耳鸣、眩晕、鼻出血、牙痛、牙龈出血、咽喉痛、声音嘶哑
呼吸	咽痛、慢性咳嗽、咯痰、咯血、哮喘、呼吸困难、胸痛
心血管	心悸、活动气促、咯血、下肢水肿、心前区痛、晕厥
消化	食欲减退、吞咽困难、恶心、呕吐、腹胀、腹痛、便秘、腹泻、呕血、便血、黄疸
泌尿生殖	腰痛、尿频、尿急、尿痛、排尿困难、血尿、尿量异常、水肿、尿道或阴道异常分泌物
血液	面色苍白、乏力、头昏眼花、皮肤黏膜出血、骨痛、淋巴结肿大、肝脾肿大
内分泌及代谢	食欲异常、多汗、畏寒、多饮、多尿、手指震颤、显著肥胖/消瘦、毛发分布异常、色素沉着、性功能改变、闭经
运动	关节红肿热痛、关节变形、肌肉痛、肌肉萎缩、运动障碍
神经	头痛、眩晕、晕厥、记忆力减退、语言障碍、意识障碍、震颤、肢体抽搐或瘫痪、感觉异常
精神状态	错觉、幻觉、思维障碍、定向力障碍、情绪异常、睡眠障碍

5. 个人史

（1）社会经历：包括出生地、曾到过地区及居留时间、受教育情况、经济状况、居住条件。

（2）职业和工作条件：包括工种、劳动环境、化学药品、放射性物质、工业毒物的接触情况和时间（如疑为病因）。

（3）习惯和嗜好：如睡眠、饮食、烟、酒、茶嗜好（量和时间）、娱乐、其他药物（镇静剂或麻醉毒品)、异嗜物(泥土、头发等)。

6. 婚姻史　婚否(结婚年龄)、配偶情况等。

7. 月经和生育史　① 初潮年龄、月经周期和经期天数、经量等,经期症状,末次月经日期或绝经年龄;② 妊娠与生育次数(包括病理胎产)和年龄,有无产后病等。

8. 家族史(直系或有血缘关系的亲属)　① 双亲的年龄及健康情况(儿科应包括祖父母、外祖父母);② 兄弟、姐妹的年龄及健康情况;③ 子女的年龄及健康情况;④ 家族中有无患相同疾病、遗传病、传染病、过敏性疾病、癌症、糖尿病等的患者。

五、基本技能

1. 过渡性交谈(使患者轻松自在,以取得患者的信任)　① 询问者自我介绍;② 询问患者的姓名、年龄、民族、住址(或工作单位)等;③ 和患者作简单交谈。

2. 顺序问诊

(1) 按项目的顺序系统地询问病史,对交谈的目的、进程及预期结果应心中有数,问诊的开始、中间和结束清楚明了。

(2) 问清时间顺序:主要是主诉和现病史中症状或体征出现的先后次序,问清症状开始的确切时间,跟踪自首发至目前的演变过程。根据时间顺序追溯症状的演变可避免遗漏重要的资料。可用以下方式提问,如"……以后怎么样?""然后又……"以在核实资料的同时,了解事件发展的先后顺序(如果有几个症状同时出现,有必要确定其先后顺序)。

3. 合理掌握问诊进度

(1) 耐心聆听:关心患者的反应,基本上要聆听患者的全部叙述和回答,不轻易打断,避免难堪的停顿;必要时故意保持沉默,让患者思索,以便作出系统回答。

(2) 礼貌中断:如果患者不停地谈论许多与病史无关的问题,则可有礼貌地把患者引导到病史线索上来,如"你的那些问题我都理解,现在请再谈谈你当时腹痛的情况吧?"

4. 熟用常规问题

(1) 一般性问题:常用于问诊开始(用一般的问题去获得某一方面的大量资料,让患者像讲故事一样叙述他的病情);这种提问应该在现病史、过去史、个人史等开始时使用,以便待获得一些信息后进一步追问一些重点问题。

1) 您今天来,有哪里不舒服?

2) 请告诉我您的一般健康情况吧。

3) 您以前生过什么病吗?

(2) 特殊性问题:用于收集一些特定的有关细节,以便获得更有针对性的信息。

1) 直接提问:如"扁桃体切除时你几岁?""你腹痛有多久了?"

2) 直接选择性提问:要求患者回答"是"或"不是",或者对提供的选择作出回答。如:"你曾有过严重的头痛吗?""你的疼痛是闷痛还是刺痛?"

5. 注意归纳性印证(每一部分结束时使用,以印证患者所提供的病史资料)

(1) 主诉和现病史:向患者作一尽可能详细的小结,以获印证。

（2）家族史：只需要简短的概括（特别是阴性或不复杂的阳性家族史）。

（3）系统回顾：只需小结阳性病史。

6. 获取必要引证核实（必要时应引证核实患者提供的信息，以收集到尽可能准确的病史）

（1）如患者提供了特定了诊断和用药，就应问明诊断是如何作出的及用药剂量。

（2）如患者用了术语或特殊的诊断，询问者应核实诊断是否正确。例：

患者："我父母都有消化性溃疡。"

询问者："他们是否经过医生的治疗？"或"做了什么检查才发现有消化性溃疡？"

（3）核实其他一些信息：包括饮酒史、吸烟史、兴奋药品和咖啡因服用史，以及过敏史。有关习惯和嗜好方面的情况应包括名称、用量和时间。

7. 适当赞扬与鼓励（赞扬语应该有特殊的内容）　交流中间断地给一些赞扬性肯定或反馈，如：

（1）赞扬患者采取有益于身体健康的措施："你已经戒烟了，真是太好了。"

（2）对患者的悲伤、痛苦能表示同情和理解："那你一定很困难""碰到这样的问题任何人都会生气的"。

8. 关注患者的看法和期望　注意引出患者对疾病的看法，包括对病因的担心和对诊断治疗以及预后的理解，特别要启发诱导出隐藏的忧虑。

要启发患者讲出对医生的确切期望，正确判断其最感兴趣和最需要解决的问题，包括协商近期和远期的目标，如："这次看病，你有什么要求？"

9. 鼓励患者提问（通常在问诊结束时进行）　鼓励患者对正在讨论的内容提问，并给予患者提出其他问题甚至与本次谈话无关问题的机会，如："我们已谈了许多有关你的情况，你还有什么问题？"或者"任何其他问题你都可以随便谈谈"。

10. 结束问诊（选择以下任何几种方式）

（1）讨论促进健康的措施，如：减少不良嗜好、牙齿保健、饮食卫生、驾车安全等。

（2）让患者提出并讨论任何附带问题，如：对疾病的看法、就诊期望等。

（3）告诉患者进一步诊疗计划和时间安排。

六、问诊注意事项

1. 态度　严肃认真，一丝不苟；尊重隐私，保守秘密；对任何患者应一视同仁。

2. 仪表和礼节　衣冠整洁，文明礼貌，使患者感到温暖亲切（包括头发的梳理、手和指甲的清洁）。

3. 举止友善　用友善的眼神、轻松大方的肢体语言、适当的面部表情、和缓的语调，使患者感到轻松自在，易于交流。

4. 应该避免的提问方式

（1）暗示性提问：往往暗示期望的答案，而患者易于默认医生的诱问，而不会轻易否定（如："你的胸痛放射至左臂，对吗？"）。

（2）诘难性提问：常使患者产生防御心理(如："你为什么吃那么脏的食物呢？")。

（3）连续提问：不给患者分别回答每一个问题的机会,可能会使患者对要回答的问题混淆不清(如："饭后痛得怎么样？和饭前不同吗？是烧灼痛还是针刺样痛？""你家族中有哪个患过癌症、糖尿病、心脏病或高血压吗？")。

（4）重复提问：使患者感觉发问者心不在焉,可能会挫伤和谐的医患关系和失去患者的信任。可采用以下方法避免重复提问。

1）万一没听明白需要再次询问,可用反问及词释等技巧,以避免重复提问。

2）有时为了核实资料,同样的问题需多问几次,可重申要点,如："你已告诉我,你大便全是血,这是很重要的资料,为了把这弄清楚,请再给我描述一下你大便的情况。"

3）有时结合其他问诊技巧(如"归纳性印证")也有助于减少重复提问。

（5）用诊断术语提问：如果使用术语必须立即向患者解释。例："你是否有过血尿,换句话说有没有尿色变红的情况,或者小便颜色有没有改变。"

七、考核方法

学生在病房对相关病员(或标准化患者)进行症状问诊(或在示教室观看录像)；根据问诊结果写出问诊记录(包括主诉和现病史)。

（崔　松）

第二章 常见症状诊断技能训练

第一节 发 热

一、训练目的

训练发热症状的诊断技能。

二、训练要求

(1) 掌握发热定义、分度和常见热型及其临床意义;熟悉不同发热过程、伴随症状及其临床意义,熟悉不同病因发热的临床特点,熟悉发热问诊常规问题。

(2) 掌握正确的发热问诊技能、病因分析步骤和病因鉴别要点。

三、训练方法和步骤

1. 场所 门诊或病房。

2. 对象选择 分别选择感染性发热(病毒性感冒、肺炎或外科感染等)和非感染性发热(血液病、类风湿关节炎等)患者(或标准化患者)各1~2名。

3. 方法和步骤 ① 由教师介绍发热的问诊顺序、常规问题;② 学生分组对所选发热对象进行问诊;③ 各小组汇报发热问诊小结、初步印象,提出进一步明确诊断的措施;④ 教师小结、讲解发热病因辨析思路和进一步明确发热病因的检查要点。

四、基本知识

1. 病因与分类 发热可作为临床许多类疾病的共同表现,临床可分为感染性发热与非感染性发热两大类,以前者为多见(表2-1)。

2. 临床表现

(1) 发热分度:① 低热:37.3~38℃;② 中等度热:38.1~39℃;③ 高热:39.1~41℃;④ 超高热:>41℃。

(2) 发热临床过程的表现及其临床意义(表2-2)。

表 2－1　发热的常见病因

发热分类	病　　因	常　见　疾　病
感染性发热	各种病原体(细菌、病毒、支原体等)	急性、慢性、全身或局灶感染,寄生虫感染等
非感染性发热	血液病	淋巴瘤、噬血细胞综合征、白血病等
	变态反应及结缔组织病	风湿热、药物热、SLE[1]、皮肌炎、成人 Still 病等
	实体肿瘤	肾癌、肾上腺癌、肝癌、肺癌等
	理化损伤	热射病、大手术、创伤及烧伤等
	神经源性发热	脑出血、脑干损伤、自主神经功能紊乱等
	其他	甲亢、内脏梗死或血管栓塞、组织坏死、痛风等

注:[1]SLE:系统性红斑狼疮。

表 2－2　发热临床过程的表现及其临床意义

临床过程		表　　现	临　床　意　义
体温上升期	骤升型	体温在数小时内达 39～40℃或以上,常伴寒战	疟疾、肺炎球菌肺炎、败血症、流行性感冒、急性肾盂肾炎、输液或某些药物反应等
	缓升型	体温逐渐上升在数日之内达高峰,多不伴寒战	伤寒、结核病、布氏杆菌病等
高热持续期		体温上升达高峰,持续时间长短不一,寒战消失,皮肤发红、灼热,呼吸深快,出汗增多	疟疾(数小时)、肺炎球菌肺炎、流行性感冒(数天)、伤寒(数周)
体温下降期	骤降型	体温数小时内迅速至正常,常伴大汗淋漓	疟疾、急性肾盂肾炎、肺炎球菌肺炎、输液反应
	渐降型	体温数天内逐渐降至正常	伤寒、风湿热

(3)常见热型的表现及其临床意义(表 2－3)。

表 2－3　常见热型的临床表现及其临床意义

常见热型	临　床　表　现	临　床　意　义
稽留热	恒定于 39～40℃以上,达数天或数周;24 小时体温波动≤1℃	伤寒高热期、肺炎球菌肺炎
弛张热	又称败血症热型:体温>39℃,24 小时波动>2℃,但最低仍超过正常水平	风湿热、败血症、流感、感染性心内膜炎、伤寒、严重肺结核
间歇热	骤升达高峰,持续数小时又迅速降至正常水平,无热期持续 1 至数天,如此交替反复	疟疾、肾盂肾炎、严重化脓性感染等
波状热	逐渐上升达 39℃或以上,数天后又逐渐下降至正常水平,持续数天后又逐渐升高,如此反复多次	布氏杆菌病
回归热	急骤上升至 39℃或以上,持续数天后又骤然下降至正常水平;高热期与无热期各持续若干天后规律性交替一次	回归热、霍奇金病等
不规则热	体温曲线无一定规律	结核病、风湿热、支气管肺炎等

（4）发热病程、伴随症状及其临床意义（表 2-4）。

表 2-4　发热病程、伴随症状及其临床意义

发热病程与伴随症状			临　床　意　义
发热病程	长期低热[1]	感染性	① 结核、链球菌感染后；② 慢性病灶性感染（牙周脓肿、鼻窦炎、胆道感染等）；③ 慢性病毒性肝炎等
		非感染性	① 甲亢、结缔组织病、原因未明的肠炎、间脑综合征等；② 血液病、恶性肿瘤等
		功能性	月经前低热、妊娠期低热、夏季微热、感染后低热等
	急性发热[2]		① 大多为感染性发热（病毒感染为主），非感染性占少数；② 血液系统恶性疾病
伴随症状	寒战		① 某些细菌感染和疟疾；② 药物热、急性溶血或输血反应等
	昏迷		先发热后昏迷：病毒性乙型脑炎、中毒性菌痢、中暑等
			先昏迷后发热：脑出血、巴比妥中毒等
	关节肿痛		败血症、风湿热、结缔组织病、痛风等
	出血		① 重症感染及某些传染病，如流行性出血热、病毒性肝炎；② 某些血液病（急性白血病等）
	皮疹		麻疹、猩红热、风疹、水痘、斑疹伤寒、风湿热、药物热等
	口唇单纯疱疹		急性发热性疾病：肺炎球菌肺炎、间日疟、流感等
	结膜充血		麻疹、流行性出血热、钩端螺旋体病等
	淋巴结肿大		传染性单核细胞增多症、病毒性肝炎、白血病、淋巴瘤、转移癌等
	肝脾肿大		传染性单核细胞增多症、病毒性肝炎、疟疾、结缔组织病、黑热病等

注：[1] 长期低热：体温 37.5～38.4℃，持续 4 周以上。
　　[2] 急性发热：自然热程在 2 周以内者。

附1　原因不明发热（fever of unknown origin，FUO）

　　FUO 即发热持续 3 周以上，体温超过 38.5℃，经完整的病史询问、体格检查以及常规的实验室检查不能明确诊断者。6 岁以下患儿感染性疾病的发病率最高，特别是原发性上呼吸道、泌尿道感染或全身感染；6～14 岁，结缔组织-血管性疾病和小肠炎症性疾病为最常见的病因；14 岁以上成人，感染性疾病仍占首位，但肿瘤性疾病发病率明显增高（附表 1）。

附表 1　原因不明发热常见病因分类

病　因	分类及临床意义
感染性疾病	脓肿（常见部位：肝、肝下、胆囊、阑尾周围、肾周、盆腔等） 寄生虫感染（肠外阿米巴、疟疾、弓形体病） 结核感染（肺外及粟粒结核） 血流感染（感染性心内膜炎、脑膜炎球菌血症、败血症等） 病毒、立克次体等感染（传染性单核细胞增多症、巨细胞病毒感染、艾滋病、肝炎等）

（续表）

病　因	分　类　及　临　床　意　义
非感染性 炎症疾病	风湿热和风湿类疾病(SLE、类风湿关节炎、脉管炎) 肉芽肿性疾病(类肉瘤样病、克罗恩病等) 组织损伤(肺栓塞、镰状细胞病、溶血性贫血)
新生物性疾病	淋巴瘤、白血病等血液系统肿瘤；肝癌、肾癌、肺癌等实体瘤
药物热	磺胺类、青霉素类、硫脲嘧啶、巴比妥类等

附2　不同病因发热的临床特点(附表2)

附表2　不同病因发热的临床特点

	常见发热病因	发　热　特　点	伴随症状或体征
感染性 疾病	流行性感冒	体温骤升，寒战高热	全身肌肉酸痛、头痛、咽痛、鼻塞、流涕等
	肺炎球菌肺炎	骤升骤降，寒战高热(稽留热)	高热、寒战、咳嗽，"铁锈色"痰，急性病容
	急性肾盂肾炎	骤升骤降，寒战高热(间歇热)	尿液改变、高血压、水肿
	伤寒	缓升渐降，极期为稽留热	乏力、无欲貌、玫瑰疹、相对缓脉、腹胀
	肺结核	不规则热，重症可为弛张热	盗汗、咳嗽、咳痰、咯血、呼吸困难、胸痛
	流行性脑脊髓 膜炎	突发寒战高热	剧烈头痛，频繁呕吐，皮肤瘀点瘀斑，脑膜 刺激征(＋)
	败血症	体温骤升，寒战高热(弛张热)	面色苍白、精神萎靡、皮肤瘀点瘀斑、关节 痛、肝脾大等
	传染性单核细胞 增多症	热型呈弛张、不规则或稽留	淋巴结肿大、肝脾大、皮疹、咽峡炎
	流行性出血热	突发寒战高热(稽留热或弛 张热)	"三红""三痛"[1]；肌肉关节酸痛、皮肤内脏 出血，消化道症状突出，多伴肾损害
	感染性心内膜炎	不规则热，可长期反复发热	心脏杂音改变、皮肤黏膜瘀点、脾大、动脉 栓塞、杵状指、Osler小结
	疟疾	骤升骤降，寒战高热(间歇热)	热退伴大汗、脾大、贫血、发作间歇期无特 殊症状
	慢性病灶性感染[2]	不规则低热	局部感染病灶症状及体征
非感染 性疾病	急性脑血管意外	高热(无寒战，稽留热)	意识障碍、瞳孔变化、口角歪斜、肢体偏瘫
	甲亢	低热，甲亢危象时表现高热	疲乏、多汗、体重锐减、急躁易怒、心悸、多 食便频
	血液病[3]	热型多不规则	出血、淋巴结肿大、肝脾肿大
	风湿热	不规则热	心肌炎、关节炎、风湿小结、环形红斑、舞蹈 症、ESR[4]增快、抗"O"增高
	结缔组织疾病[5]	不规则热，急性或慢性发热	关节肿痛、ESR增快等
	热射病	稽留热	高温环境稽留史、意识障碍、抽搐
	输液反应	骤升骤降，高热寒战(持续时 间短)	寒战、胸闷，或肺水肿表现、静脉炎

（续表）

常见发热病因	发 热 特 点	伴随症状或体征
功能性　夏季微热 　　　　感染后低热	仅发于夏季,秋凉后自行退热 低热不退	食欲差、多合并营养不良或脑发育不全 多无阳性体征

注:[1]三红、三痛:三红,即颜面、颈和上胸部皮肤充血潮红,重者呈酒醉貌;三痛,即头痛、腰痛和眼眶痛。
　　[2]慢性病灶性感染:包括牙周脓肿、鼻窦炎、胆道感染、前列腺炎、慢性盆腔炎等。
　　[3]血液病:这里主要为白血病、淋巴瘤等。
　　[4]ESR:血沉。
　　[5]结缔组织疾病:即风湿类疾病,包括 SLE、类风湿关节炎等。

五、基本技能

(一) 问诊思路与常规问题(图 2 - 1)(以下包括多个问题者,宜逐一问诊。后文同)

1. 发病的时间、起病的情况、诱因、病程、缓解因素及发热规律

(1) 什么时候开始发热的? 发热几天了?

(2) 发热前有无特殊情况?(如受凉、疲劳等)

(3) 测量过体温吗? 一天中体温变化情况如何? 发热会自行退吗?

2. 有无其他伴随症状

(1) 体温升高前有什么不舒服(如怕冷或寒战、头昏等)? 发热以来有什么其他症状(如咳嗽咯痰、头痛、腹痛腹泻、腰痛尿频、盗汗消瘦等)?

(2) 是否出现皮肤巩膜黄染、皮肤瘙痒、皮疹、局部包块等?

3. 既往病史　以往有什么慢性病或创伤、手术史,经常发热吗?

4. 患病以来一般情况　精神状态如何? 食欲如何? 有无体重减轻?

5. 病程中诊疗经过和病情变化

(1) 起病后是否就诊? 检查结果如何? 曾服用何种药物? 疗效怎样?

(2) 起病以来病情有变化吗?

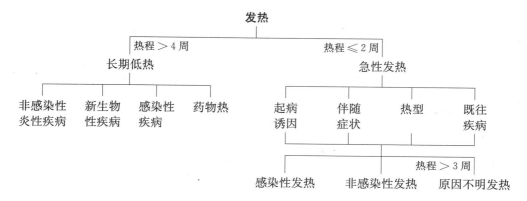

图 2 - 1　发热问诊思路

（3）是否生活于疫区？或周边有无类似患者？近期是否去过外地？是否接触过发热患者？

此外，根据发病季节及地点，尚需问及传染病接触史、疫水疫区接触史等流行病学资料（尤其对血吸虫病、流行性出血热、乙型脑炎、流行性脑脊髓膜炎等的诊断有重要意义）。

（二）进一步明确病因的检查要点

1. 体检要点（括号内为不同病因中该症状可能出现的体征。此后各节同此表述）

（1）一般检查：体温（发热）、脉搏（增快、相对缓脉[①]）、呼吸（加快、潮式呼吸、间停呼吸、酸中毒深大呼吸等）、血压（高血压、低血压）、意识状态（昏迷、谵妄、嗜睡、意识模糊等）、营养状况（消瘦、恶液质）、面容（无欲貌、急性病容、甲亢面容、苦笑面容、慢性病容等）、皮肤（浮肿、黄染、玫瑰疹等皮疹、瘀点瘀斑、色素沉着、面部蝶形红斑[②]、风湿小结、环形红斑、Osler 小结等）、浅表淋巴结（全身淋巴结肿大、融合等）。

（2）头颈部检查：颈部皮肤（红肿、溃疡、瘢痕）、口（口唇疱疹）、咽部（扁桃体肿大、充血、渗出）、甲状腺（肿大、结节等）、颈椎（活动障碍、关节畸形等）。

（3）胸部检查：肺（实变体征、干湿啰音等）、胸膜（胸膜摩擦音、胸腔积液体征等）、心脏（瓣膜杂音、心包积液体征等）。

（4）腹部检查：肝、脾（肿大、触痛等）、腹水征、腹部肿块、胆囊（肿大、墨菲征阳性等）、肾（叩痛等）。

（5）四肢检查：关节（红肿热痛、指关节梭状变形）、肢端（匙状指、杵状指、甲床发绀或苍白等）。

（6）局部感染病灶：如下肢丹毒、肝脓肿、副鼻窦炎、牙周脓肿、慢性盆腔炎等。

2. 实验室及辅助检查要点

（1）基本检查：血常规、尿常规、粪常规、X 线胸片、肝肾功能。

（2）选做检查：据所考虑的发热可能病因选做相关实验室和其他辅助检查（表 2-5）。

表 2-5 不同病因发热应选做的实验室和其他辅助检查

考虑相关病因	选做检查
伤寒	肥达反应、血液及骨髓细菌学检查
肺结核	胸部 CT、痰找抗酸杆菌、结核菌素试验
传染性单核细胞增多症	嗜异性凝集试验、EB 病毒抗体测定
败血症、感染性心内膜炎	血培养、超声心动图
流行性脑脊髓膜炎	脑脊液检查（常规＋细菌培养）、皮肤瘀点刺破组织液或血涂片染色找细菌
流行性出血热	凝血功能、电解质、血气分析、血清汉坦病毒特异性抗体

---

① 相对缓脉、无欲貌和玫瑰疹出现在发热患者，应考虑肠伤寒。
② 面部蝶形红斑见于 SLE 患者。

（续表）

考虑相关病因	选 做 检 查
急性脑血管意外	头颅 CT、MRI[1] 等
甲亢	甲状腺素检查（T_3、T_4、FT_3、FT_4、TSH）、甲状腺 B 超
血液病	血常规、骨髓检查等
风湿热	抗"O"试验、ESR、咽拭子培养、心电图等
风湿类疾病	血常规、CRP[2]、类风湿因子、ESR、可提取的核抗原（ENA）抗体谱
疟疾	血液或骨髓涂片找疟原虫
急性肾盂肾炎	中段尿培养、肾脏 B 超
急性胆道感染、急性肝炎	肝、胆超声检查

注：[1]MRI：磁共振显像。
　　[2]CRP：C 反应蛋白。

六、发热问诊注意事项

（1）对发热患者应重点询问病史，特别是社会史、职业、旅游及用药史。

（2）特别注意发热症状特点和伴随症状的问诊，它们对发热病因的鉴别有重要参考价值。

（3）由于感染性发热通常占发热病因的 50% 以上，故常首先考虑；一般在问诊中能排除感染性发热后再进一步寻找其他非感染性病因。

（4）对发热伴有皮疹、关节痛、脾大和全身毒性症状明显的，要警惕血流感染（败血症），尤其应注意获取相关细菌感染病史，并及时给予血培养、骨髓培养等以确诊。

（5）在流行地区或季节，对有发热伴呼吸道症状者，须警惕呼吸道传染病暴发流行，应强化相关流行病学资料问诊。

（6）问诊中疑及伪热时，应考虑到伪热患者常有严重精神因素或精神类疾病为基础病因，故需注意避免对抗，以防止患者的绝望行为，包括自杀。

七、考核方式

（1）分别选择感染性发热（如细菌性肺炎或流行性感冒）和非感染性发热（如类风湿性关节炎）患者或标准化患者，或以发热患者问诊视频资料替代。

（2）学生对所选对象进行症状问诊（或在示教室观看录像）后，完成问诊记录（主诉和现病史），写出症状特点、分析步骤和初步诊断，并完成必要病因鉴别，提出体检重点和必要的辅助检查。

（周郁鸿）

第二节　头　　痛

一、训练目的

训练头痛的症状诊断技能。

二、训练要求

（1）掌握头痛分类、常见病因；熟悉不同头痛特点和伴随症状及其临床意义，熟悉头痛问诊常规问题和检查要点。

（2）掌握正确的头痛问诊技能、病因分析步骤和病因鉴别要点。

（3）了解常见慢性特发性头痛和急性、亚急性头痛。

三、训练方法和步骤

1. 场所　门诊或病房。

2. 对象选择　选择急性头痛（如高血压危象）和慢性头痛（如颈椎病、偏头痛等）患者（或标准化患者）各 1～2 名。

3. 方法与步骤　① 由教师介绍头痛的问诊顺序、常规问题；② 学生分组对所选头痛对象进行问诊；③ 各小组汇报头痛问诊小结、初步印象，提出进一步明确诊断的措施；④ 教师小结，讲解分析思路和进一步明确头痛病因的检查要点。

四、基本知识

1. 头痛常见病因　头痛是指额、顶、颞及枕部的疼痛，可见于多种疾病（表 2-6）。

2. 头痛分类

（1）根据病因分类

1）特发性头痛：无明确病因及神经系统阳性体征者，称为特发性头痛。主要包括偏头痛、紧张性头痛及精神性头痛（或称官能性头痛）。

2）继发性头痛：有明确病因，且往往伴有神经系统定位体征的头痛，主要包括颅内占位性病变、脑血管病、颅内感染性头痛；此外还有颅脑外伤及眼、耳鼻科疾病所致的头痛。

（2）根据病程分类

1）急性头痛：病程在 2 周内，常由颅内血管病变、感染性疾病、青光眼等引起。

2）亚急性头痛：病程超过 2 周，往往在 3 个月以内。

3）慢性头痛：病程长于 3 个月，良性者多见。特发性头痛多属于慢性头痛，临床最常见的慢性头痛为紧张性头痛。

表 2-6 头痛的常见病因

病 因 分 类		常 见 疾 病
头部因素	颅内因素	颅内感染(如脑膜炎、脑炎、脑结核、脑脓肿等)
		血管病变(如脑出血、脑血栓、脑栓塞、蛛网膜下腔出血)
		占位性病变(如脑肿瘤、颅内白血病浸润、脑包虫病等)
		颅脑外伤(脑震荡、脑挫伤、硬膜下血肿、脑外伤后遗症)
		其他(偏头痛、丛集性头痛、腰椎穿刺后头痛、头痛性癫痫)
	颅外因素	颈部疾病;神经痛;眼耳鼻牙齿疾病
全身因素		急性感染发热(流感、肺炎等)
		内、外源性中毒(尿毒症、酒精、铅、CO 中毒等)
		心血管疾病(高血压病、心衰)
		其他(低血糖、贫血、肺脑、SLE、月经期/绝经期头痛)
神经症		神经衰弱;癔症性头痛

(3)头痛特点及常见伴随症状的临床意义(表 2-7)。

表 2-7 头痛特点及常见伴随症状的临床意义

头痛特点及伴随症状			临 床 意 义
特点	部位	弥散性全头痛	颅内或全身急性感染、神经性头痛
		眶后或额颞部(搏动性疼痛,反复发作)	偏头痛、丛集性头痛
		刺激点或受累神经分布区域(浅表头痛)	颅外病变(眼、鼻、牙)
		爆裂样头痛,放射至颈部	蛛网膜下腔出血(常因剧烈活动诱发)
		额部或全头痛	高血压
	性质	胀痛或搏动痛	高血压、血管性头痛
		钝痛	颅脑损伤
		重压感、紧箍感	紧张性头痛
		一侧搏动性头痛或钻痛	偏头痛
		电击样痛或刺痛	三叉神经痛
	程度	剧烈	三叉神经痛、偏头痛、蛛网膜下腔出血、血压极度升高
		中度	鼻源性、牙源性
		轻度	脑肿瘤早中期
	时间	清晨加剧	颅内占位性病变、高血压、鼻窦炎
		夜间发生	丛集性头痛
		长时间阅读后发生	眼源性头痛
		月经期频繁发作	偏头痛
		病程长,明显波动性和易变性	神经性头痛
影响因素		摇头、喷嚏、用力排便时加剧(颅内压升高)	脑膜炎、脑肿瘤、血管性头痛
		紧张、焦虑、失眠等诱发或加重	神经性头痛
		活动或按摩颈肌可缓解	颈肌痉挛性头痛

（续表）

头痛特点及伴随症状			临床意义
伴随 症状	发热	与头痛同时出现	急性感染、中暑
		先于头痛出现	脑出血、脑外伤、某些中毒
	剧烈 呕吐	喷射状	颅内压增高
		呕吐后头痛减轻	偏头痛
	意识 障碍	见于急性头痛时	急性颅内感染、蛛网膜下腔出血、一氧化碳中毒
		慢性头痛逐渐出现意识障碍	提示有发生脑疝危险
	剧烈 眩晕		小脑肿瘤、椎-基底动脉供血不足、基底型偏头痛
	视力 异常	视力障碍	眼源性（如青光眼）、脑肿瘤
		短暂视力减退	椎-基底动脉供血不足
		畏光、畏声	偏头痛

附1　慢性特发性头痛常见类型及临床特点

　　临床上最常见的 3 种慢性特发性头痛是紧张性头痛、偏头痛（血管性头痛）和丛集性头痛，可从头痛特点和伴随症状等进行鉴别（附表 1）。

附表 1　3 种慢性特发性头痛的临床特点

临床特点	紧张性头痛	偏头痛（血管性头痛）	丛集性头痛
性　　质	双侧紧箍样不适、重压感	一侧搏动性头痛或钻痛	电击样痛或刺痛；限制在单侧
部　　位	双侧颈部或全头部	一侧眶后或额颞部搏动性	一侧眶后或额颞部搏动性
发生时期	缓慢、波动样；持续数年	青春期多发；女性经期频发	30～50 岁好发、夜间发生
影响因素	与焦虑、抑郁有关	呕吐后减轻	直立可缓解；持续 30 秒至 2 小时
伴随症状	不伴呕吐、眩晕	常伴先兆（如闪光），恶心呕吐、畏光、畏声、头皮触痛	同侧流泪、眼红、鼻塞、流涕、颞动脉充盈、病侧皮温升高

附2　不同病因急性、亚急性头痛的临床特点

　　临床常见的急性头痛是脑血管意外（如蛛网膜下腔出血）、急性青光眼或脑膜炎等，亚急性头痛则可见于脑肿瘤、鼻窦炎等（附表 2）。

附表 2　急性、亚急性头痛的常见疾病及临床特点

临床特点	脑膜炎	蛛网膜下腔出血	青光眼	脑肿瘤	化脓性鼻窦炎
性　　质	多为钝痛	爆裂样剧痛，局限或全头	剧烈浅表性头痛	间歇性钝痛、持续胀痛或剧烈锤击样痛	中度浅表性头痛
部　　位	弥散或深在，向病灶侧放射	放射至枕后或颈部	受累神经分布区域、单侧、伴同侧眼睛痛	弥散或深在，向病灶同侧放射	刺激点或受累神经分布区域

(续表)

临床特点	脑膜炎	蛛网膜下腔出血	青光眼	脑肿瘤	化脓性鼻窦炎
发　病	急性起病	剧烈运动或活动中突发	急性起病、长时间阅读后发生	慢性进行性,可有长短不等的缓解期	常在清晨发生
影响因素	颅内压增高时加剧			做颅内压增高的动作时加剧	常在清晨发生
伴随症状	发热、呕吐	喷射性呕吐、意识障碍	恶心呕吐、视力障碍	恶心呕吐、癫痫	畏寒、发热、恶心呕吐

五、基本技能

(一) 问诊思路与常规问题

(1) 辨别是急性/亚急性头痛还是慢性头痛(图2-2)。

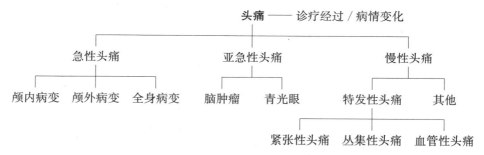

图2-2　头痛问诊思路

1) 头痛症状出现多久了? 以前有过类似症状吗?

2) 头痛是发作性的还是持续性的?

(2) 如是急性头痛,积极寻找各项继发性因素,判断是颅内、颅外因素,抑或全身疾病引起。

1) 头痛是如何起病的? 有无加重或缓解因素?

2) 头痛的部位在何处(全头痛、局部疼痛)? 性质(钝痛、锐痛、胀痛等)、程度如何(剧烈、中等或轻微)?

3) 是否伴有其他症状(如发热、剧烈呕吐、意识障碍、视力障碍等)?

(3) 如是慢性头痛,则重点问诊以辨别是否为特发性疼痛,属何种类型?

1) 头痛大多出现在一天的什么时段? 是否有周期性(如与月经周期有关吗)?

2) 头痛的部位在哪里(巅顶、前额、枕部还是两颞)? 性质(或特点)如何? 有无先兆? 持续多久? 能自行缓解吗?

3) 有其他慢性病吗(比如高血压、肾脏疾病、呼吸系统疾病、青光眼、鼻窦炎等)?

(4) 病程中诊疗经过和病情变化。

1) 起病后去医院诊疗过吗? 检查结果如何? 曾经被诊断为何种疾病?

2）用过何种药物,效果如何?

(二) 进一步明确病因的检查要点

1. 检体要点

(1) 头颈部检查:头颅(颅骨内陷、头皮血肿及局部压痛[①]、头颅活动受限[②])、眼(球结膜充血[③]或水肿[④]、瞳孔缩小或大小不等、眼球运动障碍、近视或屈光不正[⑤]、视乳头水肿、眼压增高、视野缺失)、鼻(蛙状鼻、副鼻窦压痛、鼻黏膜肿胀和分泌物增多)、口腔(口唇樱桃红色、口唇发绀、口唇疱疹、齿龈铅线、龋齿、牙龈肿胀)、颈部(活动受限、颈项强直、颈椎压痛等)。

(2) 神经系统检查:局灶性体征(定位体征)(眼球活动障碍[⑥]、一侧眶上孔、上颌孔或颏孔处压痛[⑦]);病理反射或脑膜刺激征;脑血管病变体征(三偏征、中枢性面瘫、舌瘫、眼球震颤、瞳孔缩小等)。

(3) 一般检查:体温(发热)、血压(高血压)、皮肤(苍白)、意识状态(烦躁、昏迷、谵妄等)、面容表情(热病容)、体位(被动体位等)、步态(小脑性步态、共济失调步态、偏瘫步态)、嗅诊(呼气氨味)、四肢(杵状指、助产士手)。

(4) 肺部检查:肺实变体征(叩诊浊音、语颤或语音传导增强、呼吸音降低、干湿啰音)、肺淤血体征(肺底细湿啰音)。

(5) 心脏血管检查:心浊音界(扩大)、心尖搏动(抬举性心尖搏动、心尖搏动减弱弥散)、心律(奔马律)、心音(S_1减弱、钟摆律、胎心律)、各瓣膜区杂音、脉搏(交替脉)、血管(肝颈静脉反流征阳性等)。

2. 实验室及辅助检查要点

(1) 基本检查:血常规、尿常规、粪常规、X线胸片、肝肾功能。

(2) 选做检查:据所考虑的可能头痛病因选做相关实验室和其他辅助检查(表2-8)。

表2-8　不同病因头痛应选做的实验室和其他辅助检查

考 虑 相 关 病 因	选 做 检 查
颅内感染等	颅内感染选做 EEG[1]、腰穿脑脊液检查
脑外伤	头颅 X 线片或头颅 CT
颅内占位病变、脑血管意外	头颅 CT、头颅 MRI
急性感染发热	血常规、X 线胸片、痰培养等
癫痫性头痛	EEG

① 双颞部压痛提示有颞动脉炎可能。
② 头颅活动受限常见于颈椎病。
③ 三叉神经痛常有同侧球结膜充血。
④ 见于肺性脑病。
⑤ 儿童头痛的常见原因。
⑥ 动眼神经麻痹和展神经麻痹,见于脑肿瘤。
⑦ 三叉神经痛。

（续表）

考 虑 相 关 病 因	选 做 检 查
慢性副鼻窦炎	副鼻窦 X 线摄片
颈椎病	颈椎 X 线摄片，或 CT、MRI
尿毒症、贫血等	肾功能、血常规
低血糖、心衰等	血糖、心电图、X 线胸片、超声心动图

注：[1]EEG：脑电图。

六、头痛问诊的注意事项

（1）虽然临床上大部分头痛属特发性头痛，继发性头痛占比例很少，但从疾病的严重后果考虑，后者却不容忽视；反复发作或持续头痛可能是某些器质性疾病的信号，且有些严重的疾患常常是以头痛为先发症状。因此，详细的病史采集、体格检查及正确的临床思维十分重要。

（2）脑肿瘤的头痛在一个较长的时间内多为轻度或中度，故问诊中不要忽视轻中度头痛；特别对进行性加重的头痛要引起足够的重视。

（3）需要特别说明的是，临床不少头痛患者体格检查常无阳性发现，伴有症状却对病因鉴别有特别重要意义，故需仔细采集相关伴有症状，以更好鉴别病因。

七、考核方法

（1）分别选择急性头痛（如蛛网膜下腔出血）和慢性头痛（如偏头痛）患者和标准化患者各 1 名。必要时部分病种可用问诊视频资料替代。

（2）学生对所选对象进行症状问诊（或在示教室观看录像）后，完成问诊记录（主诉和现病史），写出症状特点、分析步骤和初步诊断，并完成必要病因鉴别，提出检体重点和必要的辅助检查。

（崔　松）

第三节　胸　痛

一、训练目的

训练胸痛的症状诊断技能。

二、训练要求

（1）掌握胸痛常见病因；熟悉胸痛特点、常见伴随症状及其临床意义，熟悉常见急性胸痛的病因及临床特点,熟悉胸痛问诊常规问题和检查要点。

　　(2)掌握正确的胸痛问诊技能、病因分析步骤和病因鉴别要点。

三、训练方法和步骤

　　1.场所　门诊或病房。

　　2.对象选择　反复发作性胸痛(如心绞痛)、持续性胸痛(如带状疱疹、胸椎疾病)患者(或标准化患者)各1名。

　　3.方法与步骤　① 由教师介绍胸痛的问诊顺序、常规问题;② 学生分组对所选胸痛对象进行问诊;③ 各小组汇报胸痛问诊小结、初步印象,提出进一步明确诊断的措施;④ 教师小结,讲解分析思路和进一步明确胸痛病因的检查要点。

四、基本知识

　　1.胸痛常见病因　临床上胸痛主要由胸部疾病引起,也可以由颈椎疾病、腹部疾病、肿瘤转移或全身疾病的胸部浸润(白血病、多发性骨髓瘤)引起。其中,引起胸痛的胸部疾病按解剖顺序可分为胸壁疾病、呼吸系统疾病、心血管疾病和纵隔疾病四大类(表2-9)。

表 2-9　胸痛的常见病因

病　因　分　类		常　见　疾　病
胸壁疾病	皮肤及皮下组织	蜂窝组织炎、乳腺炎
	肌肉病变	外伤、劳损、肌炎
	肋骨病变	肋软骨炎、肋骨骨折
	肋间神经病变	带状疱疹、肋间神经炎痛
心血管疾病	冠状动脉病变	冠心(心绞痛、心肌梗死)
	心包、心肌、心瓣膜病变	渗出性心包炎、肥厚性心肌病(梗阻型)、主动脉瓣狭窄等
	血管病变	胸主动脉瘤、主动脉夹层、肺梗死
	心脏神经症	
呼吸系疾病	肺及支气管病变	炎症、肿瘤、结核累及胸膜
	胸膜病变	胸膜炎、气胸、胸膜肿瘤
纵隔疾病		纵隔气肿、纵隔肿瘤
其他原因	食管疾病	食管炎、食管反流、食管癌
	腹部疾病	肝脓肿、胆囊炎、胆石症、膈下脓肿、急性胰腺炎、胃溃疡
	脊柱疾病	颈椎病、胸椎疾病
	血液病	白血病、多发性骨髓瘤

2. 胸痛特点及常见伴有症状的临床意义(表2-10)。

表 2-10 胸痛特点、常见伴有症状及其临床意义

胸痛特点及伴随症状		临 床 意 义
部位	痛处固定,因胸廓活动而加剧,局部有压痛	胸壁疾病
	沿肋间神经走向分布,伴有疱疹,但不越过正中线	带状疱疹
	胸腹部肌肉疼痛、伴肩颈部放射	流行性胸痛
	第一、第二肋软骨处,局部隆起	肋软骨炎
	心前区、胸骨后,牵涉左肩背、左臂内侧	心绞痛
	患侧腋前线、腋中线肺底部位,因咳嗽、深呼吸加剧	气胸、胸膜炎
性质	压榨样窒息感,或剧痛伴恐惧/濒死感	心绞痛/心肌梗死
	尖锐刺痛或撕裂痛,因呼吸加重,屏气消失	干性胸膜炎
	突然剧烈绞痛或刺痛,伴呼吸困难与发绀	肺梗死
	突发搏动样、撕裂样剧烈胸痛,常伴血压升高	主动脉夹层
诱因与缓解因素	劳累诱发,休息或含硝酸甘油可缓解	心绞痛
	疼痛随体位变化,右斜方肌嵴疼痛	心包炎
	胸骨后与进食有关的烧灼痛	食管炎
伴随症状	咳嗽、咯痰	气管、支气管、肺或胸膜疾病
	咯血	肺炎、肺脓肿、肺梗死或肺癌
	呼吸困难	大叶肺炎、气胸、渗出性胸膜炎、过度换气综合征
	吞咽困难	食管疾病
	面色苍白、大汗、血压下降或休克	急性心梗、主动脉夹层破裂或致心包填塞、大块肺栓塞等
	上腔静脉阻塞综合征	纵隔疾病

附 常见急性胸痛的临床特点

临床常见的急性胸痛有急性心肌梗死、急性肺动脉栓塞、主动脉夹层和张力性气胸,临床特点和主要鉴别见附表。

附表 临床常见急性胸痛的特点

特 点	急性心肌梗死	急性肺栓塞	主动脉夹层	张力性气胸
部位	胸骨后或心前区	胸骨后或患侧	胸痛或背痛并向下延伸	患侧胸部
性质	剧痛,呈压榨或伴窒息感、濒死感	心绞痛样或尖锐刺痛伴呼吸困难;咳嗽、深呼吸时加重	剧痛呈刀割或撕裂样,起病后即达高峰	锐痛,继之呼吸困难
持续时间	>30分钟,持续数小时	持续性	持续数小时至数天	持续性

（续表）

特　点	急性心肌梗死	急性肺栓塞	主动脉夹层	张力性气胸
影响因素	诱因不明显	血栓性静脉炎、长期卧床；房颤、心衰；肿瘤；妊娠与分娩；骨折	高血压病史，马凡综合征	有咳嗽、用力、提重或剧烈运动的诱因
检体	缺乏特异性体征	呼吸频率↑，颈静脉充盈，肺部湿啰音或哮鸣音，心动过速，P_2亢进	BP↑，一侧动脉搏动减弱或消失，血管杂音	患侧胸廓饱满、呼吸运动↓，叩诊呈鼓音，心肝浊音界消失，语颤及语音传导↓
实验室检查要点	典型 ECG[1] 表现，心肌标志物阳性	血气分析 PO_2↓、PCO_2↓，D-二聚体↑，ECG 呈 $S_I Q_{III} T_{III}$，螺旋 CT 和肺扫描	CT、MRI、胸片、心超	胸片
鉴别要点	常有心绞痛发作频繁和症状加重的先兆	呼吸困难，常有发绀、咯血、晕厥	根据累及分支血管不同，可出现多样症状	呼吸困难显著，发绀、气胸体征；可有外伤史

注：[1]ECG：心电图。

五、基本技能

（一）问诊思路与常规问题(图 2 - 3)

（1）辨别急性胸痛还是慢性胸痛，重点辨别是否属急危症①。

1）胸痛症状出现多久了？以前有过类似的疼痛发作吗？

2）胸痛时还有什么其他症状吗（呼吸困难、心悸汗出、发绀或意识障碍；或发热、咳嗽咯痰、嗳气吞酸、颈项板滞等）？

（2）辨别胸痛可能由胸部哪个系统（或器官）病变引起（如食管、主动脉、气管、胸壁，抑或心脏）。

1）胸痛的部位在何处，疼痛仅局限于胸部吗。

2）胸痛发作的场景（胸痛时处于何种状态）。

3）胸痛特点如何（发作时间、疼痛性质、疼痛程度、有无放射痛等）。

4）是否为反复发作性胸痛？诱发、加重或减轻的因素有哪些（如活动/休息、进食、呼吸、用力、上臂或颈部活动等）。

（3）了解相关病史

1）有无慢性病或胸部挫伤史（如气管-支气管炎、肺和胸膜疾病、心脏血管疾病、食管或纵隔疾病、脊椎疾病等）。

① 附表中急性胸痛均为急危重症，需要紧急救治，故应参阅表格中各项特点选择询问。

2）有无下肢慢性静脉病变（如大隐静脉曲张）或近期下肢肿胀疼痛等[①]。

（4）胸痛发生以来诊治情况

1）起病后去医院诊疗过吗？检查结果如何？曾经被诊断为何种疾病？用过何种药物，效果如何？

2）起病以来胸痛病情变化如何？

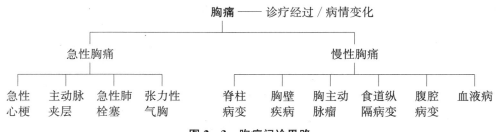

图 2-3　胸痛问诊思路

（二）进一步明确病因的检查要点

1. 检体要点

（1）全身状态检查：体温（发热）、血压（休克）、脉搏（左右脉搏是否对称）、皮肤（苍白）、面容表情（热病容）、体位（被动体位等）。

（2）头颈部检查：口腔（口唇发绀、口唇疱疹）、颈部（活动受限、颈椎压痛等）。

（3）胸部检查：呼吸运动（胸式呼吸受限）、胸廓（局部饱满或塌陷，压痛/叩痛—胸骨压痛、肋软骨压痛、胸壁压痛或胸廓挤压痛、脊柱叩痛）、皮肤（带状疱疹、局部红肿热痛）、叩诊（纵隔增宽）；肺/胸膜检查（肺实变体征或肺部啰音、气胸体征、胸膜摩擦音/感等）；心脏大血管检查（胸部血管杂音、心脏杂音、心前区异常搏动、心包摩擦音或心包积液体征等）。

（4）腹部检查：压痛（右上腹压痛、墨菲征阳性）、肝脾（肿大、触痛等）、包块等。

（5）下肢检查：大隐静脉曲张、浮肿、腓肠肌压痛等。

2. 实验室及辅助检查要点

（1）基本检查：血常规、胸部 X 线检查、ECG 等。

（2）选做检查：据所考虑的可能胸痛病因选做相关实验室和其他辅助检查（表 2-11）。

表 2-11　不同病因胸痛应选做的实验室和其他辅助检查

考虑相关病因	选　做　检　查
心绞痛/心肌梗死	发作时 ECG、平板试验、HOLTER、心肌酶谱或肌钙蛋白
胸主动脉瘤/夹层	胸部 CT（增强）
肺和胸膜肿瘤	胸部 CT 等

---

① 尤其是发生于长期卧床、房颤、心衰、肿瘤、妊娠与分娩或骨折患者时，应考虑有下肢深静脉血栓可能，常引起急性肺动脉栓塞或肺梗死，出现胸痛症状。

（续表）

考虑相关病因	选　做　检　查
肺梗死	双下肢静脉超声、D-二聚体、血气分析、肺动脉 CTA；肺通气和灌注核素扫描，必要时肺动脉造影
胸腔积液或腹部病	B 超胸腔积液探查、腹部 B 超检查
食道病变	X 线吞钡检查或食管镜检查
神经症	动脉血气分析[1]

注：[1]神经症者血气可显示低碳酸血症和碱血症。

六、胸痛问诊注意事项

（1）胸痛的剧烈程度与病情轻重往往并不一致，应注意一般情况和生命体征是否稳定，如出现气急、发绀、烦躁、昏迷、心律失常，甚至休克者，提示病情凶险（如急性心肌梗死、肺梗死、张力性气胸、夹层主动脉瘤破裂等），须快速作出诊断抢救生命。

（2）对于急性胸痛患者，应在了解主症及伴随症状时即刻行 ECG、胸片及心肌标志物和血常规检查，不能拘泥程序而耽误抢救。

七、考核方法

（1）分别选择急性胸痛（如急性心肌梗死）和慢性胸痛（如反流性食管炎）患者（或标准化患者）各 1 名。必要时部分病种可用问诊视频资料替代。

（2）学生对所选对象进行症状问诊（或在示教室观看录像）后，完成问诊记录（主诉和现病史），写出症状特点、分析步骤和初步诊断，并完成必要病因鉴别，提出检体重点和必要的辅助检查。

（崔　松）

第四节　腹　痛

一、训练目的

训练腹痛的症状诊断技能。

二、训练要求

（1）掌握腹痛常见病因；熟悉腹痛特点、常见伴随症状及其临床意义，熟悉腹痛问诊常规问题和检查要点。

（2）掌握正确的腹痛问诊技能、病因分析步骤和病因鉴别要点。

（3）了解常见急腹症和慢性腹痛的临床特点。

三、训练方法和步骤

1. 场所　门诊或病房。

2. 对象选择　选择急性腹痛（如急性阑尾炎、上消化道穿孔）和慢性腹痛（如消化性溃疡、慢性胆囊炎）患者（或标准化患者）各1名。

3. 方法与步骤　① 由教师介绍腹痛的问诊顺序、常规问题；② 学生分组对所选腹痛对象进行问诊；③ 各小组汇报腹痛问诊小结、初步印象，提出进一步明确诊断的措施；④ 教师小结，讲解分析思路和进一步明确腹痛病因的检查要点。

四、基本知识

1. 腹痛常见病因（表 2 - 12）

表 2 - 12　腹痛的常见病因

常见病因	常见疾病
腹部疾病	腹膜炎 腹腔脏器炎症（急慢性胃炎、肠炎、胰腺炎、阑尾炎、盆腔炎） 空腔脏器梗阻或扩张（肠梗阻、胆石症、泌尿道结石、胆道蛔虫） 脏器扭转或破裂（肠扭转、大网膜肠系膜扭转、卵巢囊肿破裂、肝脾破裂、宫外孕破裂） 腹腔或脏器包膜牵张（术后粘连、肝癌、肝炎、肝淤血） 化学刺激（消化性溃疡） 肿瘤压迫与浸润
胸腔疾病牵涉痛	肺炎、心绞痛、急性心肌梗死、急性心包炎、肺梗死等
全身疾病	铅中毒、尿毒症、糖尿病酮症酸中毒等 腹型过敏性紫癜、荨麻疹

2. 腹痛特点及常见伴有症状的临床意义（表 2 - 13）

表 2 - 13　腹痛特点及常见伴有症状的临床意义

腹痛特点及常见伴有症状		临床意义
腹痛特点	慢性、周期性、节律性中上腹痛	消化性溃疡
	转移性右下腹痛	阑尾炎
	剧烈绞痛	结石、肠梗阻
	剑突下钻顶样疼痛	胆道蛔虫梗阻
	右上腹进行性锐痛	肝癌
	右上腹持续性胀痛	肝炎、肝淤血
	阵发性痉挛性疼痛、排便后缓解	结肠病变
加重或减轻因素	仰卧减轻，腹部加压或改变体位加重	急性腹膜炎
	左侧卧位减轻，右侧卧位加重	胃黏膜脱垂
	仰卧时加剧，前倾坐位或俯卧位减轻	胰头癌

（续表）

	腹痛特点及常见伴有症状	临　床　意　义
放射部位	右肩 会阴部 后腰部 腰骶部	肝胆疾病 输尿管疾病 胰腺炎 子宫或直肠病变
伴随症状/ 体征	腹部包块 以正中线为界的痛侧腹部疱疹 寒战高热 黄疸 血尿 休克 呕吐、腹胀、停止排便排气 腹泻 血便	阑尾周围脓肿、克罗恩病、肠结核、肠套叠、肿瘤等 带状疱疹 腹腔脏器等急性炎症 肝胆胰疾病、急性溶血 尿路结石 腹腔内出血、急性胃肠穿孔、急性心梗、中毒性菌痢 胃肠梗阻 肠道炎症、吸收不良、慢性肝胆胰腺疾病 肠套叠、绞窄性肠梗阻、过敏性紫癜、结核、肿瘤、 溃疡等

附1　临床常见急腹症及其特点（附表1）

附表1　临床常见急腹症及其特点

特　点	消化性溃疡穿孔	急性胆囊炎	急性阑尾炎	肠 梗 阻	急性腹膜炎
部位	上腹部疼痛，可放射至两肩	右上腹部，向右肩放射	转移性右下腹痛	脐周部，绞窄所处部位	全腹痛
性质	持续剧烈刀割样痛，可暂时减轻	持续痛伴阵发加剧	持续痛伴阵发加剧	阵发性绞痛/绞窄型持续痛伴阵发性加剧	持续性剧痛
程度	（＋＋＋＋），可伴疼痛性休克	（＋＋～＋＋＋）	（＋～＋＋＋），穿孔后突然减轻，而后再加重	（＋＋～＋＋＋）/绞窄型进展期（＋＋＋＋）	（＋＋＋＋）
诱 因/加重和缓解因素	可因饱餐诱发	进食油腻，情绪激动，生活不规律	行走过久过急，剧烈运动，长期站立		静卧减轻，腹部加压或改变体位加重
伴随症状	恶心、呕吐、纳呆、泛酸、嗳气	黄疸、恶心、呕吐	呕吐、消化不良症状	呕吐、便秘、腹胀、排气停止	恶心、呕吐、发热
体 征/实验室检查	腹膜刺激征（＋）/板状腹	腹膜刺激征（右上腹）/墨菲征（＋）	右下腹压痛、反跳痛、肌紧张/右下腹包块	腹壁见肠型及蠕动波，肠鸣音亢进；或肠鸣音减弱至消失；或腹膜刺激征（＋）[①]	腹膜刺激征（＋）；立、卧位腹部X线片

---

① 腹壁肠型、蠕动波及肠鸣音亢进见于梗阻性肠梗阻；肠鸣音减弱至消失见于麻痹性肠梗阻；腹膜刺激征（＋）见于绞窄性肠梗阻。

附2　临床常见慢性腹痛及其特点（附表2）

附表2　临床常见慢性腹痛及其特点

特　点	消化性溃疡	胃　癌	肠结核	溃疡性结肠炎
部位	中上腹或偏右	上腹部	右下腹	下腹阵痛,可涉及全腹
规律或特点	慢性、节律性、周期性			疼痛-便意-便后缓解
性质与程度	隐痛、灼痛	隐痛	隐痛或钝痛	轻中度
诱发/加重/缓解因素	十二指肠球部溃疡为空腹痛,进食后缓解		进餐诱发便意,排便后缓解	
伴随症状	恶心、呕吐、泛酸、嗳气	早饱、纳差、体重减轻	腹泻与便秘交替、长期发热、盗汗	腹泻、里急后重、恶心呕吐、食欲不振、低热
检体/辅助检查	上腹部局限性压痛;胃镜或GI检查	上腹部肿块;粪OB持续阳性、胃镜	右下腹肿块,轻压痛;电子肠镜	左下腹轻压痛;电子肠镜

五、基本技能

（一）问诊思路及常规问题（图2-4）

（1）判定是急性腹痛还是慢性腹痛。

1）什么时候开始有腹痛的,以前有过类似症状吗。

2）腹痛前有无诱因或其他特别情况（如进食情况、有无外伤等）。

（2）询问腹痛的特点（包括部位、性质、程度、加重或缓解因素等）和伴有症状。

1）是局部痛还是全腹痛,部位在哪里（转移性）,腹痛是否牵涉到其他地方。

2）腹痛的性质怎样（隐痛、剧痛、绞痛、胀痛、刺痛、烧灼样或盐渍样）?

3）阵发性还是持续性（持续性伴阵发加剧）,有规律吗?

4）哪些情况会使腹痛加重或减轻（如进食或空腹、体位变化等）。

5）腹痛时还有什么其他症状（恶心呕吐、腹泻/便秘、发热、咳嗽[①]、尿血等[②]）。

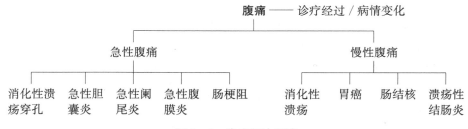

图2-4　腹痛问诊思路

①　两下肺炎症累及肺底胸膜时可有上腹痛。
②　见于泌尿系结石所致肾绞痛等。

（3）询问相关病史：有何慢性病，有无腹部手术史。

（4）询问起病以来的诊治经过。

1）腹痛发生以来是否去医院就诊过，作过何种检查、结果如何。

2）服过什么药物，效果怎样。

（二）进一步明确病因的检查要点

1．检体要点

（1）一般检查：体温（发热）、血压（休克）、皮肤黏膜（黄疸、苍白、皮肤湿冷）、面容（重病容）、呼吸气味（烂苹果味、刺激性蒜味）、体位（辗转体位、强迫仰卧位）。

（2）腹部情况：腹壁（带状疱疹、疝、肠型或蠕动波、肌紧张/板状腹）、腹膜炎三联征（腹肌紧张、压痛、反跳痛）、压痛（麦氏点/输尿管点）、包块（大小、质地、表面情况、触痛/压痛、部位、粘连情况等）、移动性浊音（阳性）、肠鸣音（亢进/减弱、消失、金属调或伴气过水声[1]）。

（3）腹部脏器：肝脏（肿大、浊音界缩小/消失、叩痛/触痛、表面结节/肿块、质地中等/硬）、胆囊（肿大、叩痛/触痛、墨菲征）、胃（上腹部空腹振水音、中上腹或偏右压痛）、脾脏（肿大、切迹、触痛/叩痛）、肾脏（下垂、叩痛）、腹主动脉（搏动性肿块、压痛、血管杂音）、直肠指检等。

2．实验室及辅助检查要点

（1）基本检查：血常规（白细胞计数、分类情况）[2]、腹部脏器B超检查。

（2）选做检查：据所考虑的可能腹痛病因选做相关实验室和其他辅助检查（表2-14）。

表2-14 不同病因腹痛应选做的实验室和其他辅助检查

考虑相关病因	选 做 检 查
胰腺炎或原因不明中上腹痛	尿淀粉酶，血淀粉酶（腹痛后12～24小时抽血）、B超（肝胆脾胰）、上腹部CT
胃肠道穿孔	X线腹部平片（膈下游离气体）、腹腔穿刺、B超腹水探查
肝、胆疾病	肝胆B超、血液生化检查（肝功能、胆红素）、上腹部CT等
肠梗阻	立、卧位X线腹部平片
泌尿道结石	X线腹部平片/腹部CT、泌尿系B超、尿常规、尿红细胞形态（血尿患者）、血胆红素等
胃或结肠病变	胃肠钡餐造影/钡灌肠检查、胃镜/结肠镜，大便常规（隐血）
糖尿病酮症（低血糖[1]）	血糖、尿酮、血气分析、血电解质[2]
肠虫症	寄生虫卵的检查、粪便隐血、胆道B超
大叶性肺炎	X线胸片、血常规、痰培养等
心绞痛/心肌梗死[3]	ECG、心肌酶、TNI[4]、冠脉CTA等

---

① 机械性肠梗阻。

② 中性白细胞升高，考虑炎症；嗜酸性粒细胞升高，考虑与寄生虫感染有关，也可见于腹型过敏性紫癜。

（续表）

考虑相关病因	选 做 检 查
腹型癫痫者	脑电图
宫外孕破裂或黄体破裂出血	后穹隆穿刺、盆腔 B 超
卟啉病或铅中毒	尿常规、尿卟原与尿卟啉测定

注：¹低血糖也可有剧烈腹痛。
　　²低钙、低钠血症可有腹痛。
　　³下壁急性心肌梗死或下壁缺血致心绞痛均有可能引起上腹疼痛。
　　⁴TNI：肌钙蛋白 I。

六、腹痛问诊注意事项

（1）注意疼痛程度与痛阈的高低及耐受性有关（如老年人则因对疼痛耐受性大，病情虽重，疼痛可能轻微），不能单纯按患者主诉判定疾病严重性。

（2）腹痛部位常提示相关部位腹腔内脏器官病变，但问诊中仍需注意鉴别腹痛是否源于其他部位器官病变的牵涉痛，以便明确真正的病因。

（3）问诊中注意正确鉴别致腹痛的腹壁病因（如带状疱疹腹壁局部疼痛常不超过腹中线；腹壁肌肉病变可通过收腹试验证实；剑突及第 11、第 12 肋软骨炎常误诊为腹腔内脏病变，久久不能确诊）。

（4）注意结合年龄性别考虑病因，进行重点问诊（如小儿以肠套叠、肠寄生虫病、肠系膜淋巴结炎多见；青壮年以胃肠炎、消化性溃疡、胰腺、胆道蛔虫病、阑尾炎多见；中老年以胆石症、胆囊炎、胆囊癌较多；泌尿系结石、肾绞痛多见于男性；卵巢囊肿扭转、黄体破裂是女性急腹症的常见病因；育龄期妇女伴停经应考虑宫外孕）。

七、考核方法

（1）选择急性腹痛（如急性阑尾炎）和慢性腹痛（如消化性溃疡）患者（或标准化患者）各 1 名。必要时部分病种可用问诊视频资料替代。

（2）学生对所选对象进行症状问诊（或在示教室观看录像）后，完成问诊记录（主诉和现病史），写出症状特点、分析步骤和初步诊断，并完成必要病因鉴别，提出检体重点和必要的辅助检查。

（崔　松）

第五节　咳嗽与咯痰

一、训练目的

训练咳嗽与咯痰的症状诊断技能。

二、训练要求

（1）掌握咳嗽咯痰定义和常见病因；熟悉咳嗽咯痰特点和伴随症状及其临床意义，熟悉咳嗽咯痰问诊常规问题和检查要点。

（2）掌握正确的咳嗽咯痰问诊技能、病因分析步骤和病因鉴别要点。

（3）了解不同病因咳嗽咯痰的临床特点。

三、训练方法和步骤

1. 场所　门诊或病房。

2. 对象选择　急性咳嗽（如急性支气管炎、急性咽炎等）和慢性咳嗽（如慢性支气管炎、支气管扩张症）患者（或标准化患者）各1名。

3. 方法和步骤　① 由教师介绍咳嗽咯痰的问诊顺序、常规问题；② 学生分组对所选咳嗽咯痰对象进行问诊；③ 各小组汇报咳嗽咯痰问诊小结、初步印象，提出进一步明确诊断的措施；④ 教师小结，讲解分析思路和进一步明确咳嗽咯痰病因的检查要点。

四、基本知识

咳嗽是呼吸系统的一种保护性反射，可以有效将呼吸道异物或分泌物排出体外；咯痰是将呼吸道内分泌物借助咳嗽反射而排出口腔外的动作。当咳嗽频繁或咯痰较多时，便成为一种症状。引起咳嗽反射的刺激有炎症、淤血、理化因素、过敏或肿瘤等。

1. 咳嗽分类

（1）按照咳嗽性质分：干性咳嗽（不伴咯痰或痰量甚少）和湿性咳嗽（伴咯痰）。

（2）按照病程分：急性咳嗽（病程少于3周）、亚急性咳嗽（病程3～8周）和慢性咳嗽（病程8周以上）。

2. 咳嗽咯痰常见病因（表2-15）

表 2-15　咳嗽咯痰常见病因

咳嗽分类	常　见　病　因
急性咳嗽	急性呼吸道感染（咽炎、感冒、急性支气管炎和肺炎），也见于急性左心衰竭（肺水肿）等
亚急性咳嗽	感冒后（或感染后）咳嗽
慢性咳嗽	慢性支气管炎、慢性阻塞性肺疾病等；上气道咳嗽综合征、咳嗽变异型哮喘和食管反流性疾病；其他还有支气管扩张、肺癌等

3. 咳嗽咯痰特点及常见伴随症状的临床意义（表2-16）。

表2-16　咳嗽咯痰特点及常见伴随症状的临床意义

咳嗽咯痰特点与伴随症状		临　床　意　义
咳嗽咯痰特点	阵发性咳嗽	支气管异物、支气管哮喘、支气管淋巴结结核、支气管肺癌、百日咳
	晨咳伴咯痰或改变体位加剧	慢性支气管炎、支气管扩张、肺脓肿
	夜间咳嗽明显	咳嗽变异性哮喘、肺结核、支气管淋巴结结核、左心衰
	进食相关性咳嗽	胃食管反流性咳嗽、慢性咽炎、食管-气管瘘
	咳声嘶哑	声带炎、喉炎、喉癌；肺癌、扩张的左心房或主动脉瘤压迫喉返神经
	犬吠样咳嗽	喉头炎症水肿、气管受压
	鸡鸣样咳嗽	百日咳
	无声咳嗽	极度衰弱、声带麻痹
	金属调咳嗽	纵隔肿瘤、支气管癌压迫气管
	咯痰分层	支气管扩张、肺脓肿
	咯痰恶臭	厌氧菌感染
伴随症状	发热	呼吸道感染、胸膜炎、肺结核
	胸痛	累及胸膜的疾病（肺炎、胸膜炎、支气管肺癌、自发性气胸等）
	哮鸣音	支气管哮喘、喘息型慢性支气管炎、心源性哮喘、气管与支气管异物
	呼吸困难	喉头水肿、喉肿瘤、慢性阻塞性肺病、大量胸腔积液、气胸、肺淤血、肺水肿等
	咯血	肺结核、支气管扩张、肺脓肿、支气管肺癌、风湿性二尖瓣狭窄
	消瘦	肺结核、肺癌
	杵状指	支气管扩张、慢性肺脓肿、支气管肺癌、部分先天性心脏病

附　不同病因咳嗽咯痰的临床特点

临床上各种病因所致的急性咳嗽和慢性咳嗽较多见（其临床特点见附表）；亚急性咳嗽则最常见于感冒后，也称为感染后咳嗽。其临床特点是：① "感冒"后久咳不愈（常在吸入有味或冷气体、进入空调房间或新装修房间多咳）；② 呈发作性咳嗽，刺激性干咳或咳少量白色黏液痰，以临睡前多见；③ 抗菌治疗无效，支气管扩张剂及激素治疗有效；④ 可持续3～8周，甚至更长（具自限性）；⑤ X线胸片检查无异常。

附表　不同病因咳嗽的临床特点

咳嗽类型	常见病因	咳嗽咯痰特点	伴随症状或体征
急性咳嗽	普通感冒	干咳或黏液痰	喷嚏、流涕、鼻塞、畏寒、发热；或咽痛、声哑；鼻黏膜、咽部充血，扁桃体肿大等
	急性咽炎	干咳	发热、咽痛、声音嘶哑；咽部充血
	喉头水肿	犬吠样	发热、咽喉疼痛

(续表)

咳嗽类型	常见病因	咳嗽咯痰特点	伴随症状或体征
	急性支气管炎	干咳或黏液痰	闻及干、湿啰音
	肺炎球菌性肺炎	咳铁锈痰（血痰或脓痰）	寒战、胸痛、稽留热；肺实变体征，闻及湿性啰音
	急性肺脓肿	晨咳痰多，分层、恶臭	发热、寒战、胸痛、咯血
	胸膜炎　干性	干咳，痰少	少量积液，胸痛为主（与呼吸有关）；有胸膜摩擦音
	渗出性		大量胸腔积液，呼吸困难为主，呼吸音消失，叩诊实音，语颤或语音传导↓或消失
	气胸	干咳，痰少	患侧胸痛，呼吸困难；患侧叩诊鼓音等
	急性左心衰竭	咯粉红色泡沫痰，或夜间咳嗽为主	胸闷、气急、心悸；端坐呼吸，唇发绀，两肺布满湿啰音或散在哮鸣音等
慢性咳嗽	慢性支气管炎	反复咳嗽≥2年，每年3个月左右，合并感染痰量增多	逐渐加重的呼吸困难，合并感染时有发热、痰中带血；两肺闻及干、湿啰音
	上气管咳嗽综合征	发作性或持续性咳嗽，白天为主，入睡后较少	鼻窦炎、鼻息肉或慢性咽炎等病史；清喉现象，鼻后滴漏；鼻黏膜充血，咽后壁黏液附着、鹅卵石样外观
	咳嗽变异性哮喘	干咳，夜间或凌晨加重	吸入冷空气、运动可诱发，或伴喘息；有明显的发作期与缓解期；春秋季多见
	支气管内膜结核	刺激性干咳、痰少	低热、盗汗；可闻及局限性哮鸣音
	支气管扩张症	痰量多（黏液痰或脓痰）；分层现象	咯血、胸闷、乏力、消瘦、杵状指等；感染加重有发热，闻及固定性湿啰音
	肺结核	早期干咳痰少；病程发展可咯脓痰、血痰	低热或中等度发热、盗汗、咯血、胸痛、消瘦等；杵状指、管状呼吸音；部分患者有肺外结核表现
	肺癌	刺激性干咳（金属音）；痰少或持续带血（肺泡癌有大量黏液痰），继发感染呈脓痰	咯血、胸痛、呼吸困难、胸闷、声音嘶哑；进行性消瘦、杵状指、右锁骨上淋巴结肿大、Horner综合征、类癌综合征等
	风湿性二尖瓣狭窄	夜咳较明显，痰少，泡沫状	劳力性呼吸困难；二尖瓣面容、梨形心、心尖区舒张期杂音（DM）、肝-颈静脉反流征（+）、下肢凹陷水肿等
	胃、食管反流	干咳或咯少量白色黏痰；餐后或夜间阵发性咳嗽	泛酸、胸骨后烧灼感、胸痛，可有喘息、呼吸难、吞咽困难等；饱餐后卧位易发

五、基本技能

(一) 问诊思路与常规问题(图2-5)

(1) 判断咳嗽起病特点,咳嗽的病程、时间。

1) 什么时候开始咳嗽? 是突然出现,还是逐渐加重?

2) 整个咳嗽过程已经有多少个月了? 以往是否经常咳嗽? 多久了? 每次发作持续多久? 发作是否与季节有关?

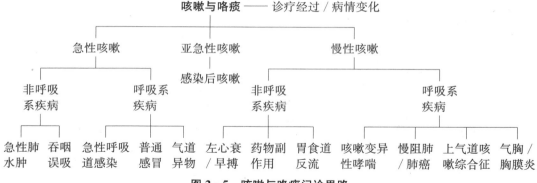

图 2 - 5　咳嗽与咯痰问诊思路

（2）咳嗽严重程度、缓解、诱发和加重因素，昼夜咳嗽的差异？体位改变对咳嗽的影响。

1）什么情况下易出现咳嗽（如吸入冷空气、运动、季节或天气变化等）？发病前有无特殊饮食，或吞咽咳呛史，或曾服用过哪些药物，如血管紧张素转化酶抑制剂（angiotensin converting enzyme inhibitors，ACEI）？最近有无呼吸道感染史？

2）一天内何时咳嗽较剧？改变体位的时候是否减轻？

（3）咳嗽咯痰的特点和伴随症状等。

1）干咳还是伴有咯痰？单声咳嗽还是阵咳？咳声有何特点（如声音嘶哑或有金属音调等）？

2）痰量和痰的特点（多少或几口/天？颜色、气味、稀稠、脓性或血性）。

3）有其他不适吗（如咽痛、流清涕、喷嚏和清喉咳嗽现象等，或发热、盗汗、消瘦，或胸痛、气急，或心窝部烧灼感、反酸等）？

（4）诊疗经过：是否到医院诊疗过？做过哪些检查，结果如何？曾经被诊断为何种疾病？用过什么药，效果怎样？

（5）其他相关病史

1）其他病史：有无高血压或心脏病史，有无慢性鼻炎或鼻窦炎病史（或鼻后滴漏现象），或慢性胃炎等。

2）吸烟史（吸烟或被动吸烟）、接触史（如呼吸道传染病、粉尘、花粉等）。

（二）进一步明确病因的检查要点

1. 检体要点

（1）一般检查：体温（发热）、呼吸（呼气性或吸气性呼吸困难、端坐呼吸等）、营养状况（进行性消瘦）、浅表淋巴结（右锁骨上淋巴结肿大、全身淋巴结肿大）。

（2）头面部检查：鼻窦（压痛）、咽部（充血、滤泡）、扁桃体（充血、肿大、脓性渗出）、鼻咽部及喉部（新生物、鼻甲肥大、鼻道分泌物、声音嘶哑[①]）；Horner 综合征[②]（同侧眼睑下垂、眼球内陷、瞳孔缩小、额部少汗）。

---

① 因肺癌压迫或转移性淋巴结压迫喉返神经引起（左侧多见）。

② 因肺上沟癌（Pancoast 癌）压迫颈部交感神经引起同侧 Horner 征。

（3）颈部检查：气管位置（患侧移位、健侧移位等）、上腔静脉压迫综合征[①]（头、颈、前胸部及上肢水肿淤血等）。

（4）肺和胸膜检查：肺尖部（叩诊浊音，局限性干、湿啰音或喘鸣音）、肺下部（叩诊浊音、语颤或语音传导增强或减弱、局限性持续存在中湿啰音、管状呼吸音、胸膜摩擦音等）；单侧体征（叩诊呈鼓音、局限性喘鸣音、管样呼吸音）、双侧体征（散在哮鸣音、散在湿啰音）。

（5）心脏检查：左心衰肺淤血体征（心脏扩大、心尖区舒张期杂音、奔马律，肺底细湿啰音、满肺粗湿啰音或水泡音等）。

（6）腹部检查：肝脏（肿大、肝区叩击痛、肝浊音界上移等）、脾脏（肿大、巨脾等）。

（7）四肢检查：杵状指等。

2．实验室及辅助检查要点

（1）基本检查：血常规，胸部 X 线透视或摄片。

（2）选做检查：据所考虑的咳嗽咯痰可能病因选做相关辅助检查（表 2－17）。

表 2－17　不同病因咳嗽咯痰需选做的实验室和其他辅助检查

考虑相关病因	选 做 检 查
支气管扩张	支气管造影或胸部高分辨 CT
明确肺部感染病因	痰涂片或细菌培养等（如抗酸杆菌涂片或培养、普通细菌培养、痰找阿米巴滋养体等）
肺癌	痰找脱落细胞检查、纤支镜检查、胸部 CT 等
咳嗽变异型哮喘	肺功能加支气管扩张试验或纤支镜
鼻后滴漏、鼻咽癌、喉炎等	鼻、咽镜检查；疑为鼻咽癌宜予间接喉镜检查；疑为喉炎或喉癌，应做喉镜检查
胃食管反流疾病	24 小时食管内 pH 值测定、钡餐或胃镜检查
胸腔积液等胸膜病变	胸腔穿刺取胸腔积液作相关检查，必要时胸膜活检或胸腔镜检查
心力衰竭	血压测量、X 线胸片、ECG、超声心动图等

六、咳嗽问诊注意事项

（1）对于长期慢性咳嗽，要注意询问发病与季节更替的关系。

（2）问诊中要注意收集与首先考虑病因相关的特征性临床表现，以尽快明确基础病因和进行鉴别诊断。

（3）在询问咳嗽的非感染因素时，不能忽视对咳嗽变异性哮喘、上气管咳嗽综合征或胃食管反流的相关病史的采集；对长期大量吸烟或暴露于致癌物质的工作环境的患者应问清是否有肿瘤易患因素存在；对下半夜为主的咳嗽尚需询问左心衰相关病史和症状。

---

① 因肺癌侵犯纵隔，压迫阻滞上腔静脉回流引起。

七、考核方法

(1) 分别选择慢性支气管炎(或急性支气管炎等)、左心衰及慢性咽炎所致咳嗽患者(或标准化患者)各1名;部分病种(肺结核、肺癌、胸膜炎等所致咳嗽)可用问诊视频资料替代。

(2) 学生对所选对象进行症状问诊(或在示教室观看录像)后,完成问诊记录(主诉和现病史),写出症状特点、分析步骤和初步诊断,并完成必要病因鉴别,提出检体重点和必要的辅助检查。

(杨继兵)

第六节　咯　　血

一、训练目的

训练咯血症状诊断技能。

二、训练要求

(1) 掌握咯血定义、与呕血鉴别和常见病因;熟悉咯血特点和伴随症状及其临床意义,熟悉咯血问诊常规问题和检查要点。

(2) 掌握正确的咯血问诊技能、病因分析步骤和病因鉴别要点。

(3) 了解不同病因咯血的临床特点。

三、训练方法和步骤

1. 场所　门诊或病房。

2. 对象选择　分别选择支气管扩张或二尖瓣狭窄咯血患者(或标准化患者)各1名。

3. 方法和步骤　① 由教师介绍咯血的问诊顺序、常规问题;② 学生分组对所选咯血对象进行问诊;③ 各小组汇报咯血问诊小结、初步印象,提出进一步明确诊断的措施;④ 教师小结,讲解分析思路和进一步明确咯血病因的检查要点。

四、基本知识

咯血是指从呼吸道排出血液,包括痰中带血到大量咯血。肺脏血循环95%来自肺动脉及其分支,5%来自支气管动脉;咯血大都来自支气管动脉(咯血量较大),肺动脉出血主要见于左心衰(咯血量较小)。

1. 咯血机制与咯血量　由于炎症、结核、肿瘤等疾病侵入血管,使黏膜下血管破裂或毛细血管通透性增加等均可致咯血。毛细血管损伤引起小量咯血(<100 ml/24 小时);

病变侵袭小血管致血管破溃常出现中量咯血[(100～500 ml)/24 小时];病变引起小动脉、小动静脉瘘或曲张的黏膜下静脉破裂,或因严重而广泛的毛细血管炎造成血管破坏或通透性增加,往往表现为大咯血(>500 ml/24 小时,或>100 ml/次)。

2. 咯血常见病因(表 2－18)

表 2－18　咯血不同出血部位的常见病因

出血部位	常 见 病 因
上呼吸道出血	鼻咽部肿瘤、鼻衄
气管-支气管出血	肿瘤(支气管肺癌、支气管内膜转移癌)、支气管炎、支气管扩张、气道创伤、异物等
肺实质出血	肺脓肿、肺炎、肺结核、特发性肺含铁血黄素沉着症、Wegener 肉芽肿、狼疮性肺炎、肺挫伤等
出血来自血管病变	动静脉畸形、肺栓塞、肺淤血(二尖瓣狭窄)、肺动脉内介入致肺动脉破裂、主动脉夹层破裂
部位不定	混合/少见的病因(肺部子宫内膜异位症[1]、全身性凝血功能异常或应用抗凝或溶栓药)

注:[1]咯血呈周期性,与月经周期一致。

咯血病因中以肺结核、支气管扩张、肺癌及二尖瓣狭窄最为多见。另约有 10% 左右咯血患者,经痰液、X 线、支气管镜检查、支气管造影等多种检查均未能发现引起咯血的原发疾病,可能与非特异性支气管炎症有关。

3. 咯血特点、伴随症状及其临床意义(表 2－19)

表 2－19　咯血特点、伴随症状及其临床意义

咯血特点与伴随症状			临 床 意 义
咯血特点	咯血量	大量	空洞型结核、肺脓肿
		量较大而骤停	支气管扩张
		中等量以上	二尖瓣狭窄(也可见少量痰中带血)
		多次反复少量咯血	支气管肺癌
	性状	混有黏液或脓痰	支气管或肺部炎症
		粉红色泡沫痰	急性左心衰(肺水肿)
		血痰相混	肺和深部支气管的小血管破裂或炎症渗出的血,多见于肺炎
		痰中带血	浸润型肺结核、急性和慢性支气管炎症
伴随症状	发热		肺结核、细菌性肺炎、肺脓肿、流行性出血热、支气管肺癌等
	胸痛		肺炎链球菌肺炎、肺梗死、肺结核、支气管肺癌
	呛咳		支气管肺癌、肺炎支原体肺炎
	脓痰		支气管扩张、肺脓肿、空洞型肺结核并发感染、化脓性肺炎
	皮肤黏膜出血		钩端螺旋体病、流行性出血热、血液病
	黄疸		钩端螺旋体病、肺梗死及转移性肿瘤
	进行性消瘦		活动性肺结核、支气管肺癌

4.咯血与呕血的鉴别　由于呕血也是从口腔而出,因此咯血与呕血的鉴别对病因判断很重要(表2-20)。

表2-20　咯血与呕血的鉴别

鉴 别 要 点	咯　血	呕　血
病史	肺结核、支气管扩张、肺癌	消化性溃疡、肝硬化、胃癌
出血前症状	喉痒、咳嗽	上腹不适、恶心、呕吐
出血方式	咳出	呕出
血的颜色	鲜红	多为咖啡色,偶有鲜红色
血的混有物	痰与泡沫	食物残渣、胃液
酸碱反应	碱性	酸性
出血后症状	痰中带血数天	黑粪或柏油样便

附　不同病因咯血的临床特点(附表)

附表　不同病因咯血的临床特点

常见病因	咯 血 特 点	伴 随 症 状 与 体 征
肺结核	中到大咯血,或痰带血丝	慢性咳嗽、咳痰、胸痛、低热、乏力、盗汗、消瘦;双上肺野湿啰音
支气管扩张	咯血量较大,可骤停咯血间隔常由长变短	长期咳嗽、脓痰,伴感染时有发热、寒战、胸痛等;杵状指(趾);两下肺固定性湿啰音
支气管肺癌	反复少量痰中带血,晨间较多;大咯血少见	刺激性干咳(可呈金属音调),痰少或大量黏液痰,继发感染呈脓痰,胸痛胸闷、呼吸困难,声音嘶哑,进行性消瘦等;病程长者见杵状指、右锁骨上淋巴结肿大
二尖瓣狭窄	一般中等量以上,暗红色;或为粉红色泡沫痰	中青年居多;有心脏病史,逐渐加重的呼吸困难、咳嗽咯痰、心慌等;二尖瓣面容、梨形心浊音界、心尖区舒张中晚期隆隆样杂音、两肺底湿啰音
肺脓肿	咯血量较大	中青年居多;寒战高热,咯脓臭痰;患侧闻及湿啰音;肺脓腔大时,可出现空瓮音
肺炎	血与痰相混(或铁锈色痰)	胸痛,高热寒战;患侧肺实变体征(叩诊浊音、语音传导↑、管状呼吸音、湿啰音)

五、基本技能

(一)问诊思路与常规问题

1.出血方式是否符合咯血(图2-6)　血是逐口咯出还是连续性呕出?吐出的血中有其他混合物吗?咯血前有无恶心或咳嗽?

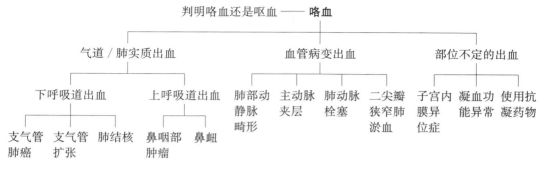

图 2-6 咯血问诊思路

2. 咯血的起病特点与病程 是突然出现咯血(几分钟、几小时),还是慢性反复咯血?如为反复咯血,首发年龄是几岁?

3. 咯血的特点和伴随症状

(1) 1 天咯血几次?1 次咯血量约多少(几碗或几杯)?是满口鲜血还是痰中带血?是鲜红色还是暗红色?或是粉红色泡沫痰?咯血是否可突然停止?

(2) 除咯血外,还有什么其他症状(如寒战、发热或潮热、盗汗、咯痰、气急;或心悸、胸痛;或黄疸、慢性腹痛或痛经等)?

4. 咯血的诱发因素与基础疾病

(1) 近期有无呼吸道感染、胸部挫伤等?有无特殊用药(如抗凝、抗血小板或溶栓治疗)或特殊检查治疗史(肺动脉介入性操作)?

(2) 咯血是否有周期性(比如女性与月经周期有关)?

5. 病程中诊疗经过和病情变化 起病后去医院诊疗过吗?检查结果如何?曾经被诊断为何种疾病?用过何种药物,效果如何?

6. 了解患者的一般情况以及既往史、个人史与家族史中的有关诊断线索

(1) 个人史须注意有无结核病接触史、吸烟史、职业性粉尘接触史、生食海鲜史及月经史等(如肺寄生虫病所致咯血、子宫内膜异位症所致咯血等须结合上述病史做出诊断)。

(2) 近期是否明显消瘦?

(3) 以往有无心肺疾病史(如肺结核、支气管扩张症、慢性支气管炎、肺癌、慢性肺肿瘤,或心力衰竭、心脏瓣膜病等)?有无其他出血性疾病(如紫癜、鼻衄、齿衄、尿血、黑便等)?

(二) 进一步明确病因的检查要点

1. 体检要点

(1) 一般检查:生命体征(发热、心率加快、血压上升或下降或两侧血压不等、呼吸困难、两侧脉搏不等)、营养状况(进行性消瘦)、浅表淋巴结(右锁骨上淋巴结肿大、全身淋巴结肿大)、皮肤黏膜(黄疸、贫血、发绀)。

(2) 头颈部检查:巩膜(黄染)、睑结膜(苍白)、口腔、鼻咽、齿龈等(出血)、口唇(发绀或苍白)。

（3）肺胸膜检查：呼吸音（减弱或消失、管状呼吸音）、啰音（局部或散在干湿啰音、满布水泡音）、叩诊音（浊音、过清音等）。

（4）心脏血管检查：二尖瓣面容、心律（房颤）、心脏（梨形心、心尖区 DM）、血管（主动脉杂音、主动脉分支动脉杂音等）。

（5）四肢检查：杵状指（趾）。

2. 实验室及辅助检查要点

（1）基本检查：胸片或胸部 CT（尤为重要）、血常规、血小板计数、出血和凝血时间等。

（2）选做检查：据所考虑的可能咯血病因选做相关实验室和其他辅助检查（表 2 - 21）。

表 2 - 21　不同病因咯血应选做的实验室和其他辅助检查

考虑相关病因	选 做 检 查
肺炎、肺脓疡、支气管扩张	胸部高分辨 CT、痰细菌培养加药敏等
支气管肺癌	痰找脱落细胞检查、纤支镜检查、胸部 CT 等
肺结核	痰找抗酸杆菌、结敏试验、结核菌素试验等，并做胸部 CT，T - SOPT[1] 等
风湿性二尖瓣狭窄	超声心动图、ECG、X 线胸片
肺血管畸形、肺动脉栓塞等	胸部 CT 增强检查，或选择性支气管动脉造影；肺栓塞加做 D - D 二聚体、血气分析等
不明原因咯血	纤维支气管镜检查，并取活组织病理检查

注：[1]T - SPOT 是一种利用结核特异抗原，通过酶联免疫斑点技术检测受试者体内是否存在结合效应 T 淋巴细胞的检测方法。

六、咯血问诊中注意事项

（1）在问诊过程中应注意安慰、稳定患者情绪，避免因紧张致咯血加重（如患者出现大咯血最好不要让患者看到吐出的血，这样才能确保急救取得理想的效果）。

（2）大咯血患者最危险的是发生窒息或失血性休克，故问诊同时要严密观察患者是否有呼吸困难、脸色苍白或青紫、出冷汗、脉搏微弱等，必要时先进行紧急处置。

（3）问诊过程中要注意了解患者近日病情变化，如有呼吸困难加重，需结合体征变化及时给予胸片或 CT 复查（尽管患者最近已查 X 线胸片或 CT），因为一些咯血患者可能就在最近几天出现肺不张。

（4）对患者叙述过程中出现的症状要加以分析，如患者称咯血量不多，但出现黑便，要考虑患者可能出血后咽下进入消化道，并注意与消化道出血进行鉴别。

（5）问清患者咯血是慢性反复发生还是急性出现（如支气管扩张伴感染先咯血后伴脓痰发热等，而急性肺脓肿患者则见大量脓痰后出现大咯血）；并问清上述症状出现前有无醉酒或手术麻醉史（误吸致吸入性肺脓肿），有助于确定下一步采取何种鉴别措施（如痰培养、影像学或纤支镜检查）。

（6）中老年人,有长期吸烟史,出现咳嗽痰中带血,即使量很少,也要引起重视（问诊中要注意重点排除支气管肺癌可能）。

（7）部分肺结核患者盗汗、消瘦等结核毒性症状不典型,在问诊过程不能因无盗汗、消瘦等就轻易排除结核,应慎重反复询问既往史、结核患者接触史等,并可选择痰、胸片、纤支镜检查等以资鉴别。

七、考核方法

（1）分别选择支气管扩张症、肺结核或肺癌所致咯血患者（或标准化患者）各1名。必要时部分病种可用问诊视频资料替代。

（2）学生对所选对象进行症状问诊（或在示教室观看录像）后,完成问诊记录（主诉和现病史）,写出症状特点、分析步骤和初步诊断,并完成必要病因鉴别,提出检体重点和必要的辅助检查。

（杨继兵）

第七节　呼　吸　困　难

一、训练目的

训练呼吸困难的症状诊断技能。

二、训练要求

（1）掌握呼吸困难定义和常见病因;熟悉呼吸困难特点和伴随症状及其临床意义,熟悉呼吸困难问诊常规问题和检查要点。

（2）掌握正确的呼吸困难问诊技能、病因分析步骤和病因鉴别要点。

（3）了解不同病因呼吸困难的临床特点。

三、训练方法和步骤

1. 场所　门诊或病房。

2. 对象选择　选择肺源性呼吸困难（如肺气肿）、心源性呼吸困难（如左心衰）患者（或标准化患者）各1名。

3. 方法和步骤　① 由教师介绍呼吸困难的问诊顺序、常规问题;② 学生分组对所选呼吸困难对象进行问诊;③ 各小组汇报呼吸困难问诊小结、初步印象,提出进一步明确诊断的措施;④ 教师小结,讲解分析思路和进一步明确呼吸困难病因的检查要点。

四、基本知识

呼吸困难既是主观症状又是客观体征,表现为呼吸深度或频率的改变、节律不规则、辅助呼吸肌参与呼吸运动或端坐呼吸等。

1. 常见病因　主要是呼吸系统和循环系统疾病引起。急性起病可见于呼吸道异物、张力性气胸、大块肺梗死、成人型呼吸窘迫综合征(adult respiratory distress syndrome,ARDS)、左心衰、癔症等;缓慢起病则主要见于心肺和胸膜的慢性病变(表2-22)。

表 2 - 22　呼吸困难的常见病因

病因分类		常　见　疾　病
呼吸系统疾病	肺部疾病	肺炎、肺不张、肺栓塞、肺间质纤维化、细支气管肺泡癌等
	呼吸道梗阻	上呼吸道狭窄或梗阻(喉部炎症、水肿、肿瘤或异物)
		下呼吸道痉挛或狭窄(支气管哮喘、慢性阻塞性肺气肿)
	胸廓活动障碍	严重胸廓脊柱畸形、气胸、大量胸腔积液和胸廓外伤等
循环系统疾病		左心衰竭(肺淤血、肺水肿)、心包压塞、原发性肺动脉高压等
中毒		尿毒症、糖尿病酮症酸中毒、药物或毒物中毒(吗啡、巴比妥类、有机磷、一氧化碳等)
血液病		重度贫血、高铁血红蛋白血症等
神经系统疾病		中枢神经系疾病(脑血管意外、脑肿瘤、脑外伤、脑炎、脑膜脑炎等) 神经肌肉疾病、脊髓灰质炎病变累及颈髓、急性多发性神经根炎和重症肌无力等
精神因素		癔症等
其他		膈肌运动受限(膈肌麻痹、高度鼓肠、大量腹水、腹腔巨大肿瘤、胃扩张和妊娠末期)、急性大出血、休克等

2. 发生机制　呼吸困难以通气障碍和弥散障碍为最重要的发生机制(表2-23)。

表 2 - 23　呼吸困难的发生机制

发　生　机　制		相　关　病　因
弥散障碍	弥散面积减少或弥散通路增厚	肺炎、重症肺结核、肺气肿、肺水肿、弥漫性肺纤维化、ARDS 等
通气障碍	呼吸道阻塞 胸廓、膈肌运动障碍	喉头水肿、气管异物、慢性阻塞性肺气肿、支气管哮喘等 肋骨骨折、气胸、神经肌肉病变等
通气/血流比失调	肺泡通气不足 肺泡血流不足[1]	肺不张、肺实变等 肺动脉栓塞
肺内动静脉分流增加		肺内动静脉瘘、肺淤血、肺不张、肺实变等

注:[1]指肺泡壁毛细血管中血流不足。

3. 各类呼吸困难的特点及伴随临床表现(表2-24)

表2-24 各类呼吸困难的特点和伴随临床表现

呼吸困难分类		常见病因	呼吸困难特点	伴随临床表现
肺源性呼吸困难	吸气性	喉、气管、大支气管狭窄梗阻[1]	三凹征	窒息感、频繁干咳、高调吸气喘鸣
	呼气性	下呼吸道痉挛或狭窄[2]	呼气费力,呼气时间延长	广泛哮鸣音
	混合性	重症肺炎、重症肺结核、气胸、大量胸腔积液	呼吸浅快	发热、咳嗽、咯痰、胸痛、呼吸音下降或消失、病理性呼吸音
心源性呼吸困难	劳力性	左心衰竭[3]、心包炎	体力活动时加重,休息减轻	咳嗽、咯血
	端坐呼吸	左心衰竭、心包炎	平卧加重,端坐减轻	心悸、被迫端坐位或半卧位
	夜间阵发呼吸困难	高血压心脏病、冠心病、风湿性心瓣膜病、扩张性心肌病等	熟睡中气闷而憋醒,被迫坐起喘气或咳嗽后缓解	气喘、咳嗽;严重者表现为心源性哮喘[4]
中毒性呼吸困难	代谢性酸中毒	尿毒症、糖尿病酮症酸中毒等	库斯莫尔呼吸	伴鼾声,呼吸氨味或烂苹果味等
	药物抑制	吗啡、有机磷、巴比妥类	呼吸减慢或潮式呼吸	呼吸道痉挛,分泌物增加等
	急性感染	败血症、中毒性菌痢、各种高热	呼吸加快	发热、腹泻、休克等
	中毒	CO、亚硝酸盐或氰化物中毒	呼吸加快	口唇樱桃红色、呼吸苦杏仁苷味等
中枢性呼吸困难		重度颅脑疾病[5]、中枢感染、肺性脑病等	呼吸深慢,伴节律异常[6]	昏迷、发热、呼吸衰竭、颅高压表现等
癔症性呼吸困难		癔症	呼吸非常频数表浅、入睡后消失,暗示疗法有效	窒息感、口唇肢体麻木、手足搐搦、叹气样呼吸

注：[1] 炎症、水肿、异物、肿瘤。
[2] 支气管哮喘、喘息型慢支、肺气肿等。
[3] 合并右心衰时呼吸困难减轻,但有下垂性水肿、发绀出现或加重。
[4] 即急性肺水肿,表现为突然气急、咯粉红色泡沫痰、发绀、大汗、哮鸣音、奔马律、肺底湿啰音。
[5] 脑出血、颅内高压、脑外伤等。
[6] 呼吸停顿、双吸气等。

附 呼吸困难常见诱因与病因辨析

不同病因所致的呼吸困难有不同诱因,呼吸困难的诱发因素有助于病因辨析(附表)。

附表 呼吸困难常见诱因与病因辨析

诱发因素	病因辨析
劳动或活动后出现	心力衰竭早期、肺功能不全
剧烈运动后出现,伴胸痛	自发性气胸

(续表)

诱 发 因 素	病 因 辨 析
突然气急伴胸痛[1]	肺栓塞或肺梗死(长期卧床、术后、持续房颤、感染性心内膜炎、下肢慢性静脉病)
过快过量输液、登高、吸入有毒气体	左心衰竭或急性肺水肿
精神刺激	癔症
胸部放射治疗	放射性肺炎
胸部手术后	肺不张或肺部感染
胸腔抽气抽液后	气胸或复张性肺水肿
高浓度吸氧要考虑	氧中毒
气管插管者拔管后	喉部水肿
用药后发生	药物反应(喉水肿或哮喘发作)

注：[1]常有下肢深静脉血栓形成、右心血栓或其他赘生物史。

五、基本技能

(一) 问诊思路与常规问题(图 2 - 7)

(1) 询问呼吸困难的起病状况和既往有无类似发作史,判断是急性还是慢性呼吸困难。

1) 呼吸困难症状出现多久了? 是突然发病还是渐进性的? 是反复发作的吗?

2) 什么情况下会出现呼吸困难(如劳累后、体位改变、夜间熟睡后等)?

(2) 询问呼吸困难的特点、相关病史等,判断属于哪类呼吸困难。

1) 以往有何慢性病史(尤其是心、肺病史和下肢慢性静脉病等)? 近期有无服药、手术或精神刺激等?

2) 是吸气困难还是呼气困难,或者呼气吸气均困难?

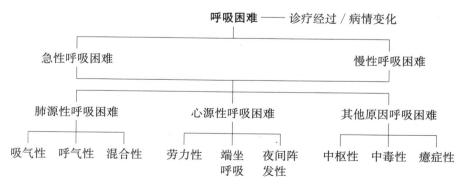

图 2 - 7　呼吸困难问诊思路

（3）询问有无其他伴随症状。

1）还有其他症状吗（如发热、咳嗽咯痰、胸痛、心悸、头痛、意识障碍、手足搐搦等）？

2）有无口渴、多饮、多尿？或尿少肢肿？

（4）询问诊疗经过及发病以来病情变化。

1）起病后去医院诊疗过吗？检查结果如何？曾经被诊断为何种疾病？

2）用过何种药物，效果如何？

3）发生呼吸困难以来，病情有无变化？

（二）进一步明确病因的检查要点

1. 检体要点

（1）一般检查：呼吸（浅快、缓慢、深大、暂停、不规则等，库斯莫尔呼吸、潮式呼吸、缩唇呼气[①]）、脉搏（增快、减慢、不规则、脉搏短绌）、血压（低血压、高血压）、体温（发热）、意识（昏迷）、面容（急性病容[②]、贫血面容、二尖瓣面容、伤寒面容）、体位（端坐位、强迫侧卧位、强迫蹲位）、皮肤（发绀、苍白[③]、湿冷、风湿小结、Osler 小结、水肿）、淋巴结（全身淋巴结肿大[④]）。

（2）头颈部检查：眼（巩膜黄染[⑤]、球结膜水肿[⑥]、瞳孔缩小、瞳孔大小不等[⑦]）、鼻（鼻翼扇动）、口唇（樱桃红色）、喉（急性失音、慢性失音、喉头水肿）、口腔气味（烂苹果味、尿臭味、刺激性蒜味、苦杏仁苷味）、颈部（颈部强直、颈静脉怒张、气管移位）。

（3）胸部检查：胸廓（桶状胸、胸廓畸形）、胸壁（心前区隆起、肋间隙膨隆、胸壁静脉曲张）、肺与胸膜（语颤增强或减弱、叩诊过清音、鼓音或浊音、语音传导增强或减弱、呼吸音减低、管状呼吸音、干湿啰音、哮鸣音）、心脏（抬举性心尖搏动、心尖搏动减弱或弥散、心浊音界扩大、心脏瓣膜区震颤、靴形心、梨形心、三角烧瓶样心浊音界、拍击性第一心音、第一心音减弱、房颤律、奔马律、钟摆律、胎心律、舒张期杂音、收缩期杂音、连续性杂音、Austin-Flint 杂音、Graham-Steell 杂音、毛细血管搏动征、肝颈静脉反流征、奇脉、交替脉、水冲脉、枪击音、杜氏双重杂音等）。

（4）腹部检查：腹部外形（蛙腹、舟状腹、腹式呼吸减弱、腹壁静脉显露、移动性浊音）。

（5）神经系统检查：脑膜刺激征、偏瘫、颈强直、病理反射、肌张力。

2. 实验室及辅助检查要点

（1）基本检查：血常规、尿常规、粪常规、X 线胸片、肝肾功能。

（2）选做检查：据所考虑的呼吸困难可能病因选做相关辅助检查（表 2 - 25）。

---

① 见于慢性阻塞性肺病患者。
② 包括热病容、痛苦病容（可见于急性心肌梗死、急性肺梗死患者）。
③ 见于主动脉瓣关闭不全的心衰患者。
④ 见于传染性单核细胞增多症、淋巴瘤等发热患者。
⑤ 急性化脓性胆管炎患者。
⑥ 见于肺性脑病患者。
⑦ 见于脑疝（急性脑血管意外）患者。

表 2 - 25　不同病因呼吸困难应选做的实验室和其他辅助检查

考 虑 相 关 病 因	选 做 检 查
肺炎、支气管肺癌、气胸等	痰找病原微生物或脱落细胞、胸部 CT 或 MRI、肺功能,血气分析、纤维支气管镜等
喉部炎症、水肿、肿瘤等	间接喉镜、新生物病理等
左心衰、心包填塞等	ECG、超声心动图、Holter、脑钠肽、心肌酶,必要时心导管检查
肺动脉栓塞、肺动脉高压	右心导管、螺旋 CT、肺灌注显像、下肢深静脉超声、D - D 二聚体等
胸廓脊柱畸形	胸廓 X 线检查(肋骨、脊柱)
重度贫血	骨髓穿刺、网织红细胞、贫血相关检查(铁代谢指标、维生素 B_{12}、叶酸等)
脑血管意外、肿瘤、颅内感染	头颅 CT 或 MRI、脑脊液检查
尿毒症、糖尿病酮症酸中毒	血糖、电解质、血气分析、尿微量蛋白等
中毒(吗啡、有机磷、CO 等)	血清毒物浓度等
癔症	血气分析(可因过度呼吸而表现为呼吸性碱中毒)

六、呼吸困难问诊的注意事项

(1) 对呼吸困难重症患者,在简单问诊同时应及时施救,确保呼吸道畅通并予以辅助呼吸、生命体征和血氧饱和度监测,可先抢救治疗再问诊寻找病因。

(2) 呼吸困难是较危重的临床症状,对呼吸困难患者的问诊应当简洁。重度呼吸困难患者避免开放式提问,以便患者以短语或点头等方式做答。

(3) 问诊中应注意结合年龄、性别,迅速判断可能病因:如为儿童,要考虑呼吸道异物、支气管哮喘和先天性心脏病;而老年人,则更多考虑慢性阻塞性肺病、心力衰竭和肿瘤等;孕妇产后发病应警惕羊水栓塞症。

(4) 严重感染、创伤、手术、胃内容物误吸以及急性重症(坏死性)胰腺炎等患者出现呼吸困难,要警惕 ARDS。

七、考核方法

(1) 分别选择慢性肺气肿、慢性心衰患者(或标准化患者)各 1 名。必要时部分病种可用问诊视频资料替代。

(2) 学生对所选对象进行症状问诊(或在示教室观看录像)后,完成问诊记录(主诉和现病史),写出症状特点、分析步骤和初步诊断,并完成必要病因鉴别,提出检体重点和必要的辅助检查。

(崔　松)

第八节　恶心与呕吐

一、训练目的

训练恶心与呕吐的症状诊断技能。

二、训练要求

(1) 掌握恶心与呕吐的概念和常见病因;熟悉恶心与呕吐特点和伴随症状及其临床意义;熟悉恶心与呕吐问诊常规问题和检查要点。

(2) 掌握正确的恶心与呕吐问诊技能、病因分析步骤和病因鉴别要点。

(3) 了解不同病因恶心与呕吐的临床特点。

三、训练方法和步骤

1. 场所　门诊或病房。

2. 对象　选择急性胃肠炎、肠梗阻或幽门梗阻患者(或标准化患者)各1名。

3. 方法和步骤　① 教师介绍恶心与呕吐的问诊顺序、常规问题;② 学生分组对所选恶心与呕吐对象进行问诊;③ 各小组汇报问诊小结、初步印象,提出进一步明确诊断的措施;④ 教师小结,讲解分析思路和进一步明确恶心与呕吐病因的检查要点。

四、基本知识

呕吐是部分胃或小肠内容物反流入食管,经口吐出的一种反射动作。可分为3个阶段,即恶心、干呕和呕吐,但有些呕吐可无恶心或干呕的先兆(如颅内高压所致的喷射性呕吐)。呕吐可将咽入胃内的有害物质吐出,是机体的一种防御反射,有一定的保护作用;但频繁而剧烈地呕吐可引起脱水、电解质紊乱、酸碱平衡失调、营养障碍,甚至导致食管贲门黏膜撕裂而出血等并发症。

1. 病因及分类　按恶心与呕吐发生机制分成4种类型(表2-26)。

表 2-26　恶心与呕吐的常见病因及分类

呕吐分类		常见病因
反射性呕吐	消化系疾病	① 各种胃肠道病变(急慢性胃肠炎、消化性溃疡、幽门梗阻、肠梗阻等);② 肝、胆、胰与腹膜病变(急、慢性肝炎,胆囊炎,胰腺炎,腹膜炎,胆石症等)
	呼吸系疾病	百日咳、急性或慢性支气管炎、支气管扩张、肺炎、肺梗死等
	心血管疾病	急性心肌梗死、心力衰竭、主动脉夹层等

（续表）

呕 吐 分 类		常 见 病 因
	泌尿生殖系疾病	泌尿系结石、急性肾炎、急性盆腔炎等
	其他	慢性咽炎、青光眼、急性中毒等
中枢性呕吐	中枢神经系疾病	① 脑血管疾病(高血压脑病、脑血管病变等)；② 感染(脑炎、脑膜炎、脑寄生虫等)；③ 颅内高压；④ 其他(如偏头痛、颅脑外伤)
	全身疾病	① 感染；② 内分泌与代谢紊乱(早孕反应、甲亢危象、Addison病[1]危象、糖尿病酮症酸中毒、尿毒症、水电解质及酸碱紊乱等)；③ 其他(休克、缺氧、中暑、急性溶血)
	药物反应与中毒	洋地黄、吗啡、环磷酰胺等药物反应；有机磷、毒蕈等中毒
神经性呕吐	胃肠神经官能症、神经性厌食等	
前庭障碍性呕吐	迷路炎、梅尼埃病、晕动症等	

注：[1] Addison病，即肾上腺皮质功能减退症。

2. 恶心与呕吐的特点、常见伴随症状及临床意义(表 2 - 27)

表 2 - 27　恶心与呕吐的特点、伴随症状及其临床意义

恶心与呕吐的特点与伴随症状		临 床 意 义
与进食关系	进食后呕吐	胃炎、幽门痉挛、神经性呕吐
	餐后骤起,集体发病	急性食物中毒
	餐后 6 小时后呕吐	幽门梗阻
发生时间	晨间呕吐	早孕反应、尿毒症、慢性乙醇中毒；鼻窦炎和慢性咽炎(晨间恶心干呕)
	服药后呕吐	药物反应
	乘飞机、车船时呕吐	晕动病
呕吐特点	恶心先兆,吐后轻松	胃源性呕吐
	喷射状呕吐	颅内高压
	无恶心,呕吐不费力	神经性呕吐(全身状态好)
呕吐物性质	咖啡色	上消化道出血
	隔餐或隔日食物,含腐酵味	幽门梗阻
	含胆汁	十二指肠乳头后或空肠梗阻
	有粪臭	低位肠梗阻
	有蛔虫	胆道蛔虫症、肠虫症
伴随症状	发热	急性细菌性食物中毒、全身或中枢感染
	剧烈头痛、血压升高、脉搏减慢	颅内高压、青光眼、偏头痛
	眩晕、眼球震颤	前庭器官疾病
	腹泻	急性胃肠炎、急性中毒、霍乱
	腹痛	急性胃肠炎、急性胰腺炎或阑尾炎、空腔脏器梗阻
	黄疸	急性肝炎、胆道梗阻、急性溶血
	贫血、水肿、蛋白尿	肾功能不全

附 不同病因的恶心与呕吐的临床特点(附表)

附表 部分常见疾病恶心与呕吐临床特点

常见疾病		呕吐特点	其他临床特点
消化系统病变	胃源性	进食后吐,恶心先兆,吐后轻松	腹胀腹痛、食欲减退、发热等
	肠源性	可伴恶心先兆	腹痛、腹泻、发热等
	肝、胆、胰或腹膜病变	伴恶心先兆,吐后不轻松	腹胀腹痛、食欲减退、发热、黄疸等;甚或休克、电解质及酸碱紊乱
	幽门梗阻	餐后 6 小时以上或夜间呕吐、呕吐物量多,夹杂宿食伴腐酵味	腹部胀痛、泛酸、嗳气、胃型、振水音
	肠梗阻	与进食无关,含多量胆汁或粪臭	腹胀痛、停止排便排气、肠型、肠鸣音亢进或消失
呼吸系统病变	气管-支气管炎、肺炎、百日咳等	常因咳嗽(或剧咳)引起,呕吐物可伴痰液	咳嗽、咯痰(咯血)、气急、发热、咽痛、胸痛等
心血管病变	AMI、AD、HF[1]	起病急	胸痛、心悸、汗出、呼吸困难、休克等
颅高压病变	高血压脑病、脑出血	喷射性呕吐,吐后不轻松,	剧烈头痛、高血压、缓脉、中枢性高热、意识障碍
内分泌与代谢紊乱	早孕	晨间呕吐,吐后进食正常	育龄妇女、停经
	尿毒症	恶心、呕吐	少尿无尿、贫血、口有尿味、水电解质酸碱紊乱
	酮症酸中毒	恶心、呕吐	"三多一少"重[2],甚者脱水貌,深大呼吸
前庭障碍疾病	梅尼埃病	恶心、呕吐,吐后不轻松	耳鸣、眩晕、眼球震颤
	晕动病	乘飞机、车船时呕吐,吐后轻松	眩晕
神经性	癔症、胃肠神经症	无恶心、呕吐不费力;或餐后即吐,吐后即可进食	呕吐与精神因素有关,全身状况较好
泌尿系疾病	肾绞痛	腹痛或腰痛伴呕吐	发作时剧烈腹痛、辗转体位、血尿、排尿痛

注:[1] AMI:急性心肌梗死;AD:主动脉夹层;HF,心力衰竭。
[2] 即多饮、多尿、多食和消瘦,酮症酸中毒突出表现多尿,故可致脱水。

五、基本技能

(一) 问诊思路及常规问题(图 2-8)

(1) 判断是急性呕吐还是慢性呕吐,如为急性呕吐,判断是否与感染有关。

1) 恶心与呕吐症状出现多久了?是反复发作吗?以前有过类似症状吗?

2) 呕吐前吃过什么可疑食物吗?同食者是否发病?是否伴有发热、腹痛腹泻?

(2) 询问呕吐特点、呕吐物性质及伴随症状,判断是否为消化系统本身病变。

1) 呕吐前有恶心吗?呕吐后感觉好些吗?

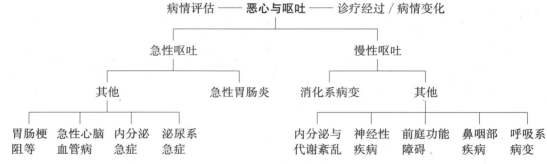

图 2 - 8 恶心与呕吐问诊思路

2）吐出来的是什么？什么颜色？有什么气味？是一下子喷出来的吗？

3）除了呕吐还有什么其他不舒服（如嗳气泛酸、腹胀便秘、胸痛、汗出、气急、心悸、尿少浮肿、咳嗽咯痰、头痛眩晕、黄疸、口渴、尿多等）？

（3）了解既往慢性病史：以前有其他慢性病吗（如高血压、心脏病、糖尿病、肝病、肾病等，有无腹部手术史，末次月经是什么时候）？

（4）判断是否因剧烈呕吐而伴有脱水等并发症。

1）能正常进食吗？有无口渴、尿少？

2）呕吐几次或呕吐的频率？每次呕吐物有多少？

（5）发病以来病情变化和诊疗经过。

1）起病后是否就诊？大便化验过吗？其他做过什么检查，结果如何？曾拟诊何种疾病？曾服用何种药物？疗效如何？

2）起病以来病情变化如何？

(二) 进一步明确病因的检查要点

1. 检体要点

（1）一般检查：体温（发热、体温过低、热型）、血压（高血压、低血压、脉压增大或变小）、呼吸（浅快、缓慢、库斯莫尔呼吸、潮式呼吸）、脉搏（增快、减慢、不规则）、意识（昏迷、模糊）、面容（急性病容、贫血面容）、体位（被动体位①）、皮肤（发绀、苍白、干燥或湿冷、水肿或弹性减弱、全身色素沉着②）。

（2）头颈部检查：眼（巩膜黄染，球结膜苍白，角膜反射消失，瞳孔增大、缩小或大小不等，对光反射迟钝，眼球突出及甲亢眼征③，眼球震颤④，眼球凹陷⑤）、口咽部（口唇苍白、咽部充血、咽壁淋巴滤泡增生、扁桃体肿大充血渗出）、口腔气味（酸腐味、烂苹果味、尿臭味、刺激性蒜味、苦杏仁苷味）、颈部（颈抵抗、颈静脉怒张、甲状腺弥漫性肿大）。

（3）胸部检查：肺（语颤增强、叩诊浊音、语音传导增强、呼吸音减低、管状呼吸音、干

---

① 指脑血管意外昏迷患者。

② Addison 病患者。

③ 包括 Graefe 征、Stellwag 征、Mobius 征和 Joffroy 征。

④ 见于晕动病。

⑤ 见于重度脱水者。

湿啰音、哮鸣音)、心脏(抬举性心尖搏动、心尖搏动减弱或弥散、心浊音界扩大、靴形心、梨形心、第一心音减弱、奔马律、钟摆律、胎心律、Austin-Flint 杂音、Graham-Steell 杂音、肝颈静脉反流征阳性、周围血管征等)。

(4) 腹部检查：腹部(压痛及反跳痛①、腹壁紧张、板状腹、蛙腹、移动性浊音阳性、上腹部振水音、胃型、肠型、胃肠蠕动波、肠鸣音亢进或消失、腹部肿块)、肝胆(墨菲征阳性、肝胆肿大触痛叩痛)、肾脏(肾区叩痛、输尿管点压痛)。

(5) 神经系统检查：脑膜刺激征阳性,病理反射(椎体束征阳性)、肢体(肌力减退、肌张力增强或减弱)。

2. 实验室及辅助检查要点

(1) 基本检查：血常规、尿常规、粪常规、X 线胸片、肝肾功能、电解质。

(2) 选做检查：据所考虑的恶心与呕吐可能病因选做相关辅助检查(表 2-28)。

表 2-28　不同病因恶心与呕吐应选做的实验室和其他辅助检查

考虑相关病因	选做检查
急慢性胃肠炎、消化性溃疡、幽门梗阻	胃镜检查、结肠镜检查、呕吐物及大便隐血、胃肠钡餐造影
肠梗阻	腹部立卧位 X 线平片、结肠镜检查
急性肝炎、胆囊炎胆石症、胰腺炎	肝炎病毒标志物检测、肝胆 B 超、PTC[1] 或 ERCP[2]、上腹部 CT、血尿淀粉酶
百日咳、急性气管-支气管炎、肺炎、肺结核	痰细菌培养、痰找抗酸杆菌、结核菌素试验、胸部 CT 或 MRI
急性心肌梗死、心力衰竭、主动脉夹层	ECG、心肌酶及 TNI、BNP[3]、超声心动图、胸部 CT、CAG[4]
肾绞痛、急性肾盂肾炎、急性盆腔炎	泌尿道 B 超、腹部 X 线平片、肾盂造影或逆行性尿路造影
青光眼	眼压检测、眼底检查、虹膜检查
急性中毒	可疑食物和呕吐物送检(毒物鉴定或细菌培养)
高血压脑病、急性脑血意外	眼底检查、头颅 CT 或 MRI
颅内感染(细菌、病毒、结核、寄生虫等)	脑脊液检查、头颅 CT 或 MRI
甲亢危象、Addison 病危象	血清甲状腺素(T_3、T_4、FT_3、FT_4)和促甲状腺素、血皮质醇和促肾上腺皮质醇；甲状腺、肾上腺 B 超或 CT
糖尿病酮症酸中毒、尿毒症	血糖、糖化血红蛋白、血气分析、尿酮、B 超(肾、胰腺等)
早孕反应	尿妊娠试验、盆腔 B 超
胃肠功能紊乱	胃排空试验、胃电描记图

注：[1]PTC：经皮肝穿刺胆管造影。
　　[2]ERCP：经内窥镜(十二指肠镜)逆行胰胆管造影。
　　[3]BNP：脑钠肽。
　　[4]CAG：冠状动脉造影。

① 特别要注意上腹部、左上腹部及右下腹部,因为急性胃炎、急性胰腺炎和急性阑尾炎大多伴有呕吐。

六、恶心与呕吐问诊中的注意事项

（1）育龄妇女应常规询问末次月经，尤其晨间呕吐者，需排除早孕可能。

（2）特别重视恶心和呕吐的伴随症状，及时检出其他系统的严重疾病，如急腹症、急性心肌梗死、颅内高压、青光眼等。

（3）注意询问呕吐的病程、程度等，并注意判断呕吐是否已引起或可能引起脱水、电解质紊乱、酸碱平衡失调、营养障碍等并发症。

（4）如呕吐物呈咖啡色，疑及消化道出血者请参照呕血黑便章节询问病史。

（5）如问诊中发现呕吐在进食后发生，如系骤起或集体发病，应考虑食物中毒的可能，当按有关规定传报处理。如考虑其他传染性疾病的需注意做好消毒隔离及防护措施，并按有关规定传报。

七、考核方法

（1）分别选择急性胃肠炎和早孕呕吐患者（或标准化患者）各1名。必要时部分病种（如肾绞痛、青光眼）可用问诊视频资料替代。

（2）学生对所选对象进行症状问诊（或在示教室观看录像）后，完成问诊记录（主诉和现病史），写出症状特点、分析步骤和初步诊断，并完成必要病因鉴别，提出检体重点和必要的辅助检查。

（崔　松）

第九节　呕血与黑便

一、训练目的

训练上消化道出血症状诊断技能。

二、训练要求

（1）掌握上消化道出血的概念，掌握病因分析步骤和病因鉴别要点，培养正确的问诊技巧，形成基本的病因分析思路。

（2）熟悉上消化道出血的临床表现和检查要点，提高鉴别诊断临床思维能力。

三、训练方法和步骤

1. 场所　门诊或病房。

2. 对象选择　消化性溃疡、急性糜烂性胃炎患者（或标准化患者）各1名。

3. 方法和步骤　① 教师介绍问诊顺序、常规问题。② 学生分组对所选对象进行问诊。③ 各小组汇报问诊小结、初步印象，提出进一步明确诊断的措施。④ 教师小结，讲解分析思路和进一步明确病因的检查要点。

四、基本知识

1. 基本概念

(1) 上消化道出血：十二指肠屈氏韧带以上消化器官(胃十二指肠及其相关的肝、胆、胰)的出血；胃空肠吻合术后的空肠病变引起的出血。临床表现为呕血、黑便(黑粪)或两者皆有。呕血与黑便是上消化道出血的主要症状。

(2) 呕血：即呕吐鲜红或咖啡样物质。

(3) 黑便：即排黑色柏油样粪便(有时上消化道出血量大，速度快则出现红色大便；下消化道出血若位置高停留时间长，则出现黑色大便)。

2. 呕血与黑便常见病因　上消化道出血多数与消化器官疾病有关，也可能是全身性疾病的消化道表现。引起上消化道出血的前三位病因分别是：消化性溃疡、食管胃底静脉曲张破裂、急性胃黏膜病变。按照发病机制，其病因可分为五大类(表2-29)。

表2-29　呕血与黑便常见病因

病　因	常　见　疾　病
炎症/溃疡性疾患	食管炎症与溃疡、胃与十二指肠球部溃疡、应激性溃疡、残胃炎等
机械性损伤	食管裂孔疝、胃黏膜脱垂症、贲门黏膜撕裂症、胆管出血等
血管病变	食管胃底静脉曲张破裂、肠系膜动脉栓塞、血管瘤、遗传性毛细血管扩症等
新生物	息肉、平滑肌瘤及胃癌等
全身性疾患	血液系统疾病(血小板减少性紫癜、白血病、血友病等)、尿毒症、结缔组织疾病、药源性(溶栓与抗凝、非甾体类抗炎、铁剂等)

3. 不同病因引起的上消化道出血的临床特点(表2-30)

表2-30　不同病因引起的上消化道出血的临床特点

疾　病	呕血与黑便	诱因或症状体征特点
消化性溃疡	有	与饮食有密切关系；节律性、周期性上腹痛，反酸、嗳气
肝硬化	有,急	肝炎病史；蜘蛛痣、脾大、肝掌、腹水
食管贲门黏膜撕裂症	有,急	大量饮酒；先呕吐、后呕血
胃癌	有	中老年不规则上腹痛、厌食、贫血、消瘦,大便潜血持续阳性
胆道出血	有,急	发热、寒战、黄疸、右上腹痛
应激性溃疡	有,急	败血症、大面积烧伤、颅脑外伤、脑血管病
食管癌	有	中老年男性；进行性吞咽困难、呕吐,消瘦

(续表)

疾　病	呕血与黑便	诱因或症状体征特点
急性白血病	有,急	伴全身其他部位出血、贫血、肝脾肿大、骨痛、发热
原发性肝癌	有	肝炎、肝硬化史；HbsAg 长期阳性；乏力,消瘦,贫血,进行性肝大,腹水逐渐加重

附　上消化道出血诊断

1. 上消化道出血诊断的确立　① 呕血、黑便；② 失血性周围循环衰竭的临床表现；③ 呕吐物或大便隐血试验阳性；④ Hb、RBC、血红细胞比容下降。

2. 出血量的估计　① 每日出血 5～10 ml,大便 OB(＋)；50～100 ml 肉眼黑便；② 胃内储积血量在 250～300 ml,可引起呕血；③ 一次出血量＜400 ml,可不引起全身症状；⑤ 短期出血＞1 000 ml,可出现周围循环衰竭表现。

3. 上消化道大出血的早期识别　上消化道大出血短期出血＞1 000 ml,可出现周围循环衰竭表现：HR＞120 次/分,面色苍白,四肢湿冷,烦躁不安或意识不清。

4. 排除消化道以外出血因素　注意排除呼吸道出血,口、鼻、咽喉部出血,进食引起的黑便。

5. 出血是否停止的判断

(1) 肠道积血一般需 3 天才能排尽。

(2) 继续出血或再出血的表现：① 反复呕血,黑便次数增多、溏薄或转为暗红色,伴肠鸣音亢进；② 周围循环衰竭经足量输液输血无明显改善或暂时稳定后再次出现；③ Hb、RBC、Hct 持续下降,网织红细胞持续增高；④ 在补液和尿量足够的情况下,血尿素氮持续或再次增高。

五、基本技能

(一) 问诊思路与常规问题(图 2 - 9)

1. 是否为消化道出血、便血　要区分是上消化道出血还是下消化道出血。

(1) 血是咳嗽而出还是呕吐而出？呕吐物性状、色质如何(鲜红、暗红、咖啡渣样)以及是否伴有食物？呕吐之前有没有感到上腹部不适或恶心？

(2) 是否有黑便现象？大便颜色、粪质、量及次数？

2. 上消化道出血的诱发因素　发病前有无饮食不节、大量饮酒等诱因？有无近期服药(如非甾体类药物、阿司匹林等)史？

3. 导致上消化道出血的可能病变部位、病变性质

(1) 有无上腹痛史以及腹痛性质(如慢性周期性、节律性上腹痛)？发病前有无频繁或剧烈呕吐？有无长期大便隐血阳性(消化性溃疡是上消化道出血的最常见病因；剧烈呕吐可导致食管贲门黏膜撕裂症)？

(2) 有无其他部位出血(如皮肤黏膜出血、鼻衄或齿衄等)？

4. 上消化道出血的病程和出血量

(1) 呕血或黑便现象持续多少天？

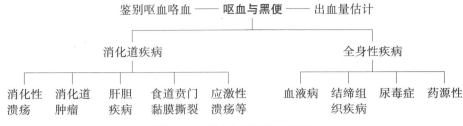

图 2-9　呕血与黑便问诊思路

(2) 每次呕血量大约有多少(如半碗、半盆等)？黑便量多少？与生命体征相关的情况有无异常(如血压、脉搏、冷汗、尿少等,以判断出血量或出血程度)？

5. 上消化道出血伴随症状特点　有无其他不适伴随(如乏力、头晕、冷汗或上腹疼痛等)？出血前及出血后有何症状,呕血之后感觉怎样(如有无腹痛、出汗、心悸、头晕、口渴、发热等)？

6. 诊疗经过及疗效　做过哪些检查,结果怎样？是否接受过治疗以及疗效如何？

7. 患者的一般情况及其他病史　有无近期消瘦？有无其他慢性病史(如消化道疾病、结缔组织疾病或血液病、手术创伤或急性脑血管病变等)或过量饮酒史？

(二) 进一步明确病因的检查要点

1. 体检要点

(1) 一般检查:生命体征(有无发热、心率加快、血压上升或下降,或两侧血压不等、呼吸困难、两侧脉搏不等)、营养状况(有无进行性消瘦)、浅表淋巴结(有无左锁骨上淋巴结肿大、全身淋巴结肿大,质地、粘连固定、压痛)、皮肤黏膜(有无黄疸、贫血、发绀)。有无肝掌、蜘蛛痣。

(2) 头颈部检查:面部(毛细血管扩张,多见于家族性出血性毛细血管扩张症)、巩膜(黄染)、睑结膜(苍白)、口腔、鼻咽、齿龈等(出血)、口唇(发绀或苍白,口唇及口腔黏膜色素沉着或毛细血管扩张)。

(3) 肺、胸膜检查:呼吸音(减弱或消失、管状呼吸音)、啰音(局部或散在干、湿啰音,满布水泡音)、叩诊音(浊音、过清音等)。

(4) 心脏血管检查:面容(二尖瓣面容)、心律(房颤)、心脏(梨形心、心尖区 DM)、血管(主动脉杂音、主动脉分支动脉杂音等)。

(5) 腹部检查:腹壁(静脉曲张)、肠鸣音(活跃情况)、肝脏(肝浊音界、肝区叩击痛),是否有移动性浊音,腹部压痛、包块及部位,肝脾(肿大、质地、表面情况)、胆囊(肿大)。

(6) 直肠指检(必做,除外直肠及其周围器质性病变)。

(7) 四肢检查:杵状指(趾)、指端毛细血管扩张。

2. 实验室及辅助检查要点

(1) 基本检查:血常规、粪常规及粪隐血、血小板计数,出、凝血时间,凝血酶原时间。

(2) 选做检查:据所考虑的呕血与黑便可能病因选做相关辅助检查(表 2-31)。

表 2-31　不同病因呕血与黑便应选做的实验室和其他辅助检查

相 关 病 因	选 做 检 查
急性胃黏膜病变	出血后 48 小时内急诊胃镜检查
肝、胆、胰腺病变	腹部 B 超;腹部 CT(增强),肝功能,血尿淀粉酶
肠道肿瘤、血管畸形	磁共振血管成像(MRA)及选择性腹腔血管造影
原因不明出血	剖腹探查、术中肠管透照或术中内镜检查

六、呕血与黑便问诊注意事项

(1) 鼻咽部出血或咯血咽下后可刺激胃黏膜引起呕吐,常被误认为呕血;咽下血量较多者甚至可有黑便,应予鉴别。

(2) 问诊过程中要注意判断是上消化道出血还是下消化道出血。上消化道出血常以呕血、黑便为主要临床表现,其黑便特征性表现为柏油状粪便,具备稀、黏、黑、亮四个特点。下消化道出血常以血便为主,可为咖啡色、棕黑色(水冲后带红色);直肠、肛门出血呈鲜红色。但同时要注意,上消化道出血量大时,肠蠕动增快,粪便可呈暗红色或咖啡色;下消化道出血,血液在肠内停留时间较长,也可呈黑色。

(3) 对于患者陈述的"黑便"症状,要注意进一步询问有否口服某些药物,如硫酸亚铁、铋剂、活性炭等,其可使粪便呈黑色,而酚酞制剂可使粪便呈鲜红色。

(4) 问诊过程中要注意判断出血量多少,注意生命体征监测,如出现失血性休克表现,应重点询问和体检后即迅速开展抢救治疗,不得延误抢救时机。

(5) 注意通过问诊了解患者的一般情况,以帮助判断有无活动性出血,为下一步针对性检查或治疗服务。

七、考核方法

学生在病房对患者或标准化患者进行症状问诊或在示教室观看录像,最后写出症状特点,分析步骤及初步印象,由带教老师针对问诊技能和症状学知识打分。

(杨继兵)

第十节　腹　泻

一、训练目的

训练腹泻的症状诊断技能。

二、训练要求

（1）掌握腹泻的概念和常见病因；熟悉腹泻特点、伴随症状及其临床意义，熟悉腹泻问诊常规问题和检查要点。

（2）掌握正确的腹泻问诊技能、病因分析步骤和病因鉴别要点。

（3）了解消化道不同部位病变所致腹泻的临床特点。

三、训练方法和步骤

1. 场所　门诊或病房。

2. 对象　选择急性腹泻（如急性胃肠炎）慢性腹泻（溃疡性结肠炎）患者（或标准化患者）各1名。

3. 方法与步骤　① 由教师介绍腹泻的问诊顺序和常规问题；② 学生分组对所选腹泻对象进行问诊；③ 各小组汇报问诊小结、初步印象，提出进一步明确诊断的措施；④ 教师小结，讲解分析思路和进一步明确腹泻病因的检查要点。

四、基本知识

腹泻是指每日排便次数超过3次，粪便量超过200 g，且伴粪质清稀或带黏液、脓血、未消化食物等。

1. 腹泻发生机制与临床类型　腹泻发生机制为肠蠕动过快、胃肠黏膜分泌亢进、肠黏膜炎症渗出、肠吸收不良等；据上述发生机制，腹泻被分为5种临床类型（表2-32）。

表2-32　腹泻发生机制与临床类型

腹泻类型	发生机制	腹泻特点	常见疾病
分泌性	细菌肠毒素、胃泌素或VIP[1]致胃肠黏膜分泌亢进	大量水样便，多达每日数升；粪便含大量电解质而无脓血；禁食后腹泻仍不止；一般无腹痛	霍乱、胃泌素瘤、血管活性肠肽瘤
渗透性	肠内容物渗透压增高，肠腔内水、电解质吸收减少	禁食后泻止；粪便中有大量未完全消化食物；粪便中电解质含量不高	乳糖酶缺乏症、口服盐类泻药
吸收不良性	肠黏膜吸收面积减少或吸收障碍	禁食可减轻腹泻	短肠综合征、吸收不良综合征
渗出性	肠黏膜炎症	常伴有发热、腹痛；粪便含有渗出液和血	菌痢、溃疡性结肠炎、Crohn病[2]、结肠癌伴感染
动力性	肠蠕动增快	粪便稀烂或水样，镜检无病理成分；肠鸣音活跃，可伴腹痛	急性肠炎、甲亢、类癌综合征、肠易激综合征

注：[1]VIP：血管活性肠肽。
[2]Crohn病：克罗恩病。

2. 腹泻常见病因　急性腹泻的常见病因是急性胃肠道疾病，慢性腹泻的常见病因是非感染性炎性肠病（表2-33）。

57

表 2 - 33　腹泻常见病因

分　　类		常　见　病　因
急性腹泻 (病程<4 周)	急性肠道疾病	急性肠道感染(病原微生物及寄生虫);炎性肠病急性发作(Crohn 病、溃结)
	急性中毒	毒蕈、有机磷、河豚等中毒
	全身性疾病	急性全身感染(病毒性肝炎、败血症);变态反应性疾病(过敏性紫癜、 变态反应性胃肠病);其他系统疾病(甲状腺危象、肾上腺皮质功能减 退性危象);药物因素(利血平、新斯的明、广谱抗生素等)
慢性腹泻 (病程>4 周)	慢性肠道感染	慢性阿米巴痢疾、慢性菌痢、慢性血吸虫病、肠结核
	炎性肠病[1]	Crohn 病、溃疡性结肠炎、放射性肠炎、缺血性肠炎、尿毒症性肠炎
	胃肠道肿瘤	结肠癌、直肠癌、淋巴瘤、胰腺癌、胃泌素瘤、类癌综合征
	吸收不良	胰源性(慢性胰腺炎、胰腺囊性纤维化);肝胆源性(肝硬化、肝内胆汁 淤积性黄疸、慢性胆囊炎与胆石症);吸收不良综合征;短肠综合征等
	其他	糖尿病、甲亢、肾上腺皮质功能减退等症、肠易激综合征、艾滋病等

注:[1] 即非感染性炎性病变。

3. 腹泻的特点及伴随症状的临床意义(表 2 - 34)

表 2 - 34　腹泻特点、伴随症状及其临床意义

腹泻特点与伴随症状		临　床　意　义
发病季节	夏秋季、不洁饮食史	急性肠道感染、细菌性食物中毒
诱因	进食螃蟹、虾、菠萝	过敏性胃肠病变
	长期用广谱抗生素	真菌性肠炎、伪膜性肠炎
大便性质	水样便	急性肠胃炎
	米泔样便	霍乱
	恶臭,呈紫红色血便	急性出血性坏死性小肠炎
	黏液脓血便	细菌性痢疾、结肠癌、直肠癌
	果酱样便	阿米巴痢疾
	带黏液而无病理成分	肠易激综合征
伴随症状	发热	急性肠道感染、细菌性食物中毒、全身感染性疾病及炎症性肠病等
	腹痛	以感染性腹泻明显
	里急后重	细菌性痢疾、左半结肠癌、直肠癌等
	腹泻与便秘交替	肠结核、结肠癌、结肠过敏
	明显消瘦	恶性肿瘤、肠结核、吸收不良综合征
	皮疹或皮下出血	伤寒、副伤寒、败血症、过敏性紫癜
	腹部肿块	胃肠道肿瘤、增殖型肠结核、血吸虫性肉芽肿、Crohn 病
	关节痛或肿胀	炎症性肠病、肠结核、结缔组织疾病

■　附　腹泻病变部位判定

可以根据腹泻特点来判别消化道病变部位(附表)。

附表　腹泻症状部位表

粪 便 特 点	伴随症状和腹痛部位	病 变 部 位
有黏液和脓血	便意频繁,里急后重,腹痛(下腹或左下腹部)伴压痛	直肠或乙状结肠
有黏液,可能有脓血	持续腹痛(下腹或左、右下腹),便后稍缓解	结肠
色淡水样、量多恶臭,无肉眼脓血	间歇发作脐周绞痛伴压痛,无里急后重,肠鸣音活跃	小肠

五、基本技能

(一) 问诊思路与常规问题(图 2-10)

(1) 询问病程及起病情况,判断是急性腹泻还是慢性腹泻,是否为急性胃肠炎?

1) 腹泻发生多久了? 以往有类似症状吗?

2) 之前是否吃过不洁或生冷食物? 若吃过,一同进食者是否发病?

(2) 询问粪便性质、腹泻特点及伴随症状,初步推断是什么性质的腹泻,判断造成腹泻的病变发生部位。

1) 粪便是什么样的(质地、颜色)? 是否有黏冻或脓血?

2) 腹泻每日几次? 每次排便量多少?

3) 腹泻前有无腹痛(腹痛部位),排便后是否缓解? 有无里急后重?

4) 除腹泻外,还有什么其他症状(如发热、恶性呕吐、消瘦、关节疼痛肿胀、皮下出血或皮疹,或口渴尿少[①]等)?

(3) 询问相关病史。

1) 有其他慢性病吗? 是否有消化道手术史?

2) 近日有无特殊饮食史(如菠萝、螃蟹、虾等)? 或特殊治疗史(如使用大量抗生素、接受放疗等)?

(4) 询问诊疗经过及发病以来的病情变化。

1) 起病后去医院诊疗过吗? 大便化验过吗? 结果怎样? 作过哪些检查,检查结果如何? 被诊断为何种疾病?

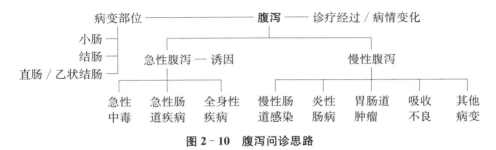

图 2-10　腹泻问诊思路

---

① 根据是否有口渴尿少,有助于判断患者有无脱水状况。

2）用过何种药物治疗？效果如何？

（二）进一步明确病因的检查要点

1. 检体要点

（1）一般检查：生命体征（发热或体温降低、脉细、脉率增快、低血压、脉压减小）、营养状况（消瘦、恶液质）、面容（脱水面容、急性病容或慢性病容、甲亢面容、肾病面容）、皮肤（黄染、苍白、湿冷、紫癜、瘀点、玫瑰疹、全身色素沉着[①]、弹性减弱等）、淋巴结（左锁骨上淋巴结肿大、全身淋巴结肿大）、呼吸气味（氨味、刺激性蒜味）、心率（心动过速）。

（2）头颈部检查：眼（巩膜均匀黄染、甲亢眼征、眼球凹陷）、口（鹅口疮[②]）。

（3）腹部检查：腹部（压痛[③]、肠鸣音活跃）、腹部脏器（脾肿大、肝大、胆囊肿大触痛、墨菲征阳性）、直肠指检（直肠新生物）。

2. 实验室及辅助检查要点

（1）基本检查：血常规、粪常规及粪隐血（粪检有巨噬细胞者须做大便培养）。

（2）选做检查：根据所考虑的腹泻病因选择相关实验室和其他辅助检查（表2-35）。

表2-35　不同病因腹泻应选做的实验室和其他辅助检查

考 虑 相 关 病 因	选 做 检 查
Crohn病、溃结	纤维结肠镜（或钡剂灌肠）
肠结核、慢性血吸虫病、慢性菌痢或阿米巴痢疾	纤维结肠镜、结核菌素试验、粪找病原微生物（大便集卵、细菌培养、阿米巴滋养体等）
小肠吸收不良	粪便脂肪滴苏丹Ⅲ染色、24小时粪便脂肪定量等
结肠癌、直肠癌	纤维结肠镜、直肠镜、CEA、CA125等肿瘤标志物
慢性胃炎等	纤维胃镜
抗生素相关性肠炎	粪涂片找真菌、粪真菌培养等
甲状腺功能亢进或肾上腺皮质功能减退	FT_3、FT_4、TSH或24小时尿17-羟、17-酮；甲状腺B超或肾上腺CT
肝胆疾病（肝硬化、胆石症胆囊炎）	肝功能、肝胆B超或腹部CT或MRI等

六、腹泻问诊中的注意事项

（1）腹泻是肠道传染病（如菌痢、伤寒、霍乱等）的重要症状，在接诊腹泻患者的问诊中要首先询问相关资料，辨别是否属肠道传染病，以便及时传报和隔离治疗，减少传染。

（2）对水样便患者要注意询问病程、腹泻频次以及大便量，并注意询问有无口渴及尿量等，注意判断是否已引起脱水、电解质紊乱、酸碱平衡失调等并发症，以便及时纠正。

（3）如为血便或柏油样便，提示消化道出血，应参照呕血黑便章节询问相关内容。

---

① 见于肾上腺皮质功能减退性危象患者。

② 见于长期使用广谱抗生素患者。

③ 压痛部位参见本节相关内容。

（4）如患者腹泻在进食后骤然发生,要注意询问有无集体发病,警惕食物中毒可能。

七、考核方法

（1）分别选择溃疡性结肠炎、急性肠炎或肠易激综合征患者（或标准化患者）各 1 名。必要时部分病种可用问诊视频资料替代。

（2）学生对所选对象进行症状问诊（或在示教室观看录像）后,完成问诊记录（主诉和现病史）,写出症状特点、分析步骤和初步诊断,并完成必要病因鉴别,提出检体重点和必要的辅助检查。

（崔　松）

第十一节　黄　疸

一、训练目的

训练黄疸的症状诊断技能。

二、训练要求

（1）掌握黄疸的概念和常见病因、熟悉三类黄疸实验室检查及临床表现特点;熟悉黄疸常见伴随症状及其临床意义,熟悉黄疸问诊的常规问题和检查要点。

（2）掌握正确的黄疸问诊技能、病因分析步骤和病因鉴别要点。

（3）了解正常胆红素代谢。

三、训练方法及步骤

1. 场所　门诊或病房。

2. 对象　选择肝细胞性黄疸（病毒性肝炎）或胆汁淤积性黄疸（胆总管结石）或溶血性黄疸（溶血性贫血）患者（或标准化患者）各 1 名。

3. 方法和步骤　① 由教师介绍黄疸的问诊顺序、常规问题;② 学生分组对所选黄疸对象进行问诊;③ 各小组汇报黄疸问诊小结、初步印象,提出进一步明确诊断的措施;④ 教师小结,讲解分析思路和进一步明确黄疸病因的检查要点。

四、基本知识

黄疸是指由于血清中胆红素过多引起皮肤、黏膜和巩膜黄染的症状及体征。正常血清总胆红素（total bilirubin,TB）高限为 17.1 μmol/L（1.0 mg/dl）,其中结合胆红素（conjugated bilirubin,CB）3.42 μmol/L,非结合胆红素（unconjugated bilirubin,UCB）

13.68 μmol/L。血清胆红素 17.1～34.2 μmol/L 时为隐性黄疸，超过 34.2 μmol/L（2.0 mg/dl）时为显性黄疸，临床可见皮肤、巩膜黄染等表现。

1. 胆红素正常代谢

（1）非结合胆红素主要来自衰老的红细胞：正常人 TB 的 80％来自衰老红细胞，20％来源于未成熟的有核红细胞以及其他含铁卟啉的酶和蛋白质（如肌红蛋白、细胞色素、过氧化氢酶、过氧化物酶等）。上述来源形成的胆红素称为游离胆红素或 UCB，在血浆中与蛋白质（主要是白蛋白）结合而输送，不溶于水，不能通过肾小球基底膜，不出现在尿中。

（2）结合胆红素在肝内形成：UCB 通过血循环运输至肝后，由肝细胞摄取，经 Y、Z 载体蛋白的转运，被运输至光面内质网的微粒体部分，在葡萄糖醛酸转移酶的催化下与葡萄糖醛酸结合，形成胆红素葡萄糖醛酸酯，即 CB。CB 可溶于水，能由肾小球滤过而从尿中排出。

（3）结合胆红素在肠道内还原/氧化：CB 随胆汁排入肠道后，自回肠下段至结肠，在肠道细菌的脱氢作用下，还原为尿胆原，尿胆原的大部分氧化为尿胆素从粪便排除称粪胆素，它是正常粪便中的主要色素。

（4）胆红素的肠肝循环：生理情况下，肠道中有 5％～10％的尿胆原被重吸收入血，经门静脉进入肝脏：其中大部分（约 90％）再转变为 CB，又随胆汁排入肠内（即"胆红素的肠肝循环"），小部分（10％）可进入体循环，可通过肾小球滤出，由尿排出（图 2-11）。

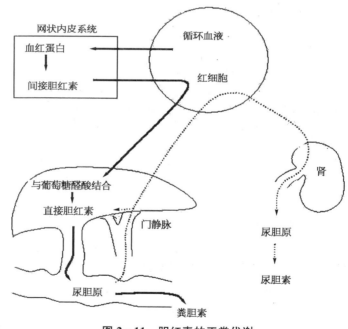

图 2-11　胆红素的正常代谢

间接胆红素即非结合胆红素（UCB）；直接胆红素即结合胆红素（CB）

2. 黄疸分类及鉴别

（1）黄疸分类：① 按病因分类：溶血性黄疸、肝细胞性黄疸、胆汁淤积性黄疸（旧称阻塞性黄疸）和先天性非溶血性黄疸（较罕见）。② 按照胆红素性质分类：以 UCB 增高为主的黄疸和以 CB 增高为主的黄疸。三类黄疸鉴别见表 2-36。

表 2-36 三类黄疸的鉴别诊断

鉴别要点		溶血性黄疸	肝细胞性黄疸	胆汁淤积性黄疸
病因		溶血性贫血、蚕豆病、阵发性睡眠性血红蛋白尿及药物、疟疾、败血症、血型不合输血等	肝细胞广泛性损害(病毒性肝炎、肝硬化、中毒性肝炎、钩端螺旋体病、败血症等)	① 肝内梗阻(肝内结石、癌栓、寄生虫等);② 肝内胆汁淤积(药物性、妊娠黄疸);③ 肝外梗阻(胆总管结石、狭窄、肿瘤及蛔虫)
发病机制		① 红细胞大量破坏致 UCB↑,超过肝细胞代谢能力;② 严重溶血使肝脏对胆红素代谢能力↓	① 肝细胞损伤→胆红素代谢↓→血中 UCB↑;② 部分 CB 经坏死肝细胞反流入血,小胆管内胆栓形成→胆汁反流入血	① 胆道阻塞、胆管扩张→小胆管与毛细胆管破裂→胆红素反流入血;② 毛细胆管通透性↑→胆汁浓缩→胆道内胆盐沉淀与胆栓形成
临床表现	黄疸	轻度(浅柠檬色)	浅黄至深黄色	暗黄色,完全阻塞者黄绿色
	皮肤瘙痒	无瘙痒	轻度瘙痒	有瘙痒
	其他特点	① 急性溶血:发热、寒战、腰痛、贫血及血红蛋白尿;② 慢性溶血:贫血和脾大	疲乏、食欲减退;严重者有出血倾向	尿色深;粪便颜色变浅或呈白陶土色
实验室检查	TB	增高	增高	增高
	CB	正常(或代偿性↑)	增高	明显增高
	CB/TB	<20%	>30%	>60%
	尿胆红素	—	+	++
	尿胆原	增高	轻度增高	减少或阴性
	粪胆素	++	+	减少或—
	粪胆原	明显增高	增高	减少或阴性
	ALT、AST	正常	明显增高	正常或可增高
	ALP	正常	增高	明显增高
	γ-GT	正常	增高	明显增高
	PT	正常	延长	延长
	胆固醇	正常	增高或减少	明显增高
	血浆蛋白	正常	Alb↓,Glob↑	正常

(2) 伴随症状和体征:不同原因引起的黄疸常有不同伴随症状或体征,据此有助于推测相关病因(表 2-37)。

表 2-37 黄疸常见伴随症状、体征及其临床意义

伴随症状或体征			常 见 疾 病
伴随症状	寒战高热		各种原因所致急性溶血、急性胆囊炎、胆管炎、败血症、钩端螺旋体病等
	腹痛	右上腹阵发绞痛	胆结石、胆道蛔虫症(剑突下钻顶样疼痛)
		右上腹持续疼痛	慢性肝炎、肝脏肿瘤
	腰痛、血红蛋白尿		各种原因所致溶血
	乏力、消化道症状		肝细胞广泛性损害(如病毒性或中毒性肝炎、肝硬化等)

（续表）

伴随症状或体征		常　见　疾　病
伴随 体征	腹水	重型肝炎、肝硬化失代偿、肝癌等
	贫血貌、脾大	慢性溶血性贫血
	皮肤瘙痒、心动过缓	梗阻性黄疸
	肝大	病毒性或中毒性肝炎、原发性或继发性肝癌、肝硬化等

附1　不同病因黄疸的临床特点（附表1）

附表1　不同病因黄疸的临床特点

黄疸类型	常见病因	黄　疸　特　点	伴随症状或体征
溶血性	先天性溶血性贫血	UCB↑为主	巩膜轻度黄染，皮肤黏膜明显苍白，脾大；皮肤无瘙痒
	获得性溶血性贫血	UCB↑为主	① 同上；② 急性发作期发热、腰背酸痛
肝细胞性	肝硬化	CB和UCB均↑	皮肤巩膜浅黄至深金黄色，可见蜘蛛痣、腹壁静脉曲张、腹水征（＋）；肝区隐痛或胀痛，皮肤时有瘙痒
	肝癌	CB和UCB均↑	皮肤巩膜浅黄至深金黄色、肝区持续胀痛、腹水征（＋）；皮肤时有瘙痒、体重减轻或恶液质、低热
	中毒性或感染性肝炎	CB和UCB均↑	皮肤巩膜浅黄至深金黄色；皮肤时有瘙痒、发热、疲乏、食欲减退
胆汁淤积性	胆石症、胆道蛔虫症	CB↑为主	肤色暗黄、黄绿或绿褐色；皮肤瘙痒显著、发热、上腹部痛
	原发性或转移性肝脏肿瘤	CB和UCB均↑，以CB↑明显	肤色暗黄、黄绿或绿褐色、腹水征（＋）；肝区持续胀痛、体重减轻、低热、皮肤瘙痒显著（常发生于黄疸出现前）

附2　肝内、肝外梗阻性黄疸鉴别（附表2）

附表2　肝内、肝外梗阻性黄疸的鉴别

项　　　目	肝　内　胆　汁　淤　积	肝　外　梗　阻
病因	肝炎、药物、胆管炎等	结石、癌肿等
黄疸与症状关系	症状缓解，黄疸出现	黄疸加重则症状也重
肝脏	轻、中度肿大	中、重度肿大
ALT、AST	↑	±
ALP	±	↑↑
ALP 同工酶	ALP-Ⅱ↑	ALP-Ⅶ↑
γ-GT	±	↑↑

(续表)

项 目	肝内胆汁淤积	肝外梗阻
5-NT	±	↑↑
总蛋白	↓	正常
γ-球蛋白	↑	正常
血清铁	↑	正常或偏低
凝血酶原时间	维生素 K 不能纠正	维生素 K 可纠正
B 超	肝内、外胆管无扩张，胆囊不大，肝脾可大	肝内、外胆管扩张，胆囊增大，见结石或肿瘤
皮质激素试验性治疗	血清胆红素降低 40%～50%	血清胆红素不降低
苯巴比妥酶诱导试验	有效	无效

注：±为升高不明显；↑为升高；↑↑为明显升高。

五、基本技能

(一) 问诊思路与常规问题(图 2－12)

1. **黄疸出现的时间** 什么时候发现自己皮肤或眼睛发黄？以往有无类似情况？

2. **黄疸诱发因素**

(1) 出现黄疸前是否有特殊药品①(如氯丙嗪、避孕药、对氨基水杨酸等)或食物(如大量胡萝卜②或蚕豆等)进食史？

(2) 黄疸发生前有无特殊疾病状况(如重症感染、右心衰肝淤血、手术创伤、输血等)？

3. **黄疸特点和伴随症状**

(1) 大、小便颜色等有何变化(如浓茶样或酱油色尿，或粪便颜色变浅等)？

(2) 有无发热、寒战、腰痛、乏力、恶心呕吐、腹痛(持续性疼痛或绞痛)等伴随症状？

4. **既往病史**

(1) 以往有无特殊病史(尤其肝胆病史、血吸虫或钩端螺旋体病等传染病史等)？

(2) 有无酗酒史？

5. **起病以来的诊疗经过及治疗效果**

(1) 起病后去医院诊疗过吗？作过哪些检查，检查结果如何？曾经被诊断为何种疾病？

(2) 用过何种药物，效果如何？

6. **家族史** 家族中(父母、子女、兄弟姐妹)有无类似病情？平时身体状况如何？

---

① 长期服用阿的平、呋喃类等带黄色的药物，可使巩膜黄染，但以角膜缘周围最明显，离角膜缘越远黄染越浅，这是与黄疸鉴别的重要特征。

② 胡萝卜素在血中含量增加(超过 2.5 g/L)，可使皮肤黄染，发黄部位多在手掌、足底皮肤，一般不发生于巩膜和口腔黏膜。

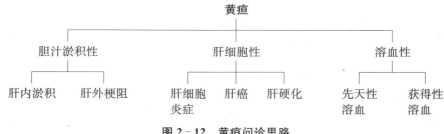

图 2 - 12 黄疸问诊思路

(二) 进一步明确病因的检查要点

1. 检体要点

(1) 一般检查：体温(高热、低热、热型)、脉搏(增快)、呼吸、血压(低血压)、意识状态(昏迷、谵妄、嗜睡、意识模糊等)、营养状况(消瘦、恶液质)、面容(无欲貌、急性病容、慢性病容等)、皮肤(浮肿、黄染及其部位、色素沉着、瘀点瘀斑等)、浅表淋巴结(淋巴结肿大、融合等)。

(2) 头颈部检查：巩膜(黄染及其部位)、结膜(苍白)、口唇(发绀、苍白)。

(3) 胸部检查：肺(实变体征、干湿啰音等)、胸膜(胸腔积液体征等)、心脏(心率增快、心脏杂音、心包积液体征等)。

(4) 腹部检查：腹壁(压痛、反跳痛、肌紧张、腹壁静脉曲张、蜘蛛痣)、肝脾(肿大、触痛、质硬等)、腹水征(移动性浊音)、腹部肿块、胆囊(肿大、墨菲征、库瓦西耶征等)。

2. 实验室及辅助检查要点

(1) 基本检查：血常规、尿常规、粪常规、X 线胸片、肝肾功能、腹部脏器 B 超。

(2) 选做检查：根据所考虑的黄疸病因选择相关实验室和其他辅助检查(表 2 - 38)。

表 2 - 38 不同病因黄疸应选做的实验室和其他辅助检查

考虑相关病因		选 做 检 查
肝细胞性黄疸	急、慢性肝炎	肝酶学指标(ALT、AST、LDH、ALP、γ - GT)、血清胆红素(TB、CB、UCB)、肝炎病毒标志物;肝脏 B 超等
	肝癌、肝硬化	AFP、CEA、ALP、血浆蛋白(A、G、A/G)、肝纤维化血清标志物、凝血酶原时间、肝脏 B 超、腹部 CT 等
	败血症	血培养、X 线检查等
溶血性黄疸	溶血性贫血	抗人球蛋白试验、红细胞形态的改变、自溶血试验、红细胞脆性试验、网织红细胞、骨髓学检查等
	蚕豆病	高铁血红蛋白还原试验、红细胞 G - 6 - PD 酶活性测定
	阵发睡眠性血红蛋白尿	酸溶血试验、蛇毒因子溶血试验、尿 Rous 试验、CD55/59 测定、骨髓学检查等
	疟疾	血找疟原虫、血常规、肝脾 B 超等
胆汁淤积性黄疸	胆总管结石	B 超、腹部 CT 等
	肝内胆管阻塞	经皮肝穿刺胆管造影(PTC)、经十二指肠镜逆行胰胆管造影(ERCP)、
	肿瘤(胰头癌等)	CT、MRI
	胆道蛔虫症	粪便找虫卵、B 超、腹部 CT 等

附3　黄疸诊断四阶梯法

一阶梯筛查：即选择血常规、粪二胆（粪胆原、粪胆素）、尿三胆（尿胆原、尿胆素、尿胆红素）和血三胆（TB、UCB、CB）。

二阶梯生化检查：① 肝功能和三大物质代谢试验；② 胰功能检查（胰酶测定、胰功能试验）；③ 免疫学检查（肿瘤免疫学、病毒型肝炎特异性免疫学、免疫功能检查、寄生虫免疫检查）；④ 诊断性试验（溶血试验、激素治疗试验、苯巴比妥治疗试验等）；⑤ 十二指肠引流液或胆汁胰液分析、脱落细胞学检查。

三级梯无创检查：B 超、CT、MRI、X 线、放射性核素扫描。

四级梯有创检查：PTC、ERCP 选择性腹腔动静脉造影、超声内镜等，各种穿刺活检和脱落细胞学检查等。

六、黄疸问诊注意事项

（1）问诊应首先注意区分色素黄染还是黄疸，故需要问清有无特殊饮食和服药史，并重点检查巩膜和皮肤黄染的部位，以资鉴别。

（2）确定是黄疸后，进一步问清有助鉴别为何种黄疸的病史、黄疸特点和伴随症状等。

（3）根据初步判断的黄疸类型，进一步重点询问该类黄疸常见病因鉴别所需要的病史资料，并据此选择相关检查。

七、考核方式

（1）分别选择肝细胞性黄疸（如病毒性肝炎），或溶血性黄疸（如溶血性贫血），或胆汁淤积性黄疸（如胆总管结石）患者（或标准化患者）各 1 名，或以黄疸患者问诊视频资料替代。

（2）学生对所选对象进行症状问诊（或在示教室观看录像）后，完成问诊记录（主诉和现病史），写出症状特点、分析步骤和初步诊断，并完成必要病因鉴别，提出检体重点和必要的辅助检查。

（周郁鸿）

第十二节　抽　　搐

一、训练目的

训练抽搐症状的诊断技能。

二、训练要求

（1）掌握抽搐的概念和常见病因；熟悉抽搐特点、伴随症状及其临床意义；熟悉抽搐问诊常规问题和检查要点。

（2）掌握正确的抽搐问诊技能、病因分析步骤和病因鉴别要点。

（3）了解不同病因抽搐的临床特点。

三、训练方法和步骤

1. 场所　门诊或病房。

2. 对象选择　选择癫痫大发作、低血糖抽搐、癔症性抽搐或尿毒症性抽搐患者（或标准化患者）各 1 名。

3. 方法和步骤　① 由教师介绍抽搐的问诊顺序和常规问题；② 学生分组对所选抽搐对象进行问诊；③ 各小组汇报问诊小结、初步印象，提出进一步明确诊断的措施；④ 教师小结，讲解分析思路和进一步明确抽搐病因的检查要点。

四、基本知识

抽搐系指一种短暂、快速、不自主的强直性肌肉收缩，大多为全身性的，也可为局限性的。多肌群的强直、阵挛性抽搐称为惊厥或痫性发作、癫痫大发作，为大脑运动神经元异常放电，常由代谢、营养和脑病变所引发，并与遗传、精神因素等有关。

1. 抽搐病因分类（表 2 - 39）

表 2 - 39　抽搐的常见病因

病　因　分　类			临　床　常　见　疾　病
颅脑 疾病	感染性		脑炎、脑膜炎、脑脓肿 脑寄生虫感染
	非感染性		癫痫、外伤（产伤、脑挫伤、脑血肿）
		肿瘤	脑膜瘤、神胶质瘤、转移性脑肿瘤
		血管性疾病	脑血管畸形、高血压脑病、脑梗死、脑出血等
		先天异常	脑发育不全、小头畸形、脑积水
		变性疾病	结节性硬化、多发性硬化、核黄疸等
全身性 疾病	感染性		中毒性肺炎、中毒性菌痢、败血症 狂犬病、破伤风 小儿高热惊厥
	非感染性	癔症	
		中毒　外源性	药物中毒（洛贝林、可拉明、安茶碱等）、化学物（有机磷、铅、乙醇、汞等）
		内源性	尿毒症、肝性脑病
		代谢性疾病	低血糖、低血钙

(续表)

病 因 分 类	临 床 常 见 疾 病
心血管疾病	阿斯伯格综合征
物理损伤	中暑、触电
缺氧	窒息、溺水、休克、肺心病等
其他	妊娠高血压、系统性红斑狼疮、突然撤药(安眠药、抗癫痫药)

2.抽搐常见伴随症状及其临床意义(表 2-40)

表 2-40 抽搐常见伴随症状及其临床意义

伴 随 症 状	临 床 意 义
高热	颅内或全身的感染性疾病、小儿高热惊厥
高血压	高血压脑病、高血压脑出血、妊娠高血压综合征、颅内高压
脑膜刺激征	各种脑膜炎、蛛网膜下腔出血
瞳孔散大、意识丧失、大小便失禁	癫痫大发作
无意识丧失	破伤风、狂犬病、低钙抽搐、癔症性抽搐
肢体偏瘫	脑血管意外、颅内占位病变

附1 不同病因所致抽搐的临床特点(附表 1)

附表 1 不同病因抽搐的临床特点

常 见 疾 病	抽 搐 特 点	伴 有 症 状 或 体 征
脑炎、急性中毒、破伤风、全身性严重感染、小儿惊厥	全身性抽搐[1];或全身僵硬而产生剧烈的抽搐,严重者甚至会昏厥	高热(抽搐本身也引起高热),或脑膜刺激征(+),或急性中毒表现,或角弓反张、苦笑面容,或休克
脑血管病变或颅内占位	多为局限性抽搐[2]	肢体偏瘫、偏盲、病理征阳性等神经定位体征
尿毒症	全身性或局限性抽搐	浮肿/贫血、高血压/蛋白尿、酸中毒/电解质紊乱
癫痫	突然发作、反复发生的全身性抽搐或局限性抽搐;可持续抽搐＞30 秒[3]	伴意识障碍、倒地不起、上睑抬起和眼球上窜、瞳孔散大而光反射消失、喉部痉挛发声、二便失禁;发作前常有先兆
脑缺血、中暑等	轻微的全身抽搐	静立或运动时突然倒地,常片刻后不治而愈
低血糖、精神抑郁	全身痉挛	伴心慌/心动过速/汗出,或伴步态跟跄,昏睡
狂犬病	喉肌、咽肌痉挛	发热、流涎、烦躁兴奋、吞咽困难、麻痹、异嗜、恐水、攻击等
舞蹈病	骨骼肌间歇性痉挛、抽搐	女性儿童多见,伴肌力减退或共济失调

注:[1]全身性抽搐表现为全身性、至少双侧性骨骼肌强直、阵挛性抽搐,典型表现如癫痫大发作(常伴意识障碍、呼吸暂停、二便失禁、眼球上窜、瞳孔散大等)。
　　[2]局限性抽搐表现为单侧肢体某一部分、某一肢体或一侧口角、眼睑的局限性抽搐。
　　[3]癫痫大发作持续抽搐＞30 秒为癫痫持续状态。

附2　癫痫发作与癔症发作的鉴别（附表2）

附表2　癫痫发作与癔症发作的鉴别

主要鉴别点	癫 痫 发 作	癔 症 发 作
发作场合和特点	任何场合	有精神诱因及他人在场
发作形式	突然及刻板	发作形式多样
眼位	上睑抬起眼球上串或转向一侧	双眼紧闭，眼球乱动
面色	发绀	苍白/发红
瞳孔	散大，对光反射消失	正常
自伤现象	常有	无
意识丧失	常有	无
Babinski 征	常阳性	阴性
持续时间	约1～2分钟	可长达数小时
终止方式	自行停止	需安慰及暗示治疗

五、基本技能

（一）问诊思路与常规问题（图2－13）

1. 抽搐的起病特点、病程长短与伴随症状特点（可向现场目击者或陪同人员询问）

（1）发病当时的情景及患者的表现如何？

（2）抽搐发生时是全身性的还是局限性的？持续了多少时间？首先抽搐的部位是哪里[①]？

2. 抽搐发作前和发作后的情况（向患者本人询问）

（1）发作时有无胸闷气急、手脚口唇甚或全身发麻（与癔症发作鉴别）？

（2）抽搐是在什么情况下发生的？发作前有无先兆？有什么其他伴有症状（如头痛、呕吐、发热等）？有无跌倒、自伤现象？

（3）是否记得整个发作过程？发作时有其他人在场吗？他们如何帮助你（判断是否伴有意识障碍）？

（4）是反复发作的吗？是否在其他疾病过程中发生的抽搐？最早发生于哪一年（几岁[②]）？

3. 询问诱发抽搐的相关因素

（1）发病前有无特殊情况（如过度疲劳、大量饮酒、精神紧张、精神创伤、受到不良精神刺激、妊娠、缺氧及头颅外伤等）？

---

① 特别是最先开始抽搐的部位，往往提示相应皮质功能损害区。

② 儿童以习惯性抽搐、原发性癫痫及抽动秽语综合征常见；20岁以上青壮年多为癫痫发作所致抽搐，继发性为多（常有脑器质性病变）；老年人则多见于低血钙和心、脑血管或全身性疾病。

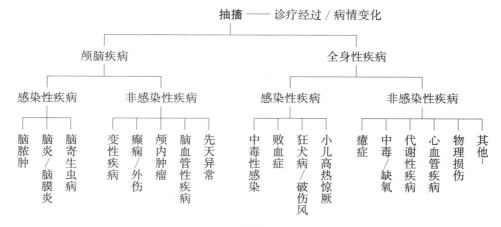

图 2 - 13　抽搐问诊思路

注：¹其他包括妊高症、系统性红斑狼疮、突然撤药（安眠药、抗癫痫药）。

（2）最近用过什么药物（如阿托品类、呼吸兴奋剂、喹诺酮类等）？是否接触过一些化学毒物（如苯、铅、砷、乙醇、有机磷、有机氯等）？

4. 询问诊疗经过及发病以来病情变化

（1）发病后是否去医院就诊？做过哪些检查？结果如何？

（2）用过哪些药物？治疗效果如何？

此外，尚需问清：出生时是否顺产（对儿童患者或幼年起病者必须询问）[①]？家族（父母、子女、兄弟姐妹）中是否有类似症状发作者[②]？

（二）进一步明确病因的检查要点

1. 检体要点

（1）意识状态检查：嗜睡、意识模糊、昏迷等。

（2）神经系统体征检查：局限性神经系统体征（失语、偏瘫、定位体征等）、扑翼样震颤、手足搐搦、脑膜刺激征等。

（3）一般检查：体温（高热）、血压（高血压）、呼吸（呼吸暂停）、脉搏（停顿长间隙[③]）、体位（强迫体位、角弓反张）、面容（牙关紧闭、急性病容、甲亢面容）、营养状况（消瘦[④]）、皮肤黏膜（黄染、发绀、肤色发色偏浅[⑤]、口唇樱桃红色）。

（4）头颈部检查：头颅（先天性脑积水、小头畸形、颅脑外伤、新生儿头皮下血肿[⑥]）；眼（瞳孔散大、光反射消失、球结膜水肿）、鼻（鼻翼煽动）、耳（鼓膜凹陷、鼓膜穿孔）、口（口唇发绀、口角偏斜、口唇疱疹、齿龈铅线）、甲状腺（弥漫性肿大等）。

---

① 难产，尤其是有头颅产伤的患儿，可能导致癫痫。
② 癫痫有明显的家族聚集性。
③ 阿斯伯格综合征发作时。
④ 甲亢、糖尿病及恶性肿瘤均能引起症状性癫痫。
⑤ 见于氨基酸代谢障碍。
⑥ 可见于产伤。

（5）胸部检查：胸廓（佝偻病胸[①]，如鸡胸、漏斗胸、肋串珠；桶状胸）、肺和胸膜检查（慢阻肺体征）、心律（房颤[②]等）。

（6）脊柱四肢检查：脊柱（后凸畸形）、四肢（杵状指、趾，膝内翻或膝外翻）。

（7）根据患者年龄重点查体：婴幼儿（头颅产伤，可见头皮下血肿、头围过小或过大等）；青少年（头颅外伤瘢痕、中耳炎，可见鼓膜内陷或穿孔）；成年人（注意检查血压、颅内压，可见眼底视神经乳头水肿、局限性神经系统体征等）。

2. 实验室及辅助检查要点

（1）基本检查：血常规、血糖、血钙及肝、肾功能；脑电图（EEG）[③]（发作时 EEG、24 小时 EEG、睡眠 EEG 及数字化 EEG）。

（2）选做检查：据所考虑的抽搐病因选做相关实验室和其他辅助检查（表 2 - 41）。

表 2 - 41　不同病因抽搐应选做的实验室和其他辅助检查

考 虑 相 关 病 因	选 做 检 查
中枢神经系统感染	腰穿及脑脊液检查等
脑血管疾病	脑血管造影、MRA
癫痫	脑电图
阿斯综合征	ECG、Holter、超声心动图、X 线胸片
脑寄生虫病	头颅 CT、粪便找虫卵、皮试等
婴幼儿产伤、大脑发育不全	头颅 CT、MRI、SPECT [1]、PET [2]
脑血管病、脑的变性疾病	头颅 CT、MRI、SPECT、PET 等
全身性疾病（尿毒症、肺心病、肝性脑病等）	根据不用病因选做血液生化指标、血气分析、X 线胸片、B 超（肾肝胆）

注：[1]SPECT，单光子发射体层成像。
　　[2]PET，正电子断层扫描。

六、抽搐问诊注意事项

（1）注意现场目击人员与患者本人陈述是否一致（抽搐发作场景要重点采信现场目击者）。

（2）在问诊时了解到患者是频繁全身抽搐，且发作并未终止时，应认识到其有致命危险，作简要重点询问后，应快速给予药物，不能贻误抢救时机。

（3）对于夜间发生的抽搐，本人或陪同人员对发病过程均可能了解不全面，常无从判断有无意识障碍，可询问发病时有无二便失禁，以此佐证是否伴有意识障碍。

[①] 佝偻病因缺钙发生抽搐。
[②] 房颤可因脑栓塞发生抽搐。
[③] 脑电图（EEG）：发作时记录 EEG 诊断价值最大；24 小时脑电记录、睡眠 EEG 及数字化 EEG 临床意义更大。需要注意的是 EEG 有一定比例的假阴性，而 EEG 异常也不一定代表痫性发作。

（4）问诊中应注意了解有无器质性心脑血管疾病。严重缓慢性心律失常（如高度房室传导阻滞）或快速心律失常（如尖端扭转型室性心动过速）也会在引起心源性脑缺血（阿斯伯格综合征），发作时出现晕厥、抽搐，须注意与癫痫抽搐鉴别；必要时可对患者留院观察，心电监护与脑电图检查同步进行。

（5）对不伴有意识障碍的抽搐患者，应注意了解发作加重或减轻是否与暗示有关，鉴别是否属癔症性抽搐。

七、考核方法

（1）分别选择癫痫发作、脑血管意外等致抽搐患者（或标准化患者）各 1 名。必要时部分病种可用问诊视频资料替代。

（2）学生对所选对象进行症状问诊（或在示教室观看录像），完成问诊记录（主诉和现病史），写出症状特点、分析步骤和初步诊断，并完成必要病因鉴别，提出检体重点和必要辅助检查。

（杨继兵）

第十三节　意 识 障 碍

一、训练目的

训练意识障碍症状诊断技能。

二、训练要求

（1）掌握意识障碍的概念和常见病因；熟悉意识障碍分类及临床特点、伴随症状及其临床意义；熟悉意识障碍问诊常规问题和检查要点。

（2）掌握正确的意识障碍问诊技能、病因分析步骤和病因鉴别要点。

（3）了解不同病因所致意识障碍的临床特点。

三、训练方法和步骤

1. 场所　门诊或病房。

2. 对象选择　选择全身性疾病（如肺性脑病、尿毒症等）和脑血管意外（脑梗死等）伴意识障碍的患者（或标准化患者）各 1 名。

3. 方法与步骤　① 由教师介绍意识障碍的问诊顺序、常规问题；② 学生分组对所选意识障碍对象进行问诊；③ 各小组汇报意识障碍问诊小结、初步印象，提出进一步明确诊断的措施；④ 教师小结，讲解分析思路和进一步明确意识障碍病因的检查要点。

四、基本知识

意识障碍是指中枢神经系统对体内、外刺激的应答能力障碍,出现觉醒状态及/或意识内容异常。其中觉醒障碍分为嗜睡、昏睡、昏迷;急性意识内容改变分为意识模糊、谵妄状态。

1. 意识障碍病因分类(表2-42)

表 2-42 意识障碍的病因分类

病 因 分 类		常 见 疾 病
颅脑疾病	中枢神经系统感染	各种脑炎、脑膜炎、脑脓肿、脑型疟、脑包虫病等
	脑血管病	脑出血、脑梗死、高血压脑病等
	颅内占位病变	脑内血肿、脑部肿瘤、脑寄生虫病
	颅脑损伤	脑震荡、脑挫伤、颅骨骨折
	其他颅脑疾患	各种癫痫
全身性疾病	急性重症全身感染	中毒性菌痢、中毒性脑炎、休克、脓毒症
	分泌与代谢障碍	甲亢危象、糖尿病昏迷(酮症酸中毒、高渗昏迷、高乳酸血症)、低血糖、酸中毒、严重脱水或营养不良、尿毒症
	中毒	一氧化碳、酒精、巴比妥、苯二氮䓬类、有机磷农药、砷、氰化物等,动、植物毒
	物理性缺氧性损害	窒息、溺水、电击
	心血管病	心脏骤停、严重心律失常(如心脑综合征、阿斯伯格综合征)

2. 意识障碍临床类型及表现(表2-43)

表 2-43 常见意识障碍类型及其临床表现

分 类	临床类型	临 床 表 现	常见疾病/临床情况
意识水平↓(觉醒障碍)	嗜睡	持续性睡眠,轻刺激可唤醒,简单对答,反应迟钝,停止刺激则迅速入睡(最轻的意识障碍)	颅内压增高
	昏睡	熟睡不易唤醒,强刺激可唤醒,但答非所问,旋即入睡	颅内压增高
	昏迷[1]	意识丧失,任何强大刺激均不能唤醒(最严重意识障碍)	颅内压增高
意识内容改变	意识模糊	意识障碍程度较嗜睡稍重;有简单精神活动;有定向障碍,错、幻觉	颅内压增高;部分癔症
	谵妄	兴奋性增高为主的急性高级神经中枢活动失调;意识模糊,定向障碍;常有错、幻觉,躁动不安,谵语	急性感染高热期、急性中毒、肝性脑病
特殊类型意识障碍	醒状昏迷(植物人)	觉醒而无意识活动(能睁闭眼和活动眼球,不能言语,也不理解他人语言);生理反射存在	大面积脑梗死、脑出血;脑外伤
	无动缄默症	能睁眼并注视周围人物,对外界刺激无意识反应;缄默无语或单语小声答话,四肢不动,睡眠-醒觉周期保留;自主神经功能紊乱(心律、呼吸不规则、多汗、二便潴留或失禁);全身肌肉松弛,无锥体束征	脑干上部或丘脑网状激活系统及前额叶-边缘系统损害

（续表）

分　类	临床类型	临　床　表　现	常见疾病/临床情况
	去皮质综合征	无意识睁眼闭眼、咀嚼和吞咽,觉醒-睡眠周期保持[2];光、角膜反射存在,对外界刺激无反应,去皮质强直状态,病理征(＋)	缺氧性脑病、一氧化碳中毒、大脑皮质广泛损害

注:[1]浅昏迷、深昏迷鉴别见表2-44。
　　[2]觉醒-睡眠周期保持,是由于上行网状激活系统未受损。

表2-44　昏迷程度的鉴别

昏迷程度	疼痛刺激反应	无意识自发动作	腱反射	瞳孔对光反射	生命体征
浅昏迷	有反应	可有	存在	存在	无变化
深昏迷	无反应	无	消失	消失	变化明显

附1　不同病因所致意识障碍的临床特点(附表)

附表　不同病因所致意识障碍的临床特点

常　见　病　因	临床特点、伴有症状或体征
脑血管意外	见于严重脑出血者或脑梗死,可伴发热(出现在昏迷之后);有神经系统定位体征、肌力↓、感觉障碍、失语、锥体束征阳性等;蛛网膜下腔出血见脑膜刺激征(＋)、头痛、喷射性呕吐等
颅内感染	先发热后昏迷;伴头痛、呕吐、脑膜刺激征阳性
严重感染性疾病	谵语兴奋,有原发感染灶相应症状或体征而无明确神经系统定位体征
癫痫	表现为肢体阵挛-强直性、瞳孔散大、大小便失禁、面色青紫等症状,短暂意识丧失可自行苏醒;有反复发作史
糖尿病酮症酸中毒	常伴酸中毒深大呼吸,呼气有烂苹果气味;糖尿病病史
低血糖昏迷	伴抽搐、皮肤湿冷、心率增快等;常于空腹或餐前发生
肺性脑病	以嗜睡为主要表现,昼夜颠倒;有COPD[1]病史及相应症状体征
阿斯伯格综合征	意识丧失数秒或数分钟,多自行恢复;有心血管疾病史,常为严重缓慢心律失常
尿毒症	昏迷时呼气氨味,有慢性肾小球疾病肾功能失代偿临床表现(蛋白尿、血尿、少尿、贫血、高血压等)
有机磷中毒	呼气具有刺激性大蒜味,流涎、汗出、肌颤、双瞳孔针尖样改变、两肺水泡音等;有误服或皮肤接触有机磷农药史

注:[1]COPD,即慢性阻塞性肺病。

五、基本技能

(一) 问诊思路与常规问题(图2-14)

1. 是否存在意识障碍

(1) 发病时自己是否清楚整个过程? 有无跌倒或失去知觉的时候?

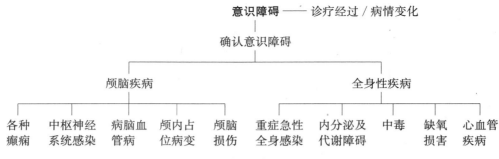

图 2-14 意识障碍问诊思路

(2) 发病时是否有其他人在场？他们如何帮助你？

2. 意识障碍的病程和诱发因素

(1) 第一次出现这种症状是什么时候？到目前一共有过几次发作？以往有无黑矇发生？

(2) 本次发病前有无特殊情况（如过度疲劳、悲伤、紧张、郁怒或严重失眠等）？发病前有无其他不适或病痛？有无头部撞击或跌仆？

(3) 平时长期服用哪些药物？近期有无新增药物？（如降糖药、降压药、抗心律失常或抗震颤麻痹药等）

3. 意识障碍的特点和伴随症状（可同时向知情者询问）

(1) 发病时面色如何（苍白或发绀）？有无其他伴随症状（如肢体抽搐、睁眼凝视或二便失禁等）？发作时持续时间多长？是自行清醒的吗？

(2) 发病时有何其他伴随症状（如发热、头痛、恶心呕吐、耳鸣眩晕、心慌、气急、胸闷胸痛等）？

4. 既往史、个人史与家族史中的诊断线索 是否顺产？有无先天性疾病（尤其对低龄患者）？家族中（父母、子女、兄弟姐妹）有无类似病情患者？

5. 近期有无其他可能导致意识障碍的病因存在 近期有无头痛、发热病史？有无反复发作性眩晕？或其他疾病史（如急性消化道出血、急性脑血管意外、重症感染、急性心梗，或重大手术创伤等）？有无进食生鱼、生肉，或宠物饲养史？近期旅行史（是否到过传染病流行地区）？

6. 诊疗经过和病情变化 起病以来病情变化如何？是否就诊？检查结果如何？曾服用何种药物？疗效如何？

附2 意识状态检查内容及方法

(1) 清醒度和注意力：清醒度—对刺激的反应能力；注意力—正数 6 位数（348792），倒数 4 位数（2978）。

(2) 定向力：人物定向力—对象是谁？（"他是床位医生"，但不知是哪位医生）；地点定向力—具体地点（"在医院"，但不知道在哪家医院）；时间定向力—具体时间（"2008年……"，但不知几月几日）。

（3）记忆力：近记忆—首先告诉患者 3 个东西，请其记住，3～5 分钟后让他回忆（如大地、旗杆、小猫）能否完整回忆；远记忆—询问他个人重大生活事件的发生时间（如结婚时间、大儿子出生日期）能否完整回忆。

（4）语言功能：① 自发性语言—注意患者语言的流利性、用词准确性、语句的长短、速度和丰富程度；② 理解力—患者是否能理解简单的问题和命令；③ 命名能力—让患者叫出常见物体的名字；④ 复述能力—患者能否重复医生说的简单词句。

（5）计算力：如"100－7＝?""93－7＝?""86－7＝?"

（二）进一步明确病因的检查要点

1. 检体要点

（1）意识状态检查：意识水平（嗜睡、昏睡、浅昏迷、深昏迷）、意识内容（谵妄、意识模糊、醒状昏迷、无动缄默、去皮质状态）。

（2）一般检查：体温（发热）、脉搏（过缓、过速、微弱）、呼吸（深大、浅促、不规则）、血压（低血压、高血压）、营养状态（消瘦、恶病质）、面容（甲亢面容、急性病容）、体位（被动体位）、呼出气味（烂苹果味、大蒜味、乙醇味、肝臭等）、皮肤（弹性减弱、黄疸、苍白、发绀、湿冷等）。

（3）神经系统检查：瞳孔（大小异常、对光反射减弱或消失）、眼底视神经乳头水肿、局限性神经系统体征、脑膜刺激征等。

（4）头颈部检查：眼（瞳孔散大、光反射消失、球结膜水肿）、鼻（鼻翼煽动）、耳（鼓膜凹陷、鼓膜穿孔）、口（口唇发绀、口唇樱桃红色、口角偏斜、口唇疱疹）、甲状腺（弥漫性肿大等）。

（5）胸部检查：胸廓（桶状胸）、肺和胸膜检查（慢阻肺体征）、心律（心动过缓、心动过速、房颤等）。

（6）腹部检查：舟状腹①。

（7）脊柱四肢检查：四肢（杵状指、趾②）。

2. 实验室及辅助检查要点

（1）基本检查：血常规、尿常规、心电图、血液生化（肝肾功能、电解质等）。

（2）选做检查：据所考虑的意识障碍病因选做相关实验室和其他辅助检查（表 2 - 45）。

表 2 - 45　不同病因意识障碍应选做的实验室和其他辅助检查

考虑相关病因	选 做 检 查
中枢神经系统感染	血培养、脑脊液检查等
颅内占位、脑血管病	CT、MRI、颅脑超声等；放射性核素扫描
癫痫	脑电图
严重心律失常	心电图、Holter、X 线胸片、电解质等
分泌与代谢障碍	根据临床情况选作血糖、血氨、尿酮、尿素氮及肌酐、血气分析等测定
中毒	残留物或可疑毒物、尿液、呕吐物、洗胃液等作毒理分析

---

① 见于极度营养不良。

② 见于肺性脑病。

六、意识障碍问诊中注意事项

(1) 临床上有些症状有类似意识障碍的表现,如晕厥、癔症等,在问诊中应注意鉴别。

1) 癔症:常见于强烈精神刺激后,患者对外界刺激无反应,双目紧闭,用力拨开眼睑时眼球有躲避现象,瞳孔光反应灵敏,无神经系统阳性体征。在神经科急诊工作并不少见。

2) 晕厥:为短暂性、自限性的意识丧失,其发生机制是短暂性脑缺血,发生较快,随即自动完全恢复。主要有神经介导性晕厥、直立性低血压晕厥、心律失常性晕厥、器质性心肺疾病所致晕厥和脑血管性晕厥。

3) 木僵:见于精神分裂症患者,患者不言、不食、不动,对刺激无反应,极似昏迷。这种患者常有蜡样屈曲、违拗症和空气枕头等体征,或有兴奋躁动的病史。

4) 失语:严重的混合性失语(运动性和感觉性失语)伴有肢体瘫痪时,失去对外界刺激的反应能力。但一般这类患者对疼痛刺激的反应是灵敏的,对表情、示意性动作仍能领会。

(2) 对昏迷患者或一般病情危重者,应在扼要询问陪护人员,重点体格检查后即行抢救治疗,在病情许可前提下开展相关紧急检查实验室或器械检查项目以明确诊断指导抢救治疗,切不可长时间问诊而影响抢救,也不能因片面追求明确诊断而忽视当前主要矛盾的处理(如脑水肿等),否则将贻误时机,造成严重后果。

七、考核方法

(1) 选择癫痫、脑血管意外等曾有意识障碍的患者或标准化患者,或者以意识障碍患者问诊视频资料替代。

(2) 学生对所选对象进行症状问诊(或在示教室观看录像)后,完成问诊记录(主诉和现病史),写出症状特点、分析步骤和初步诊断,并完成必要的病因鉴别,提出检体重点和必要的辅助检查。

(杨继兵)

第十四节　眩　晕

一、训练目的

训练眩晕症状诊断技能。

二、训练要求

(1) 掌握眩晕的概念及其与头昏、头晕的鉴别;熟悉不同病因所致眩晕的特点和伴随症状及其临床意义;熟悉眩晕问诊常规问题和检查要点。

（2）掌握正确的眩晕的问诊技能、病因分析步骤和病因鉴别要点。

三、训练方法和步骤

1. 场所　门诊或病房。

2. 对象选择　选择以眩晕为主诉的患者（如梅尼埃病、椎-基动脉供血不足）或标准化患者各1名。

3. 方法与步骤　① 由教师介绍眩晕的问诊顺序、常规问题；② 学生分组对所选眩晕对象进行问诊；③ 各小组汇报眩晕问诊小结、初步印象，提出进一步明确诊断的措施；④ 教师小结，讲解分析思路和进一步明确眩晕病因的检查要点。

四、基本知识

眩晕是人体对空间关系定向的主观体会错误，是一种并不存在的自身或外景运动幻觉或错误。患者出现一种异常的自身或环境的旋转、摆动感，一般无意识障碍。临床上对眩晕与头昏、头晕应予以鉴别（表2-46）。

表2-46　眩晕、头昏及头晕的鉴别

症状	概念性描述	临床意义
头昏	头昏沉和不清醒感	多由全身性疾病或神经症等所引起，临床很常见，但非神经科关注重点
头晕	头重脚轻和摇晃不稳感，也是一种轻微运动幻觉	由前庭系统、视觉或深感觉病变障碍所引起
眩晕	自身或/和外物按一定方向旋转、翻滚、移动或浮沉，为运动幻觉，伴恶心、呕吐、倾倒等	多由前庭系统病变，且以前庭系统末梢病变（内耳迷路的半规管和囊斑）所致

眩晕病因分类　引起眩晕的病因有生理性的，如健康人的晕动病、高处眩晕等；有系统性的，由前庭系统病变引起的，可伴眼球震颤、平衡障碍及听力障碍等；还有非系统性的，主要由前庭以外的全身或局部病变引起的眩晕。其中，前庭系统病变引起的前庭性眩晕为最常见、最典型的眩晕（表2-47）。

表2-47　眩晕的病因分类

分　类			常　见　病　因
生理性			晕动病、航天病、高处眩晕等
系统性[1]	周围性		梅尼埃病、良性发作性位置性眩晕、药物中毒性内耳损伤、前庭神经元炎等
	中枢性	脑血管病变	短暂性脑缺血发作（TIA）、椎-基动脉供血不足、小脑或脑干梗死或出血
		肿瘤	听神经瘤、小脑肿瘤、第四脑室肿瘤等
		小脑或脑干感染	急性小脑炎、脑干脑炎、颅后凹蛛网膜炎等
		头颈部外伤	颈椎骨折等
		颅内脱髓鞘病变及变性病变	多发性硬化、延髓空洞症

（续表）

分　　类		常　见　病　因
非系统性[2]	心脏疾病	低血压、严重心律失常
	内分泌疾病	低血糖
	血液系统疾病	各种原因中、重度贫血
	眼部疾病	屈光不正、眼肌麻痹
	深感觉障碍	

注：[1]系统性眩晕由前庭系统疾病引起。
　　[2]非系统性眩晕由前庭以外的全身或局部病变引起。

附1　外周性与中枢性前庭眩晕

前庭眩晕又分外周性与中枢性，各有特点（附表1）。

附表1　外周性前庭眩晕和中枢性前庭眩晕的区别

临 床 特 点	周 围 性 眩 晕	中 枢 性 眩 晕
病变位置	内耳迷路、前庭神经、前庭神经核	小脑、脑干、大脑
眩晕特点	严重、发作性、病程短，多能明确描述，头部运动和睁眼加重	较轻、持续性、病程长，多不能明确描述，头部运动和睁眼无明显加重
位置性眼震	2～10秒潜伏期、短暂、较快适应	无潜伏期、持续性、无适应
听力检查	多有异常和耳鸣	多正常和无耳鸣
脊髓反射	多往前庭功能低下侧倾倒	不稳定
中枢症状体征	无	常有
自主神经症状	明显而严重（恶心、呕吐、出汗等）	多不明显或缺如
症状或体征	周围性（迷路或前庭神经）	中枢性（脑干或小脑）
相关眼球震颤的方向	单向；快速相位相反损害	双向（方向改变）或单向
无旋转的纯水平眼球震颤	罕见	可能存在
单纯的垂直或纯旋转性眼震	从不存在	可能存在
视觉固定	抑制眼球震颤	无抑制
前庭功能	冷热水试验无反应或反应弱	冷热水试验正常
耳鸣和/或耳聋	经常出现	通常不存在
相关的中枢神经系统异常	无	非常常见的
常见的原因	BPPV[1]，迷路感染，前庭神经炎，梅尼埃病，迷路缺血，创伤，毒素	血管、脱髓鞘、肿瘤（如复视、呃逆、脑神经病变、构音障碍）

注：[1]BPPV，良性阵发性位置性眩晕。诊断特点：① Dix-Hallpike试验诱发眩晕；② 伴有旋转和垂直眼震；③ 眼震开始之前有一个潜伏期（一般是1～2秒）；④ 发作性特点，10～20秒；⑤ 眩晕的疲劳性。

附2 眩晕定性诊断原则(附表2)

附表2 眩晕定性诊断原则

病变性质	诱因、起病、进展形式	伴随临床表现
感染	急性或亚急性起病,于数日或数周内达到高峰	发热史、神经体征较广泛。血常规和CSF炎性反应
血管性疾病	起病急骤,于数分钟、数小时或数天达到高峰	脑血管病多重危险因素,相应临床表现和影像改变
外伤	明显颅脑/耳部外伤史,起病急	相应临床表现和影像改变
肿瘤	起病缓慢,进行性加重	相应脑神经、脑干、小脑、大脑病变表现
中毒	明确毒物/药物使用史。急性中毒起病急骤,慢性中毒起病隐袭	耳蜗/前庭损伤表现
先天性疾病	起病缓慢,多起病幼年,少数成年后发病	相应脑干、小脑受压迫表现和影像改变

五、基本技能

(一) 问诊思路与常规问题(图2-15)

(1)判断是否为眩晕,注意与一般头晕和头昏鉴别。

1)请叙述发作时的症状,看东西有无旋转或摆动的感觉? 发作时有无恶心、呕吐或跌倒?

2)每次眩晕发作持续多久? 以往是否有类似发作?

(2)注意询问每次眩晕发作的场景,了解导致眩晕发作和加重的因素。

眩晕是在什么情况下发生的? 眩晕发作与体位改变有无关系? 哪种体位时会诱发或加重? 与头部或颈部活动有关吗?[①]

(3)了解眩晕发作的特点以及伴随症状,尤其是其他神经系统症状。

1)眩晕发作时,视物旋转的方向?

2)眩晕发作时,有无耳鸣、听力减退和伴有眼震?[②] 多汗或心动过速?[③]

3)眩晕发作时有无头痛、意识改变、姿态不稳、肢体麻痹或感觉障碍?[④]

(4)了解有无引起眩晕的其他原因。

1)近期有无头部外伤史? 有无颈椎病变或TIA史?

---

① 良性位置性眩晕,特征性表现为头部活动时加重;直立性低血压,从坐位或卧位站起时出现眩晕;颈部骨关节炎或肌肉痉挛,活动颈部时眩晕加重;颈动脉窦性晕厥,穿硬领衣物,活动颈部可加重头晕,甚至出现意识障碍。

② 提示耳蜗和前庭症状同时出现,为周围性病变同时影响内耳和第Ⅷ对脑神经。

③ 提示低血糖所致非系统性眩晕。

④ 提示更广泛的神经系统损害。

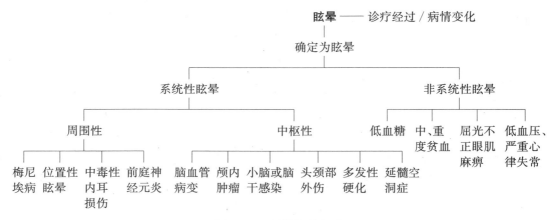

图 2-15　眩晕问诊思路

2) 有无食物或特殊药物服用史①?

3) 有无心脏疾病史(如严重心律失常、心绞痛、低血压等)? 有无糖尿病或贫血病史(低血糖或中、重度贫血可致眩晕发作)? 是否有家族性的头晕和听觉丧失病史? 有无眼部疾病?

(5) 诊疗经过:是否到医院诊疗过? 做过哪些检查,结果如何? 曾经被诊断为何种疾病? 用过什么药,治疗效果怎样?

(二) 进一步明确病因的检查要点

1. 检体要点

(1) 一般检查:脉搏(缓脉、脉律不齐)、血压(卧位、坐位、立位血压)、营养状况(进行性消瘦)、皮肤黏膜(苍白、出血点、淤斑)。

(2) 头面部检查:眼部(眼球震颤)、耳部(听力障碍)。

(3) 颈部检查:颈部有否异常(颈部强直)。

(4) 胸部检查:肺(过度换气、语颤增强、叩诊浊音、语音传导增强、呼吸音减低、管状呼吸音、干湿啰音、哮鸣音)、心脏(抬举性心尖搏动、心尖搏动减弱或弥散、心浊音界扩大、靴形心、梨形心、第一心音减弱、早搏、奔马律、钟摆律、胎心律、Austin-Flint 杂音、Graham-Steell 杂音、肝颈静脉反流征阳性、周围血管征等)。

(5) 腹部检查:腹部(压痛)、肝脏(肿大、肝区叩击痛、肝浊音界改变)、脾脏(肿大、巨脾等)、有无移动性浊音等。

(6) 四肢检查:杵状指趾、下肢浮肿。

(7) 神经系统检查:十二对脑神经(脑神经定位征)、听力检查(减退等异常)、深浅感觉(感觉异常或消失)、肌力肌张力检查(肌力减退,肌张力增强或减弱)、共济运动检查(共济运动失调)、深浅反射检查(深反射亢进或减弱、浅反射减弱或消失)、病理反射检查(阳性)、脑脑刺激征(阳性)等。

---

①　药物中毒性迷路炎可由链霉素、新生霉素、新霉素、卡那霉素和奎宁等引起。

（8）相关专科检查：① 迷路刺激试验：耳变温试验和旋转试验；② 前庭脊髓试验：轨道试验、垂直书写试验、踏步试验；③ 听力测验：音叉试验、听力检查和声阻抗测验；④ 眼震检查：用 Frenzel 眼镜检查眼震；眼震电图检查（扫视试验、平稳跟踪试验和视动性眼震试验、凝视试验、静态位置试验、动态位置试验和冷热试验）。

2. 实验室及辅助检查要点

（1）基本检查：一般临床辅助检查（血、尿、粪常规，血生化，免疫血清反应等）。

（2）选做检查：据所考虑的眩晕可能病因选做相关实验室和其他辅助检查（表 2-48）。

表 2-48　不同病因眩晕需选做的实验室和其他辅助检查

考 虑 相 关 病 因	选 做 检 查
非高血压性眩晕与心血管疾病相关	心电图、心脏超声
颈椎增生	头颅及颈椎 CT 或 MRI 检查
外伤性眩晕或颅内血管病变（椎-基底动脉供血异常）	头颅 CT 及 MRI 检查
基底动脉、椎动脉供血异常	数字减影血管造影（DSA）
颅内血管病变（椎-基底动脉供血异常）	CT 血管造影（CTA）
中枢性眩晕、迷路病变	MRI 血管造影（MRA）
颈内外动脉、颅内血管病变	血管多普勒超声检查
颅内感染性相关性疾病	脑脊液检查

六、眩晕问诊注意事项

（1）注意鉴别是眩晕还是头晕；是初发还是复发；是间歇性、持续性眩晕；是位置性、变位性眩晕；有无伴振动幻视，眩晕与听功能关系如何；眩晕同时是否伴有头痛；有否伴有呕吐，出汗等，眩晕与前-后运动关系、有否姿势不稳等。

（2）问诊中要注意收集与首先考虑病因相关的特征性临床表现，以尽快明确基础病因和进行鉴别诊断。

（3）在询问眩晕时，要注意问清诱因，不能忽视既往史与家族史的询问。

七、考核方法

（1）分别选择梅尼埃病、椎-基动脉供血不足所致眩晕患者或标准化患者各 1 名；部分病种（迷路炎、前庭神经元炎、良性位置性眩晕、听神经瘤等）可用问诊视频资料替代。

（2）学生对所选对象进行症状问诊（或在示教室观看录像）后，完成问诊记录（主诉和现病史），写出症状特点、分析步骤和初步诊断，并完成必要病因鉴别，提出检体重点和必要的辅助检查。

（杨继兵）

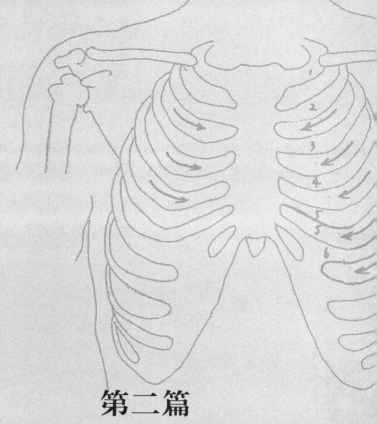

第二篇
检体诊断技能训练

　　检体一般在问诊完成后进行。通过问诊可获得对患者主诉可能病因的初步印象,而正确获取体征和分析其临床意义,则有助进一步明确病因,是诊断疾病的重要环节。体征同样是疾病的外在表现,在训练正确获取体征的技能的同时,训练对检体中常见体征临床意义的分析能力,形成正确的病因辨析程序。和症状诊断一样,尽管现代科学技术的飞速发展已提供越来越多的高端诊断仪器设备,但检体诊断仍然是无可取代的、最基本的诊断方法,是每个临床医师都必须熟练掌握的基本功。本篇通过对人体各系统检体技能的训练以及对检体中常见体征的病因辨析训练,以确立相应的检体诊断思维程序,培养基本的检体诊断技能。

第三章　基本检查法技能训练

一、训练目的

训练视、触、叩、听、嗅等基本检体技能。

二、训练要求

(1) 掌握 5 种基本检体方法及其适用范围。

(2) 熟悉人体基本叩诊音的特征及临床意义;熟悉嗅诊常见异常气味的临床意义。

(3) 了解 5 种基本检查法操作的注意事项。

三、训练内容和方法

1. 场所　病房、示教室或模拟医院。

2. 对象选择　学生、多功能检体模拟人、住院患者或标准化患者。

3. 方法和步骤　① 由教师介绍 5 种基本检体方法的操作要领,并演示操作过程(可结合观看《基本检查法》视频);② 每 2 位学生为一组,相互进行基本检查法的操作练习(包括皮肤黏膜视诊、腹部触诊、肺部叩诊、呼吸音及心率听诊),教师巡回指导,随时纠正学生检体错误;③ 由教师对所选住院患者或标准化患者进行视、触、叩、听、嗅检体,演示部分阳性体征(必要时使用 CAI 课件演示)。

四、基本技能

(一) 视诊

1. 视诊内容

(1) 全身视诊:皮肤黏膜(颜色、出血、皮疹等)、面容、发育及营养状态、体位及步态等。

(2) 局部视诊:头颈部(眼睛、口腔、鼻腔、外耳道、颈部血管)、胸部(胸廓、胸壁)、四肢关节和脊柱等。

2. 视诊方法　检查应在温暖的检查室进行。根据检查需要,患者取适宜的体位,全身或部分裸露,并可配合作某些动作。视诊应按一定的顺序,全面、系统、细致地对比观察。选择皮肤黏膜、面容、体位、步态、营养状态等进行视诊训练。

(1) 皮肤黏膜的视诊:一般在间接日光下进行,观察皮肤黏膜有无颜色改变及皮疹等。

（2）面容、发育体型及营养状态的视诊：观察被检查者的面容及表情（健康人面色润泽，表情自然），注意有无特殊病容（见第四章第一节全身状态检查）；结合腹上角判别被检查者体型（匀称、瘦长、矮胖）；观察皮肤（色泽、弹性）、皮下脂肪（厚度）、毛发指甲（润泽度）及肌肉（丰满度），以判断被检查者的营养状态（良好、中等、不良）。

（3）体位及步态的视诊：观察被检查者在休息状态下的体位（健康及病情轻者为自动体位）；嘱被检查者步行一小段以观察步态。

3. 技能要求　掌握视诊要领，正确进行一般状况的视诊检体。

（二）触诊

1. 触诊内容　选择体表和腹部作触诊训练。

（1）体表触诊：皮肤（温度、湿度）、脉搏（节律、频率和弹性）、体表震颤、摩擦感、浅表肿块（大小、波动感、触痛、移动度、压痛）等。

（2）腹部触诊：腹壁触诊（紧张度、压痛、反跳痛）、腹部脏器及包块触诊（包块位置、大小、轮廓、表面性质、硬度等）。

2. 触诊方法　触诊多用指腹和掌指关节掌面的皮肤两个部位进行；根据检查目的和手法不同，触诊分为浅部触诊（体表或腹壁触诊）和深部触诊（腹部脏器触诊：深部滑行触诊、双手触诊、深压触诊和冲击触诊）（图 3 - 1）。

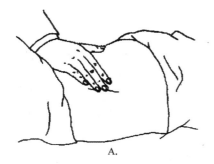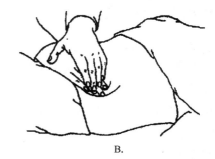

A.　　　　　　　　　　　　　　　　　　　B.

图 3 - 1　浅部触诊(A)及深部触诊(B)示意图

（1）浅部触诊：用一手轻轻放在被检查部位，利用掌指关节和腕关节的协同配合，轻柔地进行滑动触摸体表或腹壁。

（2）深部触诊：被检查者平卧，屈膝以松弛腹肌，张口平静呼吸；检查者用一手或两手重叠，由浅入深、逐渐加压以达深部。

1）深部滑行触诊：检查者以并拢的示指、中指、环指指腹逐渐加压到腹腔的脏器，作上下、左右的滑动触摸（可在多功能检体模型上进行）。

2）双手触诊：将左手置于被检查脏器或包块的后部，并将被检查部位推向右手方向（可选择多功能检体模型的肝脏或脾脏进行双手触诊练习）。

3）深压触诊：以拇指或并拢的 2～3 个手指逐渐按压，探测腹部深在病变部位或确定腹腔压痛点。检查反跳痛时，在深压的基础上迅速将手抬起（同时询问患者疼痛感觉是否加重或观察患者面部是否有痛苦表情）。

4) 冲击触诊：以并拢的手指取 70°～90°角，置放于腹壁上相应的部位，先作 2～3 次较轻的适应性冲击动作，然后迅速有力地向下一按（用于大量腹水患者）。

3. 技能要求　正确进行上述各种触诊法的操作，并能根据查体要求正确选用触诊方法。

(三) 叩诊

1. 叩诊内容　心、肝、脾等实质脏器浊音界叩诊，胸腔、肺脏叩诊，胃泡区、膀胱、腹腔积液（移动性浊音）叩诊；腹腔脏器或脊柱等叩痛。

2. 叩诊方法

(1) 根据叩诊部位不同选择适宜体位：叩诊胸部时取坐位或卧位；叩诊腹部时常取仰卧位，叩诊移动性浊音时需嘱患者改变体位。

(2) 选择胸部进行叩诊训练：叩诊方法分为间接叩诊与直接叩诊两种。

1) 间接叩诊法：选择右侧锁骨中线第 2～4 肋间练习间接叩诊。将左手中指第二指节紧贴于叩诊部位，其余手指及手掌稍微抬起，勿与体表接触；右手各指自然弯曲，以右手中指指端垂直叩击左手中指第二指节的前端（图 3-2 和图 3-4），一个部位每次只需连续叩诊 2～3 次。

2) 直接叩诊法：选择背部肩胛骨下第 7～10 肋间部位（或腹部），用右手拇指以外的四指掌面直接拍击被检查部位，借拍击的音响和指下的震动感来判断病变情况（图 3-3）。适用于胸背部或腹部面积较广泛的病变。

图 3-2　间接叩诊法示意图　　　　　图 3-3　直接叩诊法示意图

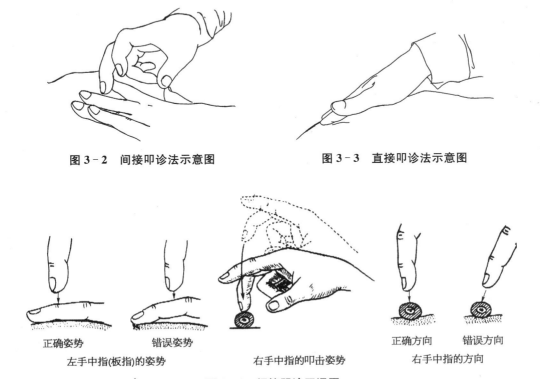

正确姿势　　错误姿势　　　　　　　　　　　　　　正确方向　　错误方向
左手中指（板指）的姿势　　　　右手中指的叩击姿势　　　右手中指的方向

图 3-4　间接叩诊正误图

3. 技能要求 正确、熟练进行间接叩诊和直接叩诊。

(四) 听诊

1. 听诊内容

(1) 间接听诊：心脏血管(心音、心律、心率、动脉音等)、肺和胸膜(呼吸音、啰音、语音传导等)、腹部(肠鸣音、上腹部震水音等)。

(2) 其他(直接听诊)：患者发出的任何声音(语音、呼吸声、咳嗽、呃逆、嗳气、呻吟、啼哭、呼叫、关节活动音、骨擦音等)。

2. 听诊方法 主要训练间接听诊(使用听诊器)。

(1) 充分暴露听诊部位,选择锁骨下区和两肩胛骨下区听诊呼吸音、心尖区听诊心音等。

(2) 将听诊器耳件放入自己的外耳道口,使耳件相连的金属横管稍向前方与外耳道方向一致,将胸件贴紧听诊部位皮肤,以避免产生附加音。

(3) 听诊时要将注意力集中于被检查部位或器官所发出的声音,训练"忽略"：如听诊肺部时要能忽略心音,而心脏听诊时要能忽略呼吸音和啰音等。

3. 技能要求 正确使用听诊器进行听诊心音和呼吸音。

(五) 嗅诊

1. 嗅诊内容 嗅来自患者皮肤、黏膜、呼吸道、胃肠道、呕吐物、排泄物、脓液与血液等的异常气味。

2. 嗅诊方法 嗅诊时用手将患者及其排泄物散发的气味扇向自己鼻部,然后仔细辨别气味特点和性质。

3. 技能要求 正确使用嗅诊方法,熟悉异常气味与疾病之间关系。

五、基本知识

1. 常用触诊方法及其适用范围(表3-1)

表3-1 常用触诊方法的适用范围

触诊方法		使用范围
浅部触诊		体表浅在病变、关节、软组织,浅部的动脉、静脉、神经,阴囊和精索等;腹部有无压痛、抵抗感、搏动、包块和某些肿大脏器等
深部触诊	深部滑行触诊	腹腔深部包块;胃肠病变
	双手触诊	肝、脾、肾、子宫及其附件;腹腔肿物
	深压触诊	腹部深在病变部位;确定腹腔压痛点
	冲击触诊	大量腹水而肝脾难以触及时

2. 人体常见叩诊音 人体常见叩诊音有5种：清音、鼓音、过清音、浊音和实音;正常人体不同部位可呈现不同叩诊音;病理状态下可出现异常叩诊音(表3-2)。

表 3 - 2　常见叩诊音特点及临床意义

叩诊音	叩诊音特点				临床意义	
	性质	音调	音响	时间	正常时可叩及的部位	临床病变
实　音	非乐音	更高	更弱	短	心脏、肝脏等	大量胸腔积液、肺实变等
浊　音	非乐音	高	弱	较短	心或肝被肺覆盖部分	肺炎等
清　音	非乐音	低	强	长	肺部	
过清音	类乐音	更低	更强	较长		肺气肿
鼓　音	乐音	最低	最强	最长	胃泡区及腹部	肺空洞、气胸、气腹等

3. 嗅诊常见异常气味　人体常见异常气味可来自体表、呼吸道、胃肠道及各种排泄物或体液,具有重要临床意义(表 3 - 3)。

表 3 - 3　人体常见异常气味的临床意义

气　味		临 床 意 义	气　味		临 床 意 义
汗液	汗酸味	风湿热或长期服水杨酸、阿司匹林等	口腔	口臭	口鼻病变、支扩、肺脓肿、肺坏疽、消化不良、肝病、吸烟等
	狐臭味	臭汗症		苦杏仁味	苦杏仁、桃仁、氰化物等中毒
	脚臭味	多汗症或脚癣合并感染		血腥味	体内大出血、维生素 C 缺乏
痰液	血腥味	大咯血的患者	呼气	浓烈酒味	酒后或醉酒
	恶臭味	支气管扩张或肺脓肿		大蒜味	有机磷中毒
呕吐物	略酸味	胃内容物		烂苹果味	糖尿病酮症酸中毒
	粪臭味	肠梗阻		氨味	尿毒症
	烂苹果味	胃坏疽(混有脓液)		腥臭味	肝昏迷
	酒味	饮酒和醉酒	粪便	腥臭味	细菌性痢疾
	浓烈酸味	幽门梗阻或狭窄		肝腥味	阿米巴痢疾
脓液	恶臭味	考虑气性坏疽的可能		腐败臭味	消化不良或胰腺功能不全
尿液	浓烈氨味	膀胱炎			

六、训练注意事项

(1) 视诊观察搏动、肿物和某些器官的轮廓以侧面光为宜;不同部位的视诊内容和方法不同,要反复练习,才能避免视而不见或少见的现象。

(2) 触诊前医师应向患者讲清检查目的和配合事项,检查时手要温暖、轻柔,避免患者精神和肌肉紧张,以致影响检查结果;检查下腹部时,应嘱患者先排尿,以免将充盈的膀胱误认为腹腔包块,有时还应排净大便。

(3) 叩诊时还应充分暴露患者被检查部位,肌肉放松,注意比较对称部位音响的异同;叩击用力要均匀适中,使产生的音响一致,才能以正确判断叩诊音的变化;并注意间接叩诊的正确方法,避免以下常见错误:① 叩击方向与体表不垂直;② 由肩关节或肘关节来带动叩诊;③ 每一部位叩诊次数过多。

(4) 冬天听诊前要用手将听诊器焐热后再放置于患者体表。

(5) 触、叩诊查体时要手脑并用,边查边思索,密切结合解剖部位和毗邻关系,以明确病变的性质和来自何种脏器。

七、考核方式

(1) 学生互为考核对象,交互进行叩诊和触诊技能考核。

1) 选择对方前胸部,考核间接叩诊手法,评判是否掌握要领;分别在前胸不同部位叩出清音、浊音、实音和鼓音,并正确描述。

2) 选择腹部,考核浅部和深部触诊手法,评判是否掌握要领;并要求回答各种触诊手法的应用范围。

(2) 使用听诊器进行心音和呼吸音听诊,正确计数心率和呼吸频率。

(张　泉)

第四章 一般检体诊断技能训练

第一节 全身状态检查

一、训练目的

训练全身状态检体诊断技能。

二、训练要求

(1) 掌握生命体征(体温、脉搏、呼吸、血压)及发育与体型、营养、意识状态、面容与表情、体位、步态、皮肤、淋巴结等检体技能。

(2) 熟悉全身状态检查的正常表现;掌握常见病理体征的临床意义及病因辨析思路。

(3) 了解部分体征检查误差的原因。

三、训练方法和步骤

1. 场所 病房、示教室或模拟医院。

2. 对象选择 学生、多功能检体模拟人以及全身状态检查中体征明显的住院、门诊患者。

3. 方法和步骤 ① 教师示范(或以 CAI 课件示范)全身状态检体方法;② 学生互相练习全身状态检体,教师巡视并及时纠错;③ 教师选择如具有特殊病容和步态、被动或强迫体位、皮肤黄染或苍白或发绀、皮疹等阳性体征的患者(或 CAI 课件)示教,结合病史等讲解阳性体征相关病因的辨析思路。

四、基本技能

(一) 生命体征检查

1. 检查内容 体温测量(腋下温度、口腔温度和肛门温度)、脉搏检查(节律、脉率、动脉弹性)、血压测量(坐位血压,包括收缩压和舒张压)、呼吸(平静状态下的呼吸类型、频率等)。

2. 检查方法

(1) 体温：测体温前须把体温计水银柱甩至 35℃ 以下；读数体温时用右手持体温计。

1) 腋下温度：将体温计放在受检者腋窝深处紧贴皮肤，嘱其将体温计夹紧，约 10 分钟后取出读数。

2) 口腔温度：将已消毒的体温计放于受检者舌下，嘱其紧闭双唇，5 分钟后取出读数。

3) 肛门温度：令受检者侧卧位，将肛用体温计头端涂以润滑剂后，徐徐插入其肛门达体温计的一半为止，5 分钟后取出读数。

(2) 脉搏：主要触诊桡动脉，必要时可检查颈动脉、肱动脉、股动脉、足背动脉等。① 右手指并拢，以示指、中指和环指指腹平放在受检者右手桡动脉近手腕处，检查脉搏节律、强弱、搏动次数（至少计数 30 秒，脉律不整者至少 1 分钟）以及动脉弹性等。② 再双手同时触左、右侧脉搏，检查其对称性。

(3) 呼吸：视诊受检者呼吸频率，以腹部或胸廓起伏计算呼吸频率，至少计 30 秒。

(4) 血压：一般测量右上臂血压；有时需测两侧上肢或两侧下肢血压以作对比（如多发性大动脉炎）。① 打开血压计开关，水银柱液面应与零点平齐。② 嘱受检者右上臂裸露并外展 35°～40°，使肱动脉听诊点与右心房同高。将袖带缚于上臂肘弯横纹上 2～3 cm，气袖中部对准肱动脉，松紧适宜（以能伸进 1 指为宜）。③ 触摸肘关节上方肱动脉，听诊器体件置于袖带外肱动脉处。④ 均匀向气袖内注气，使水银柱达动脉搏动音消失后再升高 20～30 mmHg；然后缓缓放气使水银柱下降（下降速度每秒 2～5 mm 为宜），两眼平视水银柱平面，听到第一次动脉搏动音时水银柱刻度为收缩压（systolic pressure，SP）；继续放气至动脉搏动音消失时水银柱刻度为舒张压（diastolic pressure，DP），个别声音不消失者，可采用变音值作为 DP 并加以注明〔如 SP 为 150 mmHg，变音时为 70 mmHg，声音消失为 30 mmHg，则记录为 150/（30～70）mmHg〕。⑤ 排空气囊，2 分钟后按标准方法再测一次血压，两次测量取低值；若两侧桡动脉搏动不一致，需测两侧血压，并分别记录。⑥ 解下袖带，排空气囊，将血压计向右侧倾斜约 45°，使水银柱降至零位，关好血压计。

3. 技能要求　熟练掌握体温、脉搏检查方法；重点掌握血压测量方法。

(二) 发育、体型与营养状态

1. 检查内容

(1) 发育指标：年龄与体格成长状态（胸围与身高、指距与身高、身体上下部长度比）、智力与性征；常见病态发育。

(2) 体型：确定为何种体型（匀称型、矮胖型、瘦长型）。

(3) 营养状态：营养状态分级、常见营养异常。

2. 检查方法

(1) 体格发育状况

1) 测量胸围、身高、指距：被测者坐位，在锁骨中线第四肋间水平测胸围；被测者脱鞋直立位测身高;被测者两臂侧平伸成一直线,测两手中指尖间距(指距);测头顶至耻骨联合上缘距离为身体上部长度,测耻骨联合上缘至足底距离为身体下部长度。然后测算:胸围/身高、指距/身高、上身长度/下身长度。

2)判断体型:测量被测者的体重和腹上角角度;结合被测者身高、体重、指距、上下半身长度比等判断体型。

(2)营养状态:一般根据皮肤、毛发、肌肉的发育及皮下脂肪等综合判断。

1)判断营养状态:充分暴露上臂,检查前臂的屈侧或上臂伸侧下1/3处的皮肤、皮下脂肪以及肌肉,感觉其弹性、充实度以及结实度;暴露胸背部,检查肋间隙、锁骨上窝、肩胛部肌肉丰满度;根据营养状态分级标准进行分级(良好、不良或一般)。

2)判断有无营养异常:根据标准体重或体重指数(body mass index,BMI)判断有无营养不良(或恶病质)、肥胖(或超重);根据全身脂肪分布特点和有无相关特殊表现,区分单纯性肥胖和继发性肥胖(向心性肥胖、库欣综合征)。

3.技能要求 正确判断发育、体型与营养状态;掌握胸围、身高、指距测量方法。

(三)意识状态

1.检查内容

(1)认知能力:对周围环境和自身所处状况的认识能力。

(2)相关体征:生命体征、痛觉、瞳孔对光反射、角膜反射、腱反射;必要时眼底、椎体束征、脑膜刺激征等。

2.检查方法

(1)认知能力:与受检者交谈,了解其注意力、记忆力、计算能力及定向力等,以大致了解受检者意识状态。

(2)相关体征:上述相关体征的检查方法分别见有关章节。

3.技能要求 ① 正确判断意识状态;② 掌握相关体征的检查方法。

(四)面容表情、体位与步态

1.检查内容

(1)面容表情:急性病容、甲亢面容、黏液水肿面容、二尖瓣面容、伤寒面容、苦笑面容、满月面容、肢端肥大面容、面具面容。

(2)体位:被动体位和强迫体位(强迫侧卧位、强迫坐位、强迫俯卧或仰卧、角弓反张位)。

(3)步态:剪刀步态、慌张步态、跨阈步态、蹒跚步态、共济失调步态。

2.检查方法

(1)面容表情:借助自然光线,观察患者面容表情特征。

(2)体位:观察受检者休息状态时身体所处的位置。

(3)步态:嘱受检者在平地上步行,观察其行走时的步态,根据步态特征判断属于何种步态;对行走困难者应该予以扶持或停止检查。

3.技能要求 正确判断体位;掌握常见病态面容、异常步态特征。

五、基本知识

(一) 生命体征

1. 体温

(1) 正常体温及生理变异：正常体温腋窝为 36~37℃，口腔为 36.3~37.2℃，肛门为 36.5~37.7℃。正常体温可有一定的生理波动范围，但一般不超过 1℃。

(2) 发热的分度及临床意义：详见第二章常见症状诊断技能训练第一节发热。

2. 脉搏

(1) 正常脉搏表现：正常人在安静、清醒状态下，脉率等于心律（60~100 次/分），节律规整，强弱适中，动脉管壁柔软。

(2) 脉搏异常及临床意义（表 4-1）。

表 4-1 常见脉搏异常及临床意义

脉 搏 异 常		体 征	临 床 意 义
脉率	增快	正常成人安静状态下脉率＞100 次/分	心动过速、发热、贫血、甲亢、休克、心力衰竭等
	减慢	正常成人安静状态下脉率＜60 次/分	窦缓、颅内压增高、阻塞性黄疸、甲状腺功能减退等
	脉搏短绌	脉率＜心率	房颤、频发早搏
节律	绝对不齐	节律完全无规律，并强弱不一，脉搏短绌	房颤
	脱落脉	脉搏脱落，脉律也不规则	Ⅱ度房室传导阻滞
	窦性心律不齐	吸气时增快，呼气时减慢，屏住呼吸变齐	生理现象，青少年多见
强弱	奇脉	吸气时脉搏显著减弱或消失	心包积液、缩窄性心包炎
	交替脉	脉搏节律正常而强弱交替出现	心肌炎、冠心病、高血压性心脏病
	水冲脉	脉搏洪大有力，骤起骤落，如水浪冲击	主动脉瓣关闭不全、严重贫血、甲亢
	细脉	脉搏细弱	主动脉狭窄、心包炎、心肌炎、休克等
紧张度及弹性异常		用力压迫动脉近心端，仍能触及远端搏动	动脉硬化

3. 呼吸

(1) 正常呼吸：节律规整，深浅适宜，频率因年龄、性别而异（成人男性为 16~20 次/分，女性 18~22 次/分，新生儿约 44 次/分），外界因素（如气候、运动、进食、精神激动等）可使呼吸加快；安静状态下，呼吸：脉搏为 1:4。

(2) 异常呼吸及其临床意义：详见第六章胸部、肺和胸膜检体诊断技能训练"肺和胸膜检查"。

4. 血压

(1) 血压水平与定义：目前我国采用国际统一的血压水平的定义和分类（表 4-2）。

表 4-2　血压水平的定义和分类(18 岁以上)

类　别	收缩压(mmHg)	舒张压(mmHg)
理想血压	<120	<80
正常血压	<130	<85
正常高值	130~139	85~89
1 级高血压(轻度)	140~159	90~99
2 级高血压(中度)	160~179	100~109
3 级高血压(重度)	≥180	≥110
单纯收缩期高血压	≥40	<90
低血压	<90	<60

(2)不同部位血压差异:正常人右上臂血压可比左上臂高 5~10 mmHg,下肢血压可比上肢血压高 20~40 mmHg。

(3)血压异常的临床意义(表 4-3)。

表 4-3　血压异常的临床意义

类　型	体　征	临　床　意　义
高血压	SP≥140 mmHg 和/或 DP≥90 mmHg	原发性高血压、继发性高血压
低血压	<90/60 mmHg	休克、急性心肌梗死、主动脉瓣狭窄或体质性低血压等
脉压增大	脉压>40 mmHg	主动脉瓣关闭不全、甲亢、严重贫血、主动脉硬化等
脉压减小	脉压<30 mmHg	主动脉瓣狭窄、休克、心包积液、缩窄性心包炎等
上肢血压差↑	两上肢血压差>10 mmHg	多发性大动脉炎、先天性动脉畸形
上下肢血压差↓	下肢血压≤上肢血压	主动脉缩窄、胸腹主动脉炎、髂动脉或股动脉栓塞等

(二)发育、体型与营养状态

1. 正常发育、体型与营养状态

(1)发育:正常发育表现为年龄、智力和体格成长状态之间是均衡的。符合以下标准:胸围=1/2 身高,指距=身高,身体上部长度=下部长度。正常成人身高与体重之间关系可按下列简易公式推算:理想体重(kg)=身高(cm)-105;体重指数(BMI)=体重(kg)/身高的平方(m^2)。

(2)体型:体型是机体各部发育的外观表现,它包括骨骼、肌肉生长与脂肪分布的状态等。临床上将成人的体型分为 3 种(表 4-4)。

(3)营养状态:分为 3 级:① 营养良好,即皮肤红润、弹性良好、毛发润泽、肌肉坚实、皮下脂肪丰满;② 营养不良,即皮肤萎黄干枯、弹性差,毛发稀疏易脱落,肌肉松弛,皮下脂

表 4-4　成人常见体型及其临床意义

成人常见体型	体型特征	腹上角	临床意义
正力型（匀称型）	机体各部匀称适中	≈90°	正常人多为此型
无力型（瘦长型）	体高肌瘦，颈长肩窄，胸廓扁平	<90°	抵抗力较差，易患肝炎、消化性溃疡、内脏下垂等病
超力型（矮胖型）	身体矮胖，颈粗肩宽	>90°	喜静少动，易患肥胖症、高血压、冠心病、糖尿病、胆石症

肪菲薄；③ 营养中等，即介于以上两者之间。营养良好与中等属于正常营养状态；正常成人腰臀比（waist-to-hipratio，WHR），即腰围/臀围，男性<0.90，女性<0.85。

2. 常见异常发育、体型及营养状态的特点与临床意义（表 4-5）

表 4-5　常见异常发育、体型及营养状态的特点与临床意义

异常发育与营养状态			表现	临床意义
发育异常[1]	侏儒症		体格异常矮小，智力正常，性器官发育迟缓	脑垂体前叶功能减退
	呆小症		体格矮小，智力低下，头大颈短，皮肤干粗	小儿甲状腺功能减低
	巨人症		体格异常高大，远超过同龄者的身高和体重	脑垂体前叶功能亢进
	肢端肥大症		手足厚大，面貌粗陋，唇厚，耳鼻长大多汗，枕秃，方颅，鸡胸，"X"或"O"形腿等	脑垂体生长激素细胞腺瘤或增生
	佝偻病			维生素 D 缺乏
	性早熟		初期较同龄儿童体格发育快，后期发育受限	性腺提前发育
营养异常	营养不良[2]	消瘦	<90%标准体重，或 BMI<18.5；皮肤萎黄干枯、弹性差，毛发稀疏易脱落，肌肉松弛，皮下脂肪薄	食管、胃肠道病变、精神神经因素或胃肠道淤血[3]引起摄食或消化障碍；糖尿病、如甲亢等
		恶病质	极度消瘦，舟状腹	慢性消耗性疾病（结核、恶性肿瘤）
	超重	BMI≥23		摄食过多，内分泌异常/胰岛素抵抗
	肥胖[4]	>120%标准体重	单纯性　全身脂肪分布均匀，余无异常	遗传性或家族性
			继发性　满月脸、向心性肥胖、高血压	库欣综合征
			腹型肥胖[5]　伴黏液性水肿等	甲状腺功能低下或 2 型糖尿病

注：[1]发育异常与内分泌关系密切，性激素对第二性征发育起决定作用。
　　[2]营养不良主要由摄食不足和/或消耗增多所致。
　　[3]可见于右心衰淤血性肝硬化时的心性恶病质。
　　[4]肥胖：BMI≥25，与遗传、内分泌、生活方式、运动以及精神状况等因素有关。
　　[5]腹型（中央性或内脏型）肥胖：WHR 男性>0.90，女性>0.85。

（三）意识状态

1. 正常意识状态　意识清晰，反应敏锐精确，思维合理，语言清楚流利，表达能力正常。

2. 常见意识状态异常及其临床意义　凡能影响大脑高级神经中枢功能活动的疾病均

能引起不同程度的意识障碍,根据其程度不同分为:嗜睡、意识模糊、昏睡、昏迷以及谵妄等,其病因、表现和临床意义等参见本书第一篇症状诊断技能训练第十一节"意识障碍"部分。

(四) 面容表情、体位与步态

1. 面容表情

(1) 正常面容表情:健康人面容润泽,表情自如。

(2) 常见病态面容的表现与临床意义:患病后可出现忧虑、痛苦等表情,有的疾病发展到一定程度还可出现特殊的面容表情,对诊断有重要意义(表4-6)。

表4-6 常见病态面容的表现及临床意义

病态面容	表现	临床意义
急性病容	面色潮红、表情痛苦,或兴奋不安、气急(或鼻翼扇动)、口唇疱疹	急性发热或急性腹痛的患者
贫血面容	面色苍白,唇舌色淡(伴神疲乏力,心悸气短)	各种原因的贫血
肝病面容	面色黝黯无光,额部、鼻背、双颊有褐色色素沉着	慢性肝病
肾病面容	面色苍白浮肿,甚则全身高度水肿,全身疲惫无力	慢性肾功能衰竭
甲亢面容	表情惊愕,眼裂增大,眼球突出,双目炯炯有神少瞬目(易烦躁等)	甲状腺功能亢进
黏液水肿面容	颜面虚浮、面色苍白、毛发稀疏、唇舌厚、淡漠、目光呆滞、反应迟钝	甲状腺功能减退
二尖瓣面容	面色晦暗,双颧紫红,口唇轻度发绀	风湿性二尖瓣狭窄
伤寒面容	表情淡漠,反应迟钝(呈无欲状)	伤寒
满月面容	面如满月,皮肤发红,常有痤疮,女性可有多毛出现	库欣综合征、常用糖皮质激素
肢端肥大症面容	头大面长,眉弓及两颧隆起,耳鼻增大,唇舌肥厚,下颌增大而前凸	肢端肥大症

2. 体位

(1) 正常体位:正常人、病情轻或疾病早期的患者体位自如,表现为自主体位(即休息时能自主变换身体所处的位置而不受限制)。

(2) 异常体位及其临床意义:患者则常因不同病情而采取各种异常体位以减轻疾病痛苦(表4-7)。

表4-7 常见异常体位及临床意义

异常体位		表现特点	临床意义
被动体位		不能自主调整或变换身体所处的位置	极度衰弱、肢体瘫痪或昏迷
强迫体位	仰卧位	仰卧且双腿屈曲以减轻腹部疼痛	急性腹膜炎等
	俯卧位	俯卧位以减轻脊背肌肉的紧张所致痛苦	脊柱疾病

（续表）

异常体位	表现特点	临床意义
患侧卧位	患侧卧位以减轻患侧疼痛,利于健侧功能代偿	一侧胸膜炎或大量胸水患者
端坐位	为减轻心脏负担或呼吸困难,被迫采取端坐位	心、肺功能不全者
辗转体位	因腹痛辗转反侧,坐卧不安	胆道蛔虫、胆石症、肠绞痛
蹲位	步行或活动中,因气急心悸被迫取蹲踞位缓解症状	发绀型先天性心脏病
角弓反张位	颈及脊背肌强直,致头后仰,胸腹前凸,背过伸,躯干反弓形	破伤风及小儿脑膜炎

3. 步态

（1）正常步态：健康成人步态稳健。

（2）常见异常步态的表现与临床意义：某些疾病会引起步态变化,并具有一定的特征（表4-8）。

表4-8　常见异常步态及临床意义

异常步态	步态表现	临床意义
偏瘫步态	行走时患侧上肢(肘关节)屈曲、内收及旋前,下肢以髋关节为中心,膝部伸直,足跖屈、外旋、擦地,并向外画半圆弧线行走	脑血管疾病后遗症
剪刀步态	移步时下肢过度内收及两下肢互交叉呈剪刀状	脑性瘫痪与截瘫患者
醉酒步态	走路时身体重心不稳,步态蹒跚如酒醉状	酒精中毒、小脑疾病等
慌张步态	走路时身体前倾,以小碎步急促前行,难以止步	震颤麻痹
跨阈步态	行走时高抬下肢,患足下垂	腓总神经麻痹
蹒跚步态	走路时身体左右摇摆,状如鸭行	佝偻病、先天性双侧髋关节脱位等
共济失调步态	起步时一脚高抬,骤然垂落,双目下视,脚距增宽,闭目难立	小脑或脊髓后索病变

六、一般检查常见体征临床意义辨析举隅

肥胖　肥胖是最常见的营养状态异常,由多种原因所致,其病因辨析步骤如下。

（1）首先根据肥胖的部位不同可分为全身肥胖、向心性肥胖和腹型肥胖。

（2）根据有无黏液性水肿、毛发稀疏等,全身性肥胖可分为遗传性（或家族性）的单纯性肥胖和甲状腺功能减退引起的肥胖。

（3）向心性肥胖和腹型肥胖分别因库欣综合征和代谢综合征引起,根据所伴有的不同异常体征可以辨别。

形体肥胖的病因辨析思路如下（图4-1）。

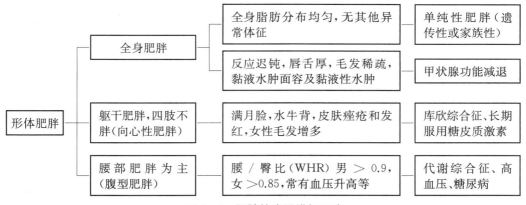

图 4-1　肥胖的病因辨析思路

七、训练注意事项

1. 测体温　注意避免影响测量值的各种因素,如测口温应该在进食或饮水后 20 分钟进行,腋下测温时应保证局部干燥无汗,而测肛温则应尽量使直肠内无大便。

2. 检查脉搏　脉搏触诊时间应大于 30 秒,如有脉律不齐,应触诊 1 分钟以上;宜先触单侧脉搏、然后触诊双侧脉搏,并注意脉率与心率的关系以及双侧脉搏是否对称。

3. 测量血压　测量前要核对血压计,使汞柱顶端平零刻度;注意保持血压计零点、肱动脉听诊点及右心房在同一水平上;正确定位肱动脉听诊点(肘关节上屈面内侧);测压时血压计不能倾斜,汞柱保持垂直;注意选用具有标准袖带的血压计测量,袖带位置及松紧度适宜;听诊器不能塞入袖带。

4. 营养状态检查　检查前臂的屈侧或上臂伸侧下 1/3 的皮肤、皮下脂肪、肌肉,不能只捏起受检者皮肤。

八、考核方法

(1) 学生互检,完成生命体征检查(体温、脉搏、呼吸、血压)、营养状态评估、体型判断,并正确记录检查结果。

(2) 选择具有"全身状态检查"中所述病理体征的患者(或多功能检体模拟人),每个学生完成 1 名对象一般检查相关病理征检查和描述,并口述相关病理体征的临床意义和病因辨析;完成该部分检体报告。

第二节　皮肤和淋巴结检查

一、训练目的

通过学习和训练,学会正确进行皮肤和全身浅表淋巴结检体诊断。

二、训练要求

(1) 掌握皮肤和全身浅表淋巴结检查的要点及技能。

(2) 熟悉皮肤检查的正常表现;熟悉皮肤检查常见病理体征的表现及其临床意义。

(3) 熟悉各群浅表淋巴结的引流部位和全身及局部浅表淋巴结肿大的表现及临床意义。

三、训练方法和步骤

1. 场所　门诊、病房、实训室或模拟医院。

2. 对象选择　学生、多功能检体模拟人以及皮肤和淋巴结检查中体征明显的住院、门诊患者。

3. 方法和步骤　① 教师示范(或以 CAI 课件示范)皮肤和淋巴结检体方法;② 学生互相练习皮肤和淋巴结检体,教师巡视并及时纠错;利用多功能检体模拟人感觉浅表淋巴结肿大的触诊感觉;③ 教师选择具有皮肤和淋巴结体征的患者(湿疹、荨麻疹、紫癜、黄疸、淋巴结肿大等)示教或 CAI 课件演示,结合病史等讲解阳性体征相关病因辨析思路。

四、基本技能

(一) 皮肤视诊

1. 视诊内容　皮肤颜色(发红、苍白、黄染、发绀和色素变化)、皮疹(斑疹、玫瑰疹、丘疹、斑丘疹和荨麻疹)、皮下出血(瘀点、紫癜、瘀斑和血肿)、蜘蛛痣、毛发(头发与体毛、毛发稀少、毛发增多),以及皮下结节(风湿小结、Osler 小结)。

2. 视诊方法

(1) 充分、合理暴露需要视诊的部位:观察头面部皮肤,并嘱患者依次暴露四肢、胸腹部皮肤,予以全面视诊。

(2) 选择合适光线:选择在自然光线明亮的条件下进行视诊,皮下结节尚需采用侧光。

(3) 配合触诊:皮疹、皮下结节、皮下出血及蜘蛛痣等还需配合触诊一起检查。

1) 皮疹:检查时不仅要注意皮疹的发展顺序、有无瘙痒、分布部位、形状及大小、颜色等,还需用触诊检查压之是否褪色、平坦或隆起、有无脱屑等分辨皮疹的类型。

2) 皮下结节:注意应用触诊确定其大小、硬度、部位、活动度、有无压痛等。

3) 皮下出血:小的出血点容易和小红色皮疹或小红痣相混淆,用触诊以鉴别:皮疹压之褪色;出血点压之不褪色;小红痣加压虽不褪色,但触诊时可稍高出平面,并且表面发亮。

4) 蜘蛛痣:使用牙签或回形针触压蜘蛛痣中心(即中央小动脉主干部位),观察周围辐射状的小血管随之消退、解除压迫后又复出现,可确认为蜘蛛痣。

3. 技能要求　掌握皮肤视诊的内容和对检查结果的规范描述;熟悉常见皮肤颜色改变、皮疹、皮下结节、皮下出血及蜘蛛痣等临床表现及临床意义。

(二) 皮肤触诊

1. 触诊内容　皮肤弹性(减弱、增加)、出汗与湿度(出汗增多、冷汗、湿冷、无汗)、水肿(凹陷性、非凹陷性)、气肿。

2. 触诊方法

(1) 皮肤弹性：取手背或前臂内侧部位,用拇指和示指将皮肤捏起,然后松开手指,观察其皮肤平复的时间、检查其皮肤弹性。松手后皮肤皱褶迅速平复为正常;皱褶平复缓慢为弹性减弱。

(2) 出汗与湿度：用右手触摸患者四肢或胸腹部皮肤,感觉其湿润度。

(3) 皮下水肿：用拇指视诊中发现水肿的部位,观察有无凹陷以及凹陷复原的时间,辨别属凹陷性或非凹陷性水肿。

(4) 皮下气肿：用手按压外观肿胀的部位可凹陷,去掉压力后则迅速恢复原形,伴有握雪感;用听诊器体件按压皮下气肿部位时,可听到皮下气肿捻发音。

3. 技能要求　掌握皮肤触诊的正确手法和对检查结果的规范描述;熟悉水肿分度的方法,正确判断水肿程度;熟悉皮肤触诊常见病理体征的表现及其临床意义。

(三) 淋巴结检查

1. 检查内容　淋巴结肿大发生的部位(耳前、耳后、枕后、颌下、颏下、颈前淋巴结浅组、颈后、锁骨上、腋窝、滑车上、腹股沟、腘窝等)、大小、数目、硬度、活动度,有无压痛及粘连,局部皮肤有无红肿、瘢痕、瘘管。

2. 检查方法

(1) 颌下淋巴结检查：检查左侧时,将左手置于被检者头顶,使头微向左前倾(使检查部位皮肤肌肉得以放松),右手四指并拢,屈曲掌指及指间关节,沿下颌骨内缘向上滑动触摸;换手依法检查右侧颌下(图4-2)。

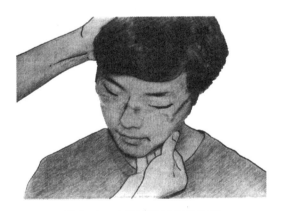
图4-2　左颌下淋巴结检查法

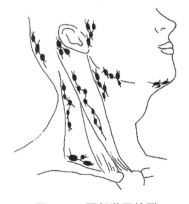
图4-3　颈部淋巴结群

(2) 颈淋巴结检查：站在被检查者背后,使其头前倾,并稍向检查的一侧倾斜,然后用手指紧贴检查部位,由浅入深进行滑动触诊;依法检查对侧结合视诊,观察局部有无溃破、瘘管等。颈淋巴结群见图4-3。

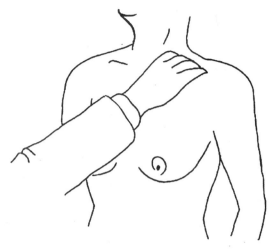

图 4-4　锁骨上窝淋巴结检查法

（3）锁骨上窝淋巴结检查：面对被检者（坐位或仰卧位），用右手检查患者左锁骨上窝，用左手检查其右锁骨上窝；检查时将示指与中指屈曲并拢，在锁骨上窝进行触诊，并深入锁骨后深部（图 4-4）。

（4）腋窝淋巴结检查：检查左侧腋窝时，用左手扶住被检者前臂使稍外展，以右手检查，由浅入深，直达腋窝顶部，依次检查尖群、后群、内侧群、前群，最后外侧群淋巴结；依法用左手检查右侧腋窝淋巴结（图 4-5）。

（5）滑车上淋巴结检查：检查左侧时，以左手扶托被检者左前臂，以右手在其上

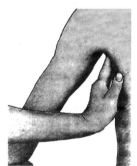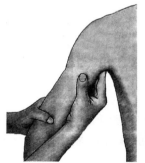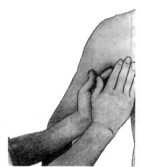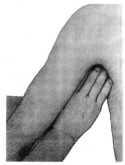

图 4-5　右腋下淋巴结检查法

臂内侧肱骨上髁两横指许、肱二头肌与肱三头肌肌间沟之间滑动触诊；依法，以左手触诊其右滑车上淋巴结（图 4-6）。

（6）腹股沟淋巴结检查：令受检者仰卧，检查者用手指在腹股沟平行处进行触诊。

（7）腘窝淋巴结检查：分别在受检者伸膝和弯膝状态下，检查者用手指在其双下肢腘窝处进行触诊。

3. 技能要求　掌握浅表淋巴结检查的正确手法和对检查结果的规范描述；熟悉浅表淋巴结群

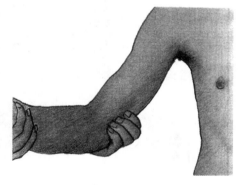

图 4-6　滑车上淋巴结检查法

的分布，做到顺序检查，避免遗漏；熟悉各浅表淋巴结群的引流部位，正确分析浅表淋巴结肿大的临床意义。

五、基本知识

(一) 皮肤视诊

1. 正常皮肤视诊

(1) 颜色：主要与种族有关，但同种族又因毛细血管的分布、充盈度，色素沉着的多少、皮下脂肪的厚薄不同而有差异。正常人皮肤颜色差异虽较大，但都有光泽，无异常色素增加或脱失。

(2) 毛发：毛发的颜色、曲直可因种族而不同，但头发一般都分布均匀。男性体毛较多，阴毛分布呈菱形；女性阴毛多呈倒三角形分布，体毛较少。中年以后头发可逐渐减少或色素脱失，形成秃顶或苍白。

(3) 其他：无皮疹、出血、皮下结节等。

2. 皮肤视诊常见异常体征的表现及临床意义

(1) 常见皮肤、黏膜颜色改变及其临床意义 (表 4-9)

表 4-9　常见皮肤、黏膜颜色改变及其临床意义

颜色改变		临　床　表　现	临　床　意　义
苍白		全身苍白	寒冷、惊恐；虚脱、休克、主动脉瓣关闭不全等
		局部肢端苍白	雷诺病、血栓闭塞性脉管炎等
发红		暂时性	饮酒、日晒、运动、激动；发热性疾病、阿托品中毒
		持久性	Cushing[1]综合征、真性红细胞增多症
		樱桃红色	一氧化碳中毒
色素沉着		外露部分、乳头、腋窝、生殖器官、肛门、孕妇腹部等	正常人；妊娠斑；老年斑
		全身性色素沉着	慢性肾上腺皮质功能减退、肝硬化、肢端肥大症等
色素脱失		全身皮肤呈白色或淡红色，毛发白或淡黄色，瞳孔浅红色，畏光	白化症
		局部色素脱失斑片	白癜风
		口腔或女性外阴部黏膜增生性、白色角化损害，色素脱失斑，可继发鳞癌	黏膜白斑
黄染	黄疸	早期或轻微时见于巩膜及软腭黏膜，较明显时才见于皮肤	肝细胞损害、胆道阻塞或溶血性疾病
	食物	手掌、足底皮肤，一般不发生于巩膜和口腔黏膜	过多食用胡萝卜、南瓜、橘子等含萝卜素的食品
	药物	巩膜黄染，以角膜缘周围明显，远离角膜越浅	长期服用阿的平、呋喃类等黄色药物
发绀		舌、唇、耳郭、面颊和指端等青紫色	单位容积血液中还原血红蛋白增多(>50 g/L)

注：[1] 即库欣综合征(肾上腺糖皮质激素增多综合征)。

（2）常见皮疹的表现及其临床意义（表4-10）

表4-10　常见皮疹的表现及临床意义

类　型	体　　征	临　床　意　义
斑疹	局部皮肤发红,不高于皮肤表面,形态大小不一	斑疹伤寒、风湿性多形性红斑、丹毒
丘疹	直径<1 cm,肤色改变,隆起、局限、充实的浅表损害	药物疹、湿疹、麻疹和猩红热等
斑丘疹	在丘疹周围有发红的底盘	药物疹、猩红热、风疹
玫瑰疹	胸腹部鲜红色圆形斑疹,直径2~3 mm,按压褪色,松开复现	伤寒或副伤寒
荨麻疹[1]	明显瘙痒局部性水肿,隆起,苍白红色,大小形态各异	各种食物或药物过敏

注:[1]即风团,一种常见的过敏性皮疹。

（3）皮下出血的表现及临床意义（表4-11）

表4-11　皮下出血的表现及临床意义

皮下出血体征	表　　现		临　床　意　义
出血点(瘀点)	直径<2 mm	压之不褪色	造血系统疾病、重症感染、某些血管损害的疾病,以及某些毒物或药物中毒
紫癜	3~5 mm		
瘀斑	>5 mm		
血肿	片状出血伴皮肤显著隆起		

（4）蜘蛛痣的临床表现、产生机制和临床意义

1）临床表现：出现部位—上腔静脉分布区（面、颈、手背、上臂、前胸和肩部等处）；表现—皮肤小动脉末端分枝性扩张所形成的血管痣，形似蜘蛛，由针头大到直径数厘米不等，压迫蜘蛛痣的中心，周围辐射状小血管随之消失。

2）产生机制：体内雌激素增多，或肝功能障碍致体内雌激素灭活能力减退。

3）临床意义：见于慢性肝炎、肝硬化；健康妇女妊娠期、月经前或月经期可偶尔出现。（肝掌：慢性肝病患者手掌大、小鱼际处常发红，加压后褪色；发生机制与蜘蛛痣相同）

（5）病理性毛发异常的表现及临床意义（表4-12）

表4-12　病理性毛发异常的表现及临床意义

毛发异常	临　床　表　现	临　床　意　义
毛发稀少	呈不规则脱发,以顶部为著 多为圆形,大小不等;也有全秃者;发生突然者与精神因素有关;可再生 弥漫性脱发	头部皮肤疾病:如脂溢性皮炎 神经营养障碍,如斑秃 伤寒、甲减、垂体前叶功能减退;过量放射线;某些抗癌药
毛发增多	体毛增多(女性呈男性体毛分布,生长胡须),可伴满月脸、水牛背、向心性肥胖	库欣综合征或长期使用肾上腺皮质激素

（二）皮肤触诊

1. 正常皮肤触诊 儿童与青年皮肤紧张富有弹性；中年以后皮肤弹性减弱，老年皮肤弹性减退。皮肤湿润度正常，无异常出汗，无皮肤水肿或皮下气肿。

2. 皮肤触诊常见病理体征的表现及临床意义（表4-13）

表4-13 皮肤触诊常见病理体征的表现及临床意义

病理体征		临床表现		临床意义
弹性异常	减退	被捏起的皮肤在松手后皱褶平复缓慢		皮肤组织萎缩，皮下脂肪减少（长期消耗性疾病或严重脱水）
	增加	捏起的皮肤松手后皱褶平复加速		血液循环加速，周围血管充盈（发热）
出汗湿度异常	出汗增多	出汗增多		风湿热、结核病、甲亢、佝偻病、布氏杆菌病等
		盗汗：夜间睡后出汗		肺结核活动期
		冷汗：手脚皮肤发凉、大汗淋漓		休克与虚脱
	无汗	皮肤异常干燥		维生素A缺乏症、黏液性水肿、硬皮病和脱水
水肿	凹陷性[1]	手指按压后凹陷不能很快恢复	全身性水肿	肾炎和肾病、心力衰竭（尤其是右心衰竭）、失代偿期肝硬化和营养不良
			局限性水肿	炎症、外伤、过敏、血栓形成所致的毛细血管通透性增加，静脉或淋巴回流受阻
	非凹陷性	指压后无组织凹陷		黏液性水肿（甲减）及象皮肿（丝虫病等）
皮下气肿		肿胀，指压凹陷，去压迅速恢复，握雪感，捻发音		肺部外伤或肢体产气杆菌感染等

注：[1]凹陷性水肿分度：① 轻度水肿—仅见于皮下组织疏松处与身体的下垂部位（眼睑、胫前、踝部以及卧位时腰骶部），指压凹痕较浅，平复较快；② 中度水肿—全身水肿，指压凹痕明显，平复缓慢；③ 重度水肿—全身组织严重水肿，甚至有液体渗出，常伴有浆膜腔积液（胸水、腹水、心包积液等）。

（三）淋巴结检查

1. 浅表淋巴结检查正常表现

（1）人体主要浅表淋巴结群分布：① 头颈部：包括耳前、耳后、枕后、乳突下、颌下、颏下、颈前、颈后、锁骨上窝淋巴结群；② 上肢：包括腋窝、滑车上淋巴结群；③ 下肢：包括腹股沟、腘窝淋巴结群。

（2）浅表淋巴结检体正常表现：浅表淋巴结直径约0.2～0.5 cm，质地柔软，表面光滑，不易触及，亦无压痛，与周围组织无粘连。

2. 浅表淋巴结常见病理体征的表现和临床意义（表4-14）

表4-14 浅表淋巴结肿大的临床意义

肿大类型	临床表现	临床意义
局部淋巴结肿大	触痛、表面光滑、无粘连、质不硬（非特异性淋巴结炎）	引流区域急慢性炎症
	颈部血管周围、多发、质硬、大小不等、粘连、移动性差	结核杆菌感染（淋巴结结核）

（续表）

肿大类型		临　床　表　现	临　床　意　义	
	无压痛、质硬、粘连不易推动	腋下 左锁骨上 右锁骨上 颈部	同侧乳房癌转移 消化道肿瘤转移 呼吸道肿瘤转移 鼻咽部肿瘤转移	引流部位的恶性肿瘤所致转移性淋巴结肿大
全身淋巴结肿大	≥两组淋巴结肿大，无触痛	颈部常见，<3 cm，不对称，无粘连、热退数周后消退	传染性单核细胞增多症	
		全身各处淋巴结肿大，质软、活动、光滑	淋巴细胞性白血病	
		首先颈部或锁骨上窝淋巴结无痛肿大，活动或粘连融合，坚实有弹性，触诊软骨样	淋巴瘤	
		颈部和腋下为多，轻、中度肿大	系统性红斑狼疮	

六、皮肤与淋巴结检查常见体征临床意义辨析举隅

1. 皮肤黄染　皮肤黄染可见于黄疸、食物和药物引起。病因鉴别步骤如下。

（1）根据黄染首发部位确定属于黄疸、食物和药物引起。

（2）观察巩膜黄染的特点以确定是黄疸还是药物引起。

（3）结合病史，确定相关病因。

皮肤黄染的病因辨析思路如下（图4-7）。

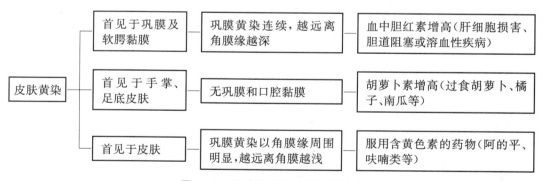

图4-7　皮肤黄染的病因辨析思路

2. 面色苍白　面色苍白是常见的皮肤颜色异常之一，可因贫血、休克、慢性肾病、主动脉瓣关闭不全等引起。其中，休克时最危急的临床状况，故其病因辨析过程中当首先关注血压情况。

（1）根据血压是否低于正常（如<90/60 mmHg），以及伴有的异常体征，可首先辨明是否因休克所致。

（2）血压≥90/60 mmHg的患者中，根据伴有的异常体征可进一步区分为贫血、慢性

肾病或甲状腺功能减退;其中脉压显著加大者,根据伴有的周围血管征、主动脉瓣舒张期杂音(DM)等,可初步确定为主动脉瓣关闭不全所致的面色苍白。

面色苍白的病因辨析思路如下(图4-8)。

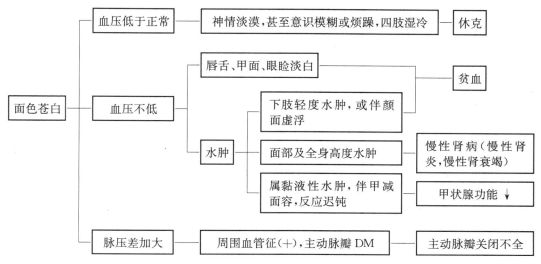

图4-8 面色苍白的病因辨析思路

七、训练注意事项

(1) 皮肤色泽、皮疹、皮下出血、皮下结节、肝掌、蜘蛛痣漏查。

(2) 皮肤触诊温度、弹性、毛发漏查,水肿表述不正确。

(3) 触诊淋巴结时,注意使检查部位的皮肤与肌肉松弛;手指紧贴检查部位由浅入深进行滑动触诊。一般先检查左侧,后检查右侧。

(4) 发现淋巴结肿大时,应注意记录其部位、大小、数目、硬度、压痛、活动度、有无粘连、局部皮肤有无红肿、瘢痕、瘘管等,同时注意寻找引起淋巴结肿大的原发病灶。

(5) 应特别注意淋巴结检查的顺序,以免遗漏。依次为耳前、耳后、乳突区、枕骨下区、颌下、颏下、颈后三角、颈前三角、锁骨上窝、腋窝、滑车上、腹股沟、腘窝等。

八、考核方法

(一) 皮肤检查

(1) 叙述皮肤检查的10项内容、常见哪些皮肤颜色改变和常见皮疹。

(2) 选择有蜘蛛痣、水肿、皮疹以及皮下出血(皮下气肿)等体征的患者,考查学生检查手法,并描述检查结果。

(3) 教师演示皮肤病理体征(患者或CAI课件),要求学生说出相关临床意义。

(二) 淋巴结检查

(1) 要求学生熟练叙述人体13组主要浅表淋巴结群,并正确定位。

（2）以学生互检的方法重点考核颌下、颈部、锁骨上窝、腋窝、滑车上和腹股沟淋巴结群的检查手法。

（3）以多功能检体模拟人为对象，考核上述淋巴结群肿大检体，正确描述部位、大小、质地、活动度、压痛、局部皮肤变化等及其临床意义。

（王成武）

第五章　头、颈部检体诊断技能训练

一、训练目的

训练头、颈部检体诊断技能。

二、训练要求

（1）掌握头颅、五官（眼、鼻、耳、口腔）、颈部以及甲状腺等的检体技能。

（2）熟悉头颅、五官、颈部以及甲状腺检查的正常表现、常见体征的临床意义及病因辨析思路。

（3）了解听力、眼功能检查方法。

三、训练方法和步骤

1. 场所　病房、示教室或模拟医院。

2. 对象选择　学生、多功能检体模拟人，以及头颈部检查中具有阳性体征的住院或门诊患者。

3. 方法和步骤　① 教师示范（或以 CAI 课件示范）头颈部检体方法；② 学生互相练习头、颈部检体，教师巡视并及时纠错；③ 教师分别选择具有瞳孔异常、巩膜黄染、扁桃体肿大、颈静脉怒张、甲状腺肿大等头颈部检查常见阳性体征的患者（或利用 CAI 课件）进行检体示教，结合病史等讲解阳性体征临床意义及相关病因的辨析思路。

四、基本技能

（一）头部检查

1. 检查内容

（1）头颅：大小和形状（小颅、方颅、巨颅）、运动（活动受限、不随意运动、点头运动）、颜面（肢端肥大症面容、脑积水面容-落日现象）。

（2）头部器官

1）眼：眉毛（外 1/3 稀疏脱落）、眼睑（下垂、闭合不全、睑内翻等）、结膜（充血、水肿、滤泡增生、结膜下出血）、巩膜（黄染）、角膜（角膜软化、溃疡、云翳、血管增生，角膜老年环、凯-费环）、瞳孔（扩大、缩小、大小不等、不规则状，瞳孔对光反射迟钝、消失，瞳孔调节反射

111

或辐辏反射消失)、眼球(眼球凹陷、麻痹性斜视、眼球震颤、甲亢眼征①)、泪囊(红肿、溢脓)、眼压(减低、增高)、眼功能(屈光不正-近视、远视、散光、老光;视野缺失;色弱或色盲)。

2)耳:耳郭(畸形、瘘管、低垂耳、痛风结节、牵拉痛)、外耳道(疖肿、脓性分泌物、耵聍堵塞)、中耳(鼓膜内陷、外凸、穿孔或溢脓)、乳突(乳突压痛、红肿及瘘管)、听力(听力减退)。

3)鼻:外形(蝶形红斑、痤疮、酒糟鼻、鼻翼扇动)、鼻中隔(偏曲、穿孔)、鼻黏膜(肿胀肥厚、萎缩干燥、分泌物增多)、鼻出血、鼻窦压痛。

4)口腔:唇(唇色苍白、唇色深红、樱桃红色、发绀、肥厚增大、单纯疱疹、兔唇)、口腔黏膜(麻疹黏膜斑、黏膜溃疡、鹅口疮)、牙(龋齿、义齿、斑釉牙、牙龈铅线、牙间隙过宽)、舌(裂纹舌、地图舌、草莓舌、镜面舌、舌体震颤、紫舌)、咽部(充血、滤泡增生、扁桃体肿大Ⅰ度、Ⅱ度、Ⅲ度)、口腔气味(参见第三章)。

5)腮腺:肿大,导管口红肿、溢脓。

2. 检查方法　被检查者取坐位或仰卧位,充分暴露头颈部和肩部,检查者站在患者正前方或右侧。

(1)头颅检查

1)大小及形态:分别从患者正面和侧面视诊,判断有无头颅畸形或异常活动;用软尺自眉间向后经枕骨粗隆绕头一周测量头围。

2)头皮:拨开头发观察头皮的颜色,有无皮屑、头癣、炎症、外伤及瘢痕等。

(2)头部器官检查

1)眼

眉毛、眼睑:正面观察眉毛分布、眼睑及其闭合状况。

眼球:①眼球外形:正、侧面同时观察。②眼球活动:嘱受检者头部固定、医师伸右臂竖示指,距受检者左眼前30～40 cm处,让受检者两眼随医师右手指尖移动方向运动(左侧→左上→左下,右侧→右上→右下,共6个方向)以观察眼球活动②。③眼球震颤:嘱受检者眼球随医师手指所示方向(水平或垂直)往返运动数次,观察是否出现一系列有规律的往返运动。④眼内压:指压法测定(用示、中指轻压眼球,分别测定左、右眼球压力)。

泪囊:医师双侧拇指轻压受检者左、右眼内眦下方,挤压泪囊③,同时观察有无分泌物或泪液自上、下泪点溢出。

结膜及巩膜:①上眼睑:嘱受检者眼睛下视,用示指和拇指捏住上眼睑中外1/3交界处的边缘,轻轻向前下方牵拉,然后示指向下压,并与拇指配合将睑缘向上捻转,翻转上眼睑(分别用右手检查受检者左眼、左手检查右眼),观察上睑结膜和穹窿结膜,检查后轻轻向前下牵拉上眼睑皮肤,使眼睑翻转复原。②下眼睑:嘱受检者眼睛向上看,医师双侧拇

---

① 包括 Graefe 征、Stellwag 征、Mobius 征、Joffroy 征和 Dalrymple 征。
② 注意眼球运动幅度、灵活性、持久性,两眼是否同步,并询问受检者有无复视。
③ 急性泪囊炎时应避免挤压泪囊。

指置于左、右下眼睑的中部边缘,向下轻按压并观察下眼睑结膜、穹窿结膜、球结膜及巩膜。

角膜:用斜光照射角膜,观察其透明度、有无溃疡、软化、老年环等。

瞳孔:① 形态与大小:在自然光或手电光下观察瞳孔有无变形(虹膜纹理和形态)、两侧是否等大并估测直径。② 调节反射:嘱受检者注视 1 m 处医师的示指尖并且目光随医师指尖运动,先将示指较快的移至受检者眼前约 10 cm 处,观察受检者双侧瞳孔是否逐渐缩小。③ 辐辏反射:受检者注视 1 m 处医师的示指尖,缓慢将示指移至距受检者眼球约 10 cm 处,观察受检者双眼球向内聚合的情况。④ 对光反射:嘱受检者注视正前方,将手电光由外向内移动,直接照射瞳孔,观察该瞳孔是否缩小(直接对光反射);移开光源后,用手自鼻根处隔开双眼,再次用手电光直接照射瞳孔,观察对侧瞳孔是否缩小(间接对光反射)。一般先查左侧后查右侧,瞳孔缩小者为对光反射存在。

视力、色觉和视野:略

2)耳

外耳及乳突:视诊耳郭位置,有无畸形、瘘管、结节、外耳道有无红肿、分泌物、流血、溢脓、疖肿,乳突有无红肿、瘘管、瘢痕等;触诊或牵拉耳郭检查有无疼痛,触诊乳突检查有无压痛。

中耳:向后上牵拉耳郭,借助耳镜观察鼓膜颜色、平整度及有无穿孔、溢脓等。

听力:嘱受检者闭目在安静的环境,堵塞一侧耳道,医师自另一侧 1 m 远处以拇指与示指摩擦(或音叉震动)逐渐移近受检者,直到听到声音为止。

3)鼻

外形:视诊有无鼻外形异常、鼻部痤疮和鼻翼扇动等。

鼻腔:用左手拇指将鼻尖上推,借助手电光观察鼻前庭和鼻腔有无分泌物、黏膜溃疡、结痂、出血和鼻甲肥大等,鼻中隔有无弯曲或穿孔。

鼻窦:主要检查鼻窦压痛。① 额窦压痛:用一手扶住被检查者枕后,另一手拇指或示指置于眼眶上缘内侧,用力向后上方按压。② 上颌窦压痛:双手拇指置于被检查者颧部,其余手指分别置于被检查者的两侧耳后,固定其头部,双拇指向后方按压。③ 筛窦压痛:双手扶住被检查者两侧耳后,双侧拇指分别置于鼻根部与眼内眦之间,向后方按压。

4)口腔

口唇:视诊口唇色泽、有无畸形、疱疹、口角糜烂等。

口腔黏膜:借助手电筒和消毒压舌板,视诊口腔黏膜,注意有无溃疡、出血和溢脓等。

舌:视诊舌质、色、有无溃疡、舌苔和舌乳头肿胀等;舌下神经功能—请受检者伸舌,医师注意观察舌体、伸舌舌尖是否居中等。

咽及扁桃体:嘱受检者张嘴并发"啊"音,手持压舌板的后 1/3,在舌前 2/3 与舌后 1/3 交界处迅速下压,借助手电光视诊软腭、软腭弓、悬雍垂、扁桃体和咽后壁,注意有无黏膜充血、红肿、淋巴滤泡增生。对有扁桃体增大者需判断肿大程度。

牙齿及牙龈:嘱受检者张口、做露齿动作,视诊牙齿颜色、形状、排列,有无缺失或义齿;并视诊牙龈有无肿胀、萎缩等。

腮腺：视诊—有无以耳垂为中心的隆起（腮腺肿大）；嘱受检者张口视诊腮腺导管口有无红肿。触诊—检查者站在受检者前面，一手置于被检查者头顶部以固定头部，另一手将示、中、环三指并拢，其指腹平放于被检查者耳屏后方，沿下颌角由上向下、由内向外滑动触诊；同样的方法检查另一侧腮腺（触诊腮腺检查边缘是否清晰、有无压痛等）。

3. 技能要求　正确进行头颅、头部五官及腮腺检体及体征描述；重点掌握眼球运动功能、瞳孔（大小形态、对光、调节与辐辏反射）、鼻窦压痛以及扁桃体的检查方法和体征描述。

（二）颈部检查

1. 检查内容

（1）颈部姿势与活动：斜颈、颈部强直、活动受限。

（2）颈部血管：颈静脉怒张、颈动脉搏动增强、颈静脉搏动、颈部血管杂音。

（3）甲状腺：Ⅰ度、Ⅱ度、Ⅲ度肿大、甲状腺结节、甲状腺血管杂音。

（4）气管：偏移（健侧移位、患侧移位）。

2. 检查方法

（1）颈部姿势与活动：令受检者活动颈部，视诊其颈部姿势和能否伸屈、活动自如，头部有无固定一侧偏斜。受检者去枕平卧，下肢伸直，医师以左手托其颈部使做被动屈颈以观察有无颈强直。

（2）颈部血管：① 视诊：令患者坐位或半卧位，视诊其颈静脉充盈程度；安静坐位或立位，视诊颈部血管搏动；观察被检者的颈静脉最高充盈点距胸骨角的垂直距离以判断颈静脉压高低（正常颈静脉最高充盈点距胸骨角的垂直距离小于 4 cm，即距右心房垂直距离小于 9 cm，大于此值则为静脉压增高）。② 触诊：重点区别是颈动脉搏动还是颈静脉搏动；触诊时感到强劲有力，压迫颈外静脉下段搏动依然存在的是颈动脉搏动；视诊搏动弱而弥散，触诊无搏动感，压迫颈外静脉下段后搏动消失的是颈静脉搏动。③ 听诊：用钟型听诊器听诊颈部两侧血管杂音。

（3）甲状腺：大多采取后面触诊法。

1）后面触诊：受检者坐位，医师站在其身后，将双手拇指放在受检者颈后，其余四指触摸甲状软骨两侧。用示指从胸骨上切迹向上触摸位于气管环前面的甲状腺峡部，判断有无增厚；然后一手示指、中指施压于一叶甲状软骨，将气管推向对侧，另一手拇指在对侧胸锁乳突肌后缘向前推挤甲状腺，示指、中指在其前缘触诊甲状腺；触到肿大的甲状腺时，如让受检者做吞咽动作，甲状腺随之向上移动，可帮助判断（图 5－1）。

2）前面触诊：受检者坐位，医师站在其对面，用拇指从胸骨上切迹向上触摸检查甲

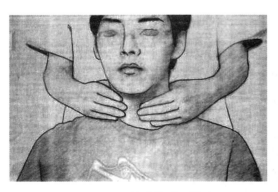

图 5－1　甲状腺从后面触诊

状腺峡部;一手拇指施压于一侧甲状软骨,将气管推向对侧,另一手示指、中指在对侧胸锁乳头肌后缘向前推挤甲状腺侧叶,拇指在胸锁乳突肌前缘触诊,配合吞咽动作,可触及肿大的甲状腺随吞咽上下移动(以此可与颈前其他肿块鉴别);依此检查另一侧甲状腺(图5-2)。

3)听诊:将听诊器直接放在肿大的甲状腺上,听诊有无吹风样收缩期血管杂音或收缩期加强的连续性血管杂音。

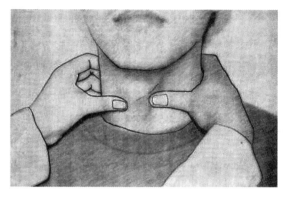

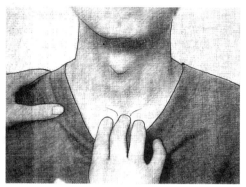

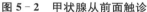

图5-2 甲状腺从前面触诊　　　　图5-3 气管偏移检查法

(4) 气管:将示指与环指分别放在两侧胸锁关节上,中指置于气管上,观察中、示、环指间距离,判断有无气管移位(如中指与示指、无名指距离不等,则示气管移位)(图5-3)。

3. 技能要求　正确进行颈部检体和常见体征的描述;重点掌握颈部血管、气管和甲状腺检体。

五、基本知识

(一)头部检查

1. 头部检查正常表现

(1) 头颅:后囟出生后6~8周内闭合,前囟出生后12~18月内闭合,矢状缝和其他颅缝出生后6个月内骨化;新生儿头围约34 cm,18岁可达53 cm或以上,此后基本无改变;头部活动自如。

(2) 头部器官

1)眼:眉毛分布正常(内、中部较浓密,外侧部分较稀疏);眼睑皮肤薄而富于弹性,上睑提起和闭合正常;泪囊无红肿、溢脓;结膜透明,无充血、水肿、黄染、出血或滤泡等;巩膜瓷白色,无黄染;角膜透明;虹膜纹理清晰,呈放射状排列;双瞳孔正圆、等大(直径3~4 mm),对光反射和调节反射正常;眼球无突出或凹陷,两眼球运动同步、灵活,视觉功能正常(视力、色觉和视野)。

2)耳:耳郭外形、大小、位置正常;外耳道无分泌物;鼓膜灰白色、圆形、光滑平坦无穿孔;乳突无红肿压痛;听力正常。

3)鼻:鼻外形及皮肤正常,无鼻翼扇动;鼻中隔无偏曲或穿孔;鼻甲正常,鼻腔无分泌物;各副鼻窦无压痛。

4) 口腔:口唇红润光泽;口腔黏膜光洁、粉红色,无溃疡或黏膜下出血;牙齿瓷白、齿列整齐、无牙间隙过宽,牙龈粉红紧贴牙颈、无出血;舌色粉红、湿润柔软,大小适中、活动自如,伸舌居中,无震颤,苔薄白湿润;咽部粉红色、无充血肿胀,咽壁无滤泡增生,扁桃体无肿大充血;喉发音正常;口腔无异味。

5) 腮腺:腮腺无肿大压痛,腮腺导管口无红肿和分泌物。正常人腮腺薄而软,不能触及腺体轮廓。

2. 头部检查常见体征及临床意义

(1) 头颅

1) 大小和形状:观察头颅大小和形状改变可帮助某些疾病的诊断(表5-1)。

表5-1 头颅检查常见体征及临床意义

体征	特征性表现	临床意义
小颅	前囟提早闭合(<12月龄),小头畸形,伴智力障碍	大脑发育不全(痴呆症)
尖颅	冠状缝与矢状缝过早闭合,头顶部尖突高起,与颜面比例失调	先天性尖颅并指(趾)畸形,即 Apert 综合征
巨颅	颅内压增高,额、顶、颞及枕部突出膨大呈圆形,颜面相对很小,伴颈静脉充盈(若颅内压增高压迫眼球,引起"落日现象"[1])	脑积水
方颅	前额左右突出,头颅平坦呈方形	佝偻病、先天性梅毒

注:[1]"落日现象"即表现为双目下视,角膜上缘的巩膜外露。

2) 头颅运动:① 活动受限,如颈椎疾病;② 不随意颤动,如震颤麻痹;③ 颈动脉搏动所致的点头运动,如严重的主动脉瓣关闭不全。

3) 头发:脱发可由多种疾病引起(如伤寒、甲减、脂溢性皮炎等),也可由放射治疗、抗癌药物治疗等引起。

(2) 头部器官

1) 眼

眉毛:眉毛疏密度明显不规则或外1/3眉毛过于稀疏、脱落,见于黏液性水肿、垂体前叶功能减退;小片头发与眉毛同时脱落见于梅毒。

眼睑:临床常见眼睑异常及临床意义(表5-2)。

表5-2 常见眼睑异常及临床意义

体征		临床意义
上睑下垂	双侧	重症肌无力、先天性上睑下垂
	单侧	脑炎、脑外伤等所致动眼神经麻痹
闭合障碍	双侧	甲状腺功能亢进症
	单侧	面神经麻痹
眼睑水肿		肾炎、贫血、营养不良、心衰、血管神经性水肿
睑内翻		沙眼或睑结膜烧灼伤后的瘢痕形成

116

泪囊：泪囊点红肿，挤压时有脓性分泌物，即为泪囊炎。

结膜、巩膜和角膜：检查中发现的异常表现，除眼部疾病外，尚可见于其他多种全身性疾病等引起（表5-3）。

表5-3　常见结膜、巩膜和角膜异常及其临床意义

体　征		临　床　意　义
结膜	充血发红	结膜炎
	苍白	贫血
	黄染	黄疸
	结膜散在出血	败血症、亚急性感染性心内膜炎
	结膜下片状出血	外伤、出血性疾病、高血压、动脉硬化
	睑结膜滤泡	沙眼
	球结膜水肿	颅内压增高、肺心病、重度水肿
巩膜	黄染以穹隆部明显	黄疸
	黄染以角膜周围明显	血液中黄色素增加（呋喃类药物等）
角膜	混浊、干燥、软化	营养不良和维生素A缺乏
	云翳、白斑、溃疡	角膜炎、角膜外伤
	周围新生血管	严重沙眼
	凯-弗环[1]	先天性铜代谢障碍（肝豆状核变性）
	老年环[2]	早老症（类脂质沉着）

注：[1]凯-弗（Kaysey-Fleischer）环，角膜边缘黄色，棕褐色环，外缘清晰，内缘模糊。
　　[2]老年环（arcus senilis），角膜边缘及周围灰白混浊环。

虹膜和瞳孔：虹膜为眼球葡萄膜最前部分，中央圆孔为瞳孔，内有瞳孔括约肌和扩大肌调节瞳孔大小。虹膜纹理模糊或消失见于炎症、水肿。虹膜形态异常或有裂孔，见于虹膜前粘连、外伤等。瞳孔异常的类型及临床意义见表5-4。

表5-4　常见瞳孔异常的类型及临床意义

类　型	体　征	临　床　意　义
大小异常	散大	外伤、颈交感神经受刺激、青光眼绝对期、视神经萎缩、药物影响（阿托品、可卡因）等
	缩小	有机磷、吗啡类、巴比妥类等中毒
	大小不等	颅内病变（脑外伤、脑肿瘤、脑疝等）
	不等大	中枢功能损害（伴对光反射减弱/消失以及意识不清）
形状异常	椭圆形	青光眼或眼内肿瘤
	不规则	虹膜粘连
对光反射	迟钝	脑炎、脑膜炎、脑血管疾病等
	消失	深昏迷
调节/集合反射	消失	动眼神经功能损害
	阿-罗氏瞳孔[1]	动脉硬化、脑外伤、糖尿病等

注：[1]阿-罗氏瞳孔（Argyll Robertson pupil，AR pupil），又称"缩瞳剂瞳孔"（miotic pupil）。典型表现为对光反射减弱或消失，或暗适应不良，痛觉不引起瞳孔扩大，不规则或不对称瞳孔，阿托品不能引起扩大等。

眼球：临床常见的眼球外形和运动异常类型及临床意义见表5-5。

表5-5 常见眼球外形和运动异常的类型及临床意义

类 型	体 征	临 床 意 义
外形	单侧突出	局部炎症或眶内占位性病变
	双侧突出	甲状腺功能亢进症
	单侧凹陷	眼球萎缩、Horner综合征[1]
	双侧凹陷	严重脱水
运动	运动障碍,伴复视	动眼、滑车、外展三对脑神经麻痹
	麻痹性斜视	脑炎、脑膜炎、脑肿瘤、脑血管疾病
	眼球震颤	耳源性眩晕、小脑及脑干疾病
眼压	增高	青光眼、颅内压增高
	降低	眼球萎缩、重度脱水等

注：[1]Horner综合征为由同侧颈部交感神经麻痹所致,表现患侧眼球内陷、瞳孔缩小、上睑下垂、面部无汗。

[甲亢眼征]

Graefe征：眼球下转时上睑不能相应下垂。

Stellwag征：瞬目减少。

Mobius征：眼球集合能力减弱。

Joffroy征：上视时无额纹出现。

Dalrymple征：眼球向正前方注视时,角膜上缘的上方露出长条巩膜。

2) 耳、鼻：常见体征及其临床意义见表5-6。

表5-6 耳、鼻部检查常见体征及临床意义

部 位		体 征	临 床 意 义
耳	耳郭	红肿热痛	急性炎症
		皮下小而硬的结节	痛风石(痛风)
	外耳道	局部红肿,耳屏压痛	外耳道疖肿
		浆液/脓性分泌物(恶臭)	外耳道炎/中耳炎(胆脂瘤)
		流血	外伤、颅底骨折/中耳肿瘤
	鼓膜	内陷、外凸或穿孔	中耳炎
	乳突	压痛、皮肤红肿、瘘管	乳突炎
	听力	障碍	神经损害、耵聍/异物阻塞
鼻	外形	普遍增大	肢端肥大症、黏液性水肿
		鼻梁及面颊部蝶形红斑	系统性红斑狼疮
		鞍鼻[1]	鼻骨发育不良/先天性梅毒
		蛙鼻[2]	肥大性或多发性鼻息肉
		皮肤增厚、毛细血管扩张	酒渣鼻(鼻尖、鼻翼)
		皮肤发红/小脓疱/小丘疹	痤疮
		鼻翼扇动	呼吸困难/高热病

（续表）

部　位	体　征	临　床　意　义
鼻腔	清涕	急性上感/过敏性鼻炎
	脓涕（黄绿色黏稠带腥味）	化脓性鼻窦炎/慢性鼻炎
	黏膜干燥、鼻腔扩大	萎缩性鼻炎（伴嗅觉↓）
	通气不畅	鼻腔炎症、鼻息肉或肿瘤
	出血（单侧）	外伤、损伤、鼻腔感染/占位
	出血（双侧）	血液病、肝病、某些传染病、高血压、维生素 C 或 K 缺乏
	出血（周期性）	子宫内膜异位症（女性）
鼻窦	压痛	鼻窦炎（鼻塞、头痛、流涕）

注：[1] 表现为鼻骨破坏、鼻梁塌陷致鼻外形似马鞍状。
　　[2] 表现为鼻翼扩大、鼻腔阻塞、鼻梁宽变如蛙状。

3）腮腺：腮腺位于耳屏、下颌角及颧弓所构成的三角区内，其导管位于颧骨下 1.5 cm 处，横过嚼肌表面，开口相当于上颌第二磨牙对侧的颊黏膜上。腮腺肿大时，以耳垂为中心隆起。

腮腺肿大的临床意义：

急性流行性腮腺炎：出现单侧或双侧腮腺肿大及压痛，导管开口处见红肿。

急性化脓性腮腺炎：腮腺肿大同时在导管开口处加压后有脓性分泌物流出。

腮腺的恶性肿瘤：质地硬，有痛感，与周围组织粘连，同时可伴面瘫。

4）口腔：口腔检体中常见体征及其临床意义见表 5-7。

表 5-7　口腔检体常见体征及临床意义

部位	体　征	临　床　意　义	部位	体　征	临　床　意　义
口唇	苍白	贫血、虚脱等	牙齿	斑釉牙（牙齿黄褐色）	长期饮用高氟水
	发绀	心肺功能不全		四环素牙	儿童期常服四环素
	樱桃红色	CO 中毒或发热性疾病		切牙切缘月牙形凹陷	先天性梅毒
	口唇疱疹	流行性感冒、大叶性肺炎等		伴牙间隙过宽	
				单纯牙间隙过宽	肢端肥大症
口腔黏膜	色素沉着	肾上腺皮质功能减退	牙龈	牙龈肿胀或挤压溢脓	慢性牙周炎
	麻疹黏膜斑[1]	麻疹早期		牙龈缘出血	牙石、血液病等
	溃疡	慢性复发性口疮		铅线[3]	铅中毒
	鹅口疮[2]	白色念珠菌感染		黑褐色点线色素沉着	铋、砷等中毒
舌	舌质发绀	心肺功能不全	咽	黏膜充血、红肿	急性咽炎
	舌面干燥	失血、脱水、高热		黏膜充血/粗糙/滤泡	慢性咽炎
	镜面舌	缺铁性/恶性贫血、萎缩性胃炎		扁桃体肿大，伴分泌/渗出	扁桃体炎
	牛肉舌	叶酸缺乏		苔状假膜，强行剥离后出血	白喉
	地图舌	核黄素缺乏			

注：[1] 麻疹黏膜斑（Koplik 斑）表现为相当于第二磨牙的颊黏膜处出现帽针头大小灰白色斑点，周围绕有红晕。
　　[2] 鹅口疮表现为口腔黏膜出现不规则的白色苔膜、周围有红晕，主要见于长期使用广谱抗生素或抗癌药的患者。
　　[3] 表现为牙龈的游离缘出现蓝灰色点线。

［扁桃体肿大分度］

Ⅰ度-肿大不超过咽腭弓[①]。

Ⅱ度-超过咽腭弓。

Ⅲ度-达到或超过咽后壁中线(图5-4)。

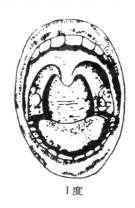 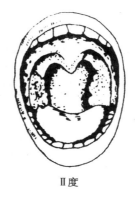 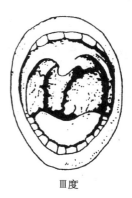

　　Ⅰ度　　　　　　　　　　Ⅱ度　　　　　　　　　　Ⅲ度

图5-4　扁桃体肿大分度

［口腔气味］

　　口腔异常气味称口臭,可由口腔或非口腔疾病所引起。口腔疾病,即牙龈炎、牙周炎、牙槽脓肿(腥臭味)、牙龈出血(血腥味)等。非口腔疾病引起的口腔异常气味参见本篇第三章"基本技能—嗅诊"。

(二) 颈部检查

　　1. 颈部检查正常表现

　　(1) 颈部外形与活动:正常人颈部两侧对称;静坐位,颈部血管不显露;男性甲状软骨较突出形成喉头结节,女性则平坦;转颈时可见胸锁乳突肌突起;颈部屈伸、转动自如;颈部无包块,皮肤无瘢痕、瘘管等。

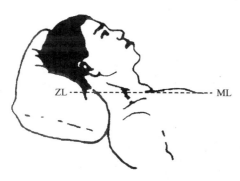

图5-5　正常人颈静脉充盈度(卧位)

ML,胸骨角线;ZL,颈静脉充盈最高点水平线

　　(2) 颈部血管:① 颈静脉:坐、立位颈静脉常不显露,卧位或半卧位颈静脉充盈的水平仅限于锁骨上缘至下颌角距离的下1/3内(图5-5);无颈静脉搏动。② 颈动脉:安静状态颈动脉搏动不明显,剧烈活动后才可看到颈动脉搏动;触及颈动脉搏动处可听到颈动脉搏动音,但无杂音;可在右锁骨上窝处听到连续性"营营"样杂音[②]。

　　(3) 气管:位于颈前正中,无偏移。

　　(4) 甲状腺:位于甲状软骨下方两侧,正常

　　① 软腭向下延续,在口咽部形成前后两层黏膜皱襞,前称舌腭弓,后称咽腭弓,两者之间是扁桃体窝。

　　② 为颈静脉血液流入上腔静脉口径较宽的球部时产生的生理性杂音,用手指压迫颈静脉后即可消失。

情况下表面光滑柔、薄而柔软,看不见和不易触及。

2.颈部检查常见体征及其临床意义

(1)颈部外形与活动:① 斜颈(头部固定向一侧偏斜):颈肌外伤、瘢痕收缩,先天性斜颈等;② 头部不能抬起:严重消耗性疾病晚期、重症肌无力、进行性肌萎缩等;③ 颈部活动受限伴疼痛:颈肌扭伤、软组织炎症、颈椎结核或肿瘤等;④ 颈部强直:脑膜受刺激征之一(各种脑膜炎、蛛网膜下腔出血等)。

(2)颈部包块:① 良性:甲状腺腺瘤、腮腺瘤、舌下囊肿、甲状腺舌骨囊肿、血管瘤;恶性:甲状腺癌、淋巴瘤、涎腺癌;② 炎症:急慢性淋巴结炎、淋巴结核;转移性淋巴结肿大(参见本篇第七章第二节皮肤和淋巴结检查)。

(3)颈部血管:① 颈静脉:颈静脉怒张[1],即静脉压异常增高,见于右心衰竭、心包积液、缩窄性心包炎或上腔静脉阻塞综合征(图5-6);颈静脉收缩期搏动[2],见于重度三尖瓣关闭不全。② 颈动脉:颈动脉明显搏动,即安静状态下见此体征提示脉压加大(主动脉瓣关闭不全、甲状腺功能亢进、严重贫血和高热状态等);颈部大血管收缩期杂音,见于颈动脉或椎动脉狭窄(大动脉炎或动脉硬化;锁骨上窝处听到杂音,可能为锁骨下动脉狭窄)。

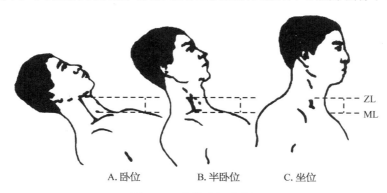

A.卧位　　　　　B.半卧位　　　　　C.坐位

图5-6　颈静脉怒张图示

(4)气管:健侧移位—大量胸腔积液(积气)、单侧甲状腺肿大或纵隔肿瘤等;患侧移位,见于肺纤维化、肺不张、胸膜粘连肥厚等;气管牵曳征(Oliver征),见于主动脉弓动脉瘤[3]。

(5)甲状腺:常见甲状腺肿大及临床意义见表5-8。

表5-8　常见甲状腺肿大特点、临床表现及临床意义

特　　点	临床表现	临床意义
对称弥漫性(或结节性)肿大、柔软,无压痛	无甲亢临床表现	单纯性甲状腺肿
对称弥漫性肿大、柔软,伴血管杂音和震颤	有甲亢临床表现	甲状腺功能亢进

---

[1]　被检者坐位时可见颈静脉明显充盈,或平卧时颈静脉充盈的水平超过锁骨上缘至下颌角距离的下1/3。

[2]　颈静脉怒张伴柔和、范围弥散的收缩期搏动;触诊无搏动感,按压颈静脉近心端此搏动消失是与颈动脉搏动主要区别点。

[3]　主动脉弓动脉瘤时,因心脏收缩时瘤体膨大挤压其下方的左主支气管,可触及气管随心脏搏动而被下拽。

(续表)

特点	临床表现	临床意义
不对称结节性肿大、质硬固定,凹凸不平	声音嘶哑,无甲亢表现	甲状腺癌肿
圆形/椭圆形结节性肿大(单发或多发),质韧,无压痛	一般无特殊症状	甲状腺腺瘤
弥漫性肿大(峡部明显),光滑无粘连,质韧有弹性,也可呈结节性肿大	初起甲亢,后发展为甲减	慢性淋巴细胞性甲状腺炎(桥本甲状腺炎)

〔甲状腺肿大分度〕

Ⅰ度:不能看出肿大而能触及。

Ⅱ度:能看到肿大又能触及,但在胸锁乳突肌以内区域。

Ⅲ度:肿大超出胸锁乳突肌外缘。

六、头颈部检体常见体征临床意义辨析举隅

1. 甲状腺肿大 人群中通过检体发现甲状腺肿大的占有不小比例,常见病因包括单纯性甲状腺肿、甲状腺功能亢进、甲状腺肿瘤和慢性淋巴细胞性甲状腺炎(桥本甲状腺炎)。可通过以下步骤,在检体过程中对病因进行初步辨析。

(1) 根据触诊仔细辨别甲状腺肿大的范围:区分弥漫性肿大还是结节性肿大;弥漫性肿大是对称性的还是以峡部肿大为主,结节性肿大是不对称性的还是单发或多发的。

(2) 进一步触诊肿大的甲状腺的质地、表面情况,听诊有无血管杂音,有无甲状腺功能亢进或减退的体征,从而初步辨别属何种病因。

甲状腺肿大的病因辨析思路如下(图5-7)。

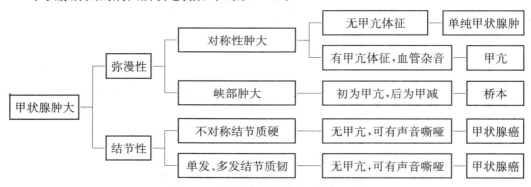

图5-7 甲状腺肿大的病因辨析思路

2. 气管移位 气管移位在颈部检查中可以通过简单的触诊检出,分为健侧移位(即气管移向有病变的一侧)和患侧移位(气管移向病变侧对面)。常由甲状腺、纵隔以及肺和胸膜病变引起。仔细查体可以初步辨别其相关病因。

(1) 进行颈部查体,确定有无单侧甲状腺显著肿大,或气管牵曳征、锁骨上窝搏动征和血管杂音(主动脉弓动脉瘤)。

(2) 检查胸部,确定有无胸骨旁异常增大的浊音(或实音)区(纵隔肿瘤);有无一侧肺部

呼吸音降低,如有则进一步叩诊,呈鼓音者考虑气胸,呈浊音或实音者则应进一步根据语音传导增强或减弱区分是压迫性肺不张还是阻塞性肺不张、大量胸腔积液或胸膜增厚粘连。

气管移位的病因辨析思路如下(图5-8)。

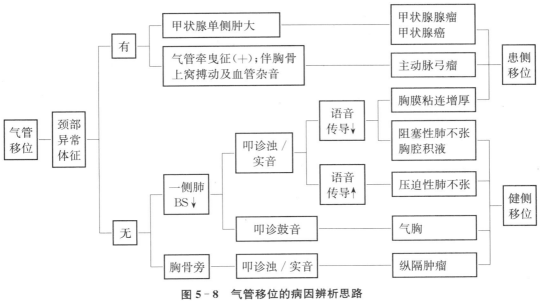

图5-8 气管移位的病因辨析思路

七、训练注意事项

(1)头面部检查有大量视诊内容,要注意选择合适光线,尤其是皮肤巩膜黄染等,一定要在自然光下进行视诊。

(2)用指压法测眼压时动作要轻柔,并且注意不能两眼球同时压迫,避免个别敏感患者引起心脏停搏。

(3)颈静脉充盈度检查一般采取半卧位。

(4)检查甲状腺时应在正确定位甲状腺后再嘱患者作吞咽动作,应避免令患者反复多次吞咽而增加不适。

八、考核方法

(1)学生互检,正确完成头部、头部器官(眼结膜、巩膜、角膜和瞳孔,鼻窦和鼻腔,牙、牙龈、舌和口咽部,外耳、鼓膜和乳突)、颈部血管、气管和甲状腺检体操作。

(2)选择具有瞳孔异常、巩膜黄染、扁桃体肿大、颈静脉怒张等头颈部检查常见阳性体征的患者(或多功能检体模拟人),每个学生完成1名对象头颈部相关阳性体征检查及结果描述,并口述该体征的临床意义和病因辨析;完成该部分检体报告。

(王成武)

第六章　胸部、肺和胸膜检体诊断技能训练

第一节　胸廓、胸壁和乳房检查

一、训练目的

训练胸廓、胸壁和乳房检体诊断技能。

二、训练要求

(1) 掌握胸廓、胸壁和乳房检体技能和常见体征的病因辨析思路。

(2) 熟悉胸部骨骼标志、体表标志线及分区。

(3) 熟悉乳房检查方法和乳房常见体征的表现和临床意义。

三、训练方法和步骤

1. 场所　病房、示教室或模拟医院。

2. 对象选择　学生、多功能检体模拟人、胸廓(胸壁)和乳房检体中体征明显的住院或门诊患者。

3. 方法和步骤　① 教师示范(或以 CAI 课件示范)胸廓、胸壁和乳房检体方法;② 学生互相练习胸廓、胸壁和乳房检体,教师巡视并及时纠错;③ 教师选择具有胸廓畸形(肺气肿、佝偻病、脊柱畸形等)、胸壁静脉曲张和乳房病(乳腺炎、乳房小叶增生、乳房腺瘤等)的患者(或 CAI 课件),结合病史等讲解阳性体征相关病因的辨析思路。

四、基本技能

(一) 胸壁的体表标志及分区

1. 检体内容

(1) 胸部骨骼标志:胸骨角、胸骨上凹、前胸壁肋骨和肋间隙、肩胛下角、胸椎棘突。

(2) 胸部体表标志线:正中线、后正中线、锁骨中线、腋前线、腋中线、腋后线、肩胛角线。

（3）胸部分区：腋窝、胸骨上窝、锁骨上窝、锁骨下窝、肩胛上区、肩胛区、肩胛间区、肩胛下区。

2. 检体方法

（1）确定胸部骨骼标志：① 前胸部触及胸骨角，以此计数前胸壁肋骨和肋间隙；② 背部低头位触及第七颈椎棘突，以此计数胸椎棘突（或胸椎）及背部肋骨和肋间隙；③ 嘱被检者作抬肩动作以活动肩胛骨时在背部触及肩胛下角，并于被检者直立（或坐位）、双手下垂位时，确定其所对应肋间隙及胸椎水平。

（2）胸部体表标志线：依次确定通过胸骨、锁骨中点、腋窝前皱襞、腋窝、腋窝后皱襞、肩胛下角、脊柱棘突等标志点与地面垂直的直线，分别为前正中线、锁骨中线、腋前线、腋中线、腋后线、肩胛线和后正中线。

（3）胸部分区：根据解剖部位及分区划分规则确定腋窝、胸骨上窝、锁骨上/下窝、肩胛上区、肩胛区、肩胛间区、肩胛下区等 8 个主要分区。

3. 技能要求 正确定位胸部骨骼标志、体表标志线和胸廓分区，并正确命名；正确计数前、后肋骨、肋间隙。

（二）胸廓、胸壁检查

1. 检查内容

（1）视诊：胸廓（桶状胸、扁平胸、佝偻病胸、漏斗胸、局部或一侧胸廓隆起或凹陷、脊柱后凸，见于驼背或脊柱侧凸等）、胸壁（静脉曲张、肋间隙膨隆、肋间隙回缩、蜘蛛痣、玫瑰疹、皮下出血、带状疱疹等）。

（2）触诊：胸廓挤压痛、肋软骨压痛、胸骨压痛或叩击痛、皮下捻发感（握雪感）等。

2. 检查方法

（1）视诊：患者一般取坐位或仰卧位，脱去外衣，使胸部充分暴露：① 目测比较胸廓前后径及横径（以男性乳头或第四肋间的平面为标准，比较前后径及横径大小），以确定胸廓类型（亦可用量体双脚规测量胸廓前后径及横径）；② 视诊有无胸廓局部变形、胸壁有无皮疹、皮下出血、静脉曲张（结合触诊检查曲张静脉的血流方向，检查方法见第八章第一节腹部分区及腹壁检查）等。

（2）触诊：用手指轻压、触摸或轻叩胸壁、胸骨、肋骨和脊柱等，检查有无触痛、压痛或叩痛，有无局部骨骼畸形。

3. 技能要求 正确判别异常胸廓和脊柱畸形的类型、特点；正确进行胸壁静脉血流方向检查并判断结果和临床意义。

（三）乳房检查

1. 检查内容

（1）视诊：乳房大小和对称性（一侧乳房明显增大或缩小、男性乳房发育）、外表（红肿、皮肤"橘皮样"、溃疡和瘘管、单侧或双侧浅表静脉扩张）、乳头（内陷、血性分泌物、黄色或黄绿色溢液、棕褐色溢液）等。

（2）触诊：乳房包块（皮温、部位、大小、外形、硬度、活动度、压痛或无压痛）、腋窝淋巴结肿大。

2. 检查方法

(1) 视诊：检查时光线应充足,被检者取坐位或仰卧位,必要时取前倾位,前胸充分暴露,予顺序视诊,避免遗漏。

(2) 触诊：被检查者取坐位,先后取两臂下垂、双臂高举过头或双手叉腰位接受检查。检查者以并拢的手指掌面稍施力,以旋转或滑动方式进行触诊;按外上、外下、内下、内上、中央(乳头、乳晕)的顺序滑动触诊,然后检查淋巴引流部位,如腋窝、锁骨上(下)窝等处的淋巴结。先查健侧,后查患侧(图6-1)。

3. 技能要求 正确地进行乳房视诊、触诊查体,并正确描述查体结果。

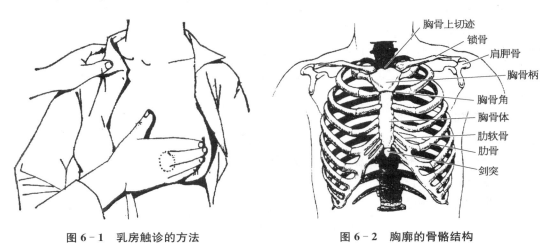

图6-1 乳房触诊的方法   图6-2 胸廓的骨骼结构

五、基本知识

(一) 胸部体表标志及分区

1. 胸部的骨骼标志(图6-2)

(1) 胸骨角：胸骨柄与胸骨体连接处向前突起处,与第2肋软骨相连,平气管分叉、第四胸椎下缘,为上下纵隔交界处。

(2) 第7颈椎棘突：低头时更为明显(其下为第1胸椎),以此作为计数胸椎棘突的标志。

(3) 肩胛下角：正坐、双手自然下垂时,肩胛下角位置相当于第8胸椎、第7肋或第7肋间隙水平。

2. 胸部标志线及分区(图6-3)

(1) 胸部标志线：7种(12条)垂直线：前正中线和后正中线各1条,锁骨中线、腋前线、腋中线、腋后线和肩胛线均为左右各1条。

(2) 胸部分区：包括胸骨上窝(胸骨柄上方凹陷部)、锁骨上(下)窝(锁骨上、下方凹陷

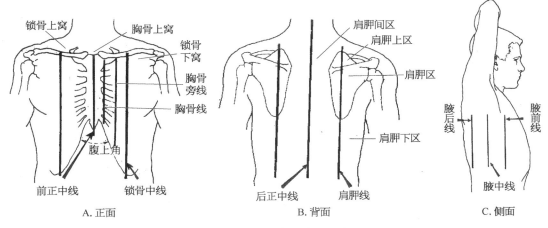

图 6-3　胸部体表标志线及分区

部)、腋窝(上肢内侧与胸外侧壁相连的凹陷部)、肩胛间区(两肩胛内缘间区域)、肩胛上区(肩胛冈以上区域)、肩胛下区(两肩胛下角连线与第 12 胸椎水平线间区域)和肩胛区(相当于肩胛冈下的肩胛骨区域)

(二)胸廓、胸壁检查

1. 胸廓、胸壁检体正常表现　胸廓近似圆锥形,两侧大致对称;成人前后径与横径之比约为 1:1.5,小儿和老年人前后径略小于或等于横径;胸壁无皮疹、无明显静脉可见(但女性哺乳期乳房附近的皮下静脉可较明显)、无压痛和叩击痛。

2. 胸廓和胸壁检查常见体征及临床意义(表 6-1)

表 6-1　胸廓、胸壁检查常见体征及其临床意义

	体　征	表　　现	临　床　意　义
胸廓	桶状胸	前后径明显增大、肋间隙增宽,腹上角>90°,颈短肩宽,胸椎后凸	慢性阻塞性肺气肿、支气管哮喘发作时、部分老年人及矮胖体型者
	扁平胸	前后径明显缩短,胸廓扁平,颈部细长,锁骨突出,腹上角<90°	瘦长体型者、慢性消耗性疾病(肺结核等)
	佝偻病胸(鸡胸)	前后径增大而横径缩小,胸骨下部显著前凸,两侧肋骨凹陷;伴肋串珠、肋膈沟	佝偻病(多见于儿童)
	漏斗胸	胸骨下端剑突处内陷,形似漏斗	佝偻病、胸骨下部长期受压者
	单侧膨隆	一侧膨隆伴肋间隙增宽,伴随呼吸受限,气管、心脏向健侧移位	一侧大量胸腔积液、气胸、液气胸、胸内巨大肿物等
	单侧凹陷	一侧凹陷,健侧膨隆	肺不张、萎缩、纤维化,广泛肺结核、胸膜增厚粘连、肺叶切除等
	局限性隆起	胸壁局限性隆起	先天性心脏肥大、儿童大量心包积液、主动脉瘤、胸内或胸壁肿瘤、胸壁炎症、皮下气肿
	局部突起	肋骨与肋软骨交界处菱形痛性硬包块	肋骨软骨炎
	胸骨压痛	胸骨压痛(叩痛)	白血病

(续表)

	体 征	表 现	临 床 意 义
脊柱	后凸畸形	胸椎后凸,胸廓上下径缩短,胸骨向内牵拉	胸椎结核、强直性脊柱炎、老年人、骨质软化
	侧凸畸形	外凸侧肩高、肋间隙宽,对侧肋间隙变窄	胸椎疾患、长期姿势不正或发育畸形
胸壁	静脉曲张	伴上半身水肿和发绀	上腔静脉阻塞
		伴咯血、胸痛、杵状指、反复一侧肺炎等	肺癌
		伴发热、颈淋巴结肿大、肝脾肿大	淋巴瘤
	肋间隙回缩	吸气时肋间隙回缩	呼吸道阻塞(三凹征之一)
	肋间隙膨隆	肋间隙轻度膨出	大量胸腔积液、张力性气胸、严重肺气肿等
	局部压痛	病变局部压痛	炎症、骨折、肋软骨炎、肋间神经痛、带状疱疹
	皮下气肿	外观肿胀,指压凹陷,捻发感	肺、气管、胸膜受伤,产气杆菌感染/气胸穿刺引流

(三) 乳房检查

1. 乳房检查正常表现 坐位视诊两侧乳房基本对称(大小可略有差别),两乳头在同一水平;触诊为细软弹力感和颗粒感(随年龄增长可有结节感);一般无压痛。

2. 乳房检查常见体征的表现和临床意义(表6-2)

表6-2 乳房检查常见体征及临床意义

乳房检查		常 见 体 征		临 床 意 义
视诊	乳房	单侧增大		先天畸形、一侧哺乳、炎症、肿块
		单侧缩小		发育不全
		男性乳房发育		激素失调(肝硬化等);长期服用螺内酯
		橘皮样皮肤		乳癌或炎症
		溃疡、瘘管		乳腺炎、乳房结核、乳房脓肿
	乳头	内陷		乳癌;自幼发生内陷者为发育异常
		溢液	血性	乳管内乳头状瘤、乳癌
			黄色、黄绿色	乳房囊性增生病、偶见乳癌
			棕褐色	乳管内乳头状瘤、乳房囊性增生病
触诊	乳房	坚实无弹性		皮下组织受肿瘤或炎症浸润
		红肿热痛(伴腋下淋巴结肿痛)		急性乳房炎
	包块	较小、质软、光滑、边界清、无粘连		良性肿块
		凹凸不平、边界不清、质硬、无触痛、皮肤橘皮样		乳癌,尚有乳头内陷和血性分泌物

六、胸廓、胸壁和乳房检体常见体征临床意义辨析举隅

1. 胸壁压痛 胸部压痛常见的病因有外伤、炎症、肿瘤浸润等,鉴别步骤如下。

(1) 根据有无外伤史,分别检查胸廓挤压痛或胸骨压痛(叩痛)。

(2) 如有外伤史,胸廓挤压痛阳性者考虑有肋骨骨折,否则考虑胸壁软组织挫伤。

(3) 如无外伤史,胸骨有压痛或叩痛考虑为白血病或多发性骨髓瘤;无胸骨压(叩)痛否进一步观察有无皮疹,有以正中线为界的单侧痛性疱疹者应考虑带状疱疹,无皮疹则多见肋间神经痛或流行性胸痛等。

胸壁压痛的病因辨析思路如下(图 6-4)。

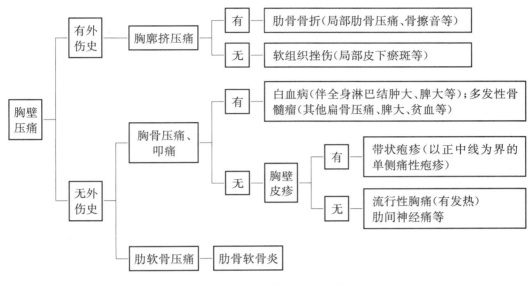

图 6-4　胸壁压痛病因辨析思路

七、训练注意事项

(1) 如被检查者存在两侧胸廓不对称,应正确判断哪一侧为正常。记住:正常侧胸廓的肋间隙应该无增宽或变狭窄,如相对隆起侧胸廓伴肋间隙增宽则为异常侧;同样,相对塌陷侧伴肋间隙变窄亦为异常侧(可结合其他检查资料以助综合判断)。

(2) 当一侧大面积肺不张或胸膜广泛粘连增厚时,健侧常因代偿性肺气肿而误判为病变侧,此时也需结合其他检查资料进行综合分析。

(3) 乳房的触诊检查时,不能用手指将乳房提起来触摸,应为滑动触诊,否则会将正常的结节感误认为是包块。

八、考核方式

(1) 学生互检,完成胸壁、胸廓及乳房检体操作。

(2) 选择具有胸廓、胸壁和乳房检查体征的患者(或多功能检体模拟人),每个学生完成 1 名所选对象的胸部和乳房检查及结果描述,完成该部分检体报告;并口述相关体征的临床意义和病因辨析。

第二节　肺、胸膜检查

一、训练目的

训练肺和胸膜检体诊断技能。

二、训练要求

（1）掌握肺和胸膜视、触、叩、听检体技能。

（2）熟悉肺和胸膜检体的正常表现、常见体征的临床意义及辨析思路。

三、训练方法和步骤

1. 场所　病房、示教室或模拟医院。

2. 对象选择　学生、多功能检体模拟人以及肺、胸膜检查中体征明显的住院、门诊患者。

3. 方法和步骤　① 教师示范（或以 CAI 课件示范）肺和胸膜检体方法；② 学生互相练习肺和胸膜检体，教师巡视并及时纠错；③ 教师选择具有肺和胸膜体征（肺部啰音、肺气肿体征、胸腔积液体征等）的患者（或 CAI 课件）示教，结合病史等讲解阳性体征相关病因辨析思路。

四、基本技能

（一）肺和胸膜视诊

1. 视诊内容　呼吸类型（胸式、腹式）、深度（Kussmaul 呼吸[①]、换气过度）、频率（呼吸过速、呼吸过缓和呼吸停顿）、节律（潮式呼吸、间停呼吸、不规则呼吸、抽泣样呼吸和叹息样呼吸）、呼吸运动（两侧不对称、增强、减弱等）。

2. 视诊方法　室内应舒适温暖，光线充足。患者一般取仰卧位（或坐位），脱去外衣，使腰部以上的胸部充分暴露。观察呼吸运动主要通过对比前胸和锁骨下区随呼吸而起伏的幅度来判定。

3. 技能要求　通过视诊，正确辨别呼吸类型；熟悉正常呼吸频率、节律、深度及呼吸运动；正确区分各种呼吸异常并正确描述查体结果。

（二）肺和胸膜触诊

1. 触诊内容　呼吸运动（两侧不对称、胸廓扩张度增强或减弱）、触觉语颤（增强、减弱或消失）和胸膜摩擦感。

---

① 即酸中毒大呼吸，节律均匀，呼吸深而大，患者本人并不感觉呼吸困难。

2.触诊方法

(1)呼吸运动:前胸检查取卧位,后背检查取坐位。检查者双手置放如图6-5,拇指分别置胸骨下端前正中线处(前胸)和肩胛下区后正中线处(后背),使两拇指相遇;通过评估患者深呼吸时两拇指分开后各自离正中线的距离评估呼吸运动是否正常、对称(图6-5)。

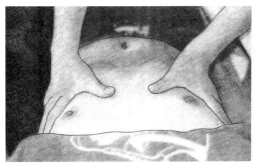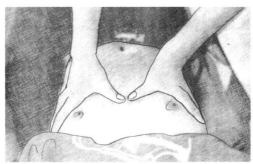

A.前胸

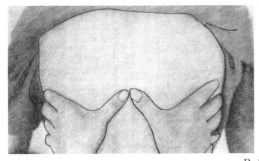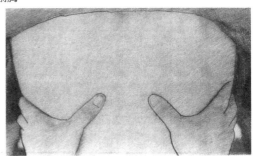

B.后背

图6-5 胸廓扩张度检查法

(2)触觉语颤:检查者双手掌先后置于被检查者胸、背部双侧肺上、中、下部位的对称位置,嘱其以同等强度拉长发"yi——"音,左右对比;如两手感觉的语颤(触觉语颤)不一致,可两手交换位置后再作一次。自上而下由内到外依次触诊,比较两侧对称部位语颤异同(图6-6)。

(3)胸膜摩擦感:检查者用手掌轻贴腋中线第5~7肋间隙处胸壁,嘱患者反复作深呼吸,此时若有皮革相互摩擦的感觉,即为胸膜摩擦感。

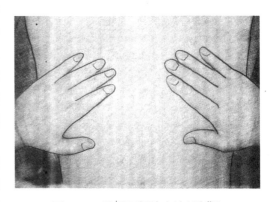

图6-6 触觉语颤检查法(后背)

3.技能要求 正确进行呼吸运动、触觉语颤和胸膜摩擦感检查;熟悉肺胸膜触诊的正常表现和常见体征及其病因辨析思路。

（三）肺和胸膜叩诊

1. 叩诊内容　正常胸部叩诊（清音、浊音、实音和鼓音）、肺界（肺上下界、肺下界移动度）；肺实变、胸腔积液、肺气肿等病变的胸部叩诊。

2. 叩诊方法

（1）被检查者通常取卧位（或坐位），呼吸均匀，放松肌肉。

（2）采用间接叩诊法。叩诊前胸，卧位时板指应平贴在肋间隙并与肋骨平行，坐位时板指与肋骨垂直（板指中节置肋间隙）；叩诊背部，在肩胛区板指与脊柱平行，肩胛下区则板指平贴于肋间隙并与肋骨平行。叩诊力量要轻重适宜两侧对称部位要对比叩诊。

（3）先检查前胸部，自锁骨上窝（肺尖）开始，自上而下，逐一肋间隙向下进行叩诊；检查侧胸时，让患者将上臂置于头顶，从腋窝开始向下叩至肋缘；检查背部时，让患者低头，上身略向前倾，双手交叉抱肘，自上而下叩诊肩胛间区及肩胛下区。肺部叩诊部位（和听诊部位）见图6-7。

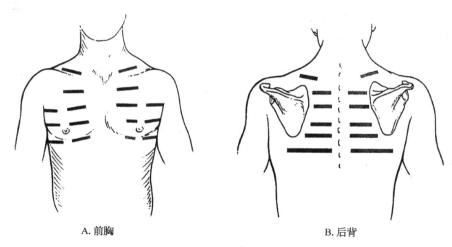

A. 前胸　　　　　　　　　　　　　　　　　B. 后背

图6-7　胸部听诊和叩诊点

3. 技能要求　正确进行胸部叩诊；熟悉正常胸部叩诊表现、胸部常见病理性叩诊音及其病因辨析思路；了解肺上、下界及肺下界移动度检查法。

（四）肺和胸膜听诊

1. 听诊内容　支气管呼吸音、肺泡呼吸音、支气管肺泡呼吸音的听诊特点和听诊部位；病理性呼吸音（肺泡呼吸音增强、减弱，管状呼吸音等）、啰音（干啰音，即鼾音、哨笛音；湿啰音，即粗、中、细捻发音和哮鸣音）、听觉语音、胸膜摩擦音。

2. 听诊方法

（1）听诊时嘱被检者脱去衣服，以免皮肤、衣服与体件摩擦发出的声音，影响听诊。被检者经口行深而均匀的呼吸，以免杂以鼻音（必要时作深呼吸或咳嗽几声后立即听诊）。先听诊前胸，一般由肺尖开始沿肋间隙，自上而下、左右对称部位对比进行听诊（图6-7，或3线18点）；然后听诊两侧，最后听诊背部（图6-7）；每处至少听1～2个呼吸周期。

（2）听诊时要注意 3 种呼吸音出现的部位是否正常：在正常肺泡呼吸音区域听到支气管呼吸音为管状呼吸音，听到支气管肺泡呼吸音为病理性支气管肺泡呼吸音，均为病理性的。

（3）听到啰音时要区分干啰音还是湿啰音，还要注意区分局限性和散在性。

（4）听觉语音检查时，听诊器胸件置于被检查者胸、背部双侧上、中、下对称位置，嘱被检者轻声重复发"yi——"，对比听诊语音有无增强/减弱。

（5）检查胸膜摩擦音时嘱被检者深吸气，在前下侧胸壁（腋中线第 5～7 肋间隙）听诊有无胸膜摩擦音。

3. 技能要求 正确辨别 3 种呼吸音的听诊特点及正常部位；正确辨别干啰音、湿啰音、捻发音和胸膜摩擦音的听诊特点和部位；正确进行听觉语音检查。

五、基本知识

（一）视诊

1. 正常肺和胸膜视诊 一般说来，儿童及成年男性以腹式呼吸为主，成年女性以胸式呼吸为主。平静状态下，健康人呼吸节律、深度适中，两侧呼吸运动对称；成人呼吸频率为16～20 次/分，呼吸与脉搏之比为 1：4；新生儿较快，随年龄增长而逐渐减慢。

2. 肺和胸膜视诊常见体征及其临床意义（表 6-3）

表 6-3 肺及胸膜视诊常见体征、表现及临床意义

体 征		表 现	临 床 意 义
呼吸类型	腹式呼吸增强	胸式呼吸转变为腹式呼吸	肺炎、重症肺结核、肋骨骨折、胸膜炎、肋间肌麻痹
	胸式呼吸增强	腹式呼吸转变为胸式呼吸	腹膜炎、腹水、巨大卵巢肿瘤、胃肠胀气等
	反常呼吸	部分胸壁吸气内陷，呼气外凸	多发性肋骨、肋软骨或胸骨或骨折
呼吸频率	呼吸过速	呼吸＞24 次/分	发热、疼痛、呼吸功能障碍、心衰、贫血、甲亢等
	呼吸过缓	呼吸＜12 次/分	熟睡、吗啡及巴比妥中毒、颅内高压、甲减等
呼吸深度	呼吸加深	呼吸深而快	剧烈运动、情绪激动或紧张
	Kussmaul 呼吸	节律匀齐，吸气深慢、呼气短促	尿毒症、糖尿病酮症酸中毒
	呼吸浅快	呼吸深度变浅、频率加快	肺气肿、胸膜炎、胸腔积液、气胸、腹水、心衰
呼吸节律	潮式呼吸（陈-施式呼吸）	呼吸呈浅慢→深快→浅慢→停	中枢神经系疾病（脑炎、脑膜炎、颅内高压）；某些中毒
	间停呼吸（Bito 呼吸）	规律、等深度呼吸几次后突然停止呼吸，短时间隔后重复发生	脑膜炎、颅内高压、中毒、尿毒症、临终前
	不规则呼吸	呼吸节律与频率不规则	中枢神经系统疾病及休克等
	抽泣样呼吸	连续两次较短吸气后继较长呼气	中枢性呼吸衰竭、颅内高压或脑疝前期
	叹息样呼吸	正常呼吸节律插入一次深大呼吸	神经衰弱、精神紧张或抑制，多为功能性

（续表）

体 征		表 现	临 床 意 义
呼吸运动	减弱或消失	局限性	肺部病变及少量胸膜增厚及粘连等
		一侧	一侧肺或胸膜的病变，或一侧膈神经麻痹
		双侧	慢性阻塞性肺气肿
	增强	一侧	一侧肺/胸膜病变时，健侧代偿性呼吸运动增强
		双侧	剧烈运动、酸中毒大呼吸时

（二）触诊

1. 正常肺和胸膜触诊　两侧呼吸运动对称、深度适中。前胸上部的语颤较下部强，后胸下部较上部强，右上胸较左上胸强；男性的语颤较女性强，成人较儿童强，瘦者因胸壁薄而强于胖者。正常人无胸膜摩擦感。

2. 肺和胸膜触诊常见体征产生机制及临床意义（表6-4）

表6-4　肺及胸膜触诊常见体征产生机制及临床意义

体 征		产 生 机 制	临 床 意 义
语颤[1]	增强	实变肺组织传导声波的能力较正常肺组织强	肺实变
		受压的肺泡内含气量减少或不含气	压迫性肺不张
		声波在空洞内产生共鸣导致声波的振幅增大	表浅而大的肺空洞
	减弱或消失[2]	肺泡内含气量增加，传导声波的能力降低	肺气肿、支气管哮喘
		支气管阻塞，声波传导受阻	阻塞性肺不张
		胸壁距肺组织距离增大	胸腔积液、气胸、高度胸膜增厚、胸壁厚
		发音较弱	体质虚弱
胸膜摩擦感		脏、壁层胸膜因纤维蛋白原沉着变粗糙，呼吸时互相摩擦	胸膜炎症、胸膜肿瘤、严重脱水、尿毒症等

注：[1]触觉语颤传导的主要条件：① 气管、支气管必须畅通；② 胸膜的脏层及壁层必须接近。

[2]影响语颤强弱的因素：发音强弱、音调高低、胸壁厚薄。

（三）叩诊

1. 正常胸部叩诊

（1）叩诊音：正常肺部叩诊呈清音；在肺与肝、肺与心交界的重叠区域叩诊为浊音；叩诊未被肺遮盖的心脏或肝脏时为实音；前胸左下方为胃泡区，叩诊呈鼓音；背部从肩胛上区到第9～11肋下缘，除脊柱部位外，叩诊都呈清音（图6-8）。

（2）肺部定界：① 肺上界宽度正常为4～6 cm，右肺尖位置较低且右肩部肌肉较厚，故右侧的宽度较左侧稍窄。② 平静呼吸时，右肺下界在右侧锁骨中线、腋中线、肩胛线分别为第6、8、10肋骨；左肺下界除在左锁骨中线上变动较大（因有胃泡鼓音区）外，其余与右侧大致相同（矮胖体型或妊娠时，肺下界可上移1肋；消瘦体型者，肺下界可下移1肋；卧位时肺下界可比直立时升高1肋）。③ 正常人两侧肺下界移动度为6～8 cm。

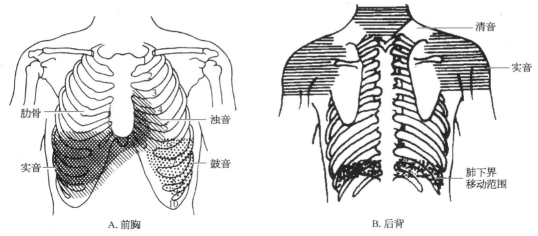

A. 前胸　　　　　　　　　　　　　　　B. 后背

图 6-8　正常胸部叩诊音

2. 肺和胸膜叩诊常见体征及临床意义（表 6-5）

表 6-5　肺及胸膜叩诊常见体征表现及临床意义

肺和胸膜叩诊		体征表现	临床意义
肺部定界	肺上界	增宽,叩诊呈过清音/鼓音	气胸、肺气肿、肺尖部的肺大泡
		变窄或消失	肺尖有结核、肿瘤、纤维化、萎缩或胸膜增厚
	肺下界	下移	消瘦、肺气肿、腹腔内脏下垂等
		上移(伴膈肌上移)	肥胖/妊娠;肺不张/胸膜粘连;腹水/肝脾肿大/腹腔肿瘤等;(胸腔积液/气胸)
		不易叩出	下叶肺实变、胸腔积液、胸膜增厚
		移动度减小	肺气肿/胸腔积液/气胸/肺不张/胸膜粘连;各种原因致腹压增高
病理性叩诊音		浊音或实音	肺炎/肺结核/肺不张等;胸腔积液/胸膜粘连增厚;胸壁水肿/肿瘤等
		鼓音	气胸;直径>3～4 cm 的浅表肺空洞
		过清音	肺气肿,支气管哮喘发作时

（四）听诊

1. 正常肺和胸膜听诊　在正常人的肺部可听到 3 种呼吸音和听觉语音,有不同的听诊特点及体表分布(表 6-6 和图 6-9)。正常人肺部听不到啰音或胸膜摩擦音;但在老年人、深睡和长期卧床者,因呼吸较浅,边缘部位肺泡充气不足而萎陷,深吸气时可在肺底听到捻发音,一般无特殊临床意义。

表 6-6　正常肺部呼吸音、听觉语音特点及体表分布

肺部听诊		听诊特点	体表分布
呼吸音	支气管呼吸音	音强、调高,吸弱呼强、吸短呼长,似"哈"	喉部、胸骨上窝、背部 C6～T2 附近

(续表)

肺部听诊	听诊特点	体表分布
肺泡呼吸音	吸气较呼气强、调高、时长,似"夫"	除支气管呼吸音和支气管肺泡呼吸音听诊部位外的其他肺部区域
支气管肺泡呼吸音	吸、呼气强弱、音调、时限大致相等	胸骨角附近、右肺尖、肩胛间区T3~T4 水平
听觉语音	按平时说话音调数"1、2、3"时,用听诊器在胸壁上听到柔和而模糊的声音	全部肺野听诊区域

注:C6 即第 6 颈椎,T2 即第 2 胸椎。

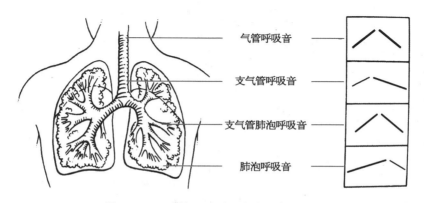

图 6-9　正常情况下呼吸音的特点及分布

注:升支为吸气相,降支为呼气相,线条粗细示音响强弱;长短示时间长短,斜线与垂线间的夹角示音调高低,角度小者音调高。

2. 肺和胸膜听诊常见体征及其临床意义(表 6-7)

表 6-7　肺和胸膜听诊常见体征表现和临床意义

体	征	临 床 意 义
病理性肺泡呼吸音	减弱或消失	双侧-肺气肿;单侧-胸腔积液/气胸/胸膜增厚粘连;局部-肺炎/肺脓肿/肺结核/肺肿瘤
	增强	双侧-运动/发热/甲亢;单侧或局部-单侧或局部病变,健侧代偿性增强
	呼气延长	双侧-支气管哮喘/喘息型支气管炎及肺气肿;局部-局限支气管狭窄/阻塞(支气管肺癌)
	断续	肺炎肺/结核/支气管肺癌/胸膜粘连
	粗糙	支气管炎或肺炎早期
管状呼吸音[1]		大叶性肺炎/肺结核/肺脓肿/肺肿瘤;胸腔积液/肺部肿块
病理性支气管肺泡呼吸音[2]		肺组织轻度/不全实变;胸腔积液上方有肺膨胀不全

（续表）

体　　征		临　床　意　义
啰音	干啰音	支气管病变
	湿啰音	肺与支气管病变
	捻发音	持续存在,见于肺炎早期、肺结核早期、肺淤血、纤维性肺泡炎
听觉语音	增强	压迫性肺不张、肺组织实变、肺空洞
	减弱	阻塞性肺不张、肺气肿、胸腔积液、气胸、过度衰弱、胸膜增厚或水肿
胸膜摩擦音		各种原因引起的干性胸膜炎

注：[1]即病理性支气管呼吸音,在正常肺泡呼吸音分布区域内听到的支气管呼吸音。
[2]病理性支气管肺泡呼吸音,即在正常肺泡呼吸音分布区域内听到的支气管肺泡呼吸音。

六、肺和胸膜检查常见体征临床意义辨析举隅

肺泡呼吸音减弱或消失

肺泡呼吸音减弱时的病因辨析思路如下（图6-10）。

（1）首先听诊肺泡呼吸音减弱的部位,以判断是双侧、单侧还是局部呼吸音减弱。

（2）如为双侧降低者,根据有无散在哮鸣音或三凹征等辨别相关病因；如为单侧降低,则伴叩诊鼓音者应进一步查明是否有气胸,伴叩诊浊音者,进一步根据语颤变化以确定相关病因；如为局部降低者,进一步检查有无局部啰音、哮鸣音等以进一步区分病因等。

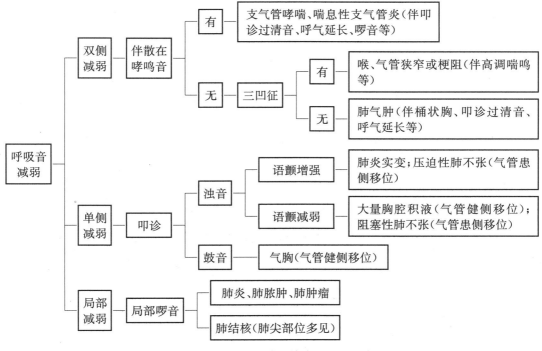

图6-10　呼吸音减弱的病因辨析思路

七、训练注意事项

（1）检查触觉语颤时注意：① 触诊时检查者的手掌应轻轻平放在胸壁上，不可将两手强压在胸壁上，太紧会减弱胸壁的震动；② 正常人胸壁前、后、上、下语颤不相同，故强调两侧对称部位进行比较。

（2）肺部叩诊时应自上而下、左右对比，比较两侧对称部位的叩诊音。

（3）听诊时要注意以下听诊音的鉴别。

1）湿啰音与胸膜摩擦音的区别：湿啰音多出现于吸气时，咳嗽后可消失；胸膜摩擦音在呼、吸气时均可听到，屏住呼吸时消失，触诊有摩擦感，咳嗽不能改变其性质。

2）湿啰音与皮下气肿的鉴别：皮下气肿时可听到捻发音，易与湿啰音混淆。捻发音在呼、吸气时均可听到；皮下气肿可由胸壁向颈部、腹部、上肢等部位蔓延，用手按压时气体在皮下组织中移位时可形成声音，并有握雪感。

八、考核方式

（1）学生互检，正确完成肺和胸膜视、触、叩、听检体。

（2）完成该部分检体报告。

第三节 呼吸系统常见疾病检体

一、训练目的

训练呼吸系统常见疾病的检体技能；熟悉呼吸系统常见疾病检体表现。

二、训练要求

（1）掌握呼吸系统常见疾病的视诊、听诊、叩诊、触诊检体技能。

（2）熟悉呼吸系统常见疾病检体表现。

三、训练步骤和方法

1. 场所　门诊或病房、示教室或模拟医院。

2. 对象选择　多功能检体模拟人、标准化患者，或肺实变（肺炎球菌性肺炎、肺结核等）、肺不张（阻塞性肺不张、压迫性肺不张）、胸腔积液（肺结核、肺肿瘤等）、气胸、肺气肿、支气管哮喘等住院或门诊患者。

3. 方法和步骤　① 教师分别示范（或以 CAI 课件示范）以下 6 种呼吸系统常见疾病的视诊、听诊、叩诊、触诊检体方法及部分阳性体征。② 教师分别选择 2～3 种呼吸系统常见病症患者（或标准化患者）进行检体示教，学生结合病史等叙述阳性体征临床意义及相关病因的辨析思路。③ 有条件时,学生利用多功能检体模拟人体验相关呼吸系统疾病的检体体征。

四、基本技能

1. 检体内容

(1) 大叶性肺炎

1) 视诊:面容(急性热病容、稽留热)、口唇(干,严重时可发绀),呼吸频率(增快)、节律(无异常)、深度(患侧变浅、对侧加深)。

2) 触诊:气管位置(居中)、触觉语颤(患侧增强)。

3) 叩诊:肺部叩诊(浊音,大块肺实变可呈实音)、肺下界(无变化)及其移动度(患侧减小)。

4) 听诊:呼吸音(肺泡呼吸音消失,可有病理性支气管呼吸音)、啰音(响亮性湿啰音)、听觉语音(增强)。

(2) 阻塞性肺不张(阻塞面积较大时)

1) 视诊:胸廓形状(患侧胸廓下陷)、肋间隙(变窄)、呼吸动度(减弱或消失)。

2) 触诊:气管位置(移向患侧)、触觉语颤(减弱或消失)。

3) 叩诊:肺部叩诊音(浊音或实音)。

4) 听诊:呼吸音(消失)、听觉语音(减弱或消失)。

(3) 肺水肿

1) 视诊:面容(面色苍白、极度烦躁)、口唇(发绀、咳吐大量稀薄泡沫痰),呼吸频率(增快、端坐呼吸)、节律(无异常)胸廓形状及对称性(对称)、呼吸动度(减弱)。

2) 触诊:气管位置(居中)、触觉语颤(减弱)、呼吸动度(减弱)。

3) 叩诊:肺部叩诊(正常或浊音)、心脏浊音界(轻或中度扩大)。

4) 听诊:呼吸音(减弱或消失)、啰音(双肺满布湿啰音,可有哮鸣音)、听觉语音(减弱或正常)。

(4) 气胸

1) 视诊:胸廓形状及对称性(患侧饱满)、肋间隙(患侧增宽)、呼吸动度(患侧减弱或消失)。

2) 触诊:气管位置(推向健侧)、触觉语颤(减弱或消失)。

3) 叩诊:肺部叩诊(患侧为鼓音)、心脏浊音界(向健侧移位)、肝浊音界(右侧气胸时下移)。

4) 听诊:呼吸音(患侧减弱或消失)、听觉语音(患侧减弱或消失)。

(5) 慢性阻塞性肺气肿

1) 视诊:胸廓形状(桶状)、肋间隙(增宽)、呼吸动度(减弱)。

2) 触诊:呼吸运动(减弱)、气管位置(居中)、触觉语颤(减弱)。

3) 叩诊:双肺叩诊(呈过清音)、心脏浊音界(缩小或叩不出)、肝浊音界(下移)、肺下界(下移)及其移动度(减小)。

4) 听诊：呼吸音(肺泡呼吸音普遍减弱)、呼气和吸气时相变化(呼气相延长)、听觉语音(减弱)、心音(遥远)。

(6) 支气管哮喘

1) 视诊：体位(严重者端坐呼吸)、口唇(严重者发绀),呼吸频率(增快)、节律、深度,胸廓形状(饱满),呼吸运动(减弱)。

2) 触诊：触觉语颤(减弱)、呼吸动度(减弱)。

3) 叩诊：肺部叩诊(呈过清音)、肺下界(下移)及其移动度(减小)。

4) 听诊：呼吸音(减低)、呼气和吸气时相变化(呼气延长),啰音(双肺哮鸣音)、听觉语音(减弱)。

(7) 胸腔积液

1) 视诊：胸廓形状及对称性(患侧饱满)、肋间隙(患侧饱满)、呼吸动度(患侧减弱)、心尖搏动位置(向健侧移位)。

2) 触诊：气管位置(推向健侧)、触觉语颤(减弱或消失)。

3) 叩诊：肺部叩诊音(积液区叩诊呈浊音)、心脏浊音界(患侧叩不出)。

4) 听诊：呼吸音(积液区减弱或消失)、病理性呼吸音(积液区上部可有病理性支气管呼吸音或病理性支气管肺泡呼吸音)、听觉语音(积液区减弱或消失)。

2. 技能要求　正确进行上述 7 种呼吸系统常见病变的检体主要内容；熟悉并正确检出(或叙述)以上病变的典型阳性体征并分析其临床意义；正确记录以上病症的检体结果。

五、基本知识

呼吸系统常见疾病体征(表 6-8)。

表 6-8　呼吸系统常见疾病体征

病变	视诊		触诊		叩诊	听诊		
	胸廓	呼吸动度	气管	语颤	叩诊音	呼吸音	啰音	听觉语音
肺实变	对称	患侧↓	居中	↑	浊音/实音	管样呼吸音	湿啰音	患侧↑
阻塞性肺不张	患侧凹陷	患侧↓	患侧移位	消失	浊音/实音	消失	无	消失或↓
压迫性肺不张	不定	患侧↓	不定	↑	浊音/浊鼓音	管状呼吸音	无	患侧↑
肺空洞	正常或局部凹陷	局部↓	居中或偏向患侧	↑	鼓音/破壶音/空瓮音	管样呼吸音	湿啰音	↑
支气管哮喘	桶状	↓	居中	↓	过清音	呼气延长	哮鸣音	↓

（续表）

病 变	视 诊		触 诊		叩 诊	听 诊		
	胸廓	呼吸动度	气管	语颤	叩诊音	呼吸音	啰音	听觉语音
慢性阻塞性肺气肿	桶状	↓	居中	↓	高清音	↓/呼气延长	多无	↓
气胸	患侧饱满	患侧↓/消失	健侧移位	患侧↓/消失	鼓音	患侧↓/消失	无	↓/消失
胸腔积液	患侧饱满	患侧↓	健侧移位	↓或消失	实音/浊音	↓/消失	无	↓/消失
胸膜增厚	患侧凹陷	患侧↓	患侧移位	患侧↓/消失	浊音	↓/消失	无	↓/消失

六、训练注意事项

（1）因学生还未进入临床实习阶段，所学的理论知识，仍停留在课堂上，教师应结合病例介绍肺及胸膜疾病常见阳性体征及其临床意义的分析方法和思路，示范临床诊断步骤。

（2）如选择患者为训练对象，要避免反复演示体征而增加患者痛苦。

（3）建议选用相关疾病的 CAI 课件演示体征，以补充临床训练对象。

七、考核方法

（1）叙述某肺及胸膜疾病阳性体征及其临床意义的分析方法和思路。

（2）选择肺气肿、慢性支气管炎或肺炎、胸腔积液、支气管哮喘等肺和胸膜疾病的患者（或多功能检体模拟人），完成该病种的专科规范体检，并完成该部分检体报告。

（张 泉）

第七章 心脏、血管检体诊断技能训练

第一节 心脏和血管检查

一、训练目的

训练心脏、血管检体诊断技能。

二、训练要求

(1) 掌握心脏和血管视、触、叩、听检体技能;掌握正常心脏血管检体表现和常见心脏血管体征的表现及临床意义。

(2) 熟悉循环系统常见疾病的体征,熟悉部分重要体征的病因鉴别方法。

(3) 了解部分体征产生机制。

三、训练步骤和方法

1. 场所 病房、示教室或模拟医院。

2. 对象选择 学生、多功能检体模拟人,以及心脏血管检查中具有阳性体征的住院或门诊患者。

3. 方法和步骤 ① 教师示范(或以 CAI 课件示范)心脏血管检体方法;② 学生互相练习心脏血管检体,教师巡视并及时纠错;③ 教师分别选择心律失常(心动过速、早搏、房颤)、瓣膜病(二尖瓣狭窄、二尖瓣关闭不全或主动脉关闭不全、主动脉狭窄)、高血压、心力衰竭(左心衰、右心衰)患者(或利用 CAI 课件)进行检体示教,结合病史等讲解阳性体征临床意义及相关病因的辨析思路。

四、基本技能

(一) 心脏视诊

1. 视诊内容 心前区(隆起、饱满)、心尖搏动(正常、增强、减弱弥散或消失)和心前区其他部位搏动(包括胸骨左缘第 2 肋间隙,胸骨左缘第 2、3 肋间隙,胸骨左缘第 3、4 肋间,胸骨右缘第 2 肋间隙及胸骨上凹）。

2. 视诊方法

（1）被检查者平静呼吸,取坐位或仰卧位,充分暴露胸部（冬天注意保暖）。检查者站在患者右侧。

（2）正确利用左侧光源视诊。视诊心前区时两眼与患者胸廓同高;视诊心尖搏动时,双眼视线应与心尖区呈切线位置。

3. 技能要求　明确心前区和心尖部（心尖搏动处）定位;掌握正常心尖搏动特点,掌握心前区隆起、心尖搏动范围和强度变化的表现;熟悉心前区其他部位搏动检查要点。

（二）心脏触诊

1. 触诊内容　心尖搏动（抬举性心尖搏动）、剑突下右心室搏动;心前区震颤;心包摩擦感。

2. 触诊方法　被检查者取仰卧位（或坐位）,暴露胸部。检查者用全手掌、小鱼际或指尖（2～4 指腹并拢）触诊心尖搏动,感觉心尖搏动的位置、范围和强度变化;触诊用力适度,不可加压。用指端触诊抬举性心尖搏动（该搏动可使指端抬起片刻）;用全手掌在胸骨左缘第四肋间（心包裸区）触诊心包摩擦感（患者前倾坐位、深呼气更易触及）,在各瓣膜区（图 7－1）触诊震颤。

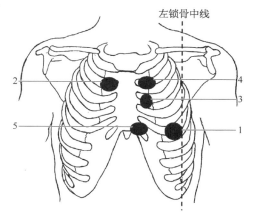

图 7－1　心脏瓣膜听诊区

1. 二尖瓣区;2. 主动脉瓣区;3. 主动脉瓣第 2 听诊区;4. 肺动脉瓣区;5. 三尖瓣区

3. 技能要求　正确定位心前区 5 个触诊部位（心尖区、胸骨左缘第 2 肋间、胸骨右缘第 2 肋间及其附近、胸骨左缘第 3、4 肋间及剑突附近等）;掌握 6 种常见心脏震颤的检查方法及表现特点（表 7－1）;熟悉心包摩擦感的检查部位和检查方法。

表 7－1　心前区震颤的临床意义

部　　位	心 动 周 期	常 见 病 变
胸骨右缘第 2 肋间	收缩期	主动脉瓣狭窄
胸骨左缘第 2 肋间	收缩期	肺动脉瓣狭窄
胸骨左缘第 3、4 肋间	收缩期	室间隔缺损
心尖部	收缩期 舒张期	重度二尖瓣关闭不全 二尖瓣狭窄
胸骨左缘第 2 肋间	连续性	动脉导管未闭

（三）心脏叩诊

1. 叩诊内容　心界扩大,心界缩小;梨形心、靴形心、三角烧瓶形心浊音界。

2. 叩诊方法

(1)被检查者取仰卧位(或坐位),充分暴露胸部;用间接叩诊轻叩法,左手板指与肋间隙平行并紧贴胸壁(坐位时板指与所叩心界边缘平行),其余手指则离开胸壁;用右手手腕力量,以中指垂直叩击左手扳指中节指骨。

(2)叩诊顺序:先叩左界,从心尖搏动最强点外2～3 cm处开始,由外向内,叩至由清音变为浊音时用笔作标记,如此向上逐一肋间进行,直至第2肋间;然后叩右界,先叩出肝上界,于其上一肋间(通常为第4肋间),由外向内叩出浊音界,逐一肋间向上直到第2肋间,分别标记(图7-2)。以上叩出的为心脏相对浊音界(被肺遮盖部分);在胸骨左缘第3、4肋间自相对浊音界继续往里叩,则可出现实音区,为心脏绝对浊音界(未被肺遮盖部分,也称为心包裸区)(图7-3)。

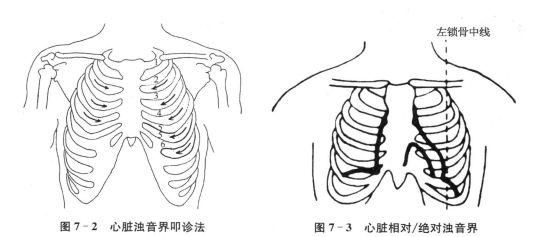

图7-2 心脏浊音界叩诊法　　　　图7-3 心脏相对/绝对浊音界

(3)测量:测量各肋间叩得浊音界与胸骨中线的垂直距离,填入表格(表7-3);并测量、记录患者胸部正中线至左锁骨中线的距离(正常成人为8～10 cm)。

3. 技能要求　正确掌握心界间接叩诊手法要点,叩出心浊音界并确定大小、形态是否正常;掌握梨形心、靴形心和大量心包积液时心浊音界的判断。

(四)心脏听诊

1. 心脏听诊部位　① 二尖瓣区(即心尖区);② 主动脉瓣区(胸骨右缘第2肋间隙,听诊主动脉瓣收缩期杂音);③ 主动脉瓣第2听诊区(胸骨左缘第3、4肋间隙,听诊主动脉瓣舒张期杂音);④ 肺动脉瓣区(胸骨左缘第2肋间隙);⑤ 三尖瓣区(胸骨体下端近剑突偏右或偏左处)(图7-3)。

2. 听诊内容　心率(正常心率、窦性心动过速、窦性心动过缓、阵发性心动过速);心律(早搏、房颤);心音(正常心音,S_1增强和减弱,S_2增强和减弱,钟摆律、胎心律,S_1分裂,S_2生理性分裂、固定分裂、逆分裂)和附加音(喷射音、喀喇音、二尖瓣开瓣音、舒张早期奔马律);杂音(5个瓣膜听诊区的收缩期和舒张期杂音、室间隔缺损杂音、连续性杂音和双期杂音);心包摩擦音。

3. 听诊方法

（1）将听诊器耳件戴于外耳道口，使连接耳件的金属管与外耳道平行，以利声音传导；将胸件紧贴胸壁，勿加压。

（2）心脏听诊时注意忽略呼吸音。依次听诊各项内容：心音、心率、心律和杂音。按一定顺序听诊各瓣膜听诊区杂音，以免遗漏，一般按"倒8字"顺序（二尖瓣区→主动脉瓣区→主动脉瓣第2听诊区→肺动脉瓣区→三尖瓣区）听诊杂音，即先左心后右心的听诊顺序。

（3）杂音听诊中依次辨别杂音来源（为瓣膜的何种病变）、发生的时期、杂音的性质、强度、传导、与呼吸和体位的关系等，据此推断相关病变。

4. 技能要求　正确定位听诊区，并根据临床状况正确选择听诊心前区其他部位；熟练区分 S_1、S_2，根据 S_1、S_2 正确地判定心室的收缩期和舒张期；掌握常见异常心律（房颤、早搏等）、异常心音（强度异常、性质变化、心音分裂和常见额外心音）和心包摩擦音的听诊特点；熟悉各瓣膜区杂音听诊，熟练利用杂音特性鉴别杂音产生的病因。

（五）血管检查

1. 检查内容

（1）视诊：手背浅静脉充盈度、肝-颈静脉反流征、毛细血管搏动征。

（2）触诊：动脉触诊；异常脉搏（水冲脉、交替脉、奇脉、重搏脉、无脉症）。

（3）听诊：股动脉枪击音、杜氏双重杂音、甲状腺血管杂音，其他动脉杂音。

2. 检查方法

（1）视诊

1）手背浅静脉充盈度（用于已有静脉压增高者）：患者取坐位或卧位，令其将一手置于右心房同一水平（坐位平第四肋软骨，卧位时平腋中线），可见手背静脉充盈。然后令其以肩关节为轴心将手逐渐上举至一定高度时，可见手背静脉充盈逐渐消失；至消失时该手上举的垂直距离约为静脉压的高度（以 cmH_2O 表示）（图 7-4）。

2）肝-颈静脉反流征：患者半卧位（45°体位），观察其平静呼吸时颈静脉充盈度；然后右手掌以固定的压力按压患者腹部脐周部位，如见患者颈静脉充盈度增加，则为肝-颈静

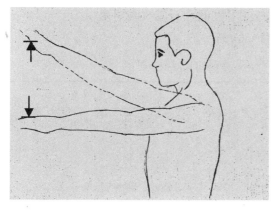

图 7-4　手背浅静脉充盈度检查法

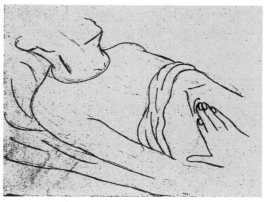

图 7-5　肝颈静脉反流征检查法

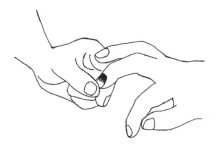

图 7-6 毛细血管搏动征检查法

脉反流征阳性(图 7-5)。

3)毛细血管搏动征:用手指轻压患者指甲床末端,如见到红白交替的、与患者心搏一致的节律性微血管搏动现象,称为毛细血管搏动征阳性(图 7-6)。

(2)触诊:用示指、中指及无名指的指腹(互相靠拢)平放于近手腕处的桡动脉上,进行细致触诊;注意对比两侧脉搏的大小及出现时间是否相同,注意辨别异常脉搏。

1)水冲脉:检查者用手紧握患者手腕掌面,使自己掌指关节的掌面部位紧贴患者桡动脉,将患者的上肢高举过头,则更易触知(脉搏骤起骤降,急促而有力)。

2)交替脉:检查脉搏时感觉到一种节律正常而强弱交替的脉搏(在测量血压时常可遇到轻搏与重搏间有 5~30 mmHg 的压力差)。

3)奇脉:触诊脉搏时感觉到在吸气时脉搏明显减弱。

4)重搏脉:触诊脉搏时感觉到在一次脉搏后紧接有一次较弱的搏动。

5)无脉症:在正常时能触及脉搏的部位无法检查到脉搏(但需注意有无"反关脉")。

3.技能要求 正确进行血管检查,重点掌握肝-颈静脉反流征、4 种异常脉搏和周围血管征的检查技能。

五、基本知识

(一)心脏视诊

1.正常心脏视诊

(1)心前区:部位(胸骨下段和胸骨左缘第 3~5 肋骨及肋间隙的局部区域);无隆起,与对侧胸廓相应部位对称。

(2)心尖搏动:位于第 5 肋间隙左锁骨中线内侧 0.5~1.0 cm 处、范围 2.0~2.5 cm、强度为可见而不强烈;因体型、体位、呼吸的影响而有生理性移位。

(3)心前区搏动:正常青年人可见胸骨左缘第 2 肋间隙轻度收缩期搏动。

2.心脏视诊常见体征的产生机制和临床意义(表 7-2)

表 7-2 心脏视诊常见体征产生原因和临床意义

体	征		产 生 原 因	临 床 意 义
心前区	隆起		儿童期心脏显著增大,胸壁尚软	先心;儿童期大量心包积液;风心伴右室肥大
	饱满		心脏明显增大但胸廓已骨化	成人大量心包积液
心尖搏动	强度	增强	心排量增多,左心室肥大[1]	甲亢、贫血、发热心排量增多、心脏扩大
		减弱弥散	心肌收缩力减弱	心肌炎、扩张性心肌病、心力衰竭
		减弱消失	心尖被遮	心包积液[2]、左侧气胸/胸腔积液、肺气肿

146

（续表）

体 征			产 生 原 因	临 床 意 义
移位	向左	心脏疾病	左室被推向左	右心室增大
	向左下		左心室增大	左心室增大
	向上外	腹部疾病	膈肌上抬	大量腹水、肠胀气、腹腔巨大肿瘤
	向一侧	肺部疾病	随纵隔移向健侧	胸腔积液、气胸
			随纵隔移向患侧	肺不张、粘连性胸膜炎
负性心尖搏动		心包粘连或右室显著肥大		粘连性心包炎、右室显著肥大
心前区搏动	胸骨上凹		扩张的主动脉弓搏动明显	主动脉弓动脉瘤
	胸骨左第3、4肋间		右心室搏动增强	右心室肥大
	胸骨左2肋间		肺动脉扩张搏动增强	肺动脉高压

注：[1]心尖搏动增强，触诊伴抬举性心尖搏动为左心室肥大的可靠体征。

[2]大量心包积液时心尖搏动与心尖部浊音界不一致，可位于心尖部浊音界内侧。

（二）心脏触诊

1. 正常心脏触诊

心尖搏动：心尖搏动冲击手掌（或指尖，强度适中），与第一心音同步，标志着心室（脏）收缩期的开始（心尖搏动之前则是心室舒张期）。

消瘦者可触及剑突下搏动，用示指触诊时指尖顶端感觉到搏动为心脏搏动，指腹感觉到搏动为腹主动脉搏动；在正常年轻人可于胸骨左缘第2肋间触及轻微搏动。

2. 心脏触诊常见体征的临床意义

（1）心尖搏动：① 增强或减弱、位置改变的临床意义同心尖搏动视诊，抬举性心尖搏动是左心室肥大的可靠体征；② 在剑突下用指尖触及右心室搏动见于心脏垂位者（如肺气肿或肺源性心脏病）。

（2）震颤（猫喘）：是器质性心血管疾病的标志。根据震颤出现的时期，分为收缩期、舒张期及连续性震颤（整个心动周期均可触及）3类，具有不同的临床意义（表7-1）。

（3）心包摩擦感：在心前区可触知的一种连续性震动感，患者常伴严重胸痛；是心包炎时两层粗糙的心包膜在心脏搏动时相互摩擦产生振动所致，如心包腔内有较多渗出液则心包摩擦感消失。

（三）心脏叩诊

1. 正常心脏叩诊

（1）心脏浊音界组成：① 左界：自胸骨左缘第2肋间隙处延向左下方，4个弧度依次为肺动脉段、左心耳（此两部分称为心腰部）和左心室；② 右界：自胸骨右缘第1肋间隙向下止于第6肋软骨与胸骨附着处，依次为上腔静脉（升主动脉）、右心房（其高度不超过右心缘的1/2）；③ 下界：除心尖部分为左心室外，均由右心室构成；④ 上界：相当于第3肋骨前端下缘的水平；⑤ 心底部：位于第1、2肋间隙水平的胸骨部分及其附近，相当于大血管在胸壁上的投影区（图7-7）。

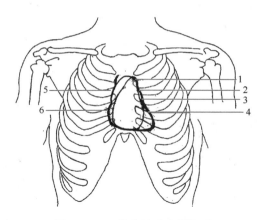

图7-7　正常心脏浊音界组成

左心缘:1 主动脉结;2 肺动脉段;3 左心耳;4 左心室
右心缘:5 上腔静脉(老年人可为升主动脉);6 右心房

（2）心脏浊音界范围：右界几乎与胸骨右缘相合，在第四肋间隙位于胸骨右缘稍外方；左界在第 2 肋间隙与胸骨左缘相合，以下向左下逐渐形成向外凸起的弧形。正常成人心脏相对浊音界与前正中线的距离见表 7-3。

表 7-3　心界距前正中线距离(cm)

右心界	肋　间	左心界
2～3	Ⅱ	2～3
2～3	Ⅲ	3.5～4.5
3～4	Ⅳ	5～6
	Ⅴ	7～9

2. 心脏浊音界改变的临床意义(图 7-8,表 7-4)

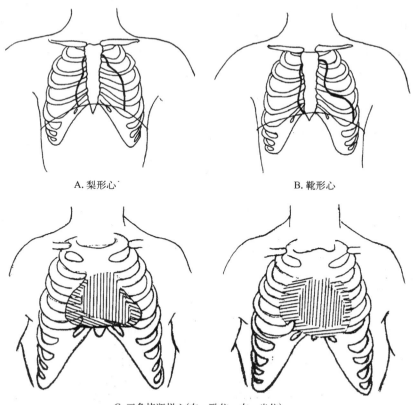

A. 梨形心

B. 靴形心

C. 三角烧瓶样心(左：卧位；右：坐位)

图 7-8　常见心脏浊音界改变

表 7-4 心浊音界改变的原因及临床意义

浊音界变化	浊音界改变原因	临床常见疾病
靴形心	左心室增大	主动脉瓣关闭不全、高血压等
梨形心	左心房合并肺动脉段扩大,伴右室大	二尖瓣狭窄
三角烧瓶心	大量心包积液	各种渗出性心包炎
向左或两侧扩大	右心室增大	肺心病、单纯二尖瓣狭窄等
向两侧和左下扩大	双心室增大	扩心、克山病、重症心肌炎、全心衰等
心底部[1]增宽	主动脉扩张	主动脉扩张及升主动脉瘤
患侧心浊音界叩不出	与肺实变、肿瘤或纵隔淋巴结重叠 大量胸腔积液、积气(伴健侧移位)	大叶性肺炎、支气管肺癌 渗出性胸膜炎、气胸
向患侧移位	阻塞性肺不张、胸膜粘连	阻塞性肺不张、胸膜粘连
缩小	心浊音界为肺所遮盖	肺气肿
横位心/浊音界扩大	横膈升高,心脏横位	大量腹腔积液、腹腔巨大肿瘤

注:[1]位于第1、2肋间。

(四)心脏听诊

1. 正常心脏听诊

(1)心率:成人心率60～100 bpm;女性稍快,老年人偏慢,3岁以下小儿常＞100 bpm。

(2)心律:节律规则。健康青少年及儿童可见呼吸性窦性心律不齐(吸气时增快,呼气时减慢,屏住呼吸则变整齐)。

(3)心音:正常心音有4个。按其在心动周期中出现的顺序,依次命名为第一心音(S_1)、第二心音(S_2)、第三心音(S_3)及第四心音(S_4)。一般可听到 S_1 和 S_2,在儿童和青少年中有时可听到 S_3;不应该听到 S_4。

(4)杂音:可闻及生理性(或功能性)杂音—心尖区柔和吹风样收缩期杂音≤2/6级(运动后)、肺动脉瓣区柔和吹风样收缩期杂音≤2/6级(儿童和青少年)。

2. 心音产生机制及听诊特点(表7-5)

表 7-5 正常心音产生机制及听诊特点

心音	主要产生机制	听诊特点	最响部位	与心动周期的关系
S_1	心室收缩开始时房室瓣[1]骤然关闭振动	调低、音强、持时较长	心尖区	出现在心室等容收缩期,标志心室收缩开始
S_2	心室舒张开始时动脉瓣[2]突然关闭振动	调高而清脆、音弱、持时短;青少年 $P_2>A_2$;中年 $P_2=A_2$;老年 $P_2<A_2$	心底部	出现在心室等容舒张期,标志心室舒张开始

（续表）

心音	主要产生机制	听诊特点	最响部位	与心动周期的关系
S_3	心室快速充盈期,快速充盈血液使室壁、房室瓣、腱索和乳头肌振动	低频、音弱、占时短,儿童/青少年中听到;左侧卧位、深呼气末、运动后、心跳慢、抬高下肢及增加腹压等可使 S_3 增强	心尖部或其内上方	出现在心室快速充盈期
S_4	心房收缩使房室瓣及其相关结构突然紧张、振动	很弱,一般听不到	心尖部及其内侧	出现在心室舒张末期

注：[1]二尖瓣和三尖瓣。
　　[2]主动脉瓣（A_2）和肺动脉瓣（P_2）。

3. 心脏听诊常见体征产生原因和临床意义

（1）心率、心律异常（表 7-6）

表 7-6　常见心率、心律异常及其临床意义

体 征		表 现	产生机制	临 床 意 义
心率异常	窦速	窦律;成人＞100 bpm,婴幼儿＞150 bpm	窦房结兴奋性增高	生理:运动、兴奋、进食后。病理:发热、贫血、甲亢、休克、心肌炎、心衰和药物作用[1]
	窦缓	窦律;成人 40～60 bpm	窦房结兴奋性降低	生理-重体力劳动者、运动员;病理-颅高压、阻塞性黄疸、甲减、病窦、高血钾及药物作用[2]
	阵发性心动过速	成人≥160 bpm	心肌细胞自律性增高、折返激动、后除极	阵发室上速:通常无器质性心脏病;少数由心脏病或药物诱发。阵发室速:器质性心脏病、代谢障碍、药物中毒、长 QT 等;偶见正常人
	严重窦缓	窦律;≤40 bpm,或伴长 R-R	窦房结功能降低	病态窦房结综合征（SSS）
心律异常	呼吸性窦不齐	吸气时 HR↑,呼气时 HR↓,屏住呼吸变齐	呼气时迷走张力增高	健康青年及儿童
	非呼吸性窦不齐	心率时快时慢与呼吸无关,屏住呼吸仍不齐		少见,强心苷中毒或冠心病早期心力衰竭等
	期前收缩（早搏）	提前出现一个心搏,伴代偿间歇、S_1 明显增强、S_2 减弱	心肌异位激动引起	生理:激动、过劳、酗酒、浓茶、大量吸烟病理:心脏病、心脏手术;奎尼丁等药物毒性;电解质紊乱;自主神经功能失调
	心房颤动	心律绝对不规则、S_1 强弱不等、脉搏短绌	心房肌异位激动多折返子波	常见于二尖瓣狭窄、冠心病、甲亢等;偶可为孤立性房颤

注：[1]肾上腺素等药物可使窦房结兴奋性增高而致窦性心动过速。
　　[2]β受体阻滞剂、地高辛等可致窦性心动过缓。

（2）心音异常（表7-7）

表7-7　心音异常产生原因及临床意义

体　　征		产　生　机　制	临　床　意　义
强度变化[1]	$S_1 S_2$ 同时增强	胸壁较薄；心室收缩增强	劳动、情绪激动、甲亢、发热、贫血
	$S_1 S_2$ 同时减弱	胸壁较厚；心室收缩减弱；心脏至体表距离增加	肥胖、胸壁水肿、左侧胸腔积液、肺气肿、心包积液、心肌炎、心肌梗死、心衰等
	S_1　增强	A↑、B↓	发热、甲亢、心室肥大、心动过速
	拍击性 S_1	B↓、C↑	二尖瓣狭窄
	大炮音	心室紧接着心房收缩，B↓、C↑	完全性房室传导阻滞
	减弱	B↑C↓	二尖瓣关闭不全、P-R延长、主动脉关闭不全
		B↑C↓	主动脉瓣狭窄
		A↓	心肌炎、心肌病、心肌梗死、心力衰竭
	强弱不等	心搏相邻时近（B↓）时远（B↑）	心房颤动和Ⅱ度房室传导阻滞
		房室分离，心室内充盈量变化不定	完全性房室传导阻滞
		提前收缩时（B↓）	早搏
	S_2　A_2 增强	体循环阻力增高（E↑、F）	高血压病、主动脉粥样硬化（金属调）
	P_2 增强	肺循环阻力增高、肺血流量增加（E↑、F）	原发性肺动脉高压症、二尖瓣狭窄、左心衰、左至右分流的先心（室缺、动脉导管未闭等）、肺心
	A_2 减弱	体循环阻力、压力、血流量↓E↓	低血压、器质性主动脉瓣狭窄和关闭不全
	P_2 减弱	肺循环阻力或压力↓（E↓）	肺动脉瓣狭窄或关闭不全
性质改变	钟摆律	心肌收缩力明显↓，舒张期明显↓	大面积 AMI[2] 和重症心肌炎心肌功能衰竭
	胎心律	同上，HR＞120 bpm	同上，病情更重
心音分裂	S_1 分裂	左、右心室收缩明显不同步	右心衰、Ebstein综合征、二尖瓣狭窄、左房黏液瘤
	S_2 普通分裂	RV 排血时间↑，肺动脉瓣延迟关	完全性右束支阻滞、肺动脉瓣狭窄、二尖瓣狭窄
	固定分裂	RV 血量在呼、吸气时固定不变↑	房间隔缺损
	逆分裂	LV 排血时间↑，主动脉瓣延迟关	主动脉瓣狭窄、左束支传导阻滞、左心衰

注：[1]① 影响 S_1 的因素：A. 心肌收缩；B. 心室充盈度；C. 瓣膜关闭前离瓣环的距离；D. 房室瓣弹性。② 影响 S_2 的因素：E. 大动脉内压力；F. 半月瓣弹性等。
[2]AMI，急性心肌梗死。

（3）额外心音：收缩期常见的额外心音有收缩早期喷射音、收缩中晚期喀喇音，舒张期额外心音有舒张早、晚期奔马律、二尖瓣开瓣音、心包叩击音、肿瘤扑落音等（表7-8）。

表7-8　常见额外心音产生机制和临床意义

额 外 心 音		发 生 机 制	临 床 意 义
收缩期	收缩早期喷射音	主、肺动脉扩张振动、半月瓣有力开放、狭窄半月瓣开放突然受阻	肺动脉高压、轻中度肺动脉狭窄；主动脉扩张、高血压、主动脉瓣狭窄
	收缩中晚期喀喇音	二尖瓣脱入左房、瓣膜腱索突然紧张	二尖瓣脱垂
	收缩中晚期喀喇音伴收缩晚期杂音	二尖瓣脱垂伴关闭不全	二尖瓣脱垂综合征(二尖瓣脱垂、乳头肌功能紊乱、肥厚性心肌病)
舒张期	舒张早期奔马律	心房血液快速注入心室致室壁振动↑(室壁张力↓、血流量↑、流速↑)	左心衰(心肌梗死、心肌炎等)右室扩张或衰竭(肺心病、肺A高压)
	舒张晚期奔马律	心室舒张末压↑→心房收缩↑	心肌肥厚(高心、肥心、主狭)
	开瓣音	粘连、狭窄的二尖瓣开放中突然受阻而致瓣叶振动	二尖瓣狭窄(瓣叶弹性尚好,是分离术适应证)
	心包叩击音	心包缩窄,心室舒张突然受阻而室壁振动	缩窄性心包炎
	肿瘤扑落音	左房黏液瘤碰撞左房壁或瘤蒂柄突然紧张	左房黏液瘤
	人工金属瓣开闭音	金属瓣开放、关闭	金属瓣置换术后

舒张早期奔马律要同生理性 S_3 相鉴别(表7-9)。

表7-9　舒张早期奔马律与生理性 S_3 的鉴别

鉴 别 点	发 生 人 群	心 率	3 个心音间距
舒张早期奔马律	严重器质性心脏病	心率多>100 bpm	大致相等,性质相似
生理性 S_3	正常儿童、青少年	心率正常或稍慢	S_3 距 S_2 较近, S_3 音调较低

心脏听诊中要熟悉几种主要的三音律(生理性 S_3、奔马律以及伴有各种附加音时)和心音分裂的听诊特点(表7-10)。

表7-10　几种主要三音律及心音分裂的听诊特点比较

种 类	听诊部位	性 质	时 间	呼 吸 影 响
S_1 分裂	心尖部	音短促,两音相同	S_1 两成分间隔>0.03秒	大多吸气末明显
S_2 分裂	肺动脉瓣区	音短促,两音相同	S_2 两成分间隔>0.035秒	多为吸气末明显
生理性 S_3	心尖部或其内上方	音较弱,音调低	舒张早期, S_2 后 0.1～0.18秒	呼气末明显
舒张早期奔马律	心尖部/心包裸区[1]	音高低钝,声音较响,心率较快	舒张早期,距离 S_2 约 0.15秒	左室:呼气末明显右室:吸气末明显
开瓣音[2]	心尖部或心包裸区	音调高、响亮、清脆、短促呈拍击样	舒张早期, S_2 后 0.07秒	呼气时明显
心包叩击音	心尖部和心包裸区	较响,短促	舒张早期, S_2 后 0.1秒	

（续表）

种　类	听诊部位	性　质	时　间	呼吸影响
收缩期喷射音[3]	主动脉瓣区或肺动脉瓣区	音调高，清脆短促的喀喇音	紧跟 S_1	主动脉瓣：呼气时明显 肺动脉瓣：吸气时明显
收缩中晚期喀喇音	心尖部及其内侧、心前区、心包裸区	高调、较强、短促；部分伴收缩期期杂音	S_1 后 0.08 秒或以上	呼气末明显

注：[1] 心包裸区：胸骨左缘第 3、4 肋间的心脏绝对浊音界内。
　　[2] 即二尖瓣开放拍击音。
　　[3] 即收缩早期喀喇音。

（4）心脏杂音

1）心脏杂音产生机制：层流破坏，产生湍流，冲击血管壁或心腔壁发生振动。湍流常在以下 6 种情况下产生：血流速加快，层流破坏；血流通过狭窄部位；血流自关闭不全的瓣口反流；血液通过异常通道分流；心腔内漂浮物扰乱血液层流；血液流入大血管瘤样扩张部位。

2）心脏杂音分类

● 根据杂音在心动周期中的发生时期分为收缩期杂音（systolic murmur，SM）、舒张期杂音（diastolic murmur，DM）、连续性杂音（continuous murmur，CM）和双期杂音（biphase murmur，BM）。

SM：发生于 S_1 和 S_2 之间（收缩期）的杂音，见于房室瓣关闭不全、动脉瓣狭窄、房间隔或室间隔缺损以及流出道梗阻（梗阻性肥厚型心肌病）等。

DM：发生于 S_2 和 S_1 之间（舒张期）的杂音，见于房室瓣狭窄、动脉瓣关闭不全。

CM：存在于整个心动周期，其间并无间歇（S_2 常被掩盖），杂音性质一致，主要见于动脉导管未闭。

BM：一个瓣膜区同时出现收缩期杂音和舒张期杂音。其间有一间歇（可听到 S_2），且收缩期和舒张期的杂音性质多不相同。常见于同瓣膜双病变，如二尖瓣狭窄伴关闭不全、主动脉瓣狭窄伴关闭不全等。

● 根据临床意义可分为病理性杂音和功能性杂音。

病理性杂音：器质性杂音（由瓣膜器质性损害引起）或相对性杂音（由心血管先天性、后天性变异所产生）均属于病理性杂音。

功能性杂音：在心脏大血管均无器质性病变的发热、贫血、妊娠、甲亢患者所出现的杂音，或在健康人（运动后或儿童、青少年）中所出现的杂音称为功能性（生理性）杂音。一般均＜3/6 级，主要是发生于二尖瓣和肺动脉瓣的收缩期杂音。

3）心脏杂音的特性：包括最响部位、出现时间、杂音性质、传导方向、影响因素（呼吸、体位和运动等）；此外，还有杂音强度等。

● 杂音的最响部位、出现时间、杂音性质、传导方向、影响因素（表 7 - 11）。

表 7-11　心脏杂音的特性

特性	要	点	特性	要	点
最响 部位	最响部位	病变	杂音 性质	性质	病变
	心尖部	二尖瓣(二狭或二闭)		吹风样 SM	房室瓣关闭不全
	剑突偏左或偏右	三尖瓣(三狭或三闭)		隆隆样、雷鸣样 DM	房室瓣狭窄
	主动脉瓣区	主动脉瓣狭窄		喷射样 SM	动脉瓣狭窄
	主动脉瓣 2 区	主动脉瓣关闭不全		机器样 CM	动脉导管未闭
	肺动脉瓣区	肺动脉瓣(肺狭/肺闭)		叹气样、泼水样 DM	主动脉瓣关闭不全
	胸骨左缘第 3、4 肋间	室间隔缺损		乐音样 SM 或 DM	IE[1]、梅毒性主闭
	胸骨左缘第 3 肋间	房间隔缺损	传导 方向	有传导	传导局限
	胸骨左 2 肋间及附近	动脉导管未闭		二闭 SM,→腋下、 左肩胛下角	室缺 SM(胸骨左第 3、4 肋间)
出现 时期	SM:S₁ 与 S₂ 之间			主闭 DM,→心尖	二狭 DM(心尖部)
	DM:S₂ 与 S₁ 之间			主狭 SM,→右颈部	肺狭 SM(胸骨左第 2 肋间)
	CM:全心动周期,不为 S₂ 隔断				
	BM:收缩期、舒张期分别出现			肺闭 DM,→胸骨左	
体位 影响	左侧卧位:二狭 DM↑		呼吸 影响	深吸气末:右心杂音[2]↑	
	上半身前倾:主闭 DM↑			深呼气末:左心杂音[3]↑	
	仰卧位:肺闭 DM↑、二闭 SM↑、三闭 SM↑			乏氏动作:梗阻型肥厚性心肌病 SM↑	
	下蹲后迅速起立时二闭 SM、三闭 SM、主闭 DM↓;梗阻型肥厚性心肌病 SM↑		运动 影响	运动:二狭 DM↑	

注:[1]IE:感染性心内膜炎。

　　[2]包括三尖瓣及肺动脉瓣的杂音。

　　[3]包括二尖瓣和主动脉瓣的杂音。

　　↑增强,↓减弱,→传导方向(表 7-12 同)。

- 杂音的强度

收缩期杂音:分为 6 级(Levine 分级法)。1/6 级(杂音很弱,须仔细听诊才能听到);2/6 级(较易听到的弱杂音,初听时即被发觉);3/6 级(中等响亮的杂音,不太注意听时也可听到);4/6 级(较响亮的杂音,常伴有震颤);5/6 级(震耳杂音,听诊器离开胸壁听不到,伴有震颤);6/6 级(极响亮,听诊器稍离胸壁时可听到,强烈震颤)。≥3/6 级的收缩期杂音多为器质性的。

舒张期杂音:分为 3 度。轻度(Ⅰ度,杂音很弱,须仔细听诊才能听到);中度(Ⅱ度,较易听到的弱杂音,初听时即被发觉);重度(Ⅲ度,较响亮的杂音,常伴有震颤)。舒张期杂音基本都是病理性的。

4) 各瓣膜区杂音的特点及临床意义

- 常用杂音听诊区:包括 5 个瓣膜听诊区、室间隔缺损和梗阻型肥厚性心肌病杂音听诊区(胸骨左缘第三、四肋间)以及动脉导管未闭杂音听诊区(胸骨左缘 2 肋间及其附近)。

- 各心脏听诊区常见杂音的听诊特点及临床意义(表 7-12)。

表 7−12 各瓣膜区常见杂音听诊特点、鉴别要点及临床意义

各瓣膜区杂音			杂音特点	临床意义	鉴别要点
二尖瓣听诊区	SM	器质性	吹风样、全收缩期、较粗糙、响亮、高调、>3/6级,向左腋下传导,呼气↑	二闭(风湿性、退行性)、二尖瓣脱垂、乳头肌功能不全(冠心)	>3/6级、粗糙、传导
		相对性	<3/6级、柔和吹风样、传导不明显	相对二闭(高心、急性风湿热、扩心及贫血性心脏病时左室)	<3/6级、柔和
		功能性	≤2/6级、柔和吹风样、不传导	运动、发热、贫血、妊娠、甲亢;健康人运动后	≤2/6级、柔和、不传导、可逆
	DM	器质性	隆隆样、中晚期、低调而局限、左侧卧位呼气末↑,伴S_1↑、开瓣音及舒张期震颤、P_2↑伴分裂	二尖瓣狭窄(风湿性,偶可为先天性)	伴S_1↑、开瓣音及舒张期震颤,P_2↑
		相对性	柔和、舒张中期杂音	二尖瓣开放不良(Austin-Flint杂音);瓣膜退变纤维化、钙化	不伴有S_1↑、P_2↑、开瓣音或震颤
主动脉瓣听诊区	SM	器质性	喷射性、响亮粗糙、向右颈部传导;伴收缩期震颤、收缩早期喷射音、伴A_2↓	主动脉瓣狭窄(风湿性、退行性、先天性)	伴A_2↓
		相对性	柔和或粗糙,伴A_2↑	主动脉扩张(主动脉粥样硬化、高血压)	伴A_2↑
	DM	器质性	叹气样、前倾坐位及呼气末↑,向胸骨下端左侧或心尖部传导,伴A_2↓及周围血管征	主动脉瓣关闭不全(风湿性、退行性、梅毒、二叶式主动脉瓣、马方综合征等)	伴A_2↓、主动脉瓣第2听诊区最响
		相对性	柔和、时限较短,伴A_2↑	左室扩张,升主动脉扩张	主动脉瓣区最响
三尖瓣听诊区	SM	相对性	同器质性杂音右室明显扩大时可位于心尖	右室扩大和/或右房扩大所致三尖瓣关闭不全(风湿性二狭、肺心、慢性房颤、扩心)	颈静脉搏动及肝脏收缩期搏动
肺动脉瓣听诊区	SM	器质性	喷射性、粗糙、>3/6级、常伴收缩期震颤,收缩早期喷射音,P_2↓	肺动脉瓣狭窄,多为先天性	喷射性、粗糙、伴P_2↓
		相对性	时限短,较柔和,伴P_2↑	相对性肺动脉瓣狭窄(二尖瓣狭窄、房缺)	较柔和、伴P_2↑
		功能性	吹风样、柔和、时短、≤2/6级	儿童与青年;发热、贫血、甲亢	生理性多见
	DM	相对性	叹气样、柔和、高频、卧位吸气末↑,伴P_2↑、传至胸骨左第4肋间	相对性肺动脉瓣关闭不全(Graham-Steell杂音),即二尖瓣狭窄、肺心病等	伴明显肺动脉高压;胸骨左缘第2、3肋间隙听到
胸骨左缘第3、4肋间	SM		响亮、粗糙、常伴收缩期震颤,心前区广泛传导,不传左腋下	室间隔缺损	不向左腋下传
			粗糙、不向腋下传导	梗阻型肥厚性心肌病	乏氏动作后增强

（续表）

各瓣膜区杂音	杂音特点	临床意义	鉴别要点
胸骨右缘第 2 肋间 CM	连续、粗糙、类机器转动声，向左锁骨下与左颈部传导、往往掩盖 S_2，伴连续性震颤	先天性心脏病动脉导管未闭；冠状动-静脉瘘、冠状动脉瘤破裂	常掩盖 S_2、在胸骨左缘第 2 肋间及其附近听到

（5）心包摩擦音

1）病因：心包脏层与壁层纤维蛋白沉积而粗糙，在心脏舒缩过程中互相摩擦而产生振动（结核性、化脓性、急性非特异性心包炎；风湿性病变、急性心肌梗死、尿毒症、心包原发或继发性肿瘤和 SLE 等）。

2）听诊特点：粗糙、高音调（似用指腹摩擦耳郭声）；来回性（收缩期较明显），与心搏一致，与呼吸无关；心包裸区易听到；将听诊器胸件向胸部加压、坐位稍前倾、深呼气末时均增强，心包积液较多时消失。

3）鉴别：与胸膜摩擦音的区别，屏住呼吸时胸膜摩擦音消失，心包摩擦音则不消失，仍随心脏搏动而出现；与心包胸膜摩擦音（胸膜炎累及心包或心包发炎累及胸膜）的区别，后者屏住呼吸和呼吸时均可听到，深吸气时更明显，在心脏左下界或心尖部听得最清楚。

（五）血管检查

1. 血管检查正常表现

（1）视诊：手背浅静脉充盈情况评估的静脉压正常范围是 5～12 cmH$_2$O；肝-颈静脉反流征阴性；毛细血管搏动征阴性。

（2）触诊：浅表动脉触诊，双侧基本对称，差异很小。无异常脉搏形状。

（3）听诊：正常动脉音在颈动脉及锁骨下动脉处可听到，相当于 S_1 与 S_2 的两个声音，在其他动脉处听不到。正常甲状腺无血管杂音。

2. 血管检查体征的产生机制及临床意义（表 7-13） 周围血管征包括 6 项体征，包括与心搏一致的点头运动、颈动脉搏动明显、毛细血管搏动征（＋）、水冲脉、股动脉枪击音和杜氏双重杂音。

表 7-13 血管检查常见体征的产生机制及临床意义

	体 征	表 现	产 生 机 制	临 床 意 义
视诊	手背浅静脉充盈增强	使手背浅静脉充盈消失所需抬高的程度增加	静脉压增高	右心衰、心包炎（渗出或缩窄性）、上腔静脉梗阻
	肝-颈静脉反流征阳性	按压患者腹部脐周部位时见颈静脉充盈度增加	右心衰体循环静脉血回流受阻	肝脏淤血（右心衰重要早期体征之一）
	毛细血管搏动征阳性	轻压指甲床末端，见红白交替、与心搏一致的微血管搏动	脉压增大	主动脉瓣关闭不全；重度贫血、甲亢、高热等

（续表）

	体　征	表　现	产　生　机　制	临　床　意　义
触诊	两侧脉搏不等	两侧桡动脉强弱、大小不一	大动脉炎致动脉狭窄	多发性大动脉炎
	水冲脉	脉搏骤起骤降,急促有力	脉压增大	主闭;重症贫血、甲亢等
	交替脉	节律正常而强弱交替	左心室肌收缩不协调	心肌严重受损,左室衰竭
	奇脉	吸气时脉搏明显减弱或消失	心包填塞,吸气时静脉血回心受阻	大量心包积液、心包缩窄
	重搏脉	正常脉搏后有 1 次较微弱脉搏	周围血管松弛,阻力下降	伤寒等
	无脉症	脉搏消失(多发生于下肢动脉)	动脉闭塞	严重休克,多发性大动脉炎、血栓闭塞性脉管炎
听诊	枪击音	肱动脉/股动脉处听到"嗒、嗒"	脉压增大,脉波冲击动脉壁明显	主闭;高热、贫血、甲亢
	杜氏双重杂音	听诊器在肱动脉/股动脉处加压听到收缩/舒张期双重杂音	脉压增大,血流往返于听诊器所致动脉狭窄处	主闭;高热、贫血、甲亢
	甲状腺杂音	连续性动脉杂音,收缩期较强	甲状腺血流增加,流速加快	甲亢

六、心脏血管检体常见体征临床意义辨析举隅

1. 心尖区收缩期杂音　心尖区及其附近闻及 SM 主要提示二尖瓣关闭不全(功能性或病理性),但也可能是三尖瓣关闭不全(右心明显增大而心脏发生顺钟向转位,导致三尖瓣移近心尖部时)、室间隔缺损、梗阻型肥厚性心肌病等。鉴别步骤如下：

（1）根据杂音响度确定属病理性还是功能性二尖瓣关闭不全。

（2）根据呼吸对杂音的影响来明确是左心来源杂音(二尖瓣关闭不全、室缺、梗阻型肥厚性心肌病)还是右心来源的杂音(三尖瓣关闭不全)。

（3）根据是否向左腋下传导确定是二尖瓣关闭不全还是室缺或梗阻型肥厚性心肌病。

心尖区收缩期杂音的病因辨析思路如下(图 7 - 9)。

2. S_2 分裂　S_2 分裂可见于任何导致肺动脉瓣延迟关闭、主动脉瓣提前关闭的病理状态,或者主动脉瓣延迟关闭(S_2 逆分裂者)。临床常见的病变是二尖瓣狭窄或关闭不全、室间隔缺损、左或右束支传导阻滞、主动脉瓣狭窄、房缺等;也可见于正常人,尤其是青少年。鉴别步骤如下：

（1）根据呼吸对 S_2 分裂发生的影响,确定是何种分裂(生理性或普通分裂、固定分裂、反常分裂等)。

（2）根据其他伴有体征,考虑相关病因。

（3）结合病史,确定相关病因。

S_2 分裂的病因辨析思路如下(图 7 - 10)。

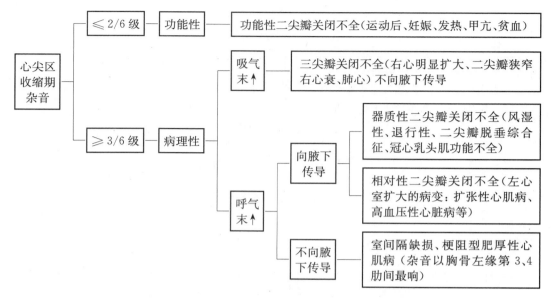

图 7-9　心尖区收缩期杂音的病因辨析思路

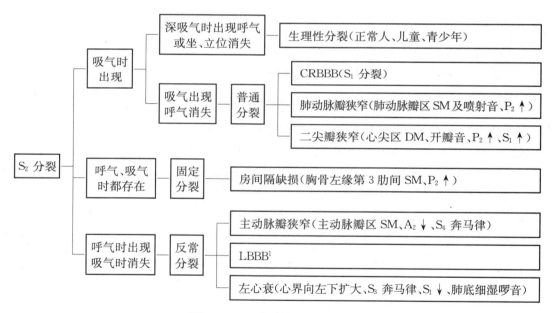

图 7-10　S₂分裂的病因辨析思路

注：[1]LBBB,左束支传导阻滞

3. 心底部杂音　在心底部听到的杂音主要由大动脉瓣膜病变或大动脉病变引起,常提示主动脉瓣、肺动脉瓣狭窄或关闭不全。但心底部尚有房间隔缺损、动脉导管未闭、主动脉瘤等产生的杂音,加之老年人常有大动脉硬化而延伸迂曲,影响动脉瓣膜听诊区定位,故对心底部杂音的病因鉴别十分重要。鉴别步骤如下。

（1）首先辨别杂音的最响部位在哪里,初步确定杂音的来源。

（2）辨别杂音产生于心动周期的哪个时段，确定是 SM、DM 或 CM。

（3）根据呼吸对杂音的影响，辨别杂音来源于右心（肺动脉瓣）、还是左心（主动脉瓣）。

（4）根据 S_2 是否减弱，确定是器质性还是相对性杂音。

心底部杂音的病因辨析思路如下（图 7－11）。

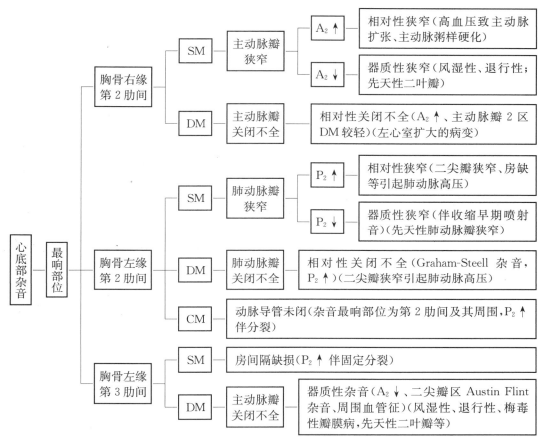

图 7－11　心底部杂音的病因辨析思路

七、训练注意事项

（1）正确选择、使用胸件，高音调杂音选择膜型，听诊时须紧贴胸壁；低音调杂音选择钟型，听诊时轻放在胸壁上，勿加压。冬天需用手预热胸件。

（2）观察心尖搏动时双眼视线应与心尖区呈切线位置。

（3）叩诊心浊音界判定是否正常时，不能忽略测量左锁骨中线至正中线的距离，要考虑胸廓大小对该距离的影响。

（4）在心脏听诊过程中注意练习"忽略"，学会在听诊心音、杂音等时能忽略呼吸音的听诊和干扰。

（5）瓣膜区听诊可按以下"倒 8 字"顺序，二尖瓣区→主动脉瓣区→肺动脉瓣区→主动脉瓣 2 区→三尖瓣区,这种顺序易记忆,为大多数人所采用。

(6) 杂音听诊要注意了解杂音各相关特点,包括杂音强度,尤其是杂音的传导(如辨别心尖区 SM 的来源等),呼吸(区分杂音来源于左心瓣膜还是右心瓣膜)、体位(有利于二狭、主闭、梗阻型肥厚性心肌病杂音听诊)和乏氏动作等的影响。

(7) 在心脏血管检体过程中注意病因辨析思路的运用,尤其对于可见于多种病因的体征,要努力寻找相关伴有体征以鉴别病因,训练诊断思维。

八、考核方法

(1) 学生互检,考核心脏血管检体规范操作,包括视、触、叩、听诊。

(2) 应用模拟听诊模型或听诊软件考核学生的心脏听诊能力(包括心音分裂、额外心音和常见病理性杂音等),并分析体征的相关临床意义。

(3) 在病房或门诊选择以下几种体征:① 器质性 SM 或 DM(心尖区或心底部);② 心音分裂;③ 心浊音界扩大;④ 房颤、早搏或 Ⅱ 以上传导阻滞;⑤ 左、右心衰或全心衰;⑥ 脉压差超过 100 mmHg。由学生完成具有以上体征患者的心脏血管检体,书写检体报告和临床意义分析(或病因鉴别)。

第二节　循环系统常见疾病检体

一、训练目的

训练循环系统常见疾病的检体诊断技能。

二、训练要求

(1) 掌握循环系统常见疾病的视诊、听诊、叩诊、触诊检体技能。

(2) 熟悉循环系统常见疾病检体表现。

三、训练步骤和方法

1. 场所　病房、示教室或模拟医院。

2. 对象选择　多功能检体模拟人,或心脏血管检查中具有阳性体征的住院或门诊患者(心脏瓣膜病、心力衰竭、心包积液等)以及相关疾病 CAI 课件或小视频。

3. 方法和步骤　① 教师示范(或以 CAI 课件示范)上述疾病检体方法及部分阳性体征。② 教师分别选择上述 2～3 种疾病的患者进行检体示教,向学生展示相关阳性体征,或者利用 CAI 课件和小视频进行检体示教;指导学生结合病史等讲解阳性体征临床意义及相关病因的辨析思路。③ 有条件时,学生利用多功能检体模拟人体验相关疾病的检体体征。

四、基本技能

1. 检体内容

（1）心脏瓣膜病变

1）视诊：面容（二尖瓣面容、颜面苍白）、口唇（发绀）、心尖搏动（向左或左下移位、范围扩大）、血管（颈静脉怒张、颈动脉搏动明显、毛细血管搏动征阳性）、头部（点头运动）。

2）触诊：心尖搏动（抬举性心尖搏动）、心前区震颤、脉搏（水冲脉、细脉）。

3）叩诊：心浊音界（梨形心、靴形心）。

4）听诊：各瓣膜区杂音（器质性杂音，相对性杂音- Austin-Flint 杂音、Graham Steell 杂音）、心音（S_1 亢进或减弱、A_2 减弱，P_2 亢进伴分裂）和附加音（喷射音、二尖瓣开瓣音等）、动脉（股动脉枪击音、杜氏双重杂音）。

（2）心力衰竭

1）视诊：呼吸（加速、短浅）、体位（端坐位）、皮肤黏膜（黄染、发绀）和巩膜（黄染）、颈静脉（怒张、肝-颈静脉反流征阳性）、口唇（发绀）。

2）触诊：心尖搏动（增强、减弱或弥散）、心前区震颤、肝脏（增大、触痛）、皮肤（下垂性水肿或全身水肿）、脉搏（交替脉等）。

3）叩诊：心浊音界（向左、左下或两侧增大）、胸腔积液体征、腹部（移动性浊音阳性）。

4）听诊：心音（S_1 减弱、奔马律、钟摆律、胎心律、P_2 亢进伴分裂）、心率（增快）、心律（房颤、早搏）、心脏杂音、肺（肺底对称性湿啰音、哮鸣音）。

（3）心包积液

1）视诊：呼吸（加速、浅促）、体位（前倾坐位）、心前区（饱满）、心尖搏动（减弱或消失）、颈静脉（怒张、肝-颈静脉反流征阳性）。

2）触诊：心尖搏动（减弱或消失）、肝脏（增大）、皮肤（头面部及下垂性水肿）、脉搏（快而小、奇脉）、心包（摩擦感）。

3）叩诊：心浊音界（三角烧瓶形、随体位改变①）。

4）听诊：心音（遥远）、心率（增快）、心包摩擦音。

2. 技能要求　① 掌握以上循环系统常见病变检体的主要内容及顺序；② 熟练、正确检出并叙述以上病变的典型阳性体征，正确分析其临床意义；③ 正确记录以上病症的检体结果。

五、基本知识

（一）循环系统常见病变的血流动力学变化

1. 瓣膜病

（1）二尖瓣狭窄：舒张期左房血液进入左心室（left ventricle，LV）障碍，导致：① LV

---

①　大量心包积液时，心脏浊音界随体位改变，坐位时表现为三角烧瓶样，卧位时心底部增宽。

充盈量↓→心输出量(cardiac output,CO)↓→组织灌注↓；② 左心房(left atrium,LA)内压↑(代偿性扩张与肥厚)→肺静脉及肺毛细血管扩张和淤血→肺动脉高压→右心室(right ventricle,RV)后负荷↑→右室代偿性肥厚、扩张→右心衰。

（2）二尖瓣关闭不全：收缩期 LV 内血液经二尖瓣口反流入 LA,导致：LA 内压↑→舒张期 LV 充盈↑→LV 舒张末期压↑→LV 代偿性扩张与肥厚。

（3）主动脉瓣狭窄：收缩期 LV 内血流射入主动脉受阻,导致：① LV 压力负荷↑→LV 肥厚→扩张；② CO↓→收缩压降低、脉压↓。

（4）主动脉瓣关闭不全：舒张期 LV 同时接受来自 LA 和从主动脉反流的血液,导致：① LV 舒张期末期容量负荷↑→LV 代偿性扩张和肥厚→相对性二尖瓣关闭不全；② 主动脉反流血液将二尖瓣前叶冲起→二尖瓣开放不良→相对性二尖瓣狭窄；③ CO↑→收缩压升高；舒张期主动脉内血液反流入 LV→舒张压↓,结果是脉压↑。

2. 心包积液　心包内积液迅速增加或大量积液→心包腔内压力↑→心脏舒张受限,导致：① 心房内压↑、心室舒张期压力↑→体、肺循环静脉压↑→体、肺循环淤血；② 静脉回流↓→CO↓。

3. 心力衰竭

（1）左心衰竭：LV 负荷↑→LA 容量负荷↑→肺淤血(肺水肿)↑→肺动脉高压→右心衰。

（2）右心衰竭：多见于肺源性心脏病及某些先天性心脏病,或继发于左心衰,因肺淤血导致肺动脉高压→右心衰→体循环静脉淤血。

（3）全心衰竭：① 同时具有肺淤血和体循环静脉淤血；② 多由于左心衰→右心衰→全心衰,因右心 CO↓而肺淤血可减轻；③ 左、右心同时受累见于重症心肌炎、扩张性心肌病等。

（二）循环系统常见疾病体征(表7-14)

表 7-14　循环系统常见疾病的体征

常见病变		视　诊	触　诊	叩　诊	听　诊
心脏瓣膜病	二尖瓣狭窄	二尖瓣面容,心尖搏动轻度左移,中心性发绀	心尖搏动左移,心尖部触及舒张期震颤	心浊音界先向左,后向右扩大,心腰部膨出(梨形心)	S_1↑(拍击性 S_1)、心尖部局限隆隆样舒张中晚期 DM,开瓣音、P_2↑伴分裂、肺动脉瓣区 Graham Steell 杂音、三尖瓣区 SM
	二尖瓣关闭不全	心尖搏动向左下移位	心尖搏动向左下移位(常呈抬举性)	心浊音界向左下扩大,后期向右扩大	S_1↓、较粗糙全收缩期 SM≥3/6级(向左腋下及肩胛下角传导)、P_2↑分裂、心尖部 S_3
	主动脉瓣狭窄	心尖搏动向左下移位	心尖搏动左下移(抬举性)、主动脉瓣区 SM、收缩期震颤	心浊音界向左下扩大	S_1↓、A_2↓或消失、主动脉瓣区高调、粗糙 SM(向右颈部传导)、收缩早期喷射音,或 S_2 逆分裂

（续表）

常见病变	视　诊	触　诊	叩　诊	听　诊
主动脉瓣关闭不全	面苍白、颈动脉搏动↑、点头运动、心尖搏动左下移、毛细血管搏动征（＋）	抬举心尖搏动、向左下移位；水冲脉	心浊音界向左下扩大、心腰明显（靴形心）	S_1↓、A_2↓或消失、主动脉瓣2叹气样 DM（向心尖传导）、心尖柔和吹风样 SM、Austin Flint 杂音、股动脉枪击音及杜氏双重杂音
心力衰竭　左心衰	气急、发绀、高枕卧位或端坐、心尖搏动左下移	心尖搏动向左下移位、交替脉	心浊音界向左下扩大	心率↑、S_1↓、舒张期奔马律、P_2↑伴分裂、肺底湿啰音、全肺满布湿啰音或哮鸣音（急性肺水肿）
右心衰	周围性发绀、颈静脉怒张、手背静脉充盈↑；巩膜、皮肤黄染	肝大压痛、肝-颈静脉反流征（＋）、下垂性水肿或全身浮肿	心浊音界向左、向右扩大，可有胸水（右侧为多）及腹水体征	心率↑、右室舒张期奔马律及三尖瓣 SM
全心衰	临床表现为左心衰竭及右心衰竭的综合，常以一侧心衰为主			
心包积液	前倾坐位、呼吸困难、颈静脉怒张、心尖搏动↓或消失、头面和肢体水肿（大量积液）	心尖搏动↓或消失、脉搏细快、奇脉、肝-颈静脉反流征（＋）、肝大；心包摩擦感（积液少）	三角烧瓶形心浊音界且随体位改变（大量积液）、肝浊音界增大	心音遥远（大量积液）、心率↑；心包摩擦音（心包积液少量）

六、训练注意事项

（1）因学生还未进入临床实习阶段，所学的理论知识，仍停留在课堂上，教师应结合病例介绍循环系统疾病常见阳性体征及其临床意义的分析方法和思路，示范临床诊断步骤。

（2）如选择患者为训练对象，要避免反复演示体征而增加患者痛苦。

（3）建议选用相关疾病的 CAI 课件或自制小视频演示体征，以补充临床训练内容。

七、考核方法

（1）叙述上述循环系统常见疾病主要阳性体征及其临床意义。

（2）选择心脏瓣膜病、心力衰竭患者（或多功能检体模拟人），完成该病种的专科规范体检，并正确书写该部分检体报告。

（蒋梅先）

第八章 腹部检体诊断技能训练

第一节 腹部分区及腹壁检查

一、训练目的

训练腹部分区方法的基本技能;熟悉常用的腹部体表标志;学习腹壁检体诊断技能。

二、训练要求

(1) 掌握腹部分区的方法。

(2) 熟悉腹部解剖的体表标志及范围。

(3) 熟悉腹壁检查的内容和方法。

三、训练步骤和方法

1. 场所 病房、示教室或模拟医院。

2. 对象选择 学生、多功能检体模拟人以及肺、胸膜检查中体征明显的住院、门诊患者。

3. 方法和步骤 ① 教师示范(或以 CAI 课件示范)腹部分区、正常人腹部体表解剖标志及腹部检体方法;② 学生互相练习腹部检体,教师巡视并及时纠错;③ 教师选择具有腹部体征(腹部膨隆、腹壁紧张、脏器肿大、肠鸣音异常等)的患者(或 CAI 课件)示教,结合病史等讲解阳性体征相关病因的辨析思路。

四、基本技能

(一) 腹部分区和体表标志

1. 确定腹部分区

(1) 九区划分法:用两条水平线(上水平线为两侧肋弓下缘最低点的连线,下水平线为两侧髂前上棘连线)和两条垂直线(通过左、右髂前上棘至腹中线连线的中点所作的垂直线)自上而下将腹部分成九区。

（2）四区划分法：以脐为中心,通过脐分别划一水平线和一垂直线,将腹部分成四区。

2. 识别腹部体表标志　肋弓下缘、脐、腹股沟韧带、腹上角、腹中线、腹直肌外缘、髂前上棘(肋脊角)。

3. 技能要求　掌握腹部九分法及其相应部位的腹部器官;掌握腹部体表解剖标志的定位;熟悉腹部四区的划分方法以及腹部体表标志的物理特征。

（二）腹部视诊

1. 视诊内容　腹部外形(腹部平坦、腹部低平、腹部饱满、腹部膨隆、腹部凹陷、舟状腹)、腹部的呼吸运动(频率、深浅)、腹壁静脉(正常、腹壁静脉曲张)及其血流方向、腹壁皮肤改变(皮疹和腹纹)、脐的状态(脐疝、脐周皮肤)、疝、上腹部搏动、蠕动波(胃型和肠型)。

2. 视诊方法　被检者取仰卧位,双上肢放置躯体两侧,双下肢稍屈曲平静呼吸,充分暴露腹部(冬天注意保暖);医师位于被检者右侧,双眼视线与前腹壁平面垂直。视诊时自上而下,顺序、全面视诊;观察腹壁蠕动波、脏器轮廓、搏动及包块,以侧光视诊为宜。

腹壁静脉血流方向检查:视诊见有腹壁静脉曲张者,须进一步检查血流方向,以鉴别静脉阻塞的部位。方法:选择一段没有分支的静脉,检查者将右手示指和中指并拢压在该段静脉上,然后用一手指紧压并向外移动,将静脉中血液挤向外侧,到一定距离时放松该手指(另一手指仍紧压不动),观察挤空的静脉是否快速充盈,如迅速充盈,则血流方向是从放松手指端流向紧压的手指端;如不充盈,说明血流方向从紧压手指端流向放松手指端。再用同法放松另一手指,观察血流方向(图 8 - 1)。

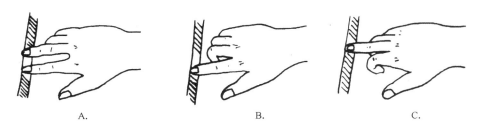

A.　　　　　　　　B.　　　　　　　　C.

图 8 - 1　腹壁曲张静脉中血流方向的检查

A. 用中指、示指并拢紧压曲张的静脉,中指向上移动挤出血液;B. 放松中指,观察静脉充盈情况;
C. 如重复 A 检查法,放松示指,观察静脉充盈情况

3. 技能要求　正确判别腹部外形、腹式呼吸特点以及腹壁静脉显露时血流方向检测;熟悉上腹部搏动、蠕动波(胃型和肠型)的表现;了解腹壁皮肤改变、脐的状态和疝的视诊要点。

（三）腹部听诊

1. 听诊内容　肠鸣音、振水音和血管杂音。

2. 听诊方法　听诊时胸件须紧贴腹部皮肤(但勿加压)。

（1）肠鸣音:在脐部或右下腹部听诊,听诊时间不应少于 1 分钟;如 1 分钟内未闻及肠鸣音,可持续听诊 3～5 分钟。

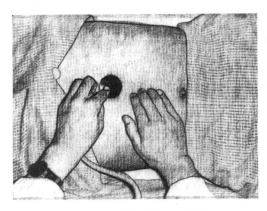

图8-2　上腹部振水音检查

（2）振水音：在上腹部听诊，被检者仰卧，检查者以左手将听诊器体件放于被检者上腹部（或用一耳凑近上腹部），然后用稍弯曲的右手指连续迅速冲击患者上腹部（也可用双手左右摇晃上腹部），如听到胃内液体与气体相撞击的声音，即为振水音（图8-2）。

（3）血管杂音：将听诊器体件放在被检者中腹部或侧腹部听诊动脉性杂音；将听诊器体件放在脐周或腹上区听诊血管杂音。

3. 技能要求　规范计数肠鸣音；掌握振水音的检查方法；熟悉腹部血管杂音（动脉性、静脉性）的听诊部位和特点。

（四）腹部叩诊

1. 叩诊内容　腹部叩诊音、移动性浊音、胃泡鼓音区。

2. 叩诊方法

（1）腹部叩诊音：以间接叩诊法依次叩诊腹部9个分区，正常时皆为鼓音；如未排空小便时，膀胱区可叩及浊音。

（2）移动性浊音：嘱被检者仰卧位，先由脐部开始逐渐叩向一侧腹部，当叩诊音由鼓音变为浊音时，将左手扳指固定于该部位，同时嘱被检者将身体转向对侧取侧卧位，再叩击扳指原处，如叩诊音变为鼓音，即为移动性浊音阳性，如无变化则为阴性；依法检查另一侧（图8-3和图8-4）。

（3）胃泡鼓音区：在左前胸下部肋缘以上可叩及鼓音，为胃泡鼓音区。

3. 技能要求　掌握腹部叩诊音及移动性浊音的叩诊方法；熟悉胃泡鼓音区的叩诊方法。

（五）腹部触诊

1. 触诊内容　腹壁紧张度（板状强直、揉面感）、压痛与反跳痛、液波震颤和腹部包块。

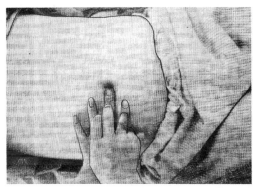

A. 仰卧位

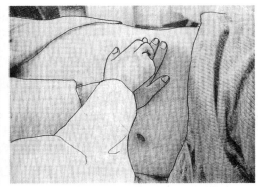

B. 侧卧位

图8-3　移动性浊音叩诊

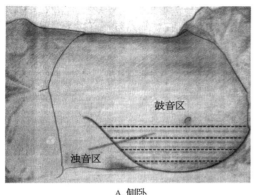
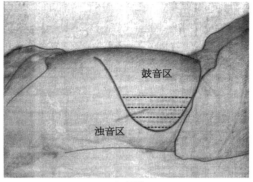

A. 侧卧　　　　　　　　　　　　　　　　　　B. 仰卧

图 8 - 4　移动性浊音叩诊原理

2. 触诊方法　嘱被检者排空二便,低枕仰卧(必要时可采取其他体位),双腿屈曲,并张口作缓慢腹式呼吸(使腹肌放松、膈下脏器上下移动以便检查)。一般从左下腹部(有病变则可先健侧后患侧)开始至右侧腹部逆时针方向,由浅入深、顺序对腹部各区仔细触诊。

(1) 腹壁紧张度:用右手掌指面,以浅部触诊法检查腹壁紧张度,应注意与腹部对称部位的比较。

(2) 压痛与反跳痛:用深压触诊法检查压痛,在深压的基础上稍停片刻,然后迅速将手松开抬起,若患者感觉腹痛骤然加剧,并有痛苦表情即为反跳痛。

(3) 压痛点:用深压触诊法检查阑尾点(麦氏点)、胆囊点。

(4) 液波震颤:被检者仰卧,检查者用手掌面贴于被检者腹壁一侧,以另一手并拢屈曲的四指指端迅速叩击腹壁另一侧,如贴于腹壁的手掌就可感到液波的冲击,称为液波震颤阳性(为防止腹壁震动造成的错觉,可请另一人将手掌尺侧缘轻压于被检者脐部腹中线上以阻止腹壁震动传导)(图 8 - 5)。

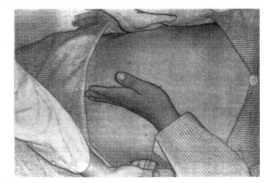

(5) 腹部包块:用深部滑行触诊法检查,若触及包块应作上下、左右的滑动触摸,进一步触清包块的部位、大小、形态(轮廓、表面、边缘等)、质地,有无压痛、搏动,以及包块的移动度和与邻近器官的关系。

图 8 - 5　液波震颤检查

3. 技能要求　掌握腹壁紧张度、压痛及反跳痛、压痛点的检查方法;掌握液波震颤的检查部位和检查方法。熟悉腹部包块的检查方法及要点。

五、基本知识

(一)腹部体表标志

1. 前腹部　依次为肋弓下缘、脐、腹股沟韧带、腹上角、腹中线、腹直肌外缘、髂前上棘(图 8 - 6)。

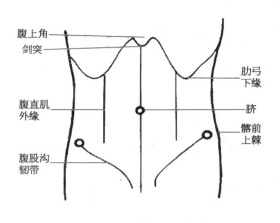

图 8-6　腹部前面体表标志　　　　图 8-7　腹部九分区及脏器分布

2. 腹背部　肋脊角(背部两侧第 12 肋骨与脊柱的交角)。

(二)腹部九分区及脏器分布(图 8-7 和表 8-1)

表 8-1　腹部九分区及脏器分布

分　区	脏　器　分　布
左上腹部(左季肋部)	胃、脾、结肠脾曲、胰尾、左肾上腺、左肾上部
左侧腹部(左腰部)	降结肠、空肠或回肠、左肾下部
左下腹部(左髂部)	乙状结肠、左卵巢输卵管(女)或左精索(男)、淋巴结
上腹部	肝左叶、胃幽门端、十二指肠、胰头和胰体、大网膜、横结肠、腹主动脉
中腹部(脐部)	大网膜、下垂的胃或横结肠、十二指肠下部、空肠和回肠、输尿管、腹主动脉、肠系膜及淋巴结
下腹部	回肠、输尿管、乙状结肠、胀大的膀胱、增大的子宫
右上腹部(右季肋部)	肝右叶、胆囊、部分十二指肠、结肠肝曲、右肾上腺、右肾上部
右侧腹部(右腰部)	升结肠、空肠、部分十二指肠、右肾下部
右下腹部(右髂部)	盲肠、阑尾、回肠下端、淋巴结、女性右侧卵巢及输卵管、男性右侧精索

(三)腹部视诊

1. 正常腹壁视诊

(1)腹部外形:正常成人仰卧时,腹部外形对称、平坦或低平(见于瘦者)或饱满(小儿及胖者)。

(2)呼吸运动:正常儿童和成人男性以腹式呼吸为主,胸式呼吸为辅,而成年女性则以胸式呼吸为主,腹式呼吸为辅。

(3)腹壁:① 腹壁静脉一般不显露,消瘦或皮肤薄而松弛的老年人有时隐约可见,较直而不迂曲;② 无皮疹及腹纹;③ 脐与腹壁相平或稍凹陷,脐稍凸见于少年或腹壁菲薄者;④ 一般无蠕动波及胃型或肠型;⑤ 消瘦者可见上腹部搏动(腹主动脉搏动传导所致)。

2. 腹部视诊常见体征的产生机制和临床意义(表 8－2)

表 8－2　腹部视诊常见体征产生机制和临床意义

体 征		产 生 机 制	临 床 意 义
腹部外形	全腹膨隆	腹内大量积气、气腹	肠梗阻或肠麻痹、胃肠穿孔
		大量积液(蛙腹)	肝硬化门脉高压、右心衰、缩窄性心包炎、结核性腹膜炎、腹膜转移癌等
		腹腔巨大肿块	巨大卵巢囊肿
	局部膨隆	炎性包块、脏器肿大、肿瘤、肠道病变	阑尾周围脓肿、肝淤血、胃癌、肠梗阻
	全腹凹陷(舟状腹)	严重脱水、明显消瘦及恶病质	恶性肿瘤、糖尿病、结核病、顽固性心衰等
		腹肌痉挛性收缩、腹内脏器进入胸腔	弥漫性腹膜炎早期、膈疝
	局限性腹凹陷	瘢痕收缩	腹壁瘢痕
呼吸运动	腹式呼吸减弱	疼痛抑制呼吸运动、腹压增高限制呼吸运动	急性腹痛、大量腹水、腹腔巨大肿块
	腹式呼吸消失	急性腹膜炎、膈肌麻痹	消化性溃疡穿孔
	腹式呼吸增强	胸式呼吸受抑制时的呼吸代偿	肺炎、胸膜炎
腹壁	腹壁静脉曲张		
	血流方向正常	门静脉高压	门脉性肝硬化
	脐上血流方向向下	上腔静脉阻塞	上腔静脉压迫综合征(肺上沟癌)
	脐下血流方向向上	下腔静脉阻塞	下腔静脉阻塞
	玫瑰疹	病灶周围血管扩张	伤寒或副伤寒
	白纹	真皮结缔组织断裂	过度肥胖、腹水
	紫纹	皮下脂肪膨胀、毛细血管丰富,真皮变薄	皮质醇增多症
	脐明显突出	腹压增高/腹壁疝	高度腹胀、大量腹水、脐疝
	脐深凹	腹壁脂肪厚、粘连性结核性腹膜炎	肥胖、粘连性结核性腹膜炎
	脐部皮肤变蓝色	腹壁或腹腔内出血	出血坏死型急性胰腺炎
	疝	组织或脏器由腹部缺损或空隙进入另处	脐疝、股疝、腹壁切口疝
	蠕动波	胃肠梗阻近端蠕动的波浪式运动	幽门梗阻、小肠梗阻
	上腹明显搏动	腹主动脉、右心室和淤血肝脏搏动	腹主动脉瘤、右室增大、重度三尖瓣关闭不全

(四) 腹部听诊

1. 正常腹部听诊

(1) 肠鸣音:听诊特点为断续的咕噜音,4～5 次/分。

(2) 振水音:餐后或饮入大量液体时,在上腹部可闻及振水音。

(3) 正常腹部无血管杂音和腹膜摩擦音。

2. 腹部听诊体征产生机制和临床意义(表8-3)

表8-3　腹部听诊常见体征产生机制和临床意义

体　　征		产　生　机　制	临　床　意　义
肠鸣音	频繁(>10次/分)	肠蠕动增强	急性肠炎、胃肠道大出血、服泻药后
	亢进/金属音	肠梗阻积气,肠腔扩张及蠕动增强	机械性肠梗阻
	减弱或稀少(1次/3~5分)	胃肠动力低下	老年性便秘、电解质紊乱
	消失或静腹(1次/3~5分以上)	胃肠动力丧失	麻痹性肠梗阻、急性腹膜炎
振水音	空腹时振水音(+)	胃排空不良,液体潴留	幽门梗阻、胃扩张、胃液分泌过多
血管杂音	中腹部收缩期血管杂音	动脉狭窄或动脉瘤	腹主动脉瘤、腹主动脉狭窄
	上腹两侧收缩期血管杂音	腹部脏器动脉狭窄	肾动脉狭窄
	脐周或上腹部连续翁鸣音	腹壁静脉压增高或侧支形成	腹壁静脉曲张、门静脉高压
腹膜摩擦音	局限性腹部摩擦音	脏器炎症累及局部腹膜	胆囊炎、脾周围炎、肝周围炎、脾梗死

(五) 腹部叩诊

1. 正常腹部叩诊

(1)腹部叩诊音:除肝、脾所在部位叩诊呈浊音或实音外,其余部位均为鼓音。

(2)正常腹部无移动性浊音。

(3)胃泡鼓音区:位于左前胸下部肋缘以上,呈半圆形,为含气的胃底。其上界为膈及肺下缘,下界为肋弓,左界为脾脏,右界为肝左缘。此区大小与胃内含气量多少有关,还受邻近器官的影响。

2. 腹部叩诊体征的产生机制和临床意义(表8-4)

表8-4　腹部叩诊常见体征产生机制和临床意义

体　　征		产　生　机　制	临　床　意　义
腹部鼓音区	扩大	腹内积气	胃肠高度胀气、气腹
	缩小	脏器肿大、肿瘤、腹内积液	巨脾、大量腹水、巨大卵巢囊肿
移动性浊音阳性		中量腹腔积液(≥1 000 ml)	肝硬化、心力衰竭
胃泡鼓音区	明显扩大	胃内含气增加	幽门梗阻
	明显缩小	邻近脏器挤压	左侧胸腔积液、心包积液、脾或肝左叶肿大
	消失转为实音	胃内过度充盈	急性胃扩张或溺水

(六) 腹部触诊

1. 正常腹部触诊

(1)腹壁紧张度:触之柔软,较易压陷。因怕痒等引起腹壁肌卫增强(腹肌紧张),可在诱导或转移注意力后消失。

（2）无压痛及反跳痛。

（3）正常腹部可触到的组织与脏器：瘦弱者和经产妇的右肾下缘、儿童肝下缘、腹直肌肌腹与腱划、腹主动脉、腰椎椎体与骶骨岬、横结肠、乙状结肠等。

（4）一般腹部触不到包块。

（5）无液波震颤。

2. 腹部触诊体征产生机制和临床意义（表8-5）

表8-5　腹部触诊常见体征产生机制和临床意义

体 征			产 生 机 制	临 床 意 义
腹壁紧张度	全腹紧张度↑	板状强直揉面感	炎症刺激引起腹肌反射性痉挛	急性弥漫性腹膜炎
			炎症慢性刺激,腹膜增厚且肠管、肠系膜粘连	结核性或癌性腹膜炎、大量腹水
	全腹紧张度↓		腹肌弹力消失	经产妇、体弱、大量腹水放液后等
	局限紧张度↑		局部脏器炎症累及局部腹膜	急性阑尾炎、胰腺炎、胆囊炎等
	局限紧张度↓		局部腹肌瘫痪或缺损	腹壁疝
压痛及反跳痛	全腹压痛及反跳痛		胃肠穿孔等	急性弥漫性腹膜炎
	局限性压痛（反跳痛）		腹内脏器炎症、结石、淤血、破裂、扭转及肿瘤（炎症累及局部腹膜）	急性胆囊炎/阑尾炎、胆囊结石、肝淤血、肠扭转、脾破裂、结肠癌
液波震颤	阳性,全腹膨隆（蛙状腹）		腹腔内大量积液	肝硬化晚期（门脉高压,大量腹水）

六、腹部检体常见体征临床意义辨析举隅

1. 腹部膨隆　视诊全腹膨隆可见仰卧时前腹壁明显高于胸骨下端至耻骨联合连线,外形呈凸起状。主要提示腹内压力增高,见于胃肠道（或腹腔）积气、腹腔积液或者腹腔巨大肿块；临床常见疾病有肠梗阻、肠麻痹、胃肠穿孔、肝硬化门静脉高压、结核性腹膜炎、巨大卵巢囊肿、腹膜转移癌等（肥胖者皮下脂肪积聚时则表现为腹部饱满,不属腹部膨隆）。

（1）根据腹部外形是否随体位改变而变化、叩诊音性质及有无移动性浊音等确定属积气还是积液。

（2）叩诊肝浊音界以确定积气在胃肠道内还是在腹腔内。

（3）腹部查体进一步获取相关体征以明确腹部膨隆的病因：肠梗阻（腹部压痛、肠鸣音亢进或减少消失）、胃肠穿孔（肝浊音界消失、腹膜刺激征和移动性浊音阳性）、肝硬化门脉高压（腹壁静脉曲张、蜘蛛痣）、结核性腹膜炎（尖腹、腹壁揉面感）和腹部肿块等。

腹部膨隆的病因辨析思路如下（图8-8）。

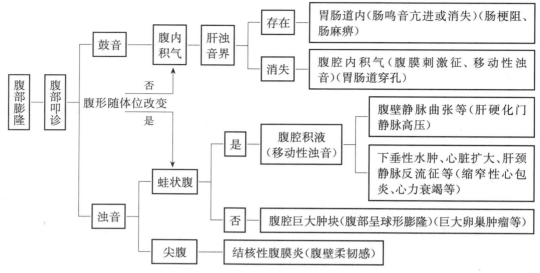

图 8 - 8 腹部膨隆的病因辨析思路

2. 腹壁紧张度增加 触诊腹壁紧张度增加主要提示各种原因刺激腹膜引起腹肌反射性痉挛,可见于急性弥漫性腹膜炎、结核性腹膜炎等;或见于肠胀气或大量腹水的患者,但多不伴有腹肌反射性痉挛;诱导或转移注意力后肌卫可消失的多因怕痒引起的腹肌自主性痉挛。腹壁紧张度增加的病因辨析思路如下。

(1)根据是否伴有腹部压痛和反跳痛,明确腹壁紧张度增加是因腹肌反射性痉挛,还是腹腔内容物增加引起。

(2)根据伴有压痛及反跳痛的部位,分辨是局限性还是弥漫性腹壁紧张度增加。局限性可能是相应部位腹腔脏器炎症累及腹膜,而弥漫性则多见于弥漫性腹膜炎或结核性腹膜炎。

(3)结合病史和其他伴随体征考虑相关病因。

腹壁紧张度增加的病因辨析思路如下(图 8 - 9)。

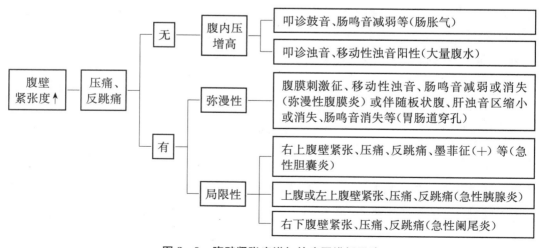

图 8 - 9 腹壁紧张度增加的病因辨析思路

七、训练注意事项

（1）腹部检查前,应嘱被检者预先排空二便,减少检查的干扰因素。

（2）腹部检查直接接触被检者身体,必须注意检前告知,并且表现举止端庄,以取得患者应有的信任与配合。

（3）视诊暴露时间不宜过久,避免受凉致腹部不适(腹部分区检查应在 1 分钟内完成)。

（4）冬季暴露腹部时要注意被检者保暖,听诊前听诊器的体件应置于手掌中预暖;肠鸣音听诊时间不少于 1 分钟。

（5）医师应修短指甲,腹部触诊手法要轻柔,须深压检查时要避免用猛力。检查时要密切关注患者痛苦表情,及时变换手法,尽可能减轻检体带来的病痛加重;对精神紧张或有痛苦者,应边触诊边交谈,以转移其注意力和减少腹肌紧张。

八、考核方法

对参加训练的学生进行腹部分区、腹壁检查限时考核。主要考核内容包括叙述及操作。

（1）学生互检,完成腹部九区划分方法及腹部常用的体表标志识别;完成腹部规范检体。

（2）利用标准化患者或腹部触诊多功能检体模拟人(胆囊炎或阑尾炎、弥漫性腹膜炎等),进行视、听、叩、触诊顺序的检体考核,并完成检体报告和病因鉴别。

第二节　腹部重要脏器检查

一、训练目的

训练腹部重要脏器的基本检体技能,以及对常见体征临床意义的分析能力。

二、训练要求

（1）掌握腹部重要脏器检体技能及正常检体表现。
（2）熟悉腹部重要脏器检体中常见体征的临床意义。

三、训练步骤和方法

1. 场所　病房、示教室或模拟医院。

2. 对象选择　学生、多功能检体模拟人,以及腹部检查中具有阳性体征的住院或门诊患者。

3. 方法和步骤　① 教师示范(或以 CAI 课件示范)腹部重要脏器的视诊、听诊、叩诊、触诊检体方法及部分阳性体征;复习正常人腹部重要脏器的检体表现;② 学生互相练习腹部脏器检体,教师巡视并及时纠错;③ 教师分别选择胆囊炎、肝硬化腹水、腹泻、肝脾肿大等患者或标准化患者(或利用 CAI 课件)进行检体示教,结合病史等讲解阳性体征临床意义及相关病因的辨析思路。

四、基本技能

腹部重要脏器检体时,要求被检者排空二便,仰卧屈膝,使腹壁松弛,并合理暴露上腹部,双上肢放置躯体两侧;检查者位于被检者右侧。

(一)肝脏检体

1. 检体内容

(1)视诊:肝区局部隆起。

(2)听诊:肝区摩擦音。

(3)叩诊:肝浊音界(相对浊音界、绝对浊音界;肝浊音界扩大、缩小,或消失);肝区叩痛。

(4)触诊:肝下缘及边缘厚薄是否整齐;肝脏质地、表面形态、有无增大和触痛、有无搏动、有无肝区摩擦感等。

2. 检体方法

(1)视诊和听诊:被检查者仰卧,平静呼吸,暴露腹部;检查者站在其右侧,采用侧光下视诊肝区(右上腹或上腹部相当于肝脏在体表的投影区)有无局部隆起。将听诊器体件置于肝区,在被检者深吸气时听诊有无肝区摩擦音。

(2)叩诊

1)肝浊音界叩诊:沿右锁骨中线、右腋中线和右肩胛线,用间接轻叩法由肺区往下叩向腹部,当清音转为浊音时(相当于被肺遮盖的肝顶部),为肝上界,即肝相对浊音界,再往下轻叩,由浊音转为实音(此处肝脏不被肺遮盖时)为肝绝对浊音界;由腹部鼓音区沿右锁骨中线或前正中线向上叩,当鼓音转为浊音处即分别为肋下和剑突下肝下界(图 8-10)。

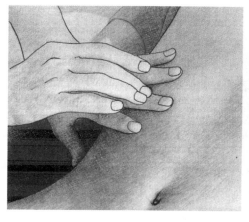
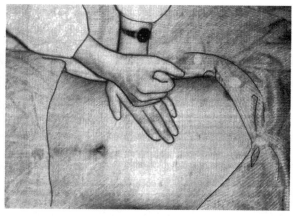

图 8-10　肝浊音界叩诊　　　　　　　图 8-11　肝区叩击痛

2)肝区叩击痛:检查者以左手掌平放于患者肝区,以空握拳的右手小鱼际及小指尺侧叩击左手背(力量适中),有肝区震痛即为肝区叩击痛阳性(图 8-11)。

（3）触诊

1）单手触诊（常用）：检查者将右手掌平放于被检者右侧腹壁上（腕关节自然伸直，四指并拢，掌指关节伸直），以示指前端桡侧或示指与中指前端桡侧指腹对着肋缘，自髂前上棘连线水平，右侧腹直肌外侧开始自下而上，逐渐向右季肋缘移动；同时嘱被检者作慢而深的腹式呼吸运动。随被检者深吸气，触诊的右手在继续施压中随腹壁隆起缓慢抬高（上抬的速度要慢于腹壁的隆起），并向季肋缘方向触探肝缘；呼气时，触诊指端随腹壁松弛下陷向深部按压，如肝脏肿大，则可触及肝下缘从手指端滑过；可反复进行数次。在触及肝下缘后，应自该处起向两侧延伸触诊，以了解整个肝脏和全部肝下缘的情况，并完成所有肝脏触诊内容。

2）双手触诊法（提高触诊效果）：检查者右手位置同单手触诊法，用左手掌托住被检者右后腰，左大拇指张开置于右肋缘。在被检者吸气的同时，左手向前推，使肝下缘紧贴前腹壁下移，并限制右下胸扩张而增加膈肌下移幅度，使随吸气下移的肝下缘就更易碰到迎触的右手指（图 8-12）。

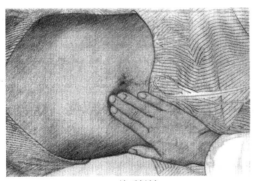 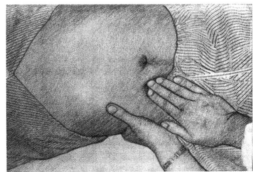

A.单手触诊　　　　　　　　　　　　　　　　B.双手触诊

图 8-12　肝脏触诊法

3）冲击触诊法：用于大量腹水者，见第三章基本检查法。

3. 技能要求　熟练叩诊肝浊音界、检查肝区叩击痛；正确进行肝脏触诊检查，不遗漏触诊内容，并规范描述触诊结果。

（二）胆囊检体

1. 检体内容

（1）视诊：胆囊区隆起。

（2）听诊：胆囊区摩擦音。

（3）叩诊：胆囊区叩痛。

（4）触诊：胆囊肿大、触痛、墨菲征、库瓦西耶征。

2. 检体方法

（1）视诊和听诊：除检查部位为胆囊区（右上腹相当于胆囊在体表的投影区）外，方法同肝区视诊和听诊。

（2）叩诊：检查者以左手掌平放于被检者胆囊区，以空握拳的右手小鱼际及小指尺侧叩击左手背（力量适中），有胆囊区震痛者为胆囊区叩击痛阳性。

（3）触诊

1）胆囊触诊：深部滑行触诊法检查（同肝脏触诊），与被检者腹式呼吸配合，胆囊肿大时，在右肋下腹直肌外缘处可触及一梨形或卵圆形、张力较高、随呼吸而上下移动的器官。胆囊显著肿大而无触痛，可见于胰头癌，多伴黄疸进行性加深。

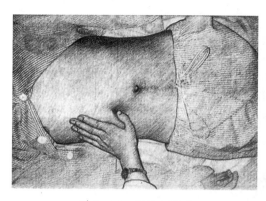

图 8－13 墨菲征检查

2）墨菲征（胆囊触痛征）：检查者将左手掌平放于被检者右肋下部，先以左手拇指指腹用适度压力勾压右肋下部胆囊点处，然后嘱被检者缓慢深吸气（图 8－13），深吸气时发炎的胆囊下移时碰到用力按压的拇指引起疼痛，被检者因疼痛而突然屏气，为墨菲征阳性。

3. 技能要求　正确进行胆囊叩击痛检查；熟练运用深部滑行触诊法进行胆囊触诊，熟练进行墨菲征检查，掌握墨菲征阳性的体征表现。

（三）脾脏检体

1. 检体内容

（1）视诊：左上腹（脾区）隆起。

（2）听诊：脾区摩擦音。

（3）叩诊：脾浊音界（扩大）。

（4）触诊：脾脏大小（脾大、脾切迹）；脾区摩擦感。

2. 检体方法

（1）视诊和听诊：检查部位为脾区（左上腹相当于脾脏在体表的投影部位），方法同肝区视诊和听诊。

（2）叩诊：以间接轻叩法，在左腋中线从第 8 肋间自上而下叩诊脾脏大小。

（3）触诊：用双手触诊法。检查者以左手掌放在被检者左胸壁外侧 7～12 肋，稍托起以固定胸壁，右手平放于左上腹部，手指稍弯曲，以手指末端轻压腹壁，嘱被检者做深呼吸，手指前端向肋缘方向自下而上触摸（图 8－14）。如脾大时，手指可触到脾下缘（脾切迹）；轻度脾肿大时不易触及，可嘱被检者改换右侧卧位，右腿伸直，左腿屈曲（使腹壁处于最松弛状态），脾切迹较易触及。

脾肿大测量方法：① 轻、中度脾大分别用自左锁骨中线与左肋缘交点垂直测量到脾下缘（甲乙线，即第 1 线）或最远脾尖（甲丙线，即第 2 线），以厘米（cm）表示（下同）；② 中度以上脾大还可加测丁戊线（第 3 线），即脾右缘到前正中线的距离：如脾大超过前正中线，自脾右缘至前正中线的最大距离以"＋"表示；如未超过前正中线，则自脾右缘至前正

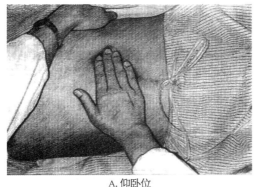

A.仰卧位 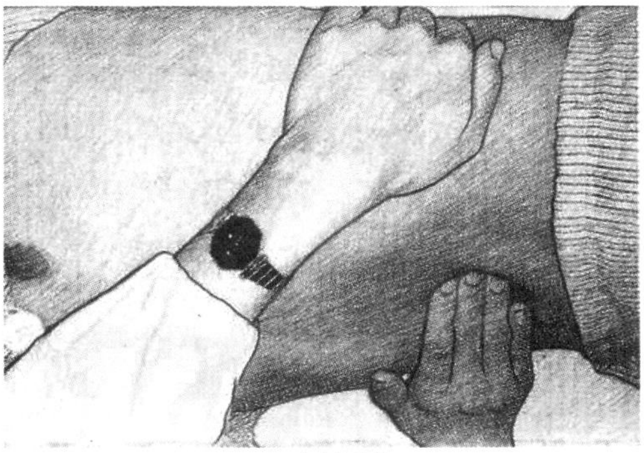　　　　　　　　　　　B.右侧卧位

图 8－14　脾脏触诊法

中线的最短距离以"一"表示(图 8－15)。

3.技能要求　熟悉脾脏叩诊法;掌握脾脏双手触诊法,熟悉脾肿大测量方法。

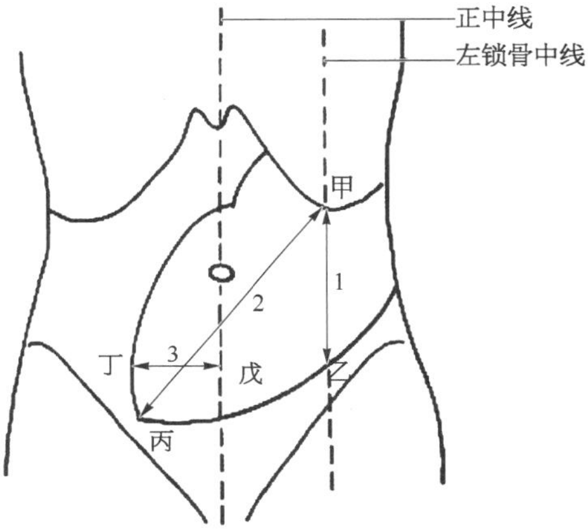

(四) 肾脏检体

1.检体内容

(1)视诊:腰部膨出。

(2)听诊:肾区摩擦音、肾动脉杂音。

(3)叩诊:肾区叩击痛。

(4)触诊:肾脏增大、游走肾、肾下垂;压痛点(季肋点、上输尿管点、中输尿管点、肋脊点、肾区摩擦感)。

图 8－15　脾大测量方法

2.检体方法

(1)视诊和听诊:视诊部位为两侧腰部(相当于肾脏在体表的投影部位),利用侧光观察该处有无膨出;用听诊器体件置上腹部两侧及肾区听诊,深吸气时有无摩擦音,有无收缩期血管杂音(有杂音者提示肾动脉狭窄)。

(2)叩诊:被检者取坐位或侧卧位,检查者以左手掌平放于患者肾区(肋脊角处),右手握拳用轻到中等力量叩击手背,如被检者肾区有震痛感即为肾区叩击痛阳性(图 8－16)。

(3)触诊

1)双手触诊法:被检者仰卧位,双腿屈曲并作较深的腹式呼吸;检查者将左手掌放在其右后腰部向上托(触诊左肾时,左手绕过被检者前方托住左后腰部),右手掌平放于被检者季肋部,以微弯的手指指端放在肋弓下方,随被检者呼气,右手逐渐深压向后腹壁,试与在后腰部向上托起的左手接近以双手夹触肾脏(图 8－17);如未触及肾脏,应让被检者深吸气,此时随吸气下移的肾脏可能滑入双手之间被触知(如能触及肾脏大部分,则可将其在两手间夹住,同时被检者常有类似酸痛的不适感或恶心;有时只能触及光滑、圆钝的肾下极,它常从触诊的手中滑出)。如仰卧位未触及肾,可嘱被检者取坐位或立位,腹肌放松,检查者位于被检者侧面,双手前后配合触诊肾脏;在肾下垂或游走肾时,立位较易触及。

177

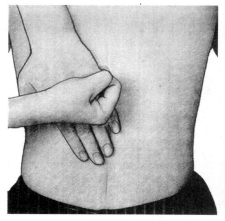
图 8-16　肾脏叩诊法

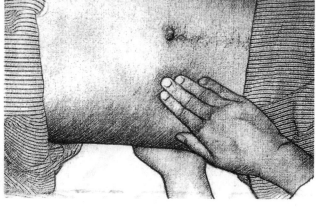
图 8-17　肾脏触诊法（双手触诊）

2）压痛点检查：用并拢的右手示指及中指指腹（腹部压痛点）或拇指指腹（背部压痛点）对以下压痛点作深压检查：季肋点（第 10 肋骨前端）、上输尿管点（脐水平线上腹直肌外缘）、中输尿管点（两侧髂前上棘水平腹直肌外缘，相当于输尿管第二狭窄处）、肋脊点（脊柱与第 12 肋所成的夹角顶点，又称肋脊角）和肋腰点（第 12 肋与腰肌外缘夹角的顶点），有压痛提示肾脏和尿路炎性疾病（图 8-18）。

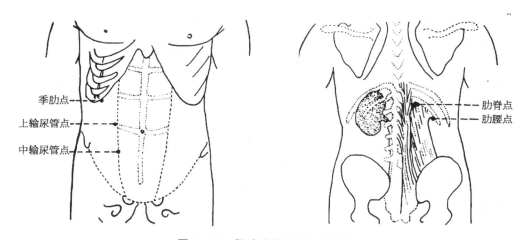
图 8-18　肾脏疾病压痛点示意图

3. 技能要求　掌握肾脏叩击痛检查法、肾脏双手触诊法；熟悉泌尿系炎性病变压痛点检查。

（五）膀胱检体

1. 检体内容

（1）视诊：膀胱区隆起。

（2）叩诊和触诊：膀胱充盈情况（膀胱胀大）。

2. 检体方法

（1）视诊：视诊部位为膀胱区（耻骨联合上方下腹处），利用侧光观察膀胱区有无局部隆起等。

(2)叩诊：以间接轻叩法在耻骨联合上方进行叩诊,膀胱充盈时,耻骨上方可叩出圆形浊音区。须与妊娠的子宫、卵巢囊肿或子宫肌瘤等鉴别,可令被检者排尿后复查,如浊音区转为鼓音,即为尿充盈而致的膀胱胀大。

(3)触诊：单手滑行触诊法。检查者位于被检者左侧,以右手自脐开始向耻骨方向触摸,在膀胱充盈的情况下可触及膀胱。

3.技能要求 掌握膀胱充盈度检查法(叩诊和触诊);熟悉充盈膀胱与耻骨上区其他包块的鉴别方法。

(六)腹水检查

1.移动性浊音叩诊法 被检者排空小便,屈腿仰卧位。检查者由脐部分别向两侧间接法叩诊,由鼓音转为浊音时,左手扳指固定在叩诊浊音处,同时嘱被检者向另一侧翻身,使原叩浊侧位于上方,并在原叩浊处再次叩诊,如此时转为鼓音,即因体位不同而出现腹部浊音区变动,为移动性浊音阳性。

2.与巨大卵巢囊肿鉴别

(1)叩诊浊音区：嘱患者排空膀胱仰卧后叩诊腹部浊音区,浊音位于腹中部,而鼓音在腹部两侧,且浊音不呈移动性者为巨大卵巢囊肿(图8-19)。

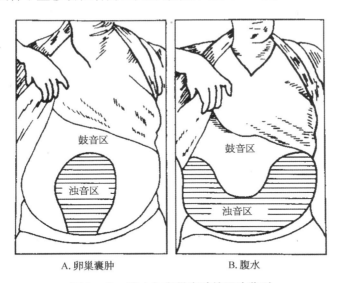

图8-19 腹水与卵巢囊肿的叩诊鉴别

(2)尺压试验：患者仰卧时,将一硬尺横置于腹壁上,两手将尺下压,如尺发生节律性跳动,则为卵巢囊肿;如硬尺无此种跳动,则为腹水。

五、基本知识

1.腹部重要脏器检体正常表现

(1)视诊：正常腹部,在肝脏、胆囊、脾脏、肾脏及膀胱等相应部位无局部隆起。

（2）听诊：正常肝脏、胆囊、脾脏、肾脏及膀胱等部位听不到血管杂音及摩擦音。

（3）叩诊和触诊

1）肝脏：① 叩诊：肝上界在右锁骨中线上第5肋间，下界位于右季肋下缘（瘦长型肝上、下界均可低1个肋间，矮胖型则可高1个肋间）；右锁骨中线上肝浊音区上下界间距离约为9～11 cm。② 触诊：右锁骨中线肋缘下不能触及肝脏（腹壁松弛的消瘦者于深吸气时可在肋弓下触及肝下缘，多在1 cm内）；剑突下可触及肝左叶，但多在3 cm以内。正常肝脏质地柔软、边缘较薄而齐、表面光滑、无压痛和叩击痛；2岁以下小儿的肝脏相对较大，易触及。

2）胆囊：胆囊区无叩击痛；肋缘下不能触及。

3）脾脏：脾浊音区位于左腋中线上第9～11肋间，其宽4～7 cm，前方不超过腋前线；肋缘下不能触及脾脏。

4）肾脏：无肾区（肋腰点）叩击痛；一般不能触及，身材瘦长者有时可触及右肾下极。

5）膀胱：膀胱空虚时，耻骨联合上方叩诊为鼓音，不易触到；膀胱充盈时，耻骨上方叩出圆形浊音区，并可触及圆形具有压痛的弹性器官。

2. 腹部重要脏器叩诊

（1）腹部重要脏器叩诊常见体征的产生机制和临床意义（表8-6）

表8-6　腹部重要脏器叩诊常见体征产生机制和临床意义

体　征		产　生　机　制	临　床　意　义
肝脏	肝浊音界上移	肺体积减小、腹压↑	右肺不张、右肺纤维化、气腹
	肝浊音界下移	肺体积增加、胸膜腔积气	右侧张力性气胸、肺气肿
	肝浊音界消失代以鼓音	腹腔积气	急性胃肠穿孔
	肝浊音界缩小	肝坏死、纤维化、胃肠积气	重型肝炎、晚期肝硬化、胃肠胀气
	肝浊音界增大	炎症、淤血、肿瘤、囊肿等	肝炎、肝淤血、肝脓肿、多囊肝、肝癌
	肝区叩击痛	炎症、脓肿	肝炎、肝脓肿
胆囊	胆囊区叩击痛	炎症	胆囊炎
脾脏	脾脏浊音区增大	脏器肿大	脾大
	脾脏浊音区缩小或消失	胸腔积气、胃内积液	左侧气胸、胃扩张
肾脏	肾区叩击痛	炎症、结石	肾炎、肾周围炎、肾结核、肾结石
膀胱	膀胱空虚时呈浊音[1]	妊娠、肿瘤、腹水等	妊娠的子宫、腹水、子宫肌瘤、卵巢囊肿、尿潴留[2]
	膀胱空虚时呈鼓音[2]	排尿障碍	

注：[1]指排空膀胱或导尿后的膀胱叩诊区呈浊音。
　　[2]指导尿后。

（2）腹水检查：① 腹腔内游离液体达1 000 ml以上时，移动性浊音阳性。② 如果腹水量少，嘱患者以肘膝位受检，在脐部叩及浊音示腹水征阳性。③ 巨大卵巢囊肿者腹部大范围浊音，但仰卧时浊音常位于脐部，腹两侧多为鼓音；此外，尺压试验时硬尺有节律性跳动。

3. 腹部重要脏器触诊体征产生机制和临床意义(表 8-7)

表 8-7　腹部重要脏器触诊常见体征产生机制和临床意义

	体　征		产　生　机　制	临　床　意　义
肝脏	肿大	弥漫性肿大	炎症、淤血、早期纤维化、血液病	肝炎、肝淤血、早期肝硬化、白血病
		局限性肿大	脓肿、囊肿、肿瘤	肝脓肿、肝囊肿、肝肿瘤
	质地	质韧[1]	慢性炎症	慢性肝炎
		质硬	纤维化、癌肿	晚期肝硬化及肝癌
	表面	光滑边缘钝	炎症、脂肪沉积、淤血	肝炎、肝淤血、脂肪肝
		结节状、边缘薄不齐	肝假小叶形成	肝硬化
	压痛	弥漫性、轻度压痛	包膜炎性反应或被绷紧	肝炎、肝淤血
		局限性、剧烈压痛	包膜炎症	浅表肝脓肿
	搏动	扩张性搏动	右心室收缩期搏动随血液→右心房→下腔静脉→肝脏	重度三尖瓣关闭不全
		传导性搏动	肝压迫腹主动脉、右室增大	肝大、二尖瓣狭窄
	肝区摩擦感		肝周围与邻近腹膜有炎性渗出物,相互摩擦产生震动	肝周围炎
胆囊	肿大呈囊性、明显压痛		胆囊渗出物潴留	胆囊炎
	肿大呈囊性、无压痛		胆总管阻塞胆汁大量潴留	壶腹周围癌
	肿大呈实体感		结石、癌肿	胆囊结石、胆囊癌
脾脏	轻度肿大		病毒、细菌感染	慢性肝炎、IE[2]、败血症
	中度肿大		脏器纤维化、溶血、癌肿	肝硬化、慢性溶血性黄疸、慢淋
	高度肿大		癌肿、骨纤[3]、慢性疟疾	慢粒、骨髓纤维化症
肾脏	肿大,质软有波动感		积水、积脓	肾结核、肾脓肿
	肿大,囊性感		多囊	多囊肾
	肿大,坚硬、表面凹凸不平		癌肿	肾肿瘤
	上或中输尿管点压痛		化脓性、结核性炎症	输尿管结石、输尿管结核
	肋脊点和肋腰点压痛		化脓性、结核性炎症	肾盂肾炎、肾结核、肾脓肿
	季肋点压痛		肾脏病变	肾脏疾病
膀胱	膀胱胀大		尿道梗阻	尿潴留

注：[1]肝脏质地一般分为三级：质软(如触口唇)、质韧(中等硬度,如触鼻尖)和质硬(如触前额)。
[2]感染性心内膜炎。
[3]骨髓纤维化。

六、训练注意事项

(1) 检查肝脏大小不能只凭肋缘下是否增大判断,还要注意肝上界位置是否正常。肺气肿、右侧气胸等都可致横膈降低而使肝脏下移,在查体时可在右肋缘下叩或触及肝脏,但并非肝脏增大。

（2）判断墨菲征阳性的可靠依据是被检者因疼痛而突然屏气，而不应仅根据患者主诉有腹部压痛来判定。

（3）腹部脏器触诊时要注意与被检者的腹式呼吸运动协调配合，避免不协调而导致被检者腹肌紧张；同时也要注意触诊的手应平放在被检者的腹壁上，而不可单用3个指的指端下压腹部，会因触压面过小使被检者感不适而引起腹壁紧张，影响触诊效果。

七、考核方法

（1）学生互检，完成腹部重要脏器（肝脏、胆囊、脾脏、肾脏及膀胱）的视、听、叩、触诊顺序的规范检体操作。

（2）以腹部触诊多功能检体模拟人或标准化患者（肝脾肿大、胆囊炎、尿潴留、急性肾盂肾炎等）进行腹部脏器检体，记录阳性体征，完成检体报告和病因鉴别。

第三节　腹部常见疾病检体

一、训练目的

训练消化系统常见疾病的检体技能；熟悉消化系统常见疾病检体表现。

二、训练要求

（1）掌握常见消化系统疾病的视诊、听诊、叩诊、触诊检体技能。
（2）熟悉消化系统常见疾病检体表现。

三、训练步骤和方法

1. 场所　门诊或病房、示教室或模拟医院。

2. 对象选择　学生、多功能检体模拟人、标准化患者，以及急性胆囊炎、肝硬化、肠梗阻、脾肿大（脾亢、血液病等）、尿潴留等住院或门诊患者。

3. 方法和步骤　① 教师分别示范（或以 CAI 课件示范）以下 7 种消化系统常见疾病的视诊、听诊、叩诊、触诊检体方法及部分阳性体征。② 教师分别选择 2～3 种消化系统常见病症患者（或标准化患者）进行检体示教，学生结合病史等叙述阳性体征临床意义及相关病因的辨析思路。③ 有条件时，学生利用多功能检体模拟人体验相关消化系统疾病的检体体征。

四、基本技能

1. 检体内容
（1）肝硬化
1）视诊：意识状态（肝昏迷）、皮肤黏膜（巩膜黄染、蜘蛛痣、肝掌）、营养状态（恶液质）、面容（肝病面容）、体位、肢体震颤（扑翼样震颤）；腹部外形（全腹膨隆、蛙状腹）、腹壁静脉（曲张）及血流方向、脐（脐疝）。

2）听诊：肠鸣音（减弱）。

3）叩诊：肝脾浊音界（肝浊音界缩小）、移动性浊音、肝区叩痛。

4）触诊：腹膜刺激征（腹壁紧张度、压痛及反跳痛）、液波震颤、肝脏大小、边缘及表面状况；脾脏大小与质地。

（2）急性胰腺炎

1）视诊：皮肤、黏膜、面容表情（急性病容）；腹部外形、呼吸运动、肋腹皮肤或脐周皮肤（卡伦征）。

2）听诊：肠鸣音（减弱）。

3）叩诊：移动性浊音、胆囊和胰腺叩痛。

4）触诊：胰腺包块、胆囊、墨菲征、腹膜刺激征。

（3）幽门梗阻

1）视诊：皮肤（脱水）、黏膜、营养状况（消瘦、恶液质）、面容；锁骨上窝淋巴结；腹部外形、腹壁蠕动波（胃型）。

2）听诊：上腹部振水音。

3）叩诊：上腹部叩诊音（胃泡鼓音区缩小）。

4）触诊：上腹部紧张度。

（4）急性腹膜炎

1）视诊：意识状况、皮肤黏膜、面容（急性病容）；浅表淋巴结；腹部外形、呼吸运动。

2）听诊：肠鸣音。

3）叩诊：腹部叩诊音、移动性浊音、肝浊音界。

4）触诊：腹膜刺激征（腹壁紧张度、压痛及反跳痛）、液波震颤、腹部压痛。

（5）肠梗阻

1）视诊：皮肤黏膜、面容（危重病容）；腹部外形、呼吸运动、腹壁蠕动波（肠型）。

2）听诊：肠鸣音（消失、亢进、金属调）。

3）叩诊：腹部叩诊音。

4）触诊：腹膜刺激征（腹壁紧张、压痛及反跳痛）、腹部包块。

（6）急性胆囊炎

1）视诊：皮肤黏膜（巩膜黄染）、面容（急性病容）；腹部外形、呼吸运动。

2）听诊：肠鸣音。

3）叩诊：胆囊区叩痛。

4）触诊：胆囊大小、胆囊区压痛、墨菲征、腹膜刺激征（腹壁紧张或板状腹、压痛及反跳痛）。

（7）急性阑尾炎

1）视诊：面容（急性病容）、呼吸运动。

2）听诊：肠鸣音。

3）叩诊：腹部叩痛、叩诊音。

4）触诊：阑尾点压痛、腹膜刺激征（腹壁紧张、压痛及反跳痛）。

2. 技能要求　掌握以上 7 种消化系统常见病变的主要检体内容及检体顺序；熟悉并正确检出（或叙述）以上 7 种病变患者的典型阳性体征，并正确分析临床意义；规范记录以上疾病的检体结果。

五、基本知识

腹部常见疾病的主要体征（表 8 - 8）。

表 8 - 8　腹部常见疾病的主要体征

病变		视诊	听诊	叩诊	触诊
肝硬化	早期	蜘蛛痣、肝掌	肠鸣音正常	肝浊音区轻度扩大	肝轻度肿大，质偏硬，表面光滑，压痛（±）；脾可触及
	晚期	黄疸，腹部膨隆（蛙腹状），腹壁静脉曲张	肠鸣音减弱	肝浊音区缩小，移动性浊音（＋）	腹壁紧张度↑，肝脏变硬，表面结节状，边缘薄且不齐；脾中度肿大，液波震颤（＋），下肢浮肿
幽门梗阻		消瘦、脱水，恶液质；胃蠕动波、胃型及逆蠕动波	振水音（＋）	上腹部浊音或实音	上腹部紧张度↑
急性腹膜炎		急性病容，强迫仰卧位，腹式呼吸减弱或消失；腹部膨胀（腹腔渗出液增多及肠管麻痹）	肠鸣音减弱或消失	肝浊音区↓或消失；移动性浊音（＋）	腹膜刺激征（＋）
急性阑尾炎		急性病容，腹式呼吸减弱	肠鸣音正常	右下腹叩痛（＋）	麦氏点压痛及反跳痛；结肠充气试验（＋）
急性胆囊炎		急性病容，右上腹稍膨隆，腹式呼吸减弱	肠鸣音无变化	胆囊区叩痛（＋）	胆囊区腹壁紧张、压痛及反跳痛；墨菲征（＋）
急性胰腺炎		急性病容；明显腹胀或伴肋腹皮肤或脐周皮肤呈青紫（出血坏死型）	肠鸣音减弱或消失	移动性浊音（＋）	轻型：上腹或左上腹中度压痛 重型：全腹典型腹膜刺激征（＋）
肠梗阻		危重病容，腹部膨胀，腹式呼吸运动↓，肠型及蠕动波（机械性肠梗阻）	肠鸣音↑呈金属调（机械性肠梗阻）；肠鸣音↓或消失（麻痹性肠梗阻）	腹部鼓音明显	腹壁紧张，有压痛，绞窄性肠梗阻有反跳痛

六、训练注意事项

(1) 因学生还未进入临床实习阶段,所学的理论知识,仍停留在课堂上,教师应结合病例介绍腹部疾病常见阳性体征及其临床意义的分析方法和思路,示范临床诊断步骤。

(2) 如选择患者为训练对象,要避免反复演示体征而增加患者痛苦。

(3) 建议选用相关疾病的 CAI 课件演示体征,以补充临床训练对象。

七、考核方法

(1) 叙述某消化系统疾病阳性体征及其临床意义的分析方法和思路。

(2) 完成消化系统某一病种的专科规范体检,包括: ① 全身状态,如生命体征、面容、皮肤黏膜、浅表淋巴结等; ② 腹部专科检体(视、听、叩、触),并完成该病种检体报告和病因辨析。

(韩力军)

第九章　脊柱与四肢检体诊断技能训练

第一节　脊柱及其功能检查

一、训练目的

训练脊柱检体诊断基本技能。

二、训练要求

(1) 掌握脊柱压痛与叩击痛的检查技能。
(2) 熟悉脊柱活动度检查;熟悉脊柱异常弯曲的临床意义。

三、训练方法和步骤

1. 场所　病房、示教室或模拟医院。
2. 对象选择　学生、多功能检体模拟人、脊柱检体体征明显的住院或门诊脊柱病患者。
3. 方法和步骤　① 教师示范(或以 CAI 课件示范)脊柱检体方法,介绍常见阳性体征的病因辨析思路;② 学生互相以对方为检体对象,练习脊柱检体方法,教师巡视并及时纠错;③ 教师选择典型脊柱病阳性体征 2～3 种以上,并以 CAI 课件中部分阳性体征为补充,对学生进行示教,同时讲解相关临床意义的分析思路。

四、基本技能

1. 检查内容　脊柱弯曲度(前凸、后凸、侧凸)、活动度(活动受限)、压痛与叩击痛。
2. 检查方法
(1) 脊柱弯曲度检查：① 视诊：患者取直立位或坐位,充分暴露背部,先从侧面观察受检者脊柱弯曲度,再从后面观察脊柱有无侧弯;② 触诊：检查脊柱有无侧弯畸形,医师用手指沿脊柱棘突以适当的压力从上向下划压,划压后的皮肤出现一条红色充血痕,以此线为标准,观察脊柱有无侧弯。

（2）脊柱活动度检查：①颈段活动度：医师用双手固定受检者双肩，嘱受检者分别向前、后、左、右活动颈部，观察活动度有无受限；②腰段活动度：医师用双手固定受检者骨盆，嘱受检者分别向前、后、左、右活动腰部，观察活动度有无受限。

（3）脊柱压痛和叩击痛检查：①压痛：医师用右手拇指自上而下逐个按压脊柱棘突及椎旁肌肉直至骶部，询问有无压痛（图9-1）；②叩击痛：间接叩击法（以左手掌置于受检者头顶，右手握拳叩击左手背，检察脊柱有无疼痛）和直接叩击法（用叩诊锤直接叩击胸椎体及腰椎体的棘突，并询问有无叩击痛）（图9-2）。

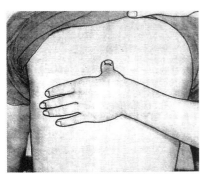

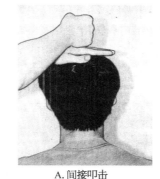

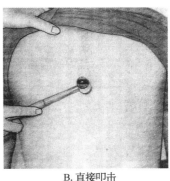

A. 间接叩击　　　　　　　　B. 直接叩击

图9-1　脊柱压痛检查　　　　**图9-2　脊柱叩击痛检查**

3. 技能要求　正确进行脊柱检查，熟悉正常人脊柱检体表现；熟悉脊柱活动度检查方法，重点掌握脊柱压痛与叩击痛的检查方法。

五、基本知识

1. 脊柱检体正常表现

（1）弯曲度：正常人直立时，从侧面观脊柱有4个生理弯曲，即颈段、腰段（向前凸），胸段、骶段（向后凸），似呈"S"形。

（2）活动度：颈段、腰段活动范围最大，胸段活动度较小，骶椎段几乎不活动。正常人直立、骨盆固定的条件下，脊柱各段的活动范围参考值见表9-1。

表9-1　脊柱各段的活动范围参考值[1]

脊　柱	前　屈	后　伸	侧　弯	单侧旋转度
颈　椎	35°～45°	35°～45°	45°	60°～80°
胸　椎	30°	20°	20°	35°
腰　椎	75°	30°	35°	8°
全脊柱	128°	125°	73.5°	115°

注：[1]由于年龄、运动训练以及脊柱结构差异等因素，脊柱活动范围存在较大的个体差异。

（3）压痛和叩击痛：正常人脊柱无压痛，无叩击痛。

2.脊柱常见体征的表现与临床意义

（1）脊柱畸形：常见脊柱病理性变形特点及病因（表9-2）。

表9-2　常见脊柱病理性变形特点及病因

类型	特　　点	病　　因
脊柱后凸	小儿坐位胸段脊柱明显均匀向后弯曲，卧位时消失	佝偻病
	青少年脊柱棘突明显后突，特征性成角畸形	脊柱结核
	成年人胸段脊柱弧形后凸，强直固定，仰卧不能伸直	强直性脊柱炎
	老年人胸椎椎体压缩而明显后凸（常见上半胸段）	脊柱退行性变
	外伤或发育期姿势不良所致脊柱后凸	胸椎压缩性骨折、脊椎骨软骨炎
脊柱前凸	脊柱腰段过度向前弯曲，明显腹部向前凸，臀部后突	大量腹水、腹腔巨大肿瘤、先天性髋关节脱位等
脊柱侧凸	姿势性侧凸　改变体位则侧凸可以纠正	儿童坐姿不良、脊髓灰质炎后遗症、椎间盘脱出
	器质性侧凸　改变体位侧凸不能纠正	先天斜颈、佝偻病、脊柱损伤、胸膜粘连、椎间盘脱出

（2）活动度受限：各种脊柱病变（骨质增生、脊柱外伤骨折或脱位、脊椎结核、椎间盘脱出、软组织损伤等）均可使脊柱活动度受限。

1）颈段活动受限：常见于颈椎病，颈椎外伤、骨折以及脱位，颈部肌纤维组织炎及韧带受损，颈部结核等。

2）腰段活动受限：常见于腰椎间盘突出，腰部肌纤维组织炎及韧带受损，腰椎结核或肿瘤，腰椎骨折及脱位等。

（3）压痛和叩击痛

1）压痛：如脊柱某一部位出现压痛，提示该部位可能有病变或损伤。如颈段压痛，见于颈椎病、颈部肌纤维组织炎、颈肋综合征、落枕等；胸、腰段压痛见于结核、椎间盘突出、胸腰段外伤或骨折、腰背肌纤维组织炎及劳损。

2）叩击痛：脊柱叩击痛阳性见于脊柱结核、骨折，椎间盘突出，脊椎肿瘤等；如有颈椎病或颈部椎间盘突出，间接叩击时可出现上肢放射性疼痛。

六、脊柱及其功能检查常见体征临床意义辨析举隅

脊柱叩击痛　正常人脊柱无叩击痛，出现叩击痛的部位多提示病变所在，而临床脊柱胸腰段叩击痛病因相对复杂，应予仔细辨析。其病因辨析思路如下（图9-3）。

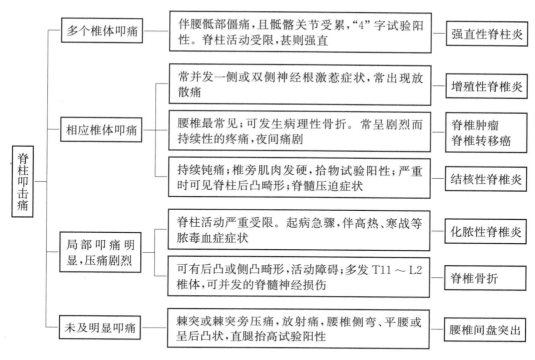

图 9 - 3　脊柱叩击痛病因辨析思路

七、训练注意事项

（1）检查时要注意询问病史和观察局部有无肿胀或变形，若已有脊柱外伤性骨折或关节脱位时，应避免脊柱活动，以防损伤脊髓。

（2）检查脊柱活动度时应固定受检者双肩或骨盆。

（3）直接叩击痛主要用于检查胸、腰段脊柱；不宜直接叩击头顶检查脊柱叩击痛，应使用间接叩击法。

八、考核方法

（1）学生互检，完成脊柱弯曲度、活动度及叩击痛检查。

（2）分析脊柱某一部位有叩击痛，或活动受限的病因，即临床意义和病因辨析。

第二节　四肢、关节及其功能检查

一、训练目的

训练四肢、关节形态及功能检体诊断技能。

二、训练要求

(1) 掌握四肢形态及功能检体要点及其操作。

(2) 熟悉四肢形态及功能检体常见体征的临床意义。

三、训练方法和步骤

1. 场所 病房、示教室或模拟医院。

2. 对象选择 学生、多功能检体模拟人、四肢、关节检体体征明显的住院或门诊患者。

3. 方法和步骤 ① 教师示范(或以 CAI 课件示范)四肢、关节检体方法,介绍常见阳性体征的病因辨析思路;② 学生互相以对方为检体对象,练习四肢、关节检体方法,教师巡视并及时纠错;③ 教师选择典型四肢、关节阳性体征 2~3 种以上,并以 CAI 课件中部分阳性体征为补充,对学生进行示教,同时讲解相关临床意义的分析思路。

四、基本技能

1. 检查内容

(1) 视诊:四肢、关节形态[匙状甲、杵状指/趾、指关节变形(梭形关节/爪形手)、腕关节变形(滑膜炎/腱鞘囊肿)、膝内/外翻(O 形腿/X 型腿)、足内/外翻)、肢端肥大、下肢静脉曲张、肌萎缩]。

(2) 触诊:滑膜炎/腱鞘囊肿、浮髌试验、膝关节炎/积液、关节脱位、水肿、痛风石。

(3) 运动功能检查:关节活动度。

2. 检查方法 一般先左侧后右侧,注意双侧对比。

(1) 视诊四肢、关节形态。

(2) 触诊关节有无肿和压痛或活动时疼痛。

(3) 检查上、下肢关节运动功能。

1) 上肢关节:令受检者随医师做拇指对掌、弯曲、握拳、手指展开动作;做腕关节背伸、掌屈运动;屈肘、伸肘运动;请受检者用手触对侧耳朵、触及肩胛动作,以检查肩关节运动。

2) 下肢关节:令受检者做髋关节的屈曲、内旋、外旋动作;做伸膝、屈膝动作;做足的背伸、趾屈、内翻、外翻动作。

3) 浮髌试验(膝关节):受检者仰卧,患肢伸直放松,医师左手拇指和其余四指分别固定于肿胀膝关节上方两侧,右手拇指和其余四指分别固定于肿胀膝关节下方两侧,然后用右手示指将髌骨连续向下方按压数次,压下时有髌骨与关节面的碰触感,松手时有髌骨随手浮起感称为浮髌试验阳性(图 9-4)。

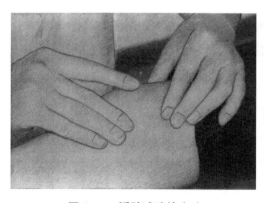

图 9-4 浮髌试验检查法

4）下肢水肿：用拇指或示指末节指腹按压胫前、踝部以及足背检查有无凹陷性水肿。

3. 技能要求　① 正确进行浮髌试验、判断结果并分析临床意义；② 正确识别四肢与关节形态异常，并熟知其临床意义；③ 学会四肢关节运动功能检体方法。

五、基本知识

1. 四肢、关节形态及功能检体正常表现　正常人四肢与关节左右对称，无肿胀与压痛，活动自如，各关节活动度正常（表9-3）。

表9-3　各主要关节活动范围

检查方法	上肢各关节正常活动度				下肢各关节正常活动度		
	肩关节	肘关节	腕关节	指关节	髋关节	膝关节	踝关节
屈曲	90°	135°～150°	50°～60°	90°	130°～140°	120°～150°	跖屈 45°
后伸	35°		30°～60°	15°	15°～30°	5°～10°	背伸 35°
内收	45°		25°～30°		20°～30°		内翻 35°
外展	90°		30°～40°		30°～45°		外翻 35°
内旋	80°	旋前 50°～60°			45°	10°	
外旋	30°	旋后 50°～60°			45°	20°	
伸直		180°		15°			180°

2. 四肢、关节常见体征的表现与临床意义

（1）形态异常：四肢与关节形态异常的表现及临床意义（表9-4）。

表9-4　四肢与关节形态异常表现及临床意义

异　常	体　征	表　现	临　床　意　义
手指形态异常	杵状指（趾）	指/趾甲从跟部到末端呈拱形隆起、指/趾端皮肤与指/趾甲所形成基底角≥180°	支气管扩张症、慢性肺脓肿、支气管肺癌；发绀型先心、亚急性感染性心内膜炎等
	匙状甲（反甲）	指甲变薄、粗糙有条纹，中央凹陷周边翘起	缺铁性贫血，偶见于风湿热
	梭形关节	双手指关节对称梭形畸形，疼痛、肿胀和尺偏，活动受限及僵直	类风湿关节炎
	爪形手	指关节呈鸟爪样变形	进行性肌萎缩、脊髓空洞症等
腕关节形态异常	腱鞘滑膜炎	腕关节背/掌面呈结节状隆起，关节活动受限	类风湿关节炎、关节结核
	腱鞘囊肿	腕部背侧/桡侧圆形无痛性囊状隆起，坚韧，顺肌腱垂直方向可推动	肌腱过度活动

（续表）

异　常　体　征		表　　　现	临 床 意 义
膝关节 形态异常	膝内翻	双脚内踝部靠拢时双膝向外分离（"O形腿"）	佝偻病以及大骨节病
	膝外翻	双膝靠拢时两内踝及小腿向外偏离（"X形腿"）	
	膝反张	膝关节过度后伸,形成向前的反屈状	脊髓灰质炎后遗症、膝关节结核
	关节肿胀	少量积液时膝屈90°髌骨两侧凹陷消失;大量积液时关节肿胀明显,浮髌试验（＋）	各种原因的关节腔积液（常见于风湿性或结核性关节腔积液）
足部形态 异常	足内翻	跟骨内旋,前足内收,足掌部活动受限	先天畸形、脊髓灰质炎后遗症
	足外翻	跟骨外旋,前足外展,足掌外翻,外展畸形	先天畸形、胫前胫后肌麻痹
	马蹄足	踝关节跖屈,前半足着地	跟腱挛缩或腓总神经麻痹
其他	骨折	肢体缩短或变形,局部红肿压痛,及骨擦感	各种四肢骨折
	关节脱位	肢体位置改变,关节运动均受限	各种关节脱位
	肌肉萎缩	肢体或局限性肌肉体积缩小、松弛无力	脊髓灰质炎、周围神经病变、严重股骨头坏死
	水肿	局部静脉或淋巴回流障碍所致单侧肢体水肿	血栓性静脉炎、肿瘤压迫、偏瘫、丝虫病[1]
	下肢静脉曲张	小腿静脉如蚯蚓状弯曲怒张,久立加重;重者肿胀、皮肤色素沉着、甚至溃疡	多见于长期从事站立工作者或栓塞性静脉炎

注:[1]由于淋巴管长期阻塞,致淋巴管扩张、破裂,淋巴液外溢致纤维组织增生,皮肤增厚,按压无凹陷,称为"象皮肿"。

（2）运动功能异常及其临床意义:当上述各关节不能达到各自的活动幅度时,提示关节活动受限。神经、肌肉及关节病变均可引起肢体的运动功能异常。

1）神经、肌肉病变:可出现不同程度的随意运动功能障碍,详见本篇第十章神经系统检查。

2）关节病变:如骨折、脱位、关节炎、肌腱或软组织损伤等可引起各关节的主动和被动运动功能障碍。

六、四肢、关节检体常见体征临床意义辨析举隅

杵状指　杵状指主要见于多种心肺疾病,包括慢性阻塞性肺病、支气管扩张症、支气管肺癌、发绀型先天性心脏病、亚急性感染性心内膜炎等。四肢检查中如发现患者有杵状指,应进一步对上述疾病的其他体征做进一步检查,以初步确定病因。

（1）首先注意四肢关节有无肥大及积液体征,如有,应首先进一步检体以明确是否为"肺性肥大性骨关节病";如不伴有肥大性骨关疾病体征,则应进一步重点检查心脏体征。

（2）明确杵状指是否因肺部疾病所致,分别进行肺部听诊、头面部检查以及锁骨上淋巴结检查。

（3）如可除外肺部病因,则重点进行心脏听诊以确认是否存在引起杵状指的心脏病因。

杵状指的病因辨析思路如下(图 9 - 5)。

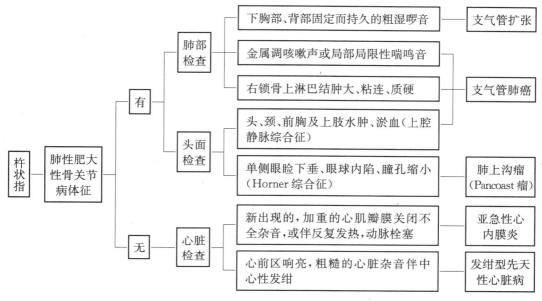

图 9 - 5　杵状指的病因辨析思路

七、训练注意事项

（1）四肢、关节检查中要注意双侧对比,如为双侧病变大多为全身性疾病所致,而单侧病变则要注意进一步寻找局部病因。

（2）进行关节运动功能检查时,被动运动中要注意顺势而避免强力,以免加重患者病痛。

八、考核方法

（1）完成浮髌试验检查,并叙述检查结果;完成上肢关节运动功能检体。

（2）展示 CAI 课件中四肢、关节形态异常,要求学生正确描述并讲出体征名称及其临床意义。

（王成武）

第十章 神经系统检体诊断技能训练

第一节 脑神经功能检查

一、训练目的

训练脑神经功能检体诊断基本技能。

二、训练要求

(1) 掌握视神经、面神经的检查方法。

(2) 熟悉动眼神经、滑车神经、展神经的检查方法。

(3) 了解三叉神经、嗅神经等脑神经的检查方法。

三、训练方法和步骤

1. 场所 训练室、病房或门诊。

2. 对象 学生、多功能检体模拟人、住院患者或标准化患者。

3. 方法和步骤 ① 由教师介绍示范脑神经检体要领,并演示操作过程(可结合观看 CAI 课件);② 每 2 位学生为一组,互相训练视神经、面神经、动眼神经、三叉神经等功能检体,熟悉正常表现,教师巡回指导,随时纠正学生检体错误;③ 由教师选择典型脑神经阳性体征 3 种以上,并以 CAI 课件为补充,进行脑神经检体阳性体征示教,并介绍病因辨析思路。

四、基本技能

1. 检查内容

12 对脑神经功能检查:① 嗅神经(嗅觉功能);② 视神经(视力、视野、眼底);③ 动眼神经、滑车神经、展神经(眼球运动、眼裂、眼球位置和瞳孔);④ 三叉神经(感觉功能,即分布区皮肤触觉、痛觉和温度觉;运动功能,即颞肌、咀嚼肌咬合动作,以及角膜反射);⑤ 面神经(味觉,即舌前 2/3;面肌功能检查,检查额纹、眼裂、鼻唇沟、皱眉、露齿、闭眼、鼓腮、吹口哨等);⑥ 位听神经(听力、平衡觉);⑦ 舌咽神经和迷走神经(软腭上抬、悬雍垂居中、咽反射);⑧ 副神经(胸锁乳突肌、斜方肌功能与萎缩);⑨ 舌下神经(舌肌运动和萎缩)。

2. 检查方法

(1)嗅神经

嗅觉功能:嘱受检者闭目并压住一侧鼻孔,用盛有气味而无刺激性溶液的容器置于受检者另一鼻孔,让患者辨别各种气味。然后用同样的方法检查另一侧。

(2)视神经

1)视力:通常用视力表检测。遮盖未检眼,在 1 m 处如看不见视力表上最大一行视标,则可让其辨认眼前不同距离处手指数或手指晃动情况,或以手电光试其有无光感。分别用"失明""光感""指动感""××cm 内可辨指数"表示。

2)视野:即眼球正视前方保持不动时所能看到的最大空间范围。① 粗略检测法。受检者背光与医师(视野正常)相对而坐,距离约 100 cm,然后受检者闭左眼,医师闭右眼,相对凝视保持不动;医师用手指在两人等距离中间,分别从上、下、左、右的周边向中心移动,正常两人应同时看到移动的手指。用同法再测另一眼。② 视野计法。可精确测定视野。

3)眼底检查:用眼底镜检查。患者背光而坐,眼球正视前方;检查者站在患者右侧,右手持眼底镜,以右眼观察患者的右眼。以相应的方法观察左眼。重点观察下列内容(图 10 - 1)。① 视神经乳头:注意颜色、大小、形态、边缘是否整齐、有无隆起,中心凹陷是否扩大。② 视网膜血管:动、静脉精细比例、弯曲度和管壁反光强度;有无动

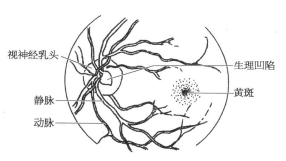

图 10 - 1 左眼正常眼底

静脉交叉处静脉受压。③ 视网膜:各象限有无渗出物、出血、色素沉着及水肿。④ 黄斑区:黄斑中心凹是否存在等。

(3)动眼神经、滑车神经、展神经:共同管理眼球运动合称眼球运动神经。

眼球运动、眼裂、眼球位置和瞳孔检查参见第五章头部检体训练。

(4)三叉神经:分眼支、上颌支及下颌支。

1)感觉功能检查:分别用大头针、棉丝、盛有冷(热)水的试管测试三支神经(眼支、上颌支及下颌支)分布区皮肤痛、触、温度觉。

2)运动功能检查:视诊颞肌、咬肌有无萎缩;医师双手掌分别置于受检者双侧面颊、测试咀嚼运动时两侧肌力是否相等;视诊受检者张口时下颌有无偏斜。

3)角膜反射:患者眼睛注视内上方,检查者用细棉絮轻触患者角膜外缘,观察直接角膜反射(该侧眼睑迅速闭合)和间接角膜反射(对侧眼睑同时闭合)。

(5)面神经:主要支配面部表情肌和分管舌前 2/3 味觉功能。

1）视诊：先看有无额纹消失,眼裂有无变大,鼻唇沟有无变浅;然后嘱受检者做抬额、皱眉、闭眼、露齿、吹哨和鼓腮等动作,观察两侧运动是否对称等。

2）味觉：将不同味感的物品(食糖、食盐、醋等)用棉签依次涂于一侧前 2/3 舌面,测试味觉;测完一侧再测另一侧。

（6）位听神经：包括耳蜗神经和前庭神经。

1）听力：粗测方法见第五章头颈部检体训练。粗测有听力减退用测听仪进行精细检查,如 Rinne 试验(气导骨导比较试验)和 Weber 试验(双耳骨导比较试验)。

2）前庭功能检查：检查有无自发性眼球震颤(检查方法参见第五章头颈部检体训练)。

（7）舌咽神经、迷走神经：两者解剖和功能关系密切,常同时受损,临床合并一起检查。

1）视诊：嘱受检者发“啊——”声,视诊悬雍垂是否居中,同时用压舌板迅速下压舌前 2/3 与后 1/3 交界处,观察两侧软腭上抬是否等高。

2）咽反射：用压舌板轻触左右咽后壁,正常出现咽部肌肉收缩和舌后缩,有恶心反应。

（8）副神经：支配胸锁乳突肌及斜方肌。视诊胸锁乳突肌与斜方肌有无萎缩;然后嘱受检者做耸肩及转头运动,医师分别用双手做抵抗动作,比较两侧肌力。

（9）舌下神经：支配舌肌运动。嘱受检者张口,视诊舌有无异常;再嘱受检者伸舌,视诊舌有无偏斜、肌萎缩或颤动。

3.技能要求　掌握正常脑神经检查顺序;重点掌握视神经、面神经的检查方法;了解脑神经异常表现及其临床意义。

五、基本知识

1.正常脑神经功能检体表现

（1）脑神经正常生理功能：嗅神经、视神经、位听神经为单纯感觉神经;动眼神经、滑车神经、展神经、副神经和舌下神经为单纯运动神经;三叉神经、面神经、舌咽神经和迷走神经是运动和感觉神经兼有的混合神经;动眼神经、面神经、舌咽神经和迷走神经含有副交感神经纤维。

（2）正常脑神经检体表现

1）正常眼底：视神经乳头位于视网膜靠鼻侧方向,圆形或卵圆形,边缘清楚,色淡红,中央有凹陷。视网膜呈鲜橘红色,视网膜中央动脉、静脉穿过视乳头中心有上、下 2 支及许多小支。动脉较细而直,色鲜红,静脉较粗而曲,色暗红;动、静脉管径比例约 2∶3。黄斑位于视乳头颞侧偏下方,色暗红,中央有很亮的中心凹反光点。

2）正常动眼神经、滑车神经、展神经：动眼神经支配上睑肌、上直肌、下直肌、内直肌及下斜肌,其内脏运动核发出的纤维,支配瞳孔括约肌核睫状肌;滑车神经支配上斜肌;展神经支配外直肌。

2. 脑神经功能检体异常表现及临床意义(表 10-1)

表 10-1 脑神经功能检体异常表现及其临床意义

脑神经	异 常 表 现		临 床 意 义
嗅神经	嗅觉减退或消失		颅脑创伤、前颅凹占位和脑膜结核
	嗅觉过敏		癔症
视神经	视力减退		屈光不正、老视、眼器质性病变
	视野异常	同侧全盲	一侧视神经损伤
		同侧偏盲	一侧视束损伤
		双眼颞侧偏盲或象限偏盲	中枢病变
		同侧象限盲	部分视放射及视中枢损伤
		单眼不规则的视野缺损	视神经和视网膜病变
	眼底改变	视网膜动脉痉挛(早期)→动脉变细,反光↑,动静脉交叉压迫(硬化期)→围绕乳头火焰状出血、棉絮状渗出(晚期)→视乳头水肿	高血压、动脉硬化
		微血管瘤(Ⅰ期),伴出血和硬性渗出(Ⅱ期);棉絮状软性渗出(Ⅲ期);新生血管、玻璃体出血(Ⅳ期);机化物生成(Ⅴ期);继发性视网膜脱离、失明(Ⅵ期)	糖尿病
		视神经乳头水肿,静脉淤血迂曲,火焰状出血	颅内压升高
		视神经乳头苍白,边界清	原发性视神经萎缩
		视乳头边界不清;视网膜见白心出血斑(渗出物),血管曲张、色淡	白血病
动眼神经	麻痹	上眼睑下垂,眼球转向外方,瞳孔散大,复视	
滑车神经	麻痹	眼球向下及向外运动减弱	颅底肿瘤、脑疝、眶上裂综合征等
展神经	麻痹	眼球不能外展,出现斜视和复视	颅内高压、颅底粘连、脑疝等
	霍纳综合征	同侧瞳孔缩小,眼球内陷、眼裂变小、颜面无汗	一侧脑干或颈交感神经受损
三叉神经	颜面感觉减退和三叉神经痛		三叉神经感觉支病变
	咬肌萎缩、咀嚼无力、张口困难		三叉神经运动支毁坏性病变
	角膜反射消失		三叉神经眼支、面神经或脑干病变
面神经	周围性面瘫	同侧上、下部分面肌瘫痪,病侧额纹减少、眼裂增大、鼻唇沟变浅、不能皱额、闭眼,露齿和微笑时口角偏斜	面神经核或/和面神经的损害
	中枢性面瘫	其支配的对侧下半部面肌瘫痪	面神经核以上损害
	舌前 2/3 味觉丧失		面神经损害

(续表)

脑神经	异 常 表 现		临 床 意 义
位听神经	听力减退		听神经损害、血管硬化、中耳炎等
	睁眼站立不稳,闭目后倾倒,常有眩晕、眼球震颤等		前庭神经功能受损
舌咽神经迷走神经	真性球麻痹	一侧或双侧软腭麻痹、咽反射减弱或消失、饮水呛咳、吞咽困难和发音嘶哑	多发性神经根炎、鼻咽癌转移等
副神经	一侧肌力下降,肌肉萎缩		副神经受损
舌下神经	周围性舌瘫	病变侧舌肌瘫痪,伸舌偏向患侧,舌肌萎缩及舌肌颤动	多发性神经根炎、脊髓灰质炎等
	中枢性舌瘫	健侧舌肌瘫痪,伸舌偏向健侧,舌肌无萎缩、无颤动	脑外伤、脑肿瘤和脑血管病等

六、脑神经功能检体常见体征临床意义辨析举隅

面瘫

(1) 首先检体明确是单侧面瘫还是双侧面瘫,双侧面瘫主要见于格林巴利综合征,变现为上、下面部肌群均瘫痪(额纹减少、眼裂增大、鼻唇沟变浅、不能皱额、闭眼,露齿和微笑时口角偏斜)的周围性面瘫。

(2) 若为单侧面瘫则需进一步检体辨别是周围性面瘫,还是中枢性面瘫(病灶对侧下半部面肌瘫痪:鼻唇沟变浅、露齿和微笑时口角偏斜、伸舌偏向健侧等)。

(3) 属周围性面瘫的常见于面神经炎、Hunt 综合征和腮腺炎或腮腺肿瘤,尚需仔细询问症状和检查相关体征。属中枢性面瘫的常见病因主要是脑血管意外和颅内肿瘤。

面瘫的病因辨析思路如下(图 10-2)。

七、训练注意事项

(1) 本节检体训练前应认真复习 12 对脑神经生理功能,以便正确分析检体结果临床意义。

(2) 检查嗅觉不能使用有强烈刺激性的物品,也能用患者不熟悉的物品。

(3) 检体中争取患者良好配合,部分动作应正确、耐心向患者示范。

(4) 按顺序对称性检查,以免遗漏。

八、考核方法

(1) 学生互检,完成动眼神经、滑车神经、展神经(眼球运动、眼裂、眼球位置和瞳孔)、三叉神经(感觉功能和运动功能检查、角膜反射)和面神经(面肌功能)检体,完成检体记录

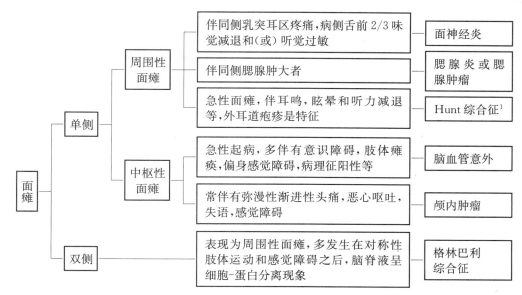

图 10-2　面瘫的病因辨析思路

注：[1]Romsay-Hunt 综合征，又称"耳带状疱疹"，因感染面神经的膝状神经节而周围性面瘫。

（检体结果描述）。

（2）选择具有脑神经功能障碍的患者或标准化患者，演示检体结果，完成该部分检体记录；并作病因辨析。

第二节　感觉功能、运动功能和
神经反射检查

一、训练目的

训练各项感觉功能、运动功能和神经反射的检体方法；练习对运动功能、感觉功能和神经反射异常检体表现的病因辨析思路。

二、训练要求

（1）掌握感觉功能、随意运动、病理反射和脑膜刺激征检体方法和病理征的临床意义。

（2）熟悉浅感觉、共济失调、浅反射、深反射检查方法。

（3）了解深感觉和复合感觉检查方法、不随意运动表现以及神经反射各种检查的临床应用。

三、训练方法和步骤

1. **场所**　病房、门诊，示教室或模拟医院。

2. 对象选择 学生、多功能检体模拟人、运动功能、感觉功能和神经反射检体中体征明显的住院或门诊患者。

3. 方法和步骤 ① 教师示范(或以 CAI 课件示范)感觉功能、运动功能和神经反射检体方法;② 学生互相练习感觉功能、运动功能和神经反射检体,教师巡视并及时纠错;③ 教师选择典型感觉功能、运动功能和神经反射检查阳性体征 3 种以上(或 CAI 课件),结合病史等讲解相关病因的辨析思路。

四、基本技能

(一)感觉功能检查

1. 检查内容

(1)浅感觉:皮肤和黏膜的痛觉、触觉、温觉。

(2)深感觉:包括运动觉、位置觉、振动觉。

(3)复合感觉:即皮层感觉,包括定位觉、立体觉、两点鉴别觉、图形觉。

2. 检查方法 检查需在受检者意识清晰状态下进行。检查时嘱受检者闭目,注意左、右侧和远、近端部位对比,要避免主观或暗示作用。

(1)浅感觉检查:① 痛觉:用叩诊锤针尖均匀轻刺受检者皮肤,让其回答具体的感觉,注意两侧对比;② 触觉:用棉絮轻触受检者皮肤,让其回答有无感觉;③ 温度觉:用盛有 0~10℃冷水和 40~50℃热水的试管分别接触受检者的皮肤,让其辨别冷热。

(2)深感觉检查:① 运动觉:医师轻握受检者的足趾或手指两侧,向上、向下作伸屈动作,嘱受检者根据感觉说出"向上"或"向下";② 位置觉:将受检者肢体放置于某一姿势,让其回答自己肢体所处的位置;③ 震动觉:用振动的音叉柄置于患者肢体的骨隆起处(如外踝、桡骨茎突),询问有无震动感,两侧对比。

(3)复合感觉检查:① 定位觉:以棉签轻触受检者皮肤某处,嘱其说出部位;② 立体觉:嘱受检者以单手触摸熟悉的物件,如手机、钥匙等,让其辨别并回答物件的名称、形态、大小、质地等;③ 两点辨别觉:用钝脚分规刺激皮肤上的两点,检测受检者有无辨别能力,再逐渐缩小双脚间距,直到患者感觉为一点时,测其间距,两侧比较(鼻尖、舌尖、手指两点辨别觉最敏感,躯干较差);④ 图形觉:在受检者皮肤上画一图形(如三角形)或写简单的字,询问其能否识别。

3. 技能要求 熟练掌握感觉检查的临床意义;熟悉浅感觉检查方法;了解深感觉和复合感觉检查的方法。

(二)运动功能检查

1. 检查内容

(1)随意运动(肌力)。

(2)被动运动(肌张力)。

(3)不随意运动(震颤、舞蹈症、手足搐搦、手足徐动)。

(4)共济运动(指鼻试验、对指试验、轮替动作、跟-膝-胫试验、闭目难立试验)。

2. 检查方法

（1）随意运动：肌力检查，受检者做肢体伸屈动作，医师从相反方向给予阻力，检查受检者克服阻力的力量，两侧对比。

（2）被动运动：肌张力检查，医师双手同时触摸受检者对称部位肌肉的紧张度；持受检者完全放松的肢体作被动运动，感受其阻力大小，并两侧对比。

（3）不随意运动：以视诊的方法，观察患者在意识清楚的情况下是否存在由随意肌不自主收缩产生的一些无目的异常动作，如震颤、舞蹈症、手足搐搦、手足徐动等（多为锥体外系损害的表现），检查时注意观察不自主运动形式、部位、速度、幅度、频率、节律等，两侧对比。

（4）共济运动：检查时嘱受检者先睁眼完成动作，再闭眼重复动作。小脑性共济失调时睁眼及闭眼均不能完成动作；而多发性神经炎、脊髓空洞等感觉系统病变出现的感觉性共济失调，则睁眼时动作稳准，闭眼时动作摇晃，不稳不准。具体检查方法如下。

1）指鼻试验：受检者手臂外展伸直，用示指尖来回触碰自己的鼻尖，先慢后快，先睁眼后闭眼，重复进行，双侧分别检查。

2）跟膝胫试验：受检者仰卧，先抬起一侧下肢将足跟放在对侧膝盖上，再使足跟沿胫骨前缘向下移动直达踝部，观察动作是否稳准。先睁眼后闭眼，双下肢分别检查。

3）闭目难立试验：受检者足跟并拢站立、闭目，两臂前伸，观察有无晃动和站立不稳。如出现身体摇晃或倾斜则为阳性，称小脑共济失调。

4）对指试验：患者两上肢向外展开，伸出两个示指，再使两示指在前方相碰，先睁眼后闭眼，反复进行，观察其动作是否稳准。

5）轮替动作：患者伸直手掌，快速作旋前、旋后动作，先睁眼后闭眼，反复进行，观察其动作是否协调。

3. 技能要求　熟练掌握随意运动的检查方法、判断及临床意义；熟悉共济运动的检查方法；了解常见不随意运动的表现特点。

（三）神经反射检查

1. 检查内容

（1）浅反射（角膜反射、腹壁反射、提睾反射）。

（2）深反射（腱反射：肱二头肌反射、肱三头肌反射、桡骨骨膜反、膝反射、跟腱反射、霍夫曼征、阵挛）。

（3）病理反射（巴宾斯基征、奥本海姆征、戈登征、查多克征）。

（4）脑膜刺激征（颈强直、布鲁津斯基征、凯尔尼格征）。

（5）拉塞格征。

2. 检查方法

（1）浅反射

1）角膜反射：参见第五章头颈部检体诊断技能训练。

2）腹壁反射：受检者仰卧，下肢稍屈曲，用竹签或锐器迅速自外向内，沿肋缘下（T7～

T8)、脐水平(T9～T10)及腹股沟上(T11～T12)的平行方向,轻划腹壁皮肤(图 10-3)。

3)提睾反射:受检者仰卧、下肢伸直,用竹签自下向上轻划股内侧皮肤。正常时同侧提睾肌收缩,睾丸上提(图 10-3)。

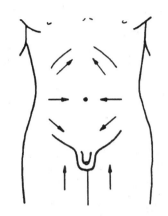
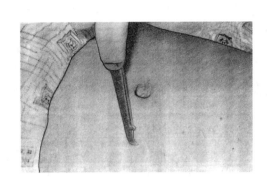

图 10-3 腹壁反射和提睾反射检查法

(2)深反射:检查时受检者肢体放松,医师叩击力量要均匀,两侧对比。

1)肱二头肌反射:受检者前臂屈曲,医师以左拇指置于患者肘部肱二头肌腱上,右手持叩诊锤叩击左拇指。正常反应为肱二头肌收缩,前臂快速屈曲(反射中枢 C5～C6)(图 10-4)。

2)肱三头肌反射:受检者前臂搭在医师的左前臂上,上臂稍外展,医师左手托住其上臂,右手持叩诊锤叩击鹰嘴上方的肱三头肌肌腱。正常反应为肱三头肌收缩,前臂伸展(反射中枢 C6～C7)(图 10-5)。

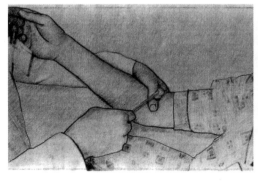
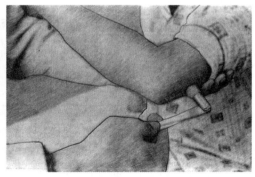

图 10-4 肱二头肌反射检查法   图 10-5 肱三头肌反射检查法

3)桡骨膜反射:医师用左手托受检者前臂,肘关节半屈曲,前臂略外旋,并使腕关节自然下垂,用叩诊锤叩击桡骨茎突。正常反应为前臂内旋,屈肘(反射中枢 C5～C6)(图 10-6)。

4)跟腱反射:受检者仰卧,髋及膝关节稍屈,下肢外旋外展。医师左手将其足部背屈成直角,以叩诊锤叩击跟腱,反应为腓肠肌收缩,足跖屈(反射中枢 S1～S2)(图 10-7)。

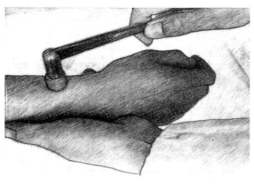

图 10-6　桡骨膜反射检查法

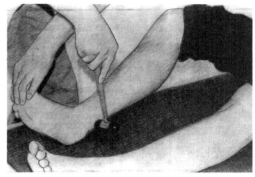

图 10-7　跟腱反射检查法

5）膝腱反射：坐位检查时，受检者小腿放松、自然下垂，或受检者仰卧，医师以左手托起其膝关节，使膝关节屈曲约 120°。用右手持叩诊锤叩击髌骨下方的股四头肌腱。正常反应为小腿伸展（图 10-8）。反射中枢在 L2～L4 节段。

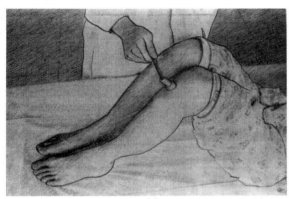

A.卧位

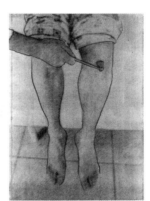

B.坐位

图 10-8　膝腱反射检查法

6）霍夫曼征：医师左手持受检者腕关节上方，右手以中指及示指夹持受检者中指并稍向上提，使腕部处于轻度过伸位，然后以拇指迅速弹刮受检者中指指甲，引起其余四指呈轻度掌屈反应，霍夫曼征阳性（图 10-9）。

7）阵挛：为腱反射高度亢进的表现。① 踝阵挛：受检者仰卧，髋、膝关节稍屈曲，医生一手托患者腘窝部，一手持患者足掌前端，急速用力推其踝关节背曲，并继续维持其适当推力。如踝关节出现节律性的屈伸动作，即为踝阵挛阳性（图 10-10）。② 髌阵挛：受检者

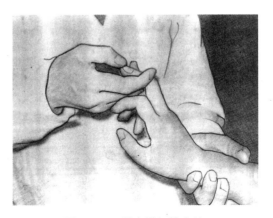

图 10-9　霍夫曼征检查法

仰卧下肢伸直,医师用拇指和示指夹住髌骨上缘,突然用力向下方快速推动并维持推力,若髌骨出现节律性的上下移动即为髌阵挛阳性(图 10－11)。

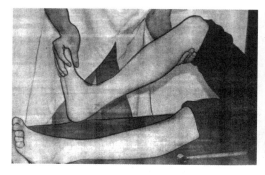

图 10－10　踝阵挛检查法　　　　图 10－11　髌阵挛检查法

(3)病理反射

1)巴宾斯基征:用叩诊锤柄部末端的钝尖部在足底外侧从后向前轻划至小趾根部,再转向拇趾侧。正常表现为足趾跖屈,为阴性;如表现为拇趾缓缓背屈,其余四趾呈扇形散开为阳性,是锥体束受损的重要体征(图 10－12A)。

2)奥本海姆征:用拇指及示指沿受检者胫骨嵴用力由上向下滑压,阳性反应同巴宾

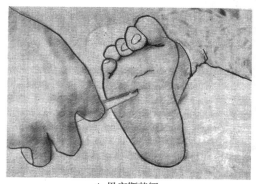

A.巴宾斯基征

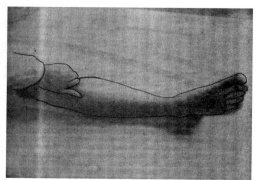

B.奥本海姆征

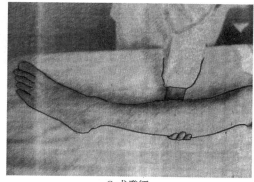

C.戈登征

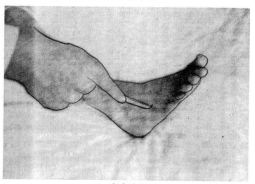

D.查多克征

图 10－12　病理反射

斯基征(图 10 - 12B)。

3）戈登征：用拇指和其他四指捏压腓肠肌，阳性反应同巴宾斯基征(图 10 - 12C)。

4）查多克征：用叩诊锤柄部末端的钝尖部在外踝下方经足背外缘由后向前划到跖关节处。阳性反应同巴宾斯基征(图 10 - 12D)。

（4）脑膜刺激征

1）颈强直：去枕仰卧，两腿伸直，医师右手置于受检者胸前，左手 5 掌托住其枕部做屈颈动作，如有抵抗感并伴颈部疼痛为颈强直阳性。当颈椎或颈部肌肉病变时，也可出现颈强直，应注意区别。

2）布鲁津斯基征：受检者去枕仰卧，下肢自然伸直，医师左手托起其枕部作被动屈颈动作，右手置于被检者前胸。当受检者头部前屈时，若两侧髋、膝关节自动屈曲，则为布鲁金斯基征阳性(图 10 - 13)。

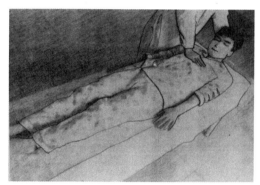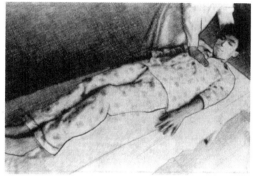

图 10 - 13　布鲁津斯基征检查法

3）凯尔尼格征：受检者仰卧位，先将一侧下肢伸直，另一侧下肢的髋关节及膝关节屈曲成直角，然后医师左手固定膝关节，右手托足跟抬高小腿，使膝关节伸直，正常可使膝关节伸展达 135°以上。阳性表现为伸膝受限、伴有疼痛或对侧下肢自动屈曲(图 10 - 14)。

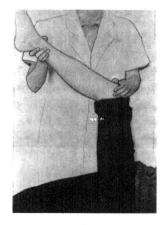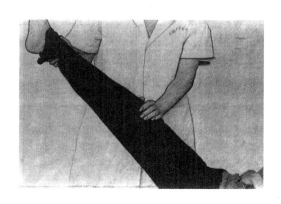

图 10 - 14　凯尔尼格征检查法　　　**图 10 - 15　拉塞格征检查法**

(5) 拉塞格征：患者仰卧，两下肢伸直，医师一手压在一侧膝关节上，使下肢保持伸直，另一手将下肢抬起；正常可抬高 70°以上，如不到 30°即出现由上到下的放射性疼痛为阳性(图 10-15)。以同样的方法再检查另一侧。

3.技能要求 熟练掌握浅反射、深反射检查方法；重点掌握病理反射、脑膜刺激征检查方法；了解神经反射各种检查的临床应用。

五、基本知识

(一)感觉功能检查

1.感觉功能检查正常表现 闭目状况下，皮肤能辨别浅感觉(痛、触和温度觉)，深感觉(运动、位置和震动觉)正确，复合感觉(定位、立体、两点鉴别、图形觉)准确。

2.感觉功能异常的表现与临床意义

(1)感觉障碍与病变部位(表 10-2)

表 10-2 各种感觉障碍的病变定位

类 型		病 变 部 位	类 型		病 变 部 位
浅感觉	痛觉障碍	脊髓丘脑侧束损害	深感觉	运动觉障碍	后索病变
	触觉障碍	后索损伤		位置觉障碍	
	温度觉障碍	脊髓丘脑侧束损伤		振动觉障碍	
复合感觉	定位觉	皮质病变	复合感觉	立体觉	皮质受损
	两点辨别觉	额叶病变		图形觉	丘脑水平以上病变

(2)各种感觉障碍的性质及临床意义(表 10-3)

表 10-3 各种感觉障碍的性质及临床意义

性 质		产 生 机 制 及 表 现	临 床 意 义
疼痛	局部痛	疼痛部位与病变部位一致	感受器或神经末梢病变
	牵涉痛	同一脊髓节段所支配的远离该脏器皮肤区疼痛	肝胆疾病、心脏病变等
	放射痛	疼痛沿受累感觉神经发散到所支配的区域	神经根、神经干及中枢神经刺激性病变
感觉	感觉减退/缺失	感觉神经遭破坏性损害,冲动部分/全部不能传导	各种引起感觉神经破坏的病变
	感觉异常	无外界刺激的情况下出现异常自发性感觉	感觉神经不完全性损害
	感觉过敏	轻微刺激引起强烈的感觉	多发性神经炎、带状疱疹
	感觉过度	感觉刺激阈增高,不立即产生疼痛,达阈值时产生强烈的定位不明确不适感,持续一段时间才消失	丘脑和周围神经损害
	感觉分离	同一区域内,一种或数种感觉缺失而其他感觉存在	脊髓空洞症、脊髓内肿瘤

（3）各种感觉障碍的类型及临床意义（表 10-4）

表 10-4　各种感觉障碍的类型及临床意义

类　型		临　床　表　现	临　床　意　义
末梢型		肢体远端对称性完全性感觉缺失，呈手套、袜套状分布	多发性神经炎
神经根型		感觉障碍范围与神经根节段分布一致，呈节段型或带状，在躯干呈横轴走向，在四肢呈纵轴走向	脊神经后根损伤（椎间盘突出症、颈椎病等）、神经根炎
脊髓型	横贯型	病变平面以上完全正常，病变平面以下各种感觉均缺失，伴截瘫及尿便障碍	急性脊髓炎、脊髓外伤等
	半横贯型	病变同侧损伤平面以下深感觉丧失及痉挛性瘫痪；对侧痛、温觉丧失	脊髓外肿瘤和脊髓外伤等
内囊型		病灶对侧半身感觉障碍、偏瘫、同向偏盲	脑血管疾病
脑干型		病变同侧面部、对侧躯干和肢体感觉缺失	炎症、肿瘤和血管病变
皮质型		上肢或下肢感觉障碍，并有复合感觉障碍	脑血管疾病

（二）运动功能检查

1. 运动功能检查正常表现

（1）正常情况下肌力、肌张力正常；动作协调、稳准。

（2）一般无不自主运动；部分健康老年人可见老年性震颤。

2. 运动功能检查常见病理体征的表现与临床意义

（1）肌力异常的临床表现及其意义

1）肌力分级（表 10-5）

表 10-5　肌力分级与表现

分　级	表　现
0	完全瘫痪
1	有肌肉收缩而无肢体运动
2	肢体能在床面水平移动，不能抬离床面
3	肢体可抬离床面，但不能抗阻力
4	能抗外界阻力，差于正常人
5	正常肌力

2）不同瘫痪形式及其临床意义：肌力减退或丧失，称瘫痪。据瘫痪形式分为 4 类（表 10-6）。

表 10-6　瘫痪形式及临床特点

瘫痪形式	临床特点	病变部位	常见疾病
单　瘫	单一肢体瘫痪	大脑皮质区或脊髓前角局限性损害	脊髓灰质炎
偏　瘫	一侧肢体瘫痪,常伴同侧中枢性面瘫及舌瘫	对侧大脑半球运动区或内囊部受损	颅内病变或脑卒中
截　瘫	双侧下肢瘫痪	脊髓横贯性损伤	脊髓外伤、炎症
交叉瘫	一侧肢体瘫痪及对侧脑神经损害	一侧脑干病变	脑卒中

3）不同瘫痪类型及临床表现：根据瘫痪的病变部位可分中枢性瘫痪和周围性瘫痪，各有临床特点（表 10-7）。

表 10-7　常见瘫痪类型与临床特点

类　型		病变部位	临　床　特　点
中枢性瘫痪	皮质型	中央前回	病灶对侧单瘫或面瘫
	内囊型	内囊	病灶对侧"三偏征"
	脑干型	脑干	交叉瘫
	脊髓型	半切损害	布朗-塞卡尔综合征
		横贯性损害	病损平面以下双侧肢体中枢性瘫痪
		颈膨大以上	四肢瘫伴完全性感觉障碍及括约肌功能障碍
		颈膨大	双上肢周围性瘫痪,双下肢中枢性瘫痪
		胸髓	双下肢中枢性瘫痪
		腰膨大	双下肢周围性瘫痪
周围性瘫痪	前角/前根型	前角、前根	节段型周围性瘫痪,无感觉障碍和疼痛
	神经丛型	神经丛	所支配肌肉发生周围性瘫痪,伴觉障碍和疼痛
	末梢型	神经末梢	对称性四肢远端瘫痪,伴感觉障碍及肌肉萎缩

4）中枢性瘫痪和周围性瘫痪（表 10-8）：中枢性瘫痪（上运动神经元性瘫痪）病变在上运动神经元及其纤维，解除了对下运动神经元的控制；周围性瘫痪（下运动神经元性瘫痪）病变在下运动神经元及其纤维，神经反射遭破坏。

表 10-8　中枢性瘫痪和周围性瘫痪的鉴别

鉴别要点	中枢性瘫痪	周围性瘫痪
瘫痪分布	一个以上肢体	个别或几个肌群受累
肌张力	增高	降低
肌萎缩	不明显	较明显
肌束颤动	无	可有
深反射	亢进	减弱或消失
病理反射	有	无

（2）肌张力异常表现及临床意义（表 10-9）

表 10-9　常见肌张力异常表现及其临床意义

类　型		临 床 特 点	临 床 意 义
肌张力减低		肌肉松软，被动屈、伸肢体阻力低，关节活动范围扩大	周围神经炎、脊髓前角灰质炎、小脑病变等
肌张力增高	痉挛状态	被动屈、伸其肢体时，开始阻力较大，终末突然阻力减弱，如开折水果刀样感受	锥体束损害
	铅管样强直	屈肌和伸肌的肌张力均增高，作被动运动时，肢体保持在一定位置不动，如弯曲铅管的感觉	锥体外系损害

（3）不随意运动的类型及临床意义（表 10-10）

表 10-10　常见不随意运动的类型及临床意义

类　型		临 床 特 点	临 床 意 义
震颤	静止性	较粗大震颤；肢体静止时明显，运动时减轻，睡眠时消失；常伴肌张力增高，典型者手及手指呈"搓药丸"样	帕金森病
	动作性	动作时发生，震颤出现在动作终末，愈接近目标物愈明显，静止时减轻或消失；常伴肌张力减低，走路呈"醉汉步态"	小脑病变
	老年性	静止性震颤，点头、摇头或手抖	老年人
	扑翼样	两臂向前平举，手和腕悬空时出现两手快落慢抬的震颤动作	肝性脑病；尿毒症等
舞蹈症		面部及肢体快速、不规则、无目的、不对称的不自主运动；突发的肢体伸展、摆手、挤眉、眨眼、伸舌等，精神紧张时加重，睡眠时减轻或消失	儿童脑风湿病变
手足搐搦		手足肌肉呈紧张性痉挛	低钙血症和碱中毒
手足徐动症		手指或足趾缓慢持续的伸展扭曲动作，重复出现，较有规则	脑瘫、肝豆状核变性、脑基底节变性

（4）共济失调表现及临床意义：动作笨拙和不协调称为共济失调。常见共济失调表现及临床意义见表 10-11。

表 10-11　常见共济失调表现及临床意义

共 济 失 调	临 床 表 现	临 床 意 义
小脑性共济失调	随意动作速度、节律、幅度和力量不协调，与视觉无关；伴张力降低、眼球运动障碍及言语障碍	小脑肿瘤、小脑炎
感觉性共济失调	闭眼时共济失调明显，睁眼不明显；伴深感觉障碍	多发性神经病、脊髓空洞症等
前庭性共济失调	平衡障碍为主，直线行走困难，改变头位加重；伴眩晕、呕吐、眼震	Meniere 病、桥小脑综合征
大脑性共济失调	额叶性共济失调在站立或行走时明显，跖反射阳性；颞叶性共济失调对侧肢体轻度共济失调；顶叶性共济失调深感觉障碍；均伴有脑损害症状	炎症、外伤、肿瘤、血管病变

（三）神经反射检查

1. 神经反射检查正常表现

（1）生理反射存在：正常人可引出的反射为生理反射（浅反射、深反射）。

（2）病理反射不能引出：神经系统疾病时出现的反射为病理反射。

2. 神经反射异常及其临床意义

（1）浅反射：常见浅反射异常及其临床意义（表 10 - 12）。

表 10 - 12　常见浅反射异常及其临床意义

类　型	体　征	临　床　意　义
腹壁反射	上、中、下部反射消失 一侧反射消失 双侧反射完全消失 反射减弱或消失	不同平面的胸髓病损 同侧锥体束病变 昏迷和急性腹膜炎 肥胖、老年人及经产妇
提睾反射	双侧反射消失 一侧反射减弱或消失 影响提睾反射	腰髓 1～2 节病损 锥体束病损 腹股沟疝、阴囊水肿及老年人

（2）深反射：常见深反射的反射中枢（表 10 - 13）；常见深反射异常及其临床意义（表 10 - 14）。

表 10 - 13　常见深反射的反射中枢

深反射	反射中枢	深反射	反射中枢
肱二头肌反射	C5～C6	膝反射	L2～L4
肱三头肌反射	C6～C7	踝反射	S1～S2
桡骨骨膜反射	C5～C6	霍夫曼征	C7～T1

表 10 - 14　常见深反射异常及其临床意义

类　型	病 变 部 位	临　床　意　义
反射减弱或消失	下运动神经元瘫痪 肌肉疾患 脑或脊髓急性损伤	周围神经炎、神经根炎、脊髓前角灰质炎等 重症肌无力、周期性麻痹等 急性脊髓炎、脑出血早期；深昏迷、深麻醉
反射亢进	锥体束损伤	急性脑血管病、急性脊髓炎休克期后等
霍夫曼征阳性	上肢锥体束征	颈髓病变

（3）病理反射：由于锥体束病损，大脑失去对脑干和脊髓的抑制作用出现的异常反射，包括巴宾斯基征、奥本海姆征、戈登征和查多克征，所有体征临床意义相同，均为锥体束病变，其中巴宾斯基征阳性意义最大（检查时被检者出现拇趾背屈，其余四趾呈扇形分开）。

（4）脑膜刺激征：由于脑膜和脊神经根受刺激，引起相应肌肉反射性痉挛的表现，见于各种脑膜炎、蛛网膜下腔出血、颅内压增高等。凯尔尼格征也可见于坐骨神经痛、腰骶神经根炎等。

（5）拉塞格征：拉塞格征是坐骨神经根受到刺激的表现。阳性见于坐骨神经痛，腰椎间盘突出或腰骶神经根炎等。

六、感觉功能、运动功能和神经反射检查临床意义辨析举隅

共济失调　共济失调是指随意运动不协调及躯体姿势和平衡的维持发生障碍，与大脑皮层、基底节、小脑、前庭系统和深感觉的损害有关。主要表现为躯干、肢体及言语的协同动作障碍，坐位或立位困难，构音障碍，双手笨拙，做精细动作困难，行走不稳等。可通过让患者完成一些特殊的动作，如 Romberg（闭目难立征）、直线行走、指鼻、过指试验、轮替动作、书写等，以发现常规条件下不易觉察的运动协调障碍。共济失调的临床表现根据病变部位不同而分为感觉性、小脑性、前庭（迷路）性和大脑性共济失调 4 类，共济失调的病因辨析思路如下（图 10-16）。

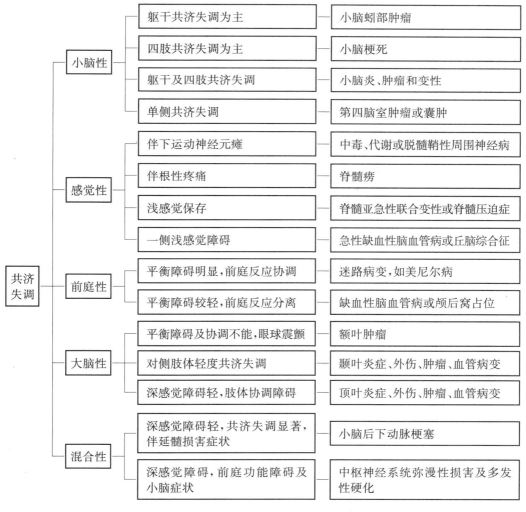

图 10-16　共济失调的病因辨析思路

七、训练注意事项

（1）检查时应注意排除因疼痛、关节强直或肌张力过高所致的活动受限。

（2）闭目难立试验操作中要注意对患者的保护，可在后旁侧保护受检者避免跌倒受伤。

（3）神经反射检查时要注意两侧对比，尤其腱反射不对称是神经损害的重要定位体征。

八、考核方法

（1）学生互检，完成感觉功能、随意运动、病理反射和脑膜刺激征的检体操作，考量操作能力。

（2）选择具有感觉功能、随意运动、病理反射和脑膜刺激征阳性的患者（或多功能检体模拟人），每个学生完成 1 名所选对象的专科检体，完成该部分检体记录；并口述相关病理体征的临床意义和病因辨析。

第三节　神经系统常见疾病检体

一、训练目的

训练神经系统常见疾病检体技能。

二、训练要求

（1）掌握神经系统常见疾病的检体技能。

（2）熟悉神经系统常见疾病的体征。

（3）了解神经系统常见疾病的病因。

三、训练方法和步骤

1. 场所　病房、示教室或模拟医院。

2. 对象选择　多功能检体模拟人、住院或门诊的神经系统疾病患者。

3. 方法和步骤　① 教师示范（或以 CAI 课件示范）神经系统疾病检体方法（任选脑血管意外、面神经麻痹、帕金森病、糖尿病周围神经病变等 2～3 种）及阳性体征；② 学生练习上述疾病的神经系统检体；③ 教师结合临床诊断步骤介绍神经系统检查常见阳性体征及其临床意义的分析方法和思路，并讲评和小结。

四、基本技能

1. 检体内容

（1）多发性神经炎

1）视诊：肌肉（萎缩），腕、足（下垂），皮肤（菲薄、干燥或变色），指（趾）甲粗糙，肌束震颤。

2）触诊：触觉、痛觉、温度觉（对称性、手套样、袜套样减退或缺失）。

3）叩诊：腱反射（减弱或消失），有无病理反射。

（2）急性脊髓炎

1）视诊：损伤平面以下皮肤（干燥、无汗或少汗）、趾甲（松脆、角化过度）、运动障碍。

2）触诊：损伤平面以下肢体感觉（深、浅感觉消失）、温度（降低）、肌张力（过低）。

3）叩诊：腱反射（脊髓休克期消失，后期亢进）、病理反射。

（3）脑血栓形成

1）视诊：瞳孔（缩小）、眼球震颤、中枢型面神经瘫痪、伸舌（左偏或右偏）、共济失调、意识（昏迷、模糊、嗜睡、昏睡等）、不自主运动。

2）触诊：感觉（偏身感觉障碍）、肌力（偏瘫、减退）、肌张力（折刀样、齿轮样、铅管样增高）、意识障碍等。

3）叩诊：神经反射（椎体束征阳性）。

（4）结核性脑膜炎

1）视诊：意识障碍、面容（潮红、慢性病容）、脑神经（眼睑下垂、周围型面神经瘫痪）、瞳孔（不对称、对光反射消失、斜视）。

2）触诊：脉搏（脉率增快）、肌力（各种瘫痪）、肌张力是否正常、脑膜刺激征阳性。

3）叩诊：腱反射有无减弱或消失，是否出现病理反射。

2. 技能要求　掌握以上4种神经系统常见病变检体的主要内容及顺序；熟悉并正确检出（并叙述）以上4种病变患者的典型阳性体征，正确分析其临床意义；完成以上4种病变患者的检体记录。

五、基本知识

1. 神经系统常见疾病的主要体征　多发性神经炎、急性脊髓炎、脑血栓形成和结核性脑膜炎检体的主要体征（表10-15）。

表10-15　神经系统常见疾病检体主要体征

病变	视诊	触诊	叩诊
多发性神经炎	肢端皮肤菲薄、发凉、干燥或变色，指（趾）甲粗糙，肌肉萎缩，腕、足下垂	肢端对称性感觉减退或消失，肌力减弱，肌张力过低	腱反射减弱或消失
急性脊髓炎	皮肤干燥、无汗或少汗，趾甲松脆、角化过度	损伤平面以下肢体感觉消失、温度降低、肌力减低；肌张力先低后高，后期出现病理反射	腱反射先减弱或消失，后亢进
脑血栓形成	瞳孔缩小，眼球震颤，鼻唇沟不对称，舌偏，"三偏征"，不自主运动，共济失调以及昏迷等	面部及肢体感觉障碍，运动障碍，椎体束征阳性	腱反射异常

（续表）

病变	视　诊	触　诊	叩　诊
结核性脑膜炎	慢性病容、面色潮红、意识障碍，脑神经受损（睑下垂、视力减退、瞳孔不对称、对光反射消失等）	脉率快，肌力、肌张力下降，脑膜刺激征阳性	腱反射减弱或消失

2. 神经系统常见疾病的体征归类　试将多发性神经炎和急性脊髓炎的体征以感觉障碍、运动障碍和自主神经障碍归类，脑血栓形成的体征以闭塞动脉归类，结核性脑膜炎则以损害部位归类（表 10 - 16）。

表 10 - 16　神经系统常见疾病的体征归类和临床表现

常见疾病	体 征 归 类	临 床 表 现
多发性神经炎	感觉障碍	肢端感觉减退或缺失（手套样、袜套样分布）
	运动障碍	肢端下运动神经元性瘫痪：肌无力，张力过低，肌萎缩，肌束颤动等；深反射减弱或消失
	自主神经障碍	肢端皮肤菲薄、发凉、多汗/无汗、干燥/脱屑、指/趾甲松脆，高血压及体位性低血压
急性脊髓炎	感觉障碍	病灶节段下所有感觉丧失，病灶平面上 1～2 节段感觉过敏带或束带样感觉异常
	运动障碍	早期脊髓休克，损害平面以下肢体瘫痪，张力过低，深浅反射消失，病理反射阴性；后期肌张力过高，出现病理反射，但感觉和运动功能不能恢复
	自主神经障碍	早期尿潴留、便秘、充盈性尿失禁。损害平面下无汗或少汗，皮肤脱屑及水肿，指（趾）甲松脆和角化过度
脑血栓形成	大脑中动脉闭塞	三偏征（病灶对侧偏瘫、偏身感觉障碍、同向偏盲）、优势半球受损，导致失语
	大脑前动脉闭塞	前交通支后闭塞，出现病灶对侧中枢性面瘫、舌瘫及偏瘫，下肢为重；感觉障碍、精神障碍、尿潴留或尿急；优势半球受损，导致失语、失用等
	大脑后动脉闭塞	对侧偏盲、偏身感觉障碍、偏瘫、共济失调和不自主运动等；优势半球受损，导致失读、失认、失语
	椎-基底动脉闭塞	眼球震颤、瞳孔缩小、四肢瘫、共济失调；重者高热、昏迷、肺水肿、消化道出血
结核性脑膜炎	一般状态	早期低热、脉快、慢性病容，面色潮红；后期意识障碍、痫样发作等
	脑膜刺激征	颈强直、凯尔尼格征、布鲁津斯基征阳性
	脑神经损害	睑下垂、视力减退、瞳孔不对称，对光反射消失，斜视、复视，周围型面神经瘫
	脑实质损害	后期瘫痪（偏瘫、交叉瘫、四肢瘫和截瘫）

六、训练注意事项

（1）由于此阶段学生尚未学习临床课程，对疾病表现了解不全面，故训练中，教师应结合病例重点介绍神经系统常见阳性体征临床意义的分析方法和病因辨析思路，示范临床诊断步骤。

（2）如选择患者为检体对象，要避免反复演示体征而增加患者痛苦。

（3）强调神经系统检查必须对称及双侧对比检查；并建议选用相关疾病的 CAI 课件演示体征，以补充临床检体对象。

七、考核方法

选择一意识清醒的神经系统疾病住院患者或门诊患者（脑血栓形成、面神经麻痹、帕金森病、糖尿病周围神经病变等），学生完成该患者的感觉功能、运动功能和神经反射检查，书写规范的检体记录，并结合病史和辅助检查结果，辨析相关病因。

（王成武）

第十一章　全身检体技能训练

一、训练目的

训练全身体格检查诊断技能。

二、训练要求

(1) 掌握全身体格检查的要点及技能。

(2) 掌握全身体格检查的速度和进度。

(3) 熟悉全身体格检查步骤及分段顺序。

三、训练方法和步骤

1. 场所　病房、示教室或模拟医院。

2. 对象选择　学生;多功能检体模拟人及住院患者(选择有 1～2 项阳性体征者)。

3. 方法和步骤　① 教师示范(或以 CAI 课件示范)全身体格检查的检体方法;② 学生互相练习全身体格检查;③ 学生分组,以所选患者(或多功能检体模拟人)检查对象,由 1 名学生进行体格检查,其余学生观看,并对检体技能作出评判;④ 教师巡视并及时纠错。

四、基本技能

1. 检查内容

(1) 生命体征及一般观察:主要包括体温、脉搏、呼吸、血压检测,以及发育、营养、体态、面容、表情、步态等观察。

(2) 头部:头部外形,毛发分布,眼、耳、鼻、口腔的检查。枕后、耳前、耳后、颌下、颏下等处淋巴结是否有肿大。

(3) 颈部检查:淋巴结、甲状腺、气管及颈部血管观察。

(4) 胸廓及乳腺检查:检查胸部是否有畸形、胸廓活动度。乳腺检查主要观察乳腺发育情况,是否对称,是否存在畸形及乳腺触诊检查。

(5) 肺部检查:呼吸频率及呼吸动度有无改变,触觉语颤有无改变,肺部叩诊音有无异常、肺界叩诊,有无干湿性啰音及胸膜摩擦音,听觉语音有无改变。

(6) 心脏检查:心尖搏动、心界大小、心率快慢、节律是否整齐、有无心脏及血管杂音、心包摩擦音。

（7）腹部检查：腹部是否有畸形、腹部是否有压痛，肝、胆、脾是否肿大，腹部有无包块及移动性浊音，肠鸣音是否正常。有无腹壁疝及腹股沟疝存在。

（8）神经系统：意识状态是否清晰、语言是否流利，脑神经系统检查、肌力、肌张力、生理反射是否正常、有无病理征。

（9）脊柱、四肢检查：观察脊柱生理弯曲、活动情况，是否存在畸形及侧弯。四肢发育、活动情况，观察是否存在畸形、水肿及血管曲张。

（10）肛门检查：包括肛门外观检查、肛门指检、前列腺。

（11）外生殖器检查：男性体检者包括外观检查，阴茎、阴囊及睾丸、附睾触诊。女性体检者则进行妇科专科检查等。

（第10、11项检体一般内容可不实行，归入专科检查）

2. 检查方法

（1）检查前应先向患者进行自我介绍，并简要告之检查的目的及要求。

（2）检查的顺序应是从头到脚分段进行。为减少患者的不适和不必要的体位更动，同时也方便检查者操作，同时也保证体格检查的效率和速度某些器官系统，如皮肤、淋巴结、神经系统，采取分段检查，统一记录。

（3）全身体格检查的顺序

卧位患者：一般情况和生命征→头颈部→前、侧胸部（心、肺）→（患者取坐位）后背部（包括肺、脊柱、肾区、骶部）→（卧位）腹部→上肢、下肢→肛门直肠→外生殖器→神经系统（最后站立位）。

坐位患者：一般情况和生命征→上肢→头颈部→后背部（包括肺、脊柱、肾区、骶部）→（患者取卧位）前胸部、侧胸部（心、肺）→腹部→下肢→肛门直肠→外生殖器→神经系统（最后站立位）。

（4）注意具体操作的灵活性。如不能坐起的患者，背部检查只能侧卧进行。肛门直肠、外生殖器的检查应根据病情需要确定是否检查，如确需检查应特别注意保护患者隐私；对急诊、重症病例，则可先简单体检后即着手抢救或治疗，遗留的内容待病情稳定后补充。

（5）手脑并用，边查边想，正确评价，边问边查，核实补充。

（6）掌握检查的进度和时间，一般应尽量在 40 分钟内完成。

3. 技能要求　正确进行全身体格检查并正确记录。

五、技能训练注意事项

（1）检查的内容务求全面系统，但应根据患者的病情对重点系统进行重点检查。

（2）检查既要有系统性，防止漏查，节约时间，也要方便患者，不让患者反复起坐卧下，允许形成自己的体检习惯。

（3）皮肤、淋巴结、血管等一般不做单独检查，而是在检查各个部位时检查。

（4）体检时要注意卫生,不要查过足部再查头面或躯体。

（5）肛门、直肠和外生殖器(内科患者一般不查,如女患者必须检查,应有女医务人员陪同)。

六、考核方法

（1）学生互检,完成全身检体操作(其中肛门及外生殖器部分可不查)。

（2）完成全身体格检查的检体报告。

（张　泉）

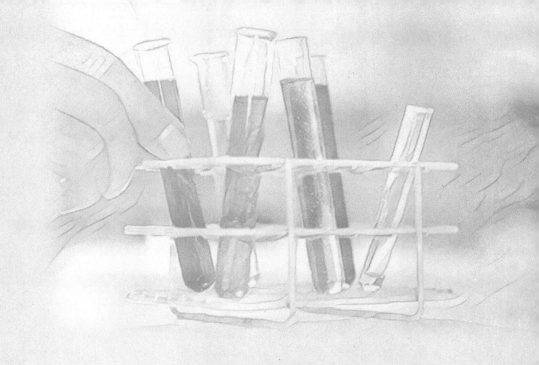

第三篇
实验诊断技能训练

　　诊疗活动中,实验室检查结果对明确诊断、进行鉴别诊断、监测病情变化,以及判断疗效等是重要的客观依据。正确选择必要的实验检查,以及对实验室检查报告进行正确分析也是诊断疾病的基本技能之一。本篇将训练学生根据病情合理选择必要的实验检查项目,结合临床资料合理解读实验室检查报告,初步掌握实验诊断技能。

第十二章 血液与骨髓细胞学检查实验诊断技能训练

第一节 血液一般检查和溶血性贫血检查

一、训练目的

训练血液一般检查实验室诊断技能。

二、训练要求

（1）掌握血液一般检查各项目的参考值及临床意义。

（2）熟悉影响血沉的因素及血沉增快的临床意义。

（3）了解血型鉴定原则和临床意义和交叉配血试验。

（4）了解溶血性贫血各项检查指标及临床意义。

三、训练方法和步骤

1. 场所　实训室或病房。

2. 对象　住院或门诊患者的病历资料及血液学检查报告，包括溶血性贫血患者病例资料。

3. 方法和步骤　① 学生课前预复习本节基础知识相关内容，教师介绍血液一般检查报告分析步骤及注意事项；② 学生分组对所选病例的血液一般检查结果进行分析、讨论，并结合病历资料讨论病因诊断；③ 各小组汇报分析讨论结果，带教老师总结。

四、基本知识

血液的一般检查包括血红蛋白（hemoglobin，Hb）测定、红细胞计数（red blood count，RBC）、白细胞计数（white blood count，WBC）及白细胞分类计数等。

1. Hb 和 RBC

（1）健康人群 Hb 和 RBC 正常参考值

红细胞计数：成年男性$(4.0\sim5.5)\times10^{12}/L$，女性$(3.5\sim5)\times10^{12}/L$。

初生儿(6～7)×10^{12}/L。

血红蛋白：成年男性 120～165 g/L，女性 110～150 g/L。

初生儿 170～200 g/L。

(2) 检验值异常的临床意义(表 12-1)：Hb 和 RBC 减少程度不一致，如缺铁性贫血，Hb 的减少较 RBC 为甚。婴幼儿及 15 岁以前的儿童，因生长发育导致造血原料不足；妊娠中晚期妇女，血浆容量增多，血液被稀释；老年人骨髓造血功能减退均导致 Hb 和 RBC 生理性减少。因此，必要时，老年患者建议胸骨骨穿。

表 12-1　Hb 和 RBC 减少或增多的临床意义

异常检查结果	临　床　意　义
血红蛋白及红细胞减少	生理性减少：婴幼儿、妊娠、某些老年人
	病理性减少：各种原因导致的贫血
血红蛋白及红细胞增多	相对性增多：血液浓缩
	绝对性增多：① 生理性增多见于高海拔地区的居民、胎儿和新生儿、剧烈的体力劳动者等；② 病理性增多严重的慢性心、肺疾患、骨髓增殖性疾病(如真性红细胞增多症)、某些肿瘤或肾脏疾患

2. 红细胞比容(hematocrit，HCT)

(1) 正常参考值：男性 42%～49%，女性 37%～43%。

(2) 检验值异常的临床意义：增高见于各种原因导致的血液浓缩、真性红细胞增多症及新生儿；减低见于各种贫血。

3. 红细胞异常形态

(1) 红细胞大小异常及其临床意义(表 12-2)：① 巨幼细胞贫血，骨髓中的红系增生显著，胞体大，核大，核染色质疏松细致，胞质较胞核成熟，呈"核幼浆老"。② 缺铁性贫血，骨髓红系中以中、晚幼红细胞为主，其体积小、核染色质致密、胞质少偏蓝色、边缘不整齐，血红蛋白形成不良，呈"核老浆幼"现象。③ 慢性病贫血时，贫血也可小细胞低色素性，但骨髓铁染色可染铁增多，铁粒幼细胞数量减少。④ 部分溶血性贫血可出现小细胞性贫血，如遗传性球形红细胞增多症，这种红细胞直径小，但染色比正常细胞深，中央淡染区消失。⑤ 急性红白血病，红系细胞呈病态造血，如巨幼样变，多核，胞质空泡等。PAS染色呈强阳性可鉴别。

表 12-2　红细胞大小异常及其临床意义

红细胞 体积变化	MCV[1] (82～92 fl)*	MCH[2] (27～31 pg)*	MCHC[3] (320～360 g/L)*	病　　因
大细胞	＞92	＞31	320～360	缺乏叶酸、维生素 B$_{12}$ 如营养性巨幼细胞性贫血、妊娠期巨幼细胞性贫血、恶性贫血等

(续表)

红细胞体积变化	MCV[1] (82~92 fl)*	MCH[2] (27~31 pg)*	MCHC[3] (320~360 g/L)*	病因
正常细胞	82~92	27~31	320~360	急性失血性贫血、急性溶血性贫血、再生障碍性贫血、白血病等
小细胞	<82	<27	320~360	慢性感染、中毒等如慢性炎症、尿毒症等
	<82	<27	<320	慢性失血性贫血、缺铁性贫血等

注:* 括号内为正常参考值。
[1]MCV:平均红细胞体积。
[2]MCH:平均红细胞血红蛋白含量。
[3]MCHC:平均红细胞血红蛋白浓度。

(2)红细胞形态异常及其临床意义(表12-3)

表12-3 红细胞形态异常及其临床意义

贫血形态变化	形态特征	病因
球形红细胞	红细胞直径缩小(<6 μm)、厚度增大,中心淡染区消失,呈膨胀的球形	遗传性球形细胞增多症 需与自身免疫性溶血性贫血鉴别
椭圆形红细胞	红细胞长径增大、横径缩小,呈椭圆形或长柱形	遗传性椭圆形细胞增多症
口形红细胞	红细胞周围深染,中心淡染区呈一狭长裂隙,如微张的鱼口	遗传性口形细胞增多症
靶形红细胞	红细胞中心及边缘处有血红蛋白着色,两者之间为缺乏色素苍白区,形同射击的靶心	海洋性贫血、某些血红蛋白病
镰形红细胞	镰形红细胞	SCA[1]
红细胞缗钱状	血涂片上成熟红细胞之间平行叠连呈串状排列	高球蛋白血症(多发性骨髓瘤、华氏巨球蛋白血症)、高纤维蛋白原血症等
红细胞形态不整	成熟红细胞形态发生各种明显变异,如三角形、泪滴形、帽盔形、新月形、梨形、棍棒型等	较严重的巨幼细胞性贫血及DIC[2]

注:[1]SCA:镰状细胞性贫血。
[2]DIC:弥散性血管内凝血。

(3)红细胞内异常结构及其临床意义(表12-4)

表12-4 红细胞内异常结构及其临床意义

细胞内异常结构	临床意义
嗜碱性点彩	重金属中毒及较严重的增生性贫血等
染色质小体	巨幼细胞性贫血、溶血性贫血及脾切除后
卡波环	溶血性贫血、较严重的巨幼细胞性贫血等
有核红细胞	溶血性贫血及造血系统恶性疾患

4. 红细胞沉降率(erythrocyte sedimentation rate,ESR)

(1) 正常参考值:成年男性:0～15 mm/小时;女性:0～20 mm/小时。

(2) 异常变化的临床意义:增快见于急性炎症、结缔组织病、严重贫血、恶性肿瘤、结核病等;减慢见于红细胞增多症,脱水等。血沉为非特异性检查方法,不能诊断某一疾病,可作为某一疾病治疗前后动态观察。

5. 网织红细胞(reticulocyte,Ret)计数变化及意义

(1) 正常参考值:成人:0.005～0.015(0.5%～1.5%)。

(2) 异常变化的临床意义:增高见于溶血性贫血、大量出血、缺铁性贫血,恶性贫血应用维生素 B_{12} 时;降低见于骨髓造血功能低下、再生障碍性贫血、白血病等。Ret 是骨髓中不成熟有核红细胞和外周血成熟红细胞的过渡性细胞,反映骨髓的造血功能状态。增高见于溶血性贫血、急性失血、缺铁性贫血、巨幼细胞性贫血等;降低见于再生障碍性贫血、骨髓病性贫血如急性白血病。可对疾病进行动态观察。

6. WBC

(1) 正常参考值:成人:(4～10)×10^9/L;新生儿:(15～20)×10^9/L;6 个月至 2 岁婴儿:(11～12)×10^9/L。

(2) 异常变化的临床意义:升高见于各种细胞感染、炎症、出血、中毒、严重烧伤,明显升高时应除外白血病;降低见于白细胞减少症、脾功能亢进、造血功能障碍、疟疾、伤寒和副伤寒、病毒感染,放射线、药物或化学毒素等引起骨髓抑制。是外周血五种细胞的总称,其中中性粒细胞占 50%～70%,中性粒细胞增多常伴随白细胞总数的增多。

7. 白细胞分类计数(表 12 - 5)

表 12 - 5　白细胞分类计数正常参考值及其临床意义

白细胞分类	正常参考值	升高的临床意义	降低的临床意义
中性粒细胞	0.50～0.70	急性感染、损伤、急性溶血、急性大出血、白血病及恶性肿瘤、急性中毒	革兰阴性杆菌、病毒、原虫感染;血液病、理化损伤、单核-巨噬细胞系统功能亢进等
淋巴细胞	0.20～0.40	病毒或细菌所致的传染病、慢性感染;急、慢性淋巴细胞性白血病、白血病性淋巴肉瘤	长期接触放射线和应用肾上腺皮质激素之后
嗜酸性粒细胞	0.005～0.05	寄生虫病、过敏性疾病及某些皮肤病	伤寒、副伤寒初期可减少。一般临床意义不大
嗜碱性粒细胞	0～0.01	意义不大	意义不大
单核细胞	0.03～0.08	急性传染病恢复期、结核、伤寒、疟疾、单核细胞性白血病	意义不大

8. 血型鉴定与交叉配血试验

(1) ABO 血型系统:ABO 血型鉴定的原理是根据红细胞上有或无 A 抗原或/和 B 抗原,将血型分为 A 型、B 型、AB 型及 O 型四种(表 12 - 6)。

表 12 – 6　ABO 血型系统分型

血　型	红细胞表面的抗原	血清中的抗体
A	A	抗 B
B	B	抗 A
AB	AB	无
O	无	抗 A 及抗 B

（2）Rh 血型：Rh 血型系统可能是红细胞血型中最为复杂的一个血型系。Rh 阳性血型在我国汉族及大多数民族人中约占 99.7%，Rh 阴性血型只占 3‰～4‰。

（3）交叉配血试验：是指用受血者血清与供血者红细胞（主试验）以及受血者红细胞与供血者血清（副试验）交叉。主试验和副试验均不出现凝集（也不溶血）即说明受血者和供血者 ABO 血型相配，可以进行输血。若供血者红细胞与受血者血清（主试验）发生凝集则为配血不合，应禁止输血。主试验不发生凝集，副试验发生凝集，但凝集效价＜1：200，可试输少量（不宜超过 200 ml）该型血液。输血时不宜太快太多，并密切观察，如发生输血反应，应立即停止输注。

附　溶血性贫血（haemolytic anemia, HA）的实验诊断

正常人骨髓具有 6～8 倍的代偿造血功能，当红细胞破坏程度较轻，骨髓的代偿造血功能足以补偿其损耗，可不发生贫血，如红细胞的生存时间缩短到 15～20 天以下，破坏速度超过骨髓的代偿造血能力，才出现贫血，称为溶血性贫血。

HA 的诊断一般可分为四个步骤：确定有无贫血，明确溶血的存在，判定溶血部位，查明溶血原因。

1. **确定有无贫血**　若红细胞数量、血红蛋白浓度、红细胞比容低于参考值的下限则为贫血。

2. **明确溶血的存在**

（1）红细胞破坏增加：外周血涂片中可见破碎红细胞、异形红细胞等。血液中网织红细胞显著增多，溶血性贫血时网织红细胞常增高明显，可为 5%～25%，重者可达 75% 以上。血浆游离血红蛋白含量增高，血清结合珠蛋白含量减低，血清间接胆红素增高，尿胆原含量增高。

（2）骨髓红系细胞代偿性增生：骨髓有核细胞增生明显活跃，粒红比值明显减低或倒置，红系以中、晚幼红细胞增生为主，原红和早幼红细胞亦增多，可见染色质小体（Howell-jolly 小体）、Cabot 环及核分裂幼红细胞增多。血涂片中红细胞形态异常，出现嗜多色性红细胞和幼红细胞等。

3. **判定溶血部位**　是血管内还是血管外溶血可根据部分实验室检查结果进行判断（附表 1）。

附表 1　溶血部位判定

检 查 项 目	血管内溶血	血管外溶血
红细胞形态异常	−~+	++~+++
血浆游离血红蛋白	+~+++	−~+
高铁血红素白蛋白	+	−
尿 Rous 试验	+~++	−
血红蛋白尿	−~+++	
红细胞渗透脆性试验	−	++

原位溶血又称无效性红细胞生成，其本质是一种血管外溶血，指骨髓内的幼红细胞在释入血液循环前已在骨髓内被破坏，可伴黄疸，常见巨幼细胞性贫血。

4. 查明溶血的原因　临床上按溶血病因和发病机制可分为两大类，即红细胞内在缺陷所致的溶血性贫血和红细胞外在因素所致的溶血性贫血。前者多为遗传疾病，如遗传性球形红细胞增多症等，但也有后天获得性疾病如阵发性睡眠性血红蛋白尿。细胞外在因素所致的溶血性贫血均为后天获得性疾病。

（1）先天性溶血性贫血（附表 2）

附表 2　先天性溶血性贫血检测项目及临床意义

原因	检测项目	参 考 值	临 床 意 义
红细胞膜缺陷	红细胞渗透脆性试验	开始溶血：0.42%~0.46% NaCl 完全溶血：0.28%~0.34% NaCl	脆性增高见于遗传性球形、椭圆形细胞增多症；减低见于珠蛋白生成障碍性贫血，缺铁性贫血，肝硬化等
	红细胞孵育渗透脆性试验	未孵育 50% 溶血 4.00~4.45 g/L NaCl 37℃孵育 50% 溶血 4.65~5.9 g/L NaCl	用于轻型遗传性球形细胞增多症、遗传性非球形细胞溶贫鉴别
	自身溶血试验及纠正试验	正常人红细胞孵育 48 小时后，溶血度<3.5%，加入葡萄糖或 ATP 后明显纠正，溶血度<1%	用于遗传性球形、非球形红细胞增多症鉴别
红细胞内酶缺陷	高铁血红蛋白还原试验	高铁血红蛋白还原率>75%，高铁血红蛋白 0.3~1.3 g/L	蚕豆病和伯氨喹型药物溶血性贫血患者还原率明显下降
	G-6-PD 荧光斑点试验及活性测定	正常人强荧光 酶活性 4.97±1.43 U/gHb	G-6-PD 缺陷患者荧光减弱或消失，酶活性降低
	氢化物-抗坏血酸试验	正常在几小时 血液变暗色	纯合子 G-6-PD 缺乏的血液变成棕色，在 2 小时内即变色；杂合子要 3~4 小时变色
	变性珠蛋白小体生成试验	<30%	G-6-PD 缺陷症，不稳定 Hb、HbH 病高于 45%
	丙酮酸激酶（PK）荧光筛选试验和活性测定	PK 活性荧光在 20 分钟内消失；酶活性 15.1±4.99 U/gHb	PK 严重缺乏（纯合子）荧光 60 分钟不消失；杂合子者荧光 25~60 分钟消失

（续表）

原因	检测项目	参 考 值	临 床 意 义
珠蛋白合成异常	血红蛋白电泳	4条电泳区带，阳性端开始依次 HbA，HbA2，NH1，NH2	HbA2增高多见于β-轻型地中海贫血；减低可见于IDA等
	胎儿血红蛋白测定或HbF碱变性试验	成人＜2%；新生儿55%～85%；1岁左右同成人	β-地中海贫血明显增高；急性白血病、再生障碍性贫血可轻度增高
	HbA2定量测定	正常值：1.1%～3.2%	同血红蛋白电泳

（2）自身免疫性溶血性贫血（autoimmune hemolytic anemia，AIHA）：AIHA系体内免疫发生异常，产生自身抗体或（和）抗体，结合在红细胞膜上，红细胞破坏加速而引起的溶血性贫血。用特异性单价抗血清可将AIHA分三型，抗IgG和抗C3均阳性，占67%；单独抗IgG阳性，占20%；单独抗C3阳性，占13%。直接Coombs'试验较间接试验对AIHA更有诊断价值。Coombs'试验阴性有时并不能完全除外AIHA（附表3）。

附表3　自身免疫性溶血性贫血检查项目及临床意义

检 查 项 目	参 考 值	临 床 意 义
抗人球蛋白试验（Coombs试验）	直接抗人球蛋白试验：阴性	阳性见于温抗体型自身免疫性溶血性贫血，新生儿同种免疫溶血病
	间接抗人球蛋白试验：阴性	阳性主要见于Rh或ABO血型不合新生儿溶血病
冷凝集试验	效价＜1∶40，反应温度为4℃	某些AIHA患者冷凝集素效价很高，可达64 000以上
冷热双相溶血试验	阴性	阳性多见于阵发性寒冷性血红蛋白尿症

（3）阵发性睡眠性血红蛋白尿症（paroxysmal nocturnal hemoglobinuria，PNH）：PNH为获得性红细胞膜缺陷引起的慢性血管内溶血，常在睡眠时加重，可伴发作性血红蛋白尿和全血细胞减少症（附表4）。

附表4　阵发性睡眠性血红蛋白尿症检查项目及临床意义

检 查 项 目	参 考 值	临 床 意 义
酸化溶血试验（Ham试验）	阴性	阳性主要见于PNH，严重的AIHA也可出现
蔗糖溶血试验	阴性	阳性常为PNH，为筛选试验
蛇毒因子溶血试验	阴性	特异性的PNH试验
CD55、CD59阴性的红细胞和中性粒细胞检测	外周血中CD55（－）、CD59（－）的红细胞和中性粒细胞均＜5%	PNH患者一般＞10%，有助于诊断PNH、PNH-再障综合征

五、基本技能

1. 正确选择检查项目　除新入院患者血常规作为常规检查项目，在门急诊或住院期间血常规都是选择性进行的,应有目的地选择。

(1)诊断疾病及鉴别诊断:选择血常规检查直接诊断白细胞减少症、粒细胞缺乏症、嗜酸细胞增多症等,直接确诊或排除贫血等诊断;血常规检查白细胞显著增高,有较多的原始和幼稚细胞,可诊断为急性白血病;对活动后心悸气短的患者可用血常规鉴别症状由于贫血或是心血管、呼吸系统疾病等所致。

(2)疾病的分型、分期和分级:① 贫血分级:检测血红蛋白降低的程度。② 急性白血病分型:检测周围血象白细胞总数(白细胞增多性和白细胞不增多性白血病)。

(3)指导治疗方案的制定:① 血小板低于$(15\sim20)\times10^9$/L,有出血倾向,是输注血小板悬液的指征;② 慢性粒细胞白血病白细胞增高$>100\times10^9$/L宜选择白细胞单采治疗;③ 血红蛋白<50 g/L 是输注红细胞的指征;④ 又如血小板计数低于$(40\sim50)\times10^9$/L,一般不适宜行外科手术;⑤ 白细胞低于$(3.0\sim3.5)\times10^9$/L 的肿瘤患者,应升白治疗并延迟化疗。

(4)考核疗效和发现不良反应:① 在缺铁性贫血患者,治疗后血红蛋白应在 2 周左右开始升高,1~2 月恢复正常;② 对升白细胞治疗后的粒缺患者可通过监测白细胞以判断治疗效果;③ 抗感染治疗后的感染患者复查白细胞计数及分类以了解感染控制情况;④ 切脾治疗的脾亢患者随访血常规看三系有无恢复;⑤ 白血病化疗后由血常规观察血象的恢复情况;⑥ 接触放射线或应用对骨髓有毒性作用药物时(如肿瘤化疗或放射治疗)的不良反应可通过监测血常规而发现。

2. 结合临床资料,分析血液一般检查报告的临床意义

血液一般检查报告分析举隅

(1)检查报告

姓名 刘×× 性别 女 年龄 50岁 职业 店员

项 目 名 称	结 果	参 考 范 围
WBC 计数(WBC)	4.0×10^9/L	$3.87\times10^9\sim9.15\times10^9$/L
中性粒%(NEC%)	44.7	50~70
淋巴%(LY%)	40.0	20~40
单核%(MO%)	13.4	5~13
嗜酸粒%(EO%)	1.3	0.5~5
嗜碱粒%(BA%)	0.6	0~1
RBC 计数(RBC)	3.58×10^{12}/L	$(4.09\sim5.74)\times10^{12}$/L
血红蛋白(HGB)	61 g/L	131.0~172.0 g/L

（续表）

项 目 名 称	结　果	参 考 范 围
RBC 压积(HCT)	0.22	0.38～0.50
平均 RBC 体积(MCV)	56 fl	83.9～99.1 fl
平均 HGB 量(MCH)	16.2 pg	27.8～33.8 pg
血小板计数(PLT)	$215×10^9$/L	$(85～300)×10^9$/L
网织 RBC 计数(RET)	1.58%	0.5～1.5%

（2）分析步骤：① 确定异常检查结果,归类并分析临床意义;② 结合临床资料,提出初步诊断;③ 本例应与哪些疾病鉴别,进一步明确诊断的措施。

[临床资料]

近半年月经量多,周期紊乱。平时乏力,经常头晕。否认其他慢性病史。查体：贫血貌;HR 88 bpm,律齐,两肺(一);腹软,全腹无压痛,未及块物,肝脾肋下未及。BP 110/68 mmHg。

[分析示范]

（1）确定异常检查结果,归类并分析临床意义：本例白细胞计数、中性粒百分数、淋巴百分数基本正常;血小板计数正常。根据血红蛋白(HGB)、红细胞压积(HCT)、平均红细胞体积(MVC)和平均血红蛋白量(MCH)均明显降低,而红细胞计数(RBC)仅轻度降低,提示小细胞低色素性贫血;且 HGB 为 61 g/L,属中度贫血。网织红细胞计数偏高,说明红细胞增生活跃。

（2）结合临床资料,提出初步诊断：患者为更年期女性,出现月经紊乱并经量明显增多,临床表现头晕、乏力和贫血面容等,初步考虑诊断为因月经过多引起的缺铁性贫血。

（3）本例应与哪些疾病鉴别？进一步明确诊断的措施？

鉴别：患者 WBC 接近低限,应进一步与再生障碍性贫血鉴别,根据血小板计数以及网织红细胞正常可除外该病。

进一步明确诊断的措施：可继续完善诸如铁蛋白、血清铁、总铁结合力等检查,以充分提供诊断依据;此外尚需查大便隐血等以除外其他失血原因。

六、训练注意事项

（1）目前血细胞分析仪基本替代了手工计数,也不应忽略涂片检查的作用。有时分析仪不能准确观察和判断红细胞的形态、质量,难以判断贫血类型等;对白细胞分类也常欠准确。

（2）避免片面运用检验结果。初诊时此类错误较多,如发热患者只要白细胞总数升高或分类中性增高,除细菌感染外,还应考虑到其他病原感染（如原虫）、血液浓缩等因素。

（3）熟悉生理、年龄因素对血液学检查结果的影响:① 妇女月经期、妊娠期、饭后、冷水浴后、剧烈运动后、脱水等均可使白细胞升高,尤其是中性粒细胞。② 正常人白细胞总数$(4.0\sim10.0)\times10^9/L$,而新生儿$(10.0\sim25.0)\times10^9/L$,6 个月到 2 岁儿$(11.0\sim12.0)\times10^9/L$仍属正常;正常人白细胞分类中性 $0.51\sim0.75$,淋巴 $0.25\sim0.40$,而婴儿中性 $0.18\sim0.30$,淋巴 $0.70\sim0.80$,1$\sim$10 岁儿童中性 $0.36\sim0.60$,淋巴 $0.30\sim0.53$,仍属正常。

（4）了解药物对血液学检查结果的影响:肾上腺素、血管收缩剂等可引起白细胞总数,特别是中性粒升高;而抗痨药、某些解热止痛剂、抗生素、抗疟药、抗组胺药、降压或降糖药、利尿剂、大量输液、苯、金属盐等以及放射线均可使白细胞总数降低。

（5）判断血常规检查结果有无异常时,应考虑排除以下影响因素。

1）测定存在的误差:包括计数的假性增多或减少:如败血症时白细胞体积可能缩小,使部分白细胞未被计数,导致假性减少;原发性血小板增多症中,巨大的血小板可能被计数为红细胞或白细胞,而使血小板计数减少;慢性粒细胞白血病白细胞达到 $200\times10^9/L$ 或更高,同时伴有严重贫血时,必须从红细胞计数中减去白细胞计数,否则会导致红细胞计数的假性增高,与临床不符。

2）样本采集对结果的影响:如静脉压迫时间$\geqslant2$ 分钟会引起红细胞压积增加,细胞计数平均增高 10%;直立位或坐位 15 分钟后采血比仰卧位 15 分钟后采血红细胞计数增加（因体位改变血液浓缩）。

3）疾病状态的影响:急性失血患者红细胞和血浆等比例丢失,而机体代偿机制尚未发生作用,红细胞计数和血红蛋白值可在参考值范围之内;细菌性感染白细胞计数应增高,但骨髓纤维化症患者感染时白细胞可以不增高;妊娠中后期血容量增多引起血液稀释可使血红蛋白值低于正常;腹泻脱水血液浓缩的患者红细胞和血红蛋白值可高于正常;高原地区居民也可出现白细胞和血红蛋白值增高。

七、考核方法

选择血常规检查结果异常的化验单若干,学生根据血常规报告,分析各项指标异常意义作出实验室诊断。

第二节　骨髓细胞学检查

一、训练目的

训练骨髓检查的临床应用及实验室诊断技能。

二、训练要求

(1) 掌握常见骨髓细胞学检查异常的临床意义。

(2) 熟悉常见血液病患者的血液学特点。

(3) 了解血涂片的制作和读片。

三、训练方法及步骤

1. 训练场所　实训室或病房。

2. 对象　血液科(或其他专科)住院患者的病历和骨髓学检查报告。

3. 方法和步骤　① 学生课前预习本节基础知识相关内容,教师介绍骨髓细胞学检查报告分析步骤及注意事项;② 学生分组对所选病例的骨髓细胞学检查结果进行分析、讨论,并结合病历资料讨论病因诊断;③ 各小组汇报分析讨论结果,带教老师总结。

四、基本知识

在骨髓细胞学检查结果分析中,将骨髓常规和血常规(包括血细胞分类计数和血涂片)进行对照加以判断非常重要。

1. 血细胞的发育规律(表 12-7)

表 12-7　血细胞的发育规律

形　态		红细胞系	粒细胞	淋巴细胞	单核细胞系	巨核细胞系
细胞	大小		大→小			小→大
	外形	始终圆形	圆形或椭圆形		圆形/椭圆形→不规则	圆形→明显不规则
胞核	大小	大→小→脱核	/		/	小→大
	形态	/	整圆→不圆→分叶	/	/	/
	染色质色	/			淡红→紫红→深紫	
	结构	/			细丝状→粗网状→块状	
核仁	大小			大→小		
	数目			多→少→消失		
胞浆	量/色			量:少→多;色:深蓝→淡蓝→淡红		
	颗粒	/		无→有,非特异性→特异性		

2. 血涂片检查的临床应用　末梢血的定量分析可提示涉及红细胞、白细胞和/或血小板的疾病,然后由血涂片检查核实。许多经末梢血的定量分析无明显异常,但血涂片检查提示异常的疾病列于下表中(表 12-8)。内科医生应根据末梢血定量和血涂片检查结果,估计骨髓细胞学检查的必要性。

表 12－8 血细胞计数检查可能正常但血液涂片检查提示紊乱的疾病

疾　病	血液涂片所见
代偿的获得性溶血性贫血	球形细胞增多,多染色性细胞增多,红细胞凝集
遗传性球形红细胞增多症	球形红细胞增多,多染色性红细胞增多
血红蛋白 C 病	靶形细胞
椭圆形红细胞增多症	椭圆形红细胞
铅中毒	嗜碱性点彩(非敏感指示)
多发性骨髓瘤,巨球蛋白血症	红细胞缗线状形成
疟疾,巴贝虫病	红细胞中有寄生虫
消耗性凝血病	裂细胞(非敏感指示)
机械性溶血	裂细胞
严重感染	有不成熟颗粒的中性粒细胞 Dohle 小体,中性空泡
传染性单核细胞增多症	不典型淋巴细胞
急性白血病(早期缓解)	幼稚细胞

3. 正常骨髓象　由于正常骨髓内各细胞系及其各阶段百分率范围较大,分类符合下列情况者视为正常骨髓象:① 骨髓增生活跃。② 粒细胞系约占有核细胞的 40%～60%,杆状核粒细胞多于分叶核细胞;其中原粒细胞<2%,早幼粒细胞<5%,中、晚幼粒细胞各<15%,嗜酸粒细胞一般<5%,嗜碱粒细胞<1%;细胞大小、形态、染色基本正常。③ 幼红细胞约占有核细胞的 20%;其中原红细胞<1%,早幼红细胞<5%,中、晚幼红细胞约各占 10%;细胞形态、染色基本正常。④ 粒、红比值为(2～4):1。⑤ 淋巴细胞约为20%～25%(小儿可达 40%),均为成熟淋巴细胞。⑥ 单核细胞一般<4%,浆细胞<3%,均为成熟阶段者。⑦ 巨核细胞系通常于 1.5 cm×3 cm 骨髓膜涂片可见巨核细胞 7～35个,多为成熟型。⑧ 少量网状细胞、内皮细胞、组织嗜碱细胞等。虽然它们各占百分率很低,但却均为骨髓成分的标志。⑨ 核分裂细胞不易见到,仅约为 1‰。⑩ 成熟红细胞大小、形态、染色大致正常(表 12－9)。

表 12－9 健康成人骨髓细胞分类计数参考值

细胞名称			骨髓中各系细胞(%)		
			范　围	平均值	标准差
粒细胞系统	原粒细胞		0～1.8	0.64	0.33
	早幼粒细胞		0.4～3.9	1.57	0.6
	中性粒细胞	中幼	2.2～12.2	6.49	2.04
		晚幼	3.5～13.2	7.9	1.97
		杆状核	16.4～32.1	23.72	3.5
		分叶核	4.2～21.2	9.44	2.92

（续表）

细胞名称			骨髓中各系细胞（%）		
			范　围	平均值	标准差
粒细胞系统	嗜酸性粒细胞	中幼	0～1.4	0.38	0.23
		晚幼	0～1.8	0.49	0.32
		杆状核	0.2～3.9	1.25	0.61
		分叶核	0～4.2	0.86	0.61
	嗜碱性粒细胞	中幼	0～0.2	0.02	0.05
		晚幼	0～0.3	0.06	0.07
		杆状核	0～0.4	0.1	0.09
		分叶核	0～0.2	0.03	0.05
红细胞系统	原红细胞		0～1.9	0.57	0.3
	早幼红细胞		0.2～2.6	0.92	0.41
红细胞系统	中幼红细胞		2.6～10.7	7.41	1.91
	晚幼红细胞		5.2～17.5	10.75	2.36
淋巴细胞系统	原淋巴细胞		0～0.40	0.05	0.09
	幼淋巴细胞		0～2.1	0.47	0.84
	淋巴细胞		10.7～43.1	22.78	7.04
单核细胞系统	原单核细胞		0～0.3	0.01	0.04
	幼单核细胞		0～0.6	0.14	0.19
	单核细胞		1.0～6.2	3	0.88
浆细胞系统	原浆细胞		0～0.1	0.004	0.02
	幼浆细胞		0～0.7	0.104	0.16
	浆细胞		0～2.1	0.71	0.42
其他细胞	巨核细胞[1]		0～0.3	0.03	0.06
	网状细胞		0～1.0	0.16	0.21
	内皮细胞		0～0.4	0.05	0.09
	吞噬细胞		0～0.4	0.05	0.09
	组织嗜碱细胞		0～0.5	0.03	0.09
	组织嗜酸细胞		0～0.2	0.004	0.03
	脂肪细胞		0～0.1	0.003	0.02
	分类不明细胞		0～0.1	0.015	0.04
红系核分裂细胞			0～17.0	4.9	3.1
粒系核分裂细胞			0～7.0	1.3	1.9
粒细胞∶幼红细胞			（1.28～5.95）∶1	2.76∶1	0.87

注：[1]骨髓细胞分类计数时，巨核细胞需另行单独计数，一般不计入分类%中。

4.骨髓有核细胞增生程度　增生程度的判断一般采用5级分类法,即增生极度活跃、增生明显活跃、增生活跃、增生低下、增生极度低下(表12-10)。

表 12-10　骨髓有核细胞增生程度 5 级分类法

有核细胞增生程度	有核细胞/成熟红细胞	平均低倍视野有核细胞数	常 见 疾 病
增生极度活跃	1∶1	>500 个有核细胞	各种白血病
增生明显活跃	1∶10	200~500	各种白血病、增生性贫血
增生活跃	1∶20	20~200	正常骨髓象、某些贫血
增生低下	1∶50	3~20	造血功能低下
增生重度低下	1∶200	<3	再生障碍性贫血

5.异常骨髓象及其临床意义

(1)粒细胞系改变

1)粒系细胞增多:① 原始粒细胞增多:急性髓系白血病(acute myeloid leukemia,AML)、慢性粒细胞白血病(chronic myeloid leukemia,CML)急粒变;② 早幼粒细胞增多:AML-M₃型白血病、粒细胞缺乏症的恢复期;③ 中性中幼粒细胞增多:CML、AML-M2b型白血病、中性粒细胞性类白血病反应;④ 中性晚幼粒及杆状核粒细胞增多:CML、中性粒细胞性类白血病反应;⑤ 嗜酸粒细胞增多:变态反应性疾病、寄生虫感染及某些皮肤病、CML 或嗜酸粒细胞性白血病、淋巴瘤等;⑥ 嗜碱粒细胞增多:CML 及 CML 急变、嗜碱粒细胞性白血病。

2)粒系细胞减少:① 再生障碍性贫血;② 粒细胞减少及缺乏症;③ 急性造血停滞。

(2)红细胞系改变

1)红系细胞增多:① 原始及早幼红细胞增多:明显增多见于急性红白血病;见于巨幼细胞性贫血和溶血性贫血;② 中幼及晚幼红细胞增多:各种增生性贫血、海洋性贫血、慢性病性贫血;③ 晚幼红细胞增多:缺铁性贫血、慢性再生障碍性贫血;④ 巨幼红细胞增多:巨幼细胞性贫血或恶性贫血、应用抗代谢药物后;⑤ 铁粒幼红细胞增多:铁粒幼细胞性贫血。

2)红系细胞减少:① 单纯红系细胞减少:纯红细胞性再生障碍性贫血;② 粒、红、巨核三系细胞减少:急、慢性再生障碍性贫血。

3)粒细胞与幼红细胞比值(M/E):① M/E 比值正常:正常骨髓象;骨髓病变未累及粒、红两系时,如特发性血小板减少性紫癜、多发性骨髓瘤等;粒、红两系平行减少时,如再生障碍性贫血;② M/E 比值增高:粒细胞增多引起,如急性化脓性感染、急、慢性粒细胞性白血病等;幼红细胞严重减少,见于幼红细胞生成受抑制,如纯红再障等;③ M/E 比值减低:幼红细胞增多引起,见于各种增生性贫血及巨幼细胞性贫血等;粒系细胞减少,如粒细胞减少或粒细胞缺乏症。

(3)巨核系统细胞改变

1)巨核细胞增多:① 特发性血小板减少性紫癜、Evan's 综合征、急性大出血、急性血管内溶血等;② 骨髓增殖性疾病如真性红细胞增多症、慢性粒细胞性白血病、原发性血小板增多症等。

2)巨核细胞减少:① 血液病:再生障碍性贫血、急性白血病、骨髓纤维化、低巨核细胞性血小板减少性紫癜、周期性血小板减少症等;② 其他疾病:药物或化学物质中毒及放射病等。

(4)淋巴系细胞改变

淋巴系统恶性增生:① 原始及幼稚淋巴细胞增多:急性淋巴细胞性白血病、慢性粒细胞性白血病急淋变、淋巴瘤并发白血病时;② 成熟淋巴细胞增多:慢性淋巴细胞性白血病、某些高分化性惰性淋巴瘤;③ 淋巴系统良性增生:血液病,如再生障碍性贫血、传染性淋巴细胞增多症、传染性单核细胞增多症、淋巴细胞型类白血病反应等;其他如病毒性感染及百日咳等。

(5)单核系细胞改变

1)单核系统良性增生:见于活动性结核病、传染性单核细胞增多症、疟疾及粒细胞缺乏症的恢复期等。

2)单核系统恶性增生:见于血液病如急性单核细胞性白血病、急性粒-单细胞性白血病及骨髓增生异常综合征等。

(6)浆细胞系改变

1)浆细胞恶性增生:见于多发性骨髓瘤、浆细胞性白血病。

2)浆细胞良性增生:成熟浆细胞一般<10%,见于再生障碍性贫血、疟疾、某些慢性细菌性感染、传染性单核细胞增多症、流行性出血热、结核、粒细胞缺乏症等。

6.常见血液病的血液学特点

(1)贫血:贫血系指单位容积血液内的 Hb、RBC 或 HCT 低于参考值下限。据国内调查资料表明,凡成年男性 Hb<120 g/L、RBC<4.0×10^{12}/L 或 HCT<40%,成年女性 Hb<105 g/L、RBC<3.5×10^{12}/L 或 HCT<35%,即可认为有贫血发生。临床上最常见几种贫血的血液学典型特征:① 缺铁性贫血:红细胞呈小细胞低色素性改变;② 巨幼细胞贫血:巨幼红细胞及巨幼粒细胞、核分叶过多;③ 再生障碍性贫血:全血细胞减少(表 12-11)。

表 12-11 临床常见贫血的血液学特征

贫血类型	血 象		网织红细胞	骨 髓 象	
	血细胞计数等	血涂片		红细胞系	其 他
缺铁性贫血	Hb、RBC 均↓,Hb↓更明显	中度以上贫血时 RBC 体积减小,中心淡染区扩大;严重时红细胞呈环状	轻度增多或正常	红细胞系明显增生,以中、晚幼红细胞为主;粒/红比值↓;幼红细胞体积小,边缘不整,核小而密,胞质少;成熟红细胞体积小,中心淡染区扩大,严重时可见环状红细胞	增生明显活跃;骨髓铁染色阴性

（续表）

贫血类型	血象		网织红细胞	骨髓象	
	血细胞计数等	血涂片		红细胞系	其他
巨幼细胞贫血	Hb、RBC 均↓，RBC↓更明显；血小板↓	RBC 大小不均，见椭圆形巨红细胞 RBC、点彩红细胞 RBC、嗜多色性 RBC、巨大血小板等	轻度增多或正常	粒/红比值↓↓；红系明显增生，幼红细胞＞40%，(早、中幼红细胞为主)；出现各阶段巨幼红细胞；成熟红细胞大小不均	增生明显活跃；粒细胞相对↓，细胞核分叶过多；巨核细胞数大致正常而胞体巨大
再生障碍性贫血 急性	Hb、RBC、WBC 及 PLT↓↓↓		明显减少	粒、红两系明显↓；以晚幼红细胞最多见，成熟红细胞形态无明显异常	增生重度↓；淋巴细胞相对↑；粒细胞系成熟者多见；巨核细胞↓；非造血细胞↑
慢性	全血细胞↓，但不如急性再障显著		减少	增生不良，或有代偿性增生；粒、红两系细胞均减少，淋巴细胞相对增多；细胞形态无明显异常	巨核细胞减少或缺如；非造血细胞↑

（2）白血病：白血病是造血系统的一种恶性肿瘤，其病理特征为造血组织中某一类血细胞过度增生，并可浸润和破坏其他组织。临床表现有贫血、出血、感染，以及肝、脾、淋巴结肿大，骨痛等。白血病的血液学特征见表 12 - 12。

表 12 - 12　白血病的血液学特征

白血病类型	血象		骨髓象	
	白细胞计数等	其他	白细胞系	其他
急性白血病 急淋白血病	白细胞总数↑，可＞100×10^9/L，部分病例正常或↓；原始及幼稚淋巴细胞为主，粒细胞明显↓	Hb、RBC、PLT↓	淋巴细胞系过度增生(原始及幼稚淋巴细胞为主，形态异常，核大浆少)；粒细胞系受抑	增生极度活跃；红细胞系受抑，各阶段细胞明显↓；巨核细胞系受抑，巨核细胞明显↓或缺如
急非淋白血病 急粒[1]	白细胞计数不定，分类以原始粒细胞为主	Hb、RBC、PLT明显↓	粒细胞系过度增生(原粒细胞≥30%，形态异常；粒/红比值↑)，见白血病裂孔现象[3]	增生极度或明显活跃；红细胞系受抑，各阶段幼红细胞↓；巨核细胞减少或缺如
急单[2]	白细胞计数多↑，亦可正常或↓；分类以原始、幼稚单核细胞为主	Hb、RBC、PLT明显↓	单核系过度增生(以原始及幼稚单核细胞为主)；原、幼单核细胞形态异常	增生极度或明显活跃；粒、红两系均受抑，各阶段细胞↓；巨核细胞明显↓或缺如

（续表）

白血病类型		血　象		骨　髓　象	
		白细胞计数等	其　他	白细胞系	其　他
慢性白血病	慢性粒细胞白血病	白细胞显著增高↑↑，＞50×10⁹/L（可＞500×10⁹/L）；以中性中幼粒以下各阶段细胞为主	嗜碱及嗜酸粒细胞↑；Hb、RBC、PLT早期正常，晚期↓	粒系极度增生，粒/红比值显著↑；各阶段粒细胞均↑，以中性中幼粒、晚幼粒细胞↑为主，原粒＜0.05	增生极度或明显活跃；嗜碱及嗜酸粒细胞↑；红系受抑，各阶段幼红细胞↓；巨核细胞及PLT早期正常或↑，晚期↓
	慢粒急变	白细胞迅速增高↑↑；加速期：原始细胞＞10%，嗜碱粒细胞＞20%；急变期：原始细胞≥20%或原粒＋早幼粒细胞≥30%	RBC和Hb进行性↓，PLT明显↓	中幼粒细胞以下阶段细胞迅速↓，但嗜碱粒细胞↑；加速期：原始细胞10%～20%；急变期：原始细胞≥20%或原粒＋早幼粒≥50%	幼红细胞、巨核细胞迅速↓；NAP积分值与阳性%均明显↑
	慢性淋巴细胞白血病	白细胞↑，分类以成熟小淋巴细胞为主，可见少数幼淋巴细胞及极少数原淋巴细胞	Hb、RBC、PLT晚期↓	增生明显/极度活跃，淋巴细胞系高度增生，成熟小淋巴细胞＞50%；原始/幼稚淋巴细胞＜5%	粒系及红系细胞明显↓；巨核细胞↓或缺如

注：[1]急粒：急性粒细胞性白血病。

　　[2]急单：急性单核细胞性白血病。

　　[3]白血病裂孔现象：可见大量原始细胞和少量成熟细胞而缺乏中间过渡阶段的细胞。

（3）特发性血小板减少性紫癜：特发性血小板减少性紫癜（idiopathic thrombocytopenia purpura，ITP）已证实本病与免疫反应有关，故又称为免疫性血小板减少症（immune thrombocytopenia）。本病的血液学特点是外周血中血小板减少，血小板表面结合有抗血小板抗体，血小板寿命缩短，骨髓巨核细胞可代偿性增多而血小板生成障碍。

1）血象：血小板计数减少（＜100×10⁹/L），当＜50×10⁹/L时可有出血症状；平均血小板体积和血小板体积分布宽度增大；血涂片上可见血小板大小不均、巨大血小板等畸形血小板。红细胞和血红蛋白大多正常，出血较重者可呈失血性或缺铁性贫血所见；白细胞数量一般正常，急性型者可见嗜酸粒细胞和淋巴细胞百分率稍高。

2）骨髓象：骨髓增生活跃或明显活跃，巨核系细胞增生活跃，巨核细胞数量可正常或增多，血小板数量减少并伴有形态异常。如无急性或慢性反复出血，粒红两系大致正常。急性型患者巨核系细胞呈明显成熟停滞（左移）现象，原、幼巨核细胞增多，幼稚巨核细胞产生血小板等；慢性型患者巨核系细胞常见增多（代偿性增多），但产生血小板型巨核细胞减少或缺如，巨核细胞易见颗粒缺乏、空泡形成、胞质浆和核变性改变。

■ 附　常用细胞化学染色

　　细胞化学染色是在形态学基础上，根据化学反应原理，应用骨髓涂片按一定程序染色,然后在显微镜下观察细胞化学成分及其变化的一项检查方法。细胞化学染色标本可以是骨髓或血涂片,骨髓和淋巴组织切片。

一、过氧化物酶染色

血细胞中的过氧化物酶(peroxidase,POX)分解 H_2O_2,释放新生态氧,使无色联苯胺氧化成蓝色联苯胺,后者进一步变化合物沉着于细胞质内。

结果:细胞质内有蓝黑色颗粒者为阳性;出现细胞颗粒、分布稀疏者为弱阳性反应;颗粒粗大而密集者为强阳性。

临床意义:POX 主要分布在粒细胞和单核细胞内,随着粒细胞成熟的程度而逐渐增强,原始单核细胞、淋巴细胞、浆细胞、幼红细胞、组织细胞、巨核细胞均呈阴性反应。主要用于鉴别急性白血病类型,急性粒细胞白血病多呈强阳性反应,急性单核细胞白血病呈弱阳性或阴性反应;急性淋巴细胞白血病呈阴性反应。故对急性粒细胞和淋巴细胞白血病鉴别最有价值。

二、糖原染色

过碘酸能将血细胞内的糖原氧化,生成醛基。醛基与 Schiff 液中的无色品红结合,形成紫红色化合物而沉积于胞质中。该反应又称过碘酸-Schiff(periodic acid-Schiff,PAS)反应。

结果:胞质中出现在红色为阳性反应。原粒细胞多呈阴性反应;自早幼粒细胞以后随着细胞的成熟程度,阳性反应逐渐增强。单核细胞呈弱阳性反应;淋巴细胞大多呈阴性反应;幼红细胞和红细胞呈阴性反应;巨核细胞和血小板染色反应均为阳性反应,阳性反应程度随细胞的发育成熟而增强,成熟巨核细胞多呈强阳性反应。

临床意义:红血病或红白血病时幼红细胞呈强阳性反应,有助于与其他红细胞系统疾病的鉴别;急性粒细胞白血病,原粒细胞呈阴性反应或弱阳性反应,阳性反应物质呈细颗粒状或均匀淡红色;急性淋巴细胞白血病原淋和幼淋细胞常呈阳性反应,阳性反应物呈粗颗粒状或块状;急性单核细胞白血病原单核细胞大多为阳性反应,呈弥漫均匀红色或细颗粒状;因此对三种急性白血病类型鉴别有参考价值。巨核细胞 PAS 呈阳性,如急性巨核细胞白血病和 MDS 中的小巨核细胞。

三、中性粒细胞碱性磷酸酶染色(neutrophil alkaline phosphatase,NAP)

NAP 积分法

计数 100 个成熟中性粒细胞,按其反应强度分级,各级百分率与其级数乘积的总和,即为积分。

例如:NAP 反应结果(%)

(—)	(+)	(++)	(+++)	(++++)
20	40	20	15	5

积分=(0×20)+(1×40)+(2×20)+(3×15)+(4×5)=145

参考值:正常人血细胞碱性磷酸酶除成熟中性粒细胞(杆状核及分叶核)可见阳性外,其他血细胞均为阴性。中性粒细胞 NAP 活性阳性率10%～40%,积分值40～80分。

临床意义:可用于疾病鉴别诊断。慢性粒细胞白血病与类白血病反应的鉴别:CML减低,类白增高。急性白血病的鉴别:急性粒细胞白血病时减低,急性淋巴细胞白血病增高,急性单核细胞白血病时一般正常或减低。PNH 与 AA 鉴别:PNH 减低,AA 增高。病原微生物的鉴别:病毒感染减低,细菌感染增高。

四、α-醋酸萘酚酯酶染色(α-naphythyol acetate esterase,α-NAE)

α-醋酸萘酚酯酶(α-naphythyol acetate esterase,α-NAE)在 pH 中性的条件下可水解基质液中的 α-醋酸萘酚,释放出 α-萘酚与基质液中的重氮盐偶联形成不溶的有色沉淀,定位于细胞质内。α-NAE 存在于单核细胞、粒细胞和淋巴细胞中,故它是一种中性非特异性酯酶。单核系细胞的阳性可被氟化钠抑制,所以做 α-NAE 染色时,通常同时做氟化钠抑制试验。

临床意义:急性单核细胞白血病细胞呈强阳性反应,可被氟化钠(NaF)抑制;急性粒细胞白血病时,则呈阴性或弱阳性反应,但阳性反应不被氟化钠(NaF)抑制,因此对鉴别单核细胞白血病和急性粒细胞白血病有重要价值。

几种急性白血病的细胞化学染色结果见附表。

附表 几种急性白血病的细胞化学染色结果对比

	急 淋	急 粒	急 单	红白血病
POX	—	+~+++	—~+	视合并的白细胞类型而定
PAS	+,粗颗粒状或块状	—或+,弥漫性淡红色	—或+,弥漫性淡红色或细颗粒状	
NAP	增加	减少		+++
α-NAE		—~++	++~+++	视合并的白细胞类型而定
α-NAE+NaF		不被 NaF 抑制	能被 NaF 抑制	视合并的白细胞类型而定

五、基本技能

1. 血涂片制作和观察

(1)血涂片制作:取血液标本一滴置载玻片的一端,以边缘平滑的推片一端,从血滴前沿方向接触血液,使血液沿推片散开,推片与载玻片保持 30°~45°夹角,平稳地向前推动,血液即在载玻片上形成薄层血膜。一张良好的血涂片,要求厚薄适宜,头体尾明显,细胞分布均匀,血膜边缘整齐并留有的空隙。

(2)血涂片观察:① 低倍镜观察涂片染色是否满意;② 油镜下分类计数至少 100 个白细胞,分别报告各类白细胞所占百分率,描述其形态染色情况及注意有无幼稚细胞出现;③ 如外周血涂片出现幼红细胞则按分类 100 个白细胞中见到多少幼红细胞来报告,并注明其属于某阶段;④ 描述成熟红细胞大小、形态、染色情况;⑤ 估计血小板数量并描述其形态大小和分布情况;⑥ 注意有无寄生虫。

2. 骨髓检查的临床选择

(1)诊断造血系统疾病:最有价值。① 具有决定性诊断意义:白血病、巨幼细胞贫血、再生障碍性贫血、多发性骨髓瘤、ITP 和典型的缺铁性贫血;② 具有辅助诊断价值:溶血性贫血、粒细胞缺乏症、骨髓增生异常综合征（myelodysplastic syndromes，MDS）和类白血病反应等。

（2）诊断非造血系统疾病：① 感染性疾病（疟疾、感染性心内膜炎、伤寒等）；② 代谢疾病（戈谢病等）；③ 骨转移癌等。

（3）应用于鉴别诊断：不明原因发热或恶病质；不明原因肝、脾、淋巴结肿大；周围血检查见可疑细胞、幼稚细胞等。

3. 结合临床资料，分析骨髓检查报告　检查结果分析基本技能包括：① 判断骨髓增生程度；② 分析粒细胞与有核红细胞比例及其临床意义；③ 书写骨髓细胞学检查报告。

骨髓检查报告分析举隅

（1）检查报告

姓名　陈××　　性别　男　　年龄　28 岁　　职业　教师

细胞名称			髓　　片			细胞名称		髓　　片		
			（%）	平均值	标准差			（%）	平均值	标准差
粒细胞系统	原始粒细胞			0.64	0.33	浆细胞	原始浆细胞		0.00	0.02
	早幼粒细胞			1.57	0.60		幼稚浆细胞		0.10	0.16
	中性	中幼		6.49	2.04		成熟浆细胞	2.00	0.71	0.42
		晚幼		7.90	1.97	原始血细胞			0.08	0.01
		杆状核	5.00	15.72	3.50	淋巴细胞	原始淋巴细胞		0.05	0.09
		分叶核	9.00	15.44	2.92		幼稚淋巴细胞		0.47	0.84
	嗜酸性	中幼		0.38	0.23		成熟淋巴细胞	79.00	22.78	7.04
		晚幼		0.49	0.32		异形淋巴细胞			
		杆状核		1.25	0.61	单核细胞	原始单核细胞			
		分叶核		0.86	0.61		幼稚单核细胞			
	嗜碱性	中幼		0.02	0.05		成熟单核细胞	3.00	3.00	0.88
		晚幼		0.06	0.07	其他细胞	网状细胞		0.16	0.21
		杆状核		0.06	0.09		组织嗜碱细胞		0.03	0.09
		分叶核		0.03	0.05		分类不明细胞		0.05	0.09
红细胞系统	原始红细胞			0.57	0.30	巨核细胞	原始巨核细胞		0.0～2.0	
	早幼红细胞			0.92	0.41		幼稚巨核细胞		0.0～8.0	
	中幼红细胞		0.50	7.41	1.91		颗粒型巨核细胞		20.0～60.0	
	晚幼红细胞		1.50	10.75	2.36		产板型巨核细胞		20.0～60.0	
	巨早幼红细胞						裸核型巨核细胞		0.0～10.0	
	巨中幼红细胞									
	巨晚幼红细胞									
粒系：红系			7.00	3.00	1.00	总数	骨髓有核细胞	200.00		

（2）分析步骤：① 确定异常检查结果，归类并分析临床意义；② 结合临床资料，提出初步诊断；③ 本例应与哪些疾病鉴别？④ 进一步明确诊断的措施。

［临床资料］

因"反复头晕乏力2月余"就诊。PE：重度贫血貌，双下肢散在出血点，肝脾不大，四肢无水肿。血常规示：WBC $3.8×10^9$/L，Hb 55 g/L，PLT $15×10^9$/L。酸溶血试验、糖水试验等均为阴性。

［分析示范］

（1）确定骨髓象异常检查结果，归类并分析临床意义：本例有核细胞增生低下，其中粒细胞：有核红细胞＝7.0∶1；粒系增生低下，占14％，为成熟阶段粒细胞，形态大致正常；红系增生极度低下，占2.0％，形态基本正常；环片一周未见巨核细胞，血小板散在分布，数量减少；骨髓小粒中造血细胞极少，呈纤维空网状结构。

（2）结合临床资料，提出初步诊断：患者反复头晕乏力2月余、重度贫血貌、皮肤散在出血点、脾不大；血常规显示三系降低，细胞，血小板散在分布，数量减少；骨髓小粒非造血细胞极少，呈纤维空网状结构。骨髓涂片显示有核细胞增生低下，红系尤其明显，仅占2％，巨核细胞没有，淋巴比例相对增高，占79％，骨髓小粒呈空网状，符合再生障碍性贫血的骨髓象。故考虑再障诊断。

（3）本例应与哪些疾病鉴别：与阵发性睡眠性血红蛋白尿鉴别，本例酸溶血试验、糖水试验皆阴性，可以排除此病。

（4）进一步明确诊断的措施：可在血常规中加做网织红细胞，可行多部位骨髓穿刺（包括髂前和胸骨）和骨髓活检，如果网织红细胞绝对值减少，其他部位的骨髓增生低下，并且病理显示骨髓造血细胞减少，即可确诊。

六、训练注意事项

（1）看骨髓报告一定要结合临床症状、体征、外周血常规及血涂片等。

（2）看一张骨髓报告要有一定的顺序和全局观念，应该注意按照粒、红、巨、淋等系纵向的理解各阶段细胞的特点，把它们看成一个动态的过程，注意各阶段的比例有无异常。

（3）病变早期细胞形态学特征不明显的对象应该根据病情予以复查，动态跟踪；一旦骨髓报告出现异常，可进一步做骨髓活检、化学染色、免疫组化等检查。

七、考核方法

（1）选择血液病、感染或放、化疗等患者，学生根据患者疾病表现，确定骨髓检查对象。

（2）选择骨髓细胞学检查结果异常的化验单若干，学生根据检验报告作出实验室诊断；并确定是否需要进一步进行骨髓活检、化学染色、免疫组化等检查。

（周郁鸿）

第十三章 血栓与止血检测实验诊断技能训练

一、训练目的

训练血栓与止血检查的实验室诊断技能。

二、训练要求

(1) 熟悉血管壁、血小板、凝血因子、抗凝物质、纤溶活性及血液流变学的各项检查的正常参考值及临床意义。

(2) 了解 DIC 筛选及确诊的实验室检查。

三、训练方法和步骤

1. 场所　实验室或病房。

2. 对象　住院患者(血液科等)病历及相关检查报告。

3. 方法和步骤　① 学生课前预复习本节基础知识相关内容,教师介绍血栓与止血检查报告分析步骤及注意事项;② 学生分组对所选病例的血栓与止血检查结果进行分析、讨论,并结合病历资料讨论病因诊断;③ 各小组汇报分析讨论结果,带教老师总结。

四、基本知识

血栓性疾病与出血性疾病的发病机理均十分复杂,但皆可概括为:① 血管壁结构或功能异常;② 血小板质或量的异常;③ 凝血因子质或量的异常;④ 抗凝物质质或量的异常;⑤ 纤溶因子质或量的异常。

1. 血管壁检测

(1) 束臂试验(capillary resistance test,CRT):阳性:① 血管壁结构和(或)功能缺陷:遗传性出血性毛细血管扩张症、过敏性紫癜、单纯性紫癜及其他血管性紫癜;② 血小板的量和(或)质异常:免疫性和继发性血小板减少症、血小板增多症、先天性(遗传性)和获得性血小板功能缺陷症。

(2) 出血时间(bleeding time,BT):① 延长:血小板减少症、先天性血小板功能异常、血管性血友病和血管壁异常。② 缩短:某些严重的高凝状态和血栓性疾病。

2. 血小板检测　常用检测项目包括血小板计数(platelet,PLT)、血小板相关抗体检测、血小板黏附试验、血小板聚集功能试验,其临床意义见表13-1。

表13-1　血小板检测及临床意义

项　目	正常值	升高(增强)的临床意义	降低(减弱)的临床意义
PLT	$(100\sim300)\times10^9/L$	原发性血小板增多症、真性红细胞增多症、慢性白血病、骨髓纤维化;感染、炎症、恶性肿瘤、缺铁性贫血;外伤、出血、脾切除后脾静脉血栓形成;运动后	ITP、SLE、药物过敏性血小板减少症、DIC;血小板破坏增多、再生障碍性贫血;骨髓造血机能障碍,药物引起的骨髓抑制;脾亢
血小板相关抗体检测	依检测方法而定	免疫性血小板减少症、慢性活动性肝炎、SLE、部分恶性血液病	意义不大
血小板黏附试验	$62.5\%\pm8.61\%$	血栓前状态与血栓性疾病	血管性假性血友病、血小板无力症、尿毒症、肝硬化等;服阿司匹林、潘生丁、保泰松等后
血小板聚集功能试验	依检测方法而定	血栓前状态和血栓性疾病	血小板无力症、原发性血小板增多症、真性红细胞增多症、尿毒症及服阿司匹林、潘生丁等

3. 凝血因子检测　常用检测项目包括:① 凝血时间(clotting time,CT):主要反映内源性凝血过程第一期有无异常;② 活化部分凝血酶时间(activated partial thromboplastin time,APTT):反映内源性凝血系统各凝血因子总的凝血状况;③ 血浆纤维蛋白原含量(fibrinogen,Fg):被激活后成为纤维蛋白,凝血即告完成,Fg含量增加反映凝血过程加强;④ 血浆凝血酶原时间(prothrombin time,PT):是外源性凝血途径有关因子的最常见筛选指标。其临床意义见表13-2。

表13-2　凝血因子检测及临床意义

凝血因子检测		临　床　意　义
CT	延长	因子Ⅷ、Ⅸ、Ⅺ含量严重减少(血友病);严重的因子Ⅱ、Ⅴ、Ⅹ和纤维蛋白原减少/缺乏(重症肝病);纤溶活性增强(DIC);血循环中有抗凝物质
	缩短	主要见于血栓前状态和血栓性疾病
APTT		临床意义同CT测定,但比CT更为敏感;为监测肝素治疗的首选指标
Fg	增高	糖尿病、急性心肌梗死、急性传染病、结缔组织病、急性肾炎、多发性骨髓瘤、休克、大手术后、妊高症、急性感染,恶性肿瘤和应激状态等
	降低	DIC、原发性纤溶症、重症肝炎和肝硬化等

凝血因子检测		临 床 意 义
PT	延长	先天性因子Ⅱ、Ⅴ、Ⅶ、Ⅹ缺乏症和低(无)纤维蛋白原血症、DIC低凝期及继发纤溶亢进、原发性纤溶症、维生素K缺乏症、肝脏疾病、循环血液中有抗凝物质(如肝素)、纤维蛋白降解产物(FDP)增多和口服抗凝药(香豆素类)
	缩短	血栓前状态或血栓性疾病、DIC早期及口服避孕药等

4. 抗凝物质检测

(1) 抗凝血酶Ⅲ(AT-Ⅲ):① 增高:可致出血。见于血友病、白血病和再生障碍性贫血等急性出血期以及口服抗凝药物治疗中。② 减低:可致血栓形成。见于先天性和获得性 AT-Ⅲ 缺乏症,后者见于血栓前状态、血栓性疾病和肝脏疾病等。

(2) 血浆肝素浓度:正常参考值:0.2~0.5 IU/ml;用于检测肝素的合理用量,使肝素治疗有效而临床又较少出现出血。

5. 纤溶活性检测 常用检测项目包括:① 血清纤维蛋白降解产物(fibrinogen degradation products,FDP)增高是体内纤溶亢进的标志;② 血浆 D-二聚体(D-dimer,DD)是诊断血栓形成的重要分子标志物;③ 血浆硫酸鱼精蛋白副凝试验(plasma protamine paracoagulation test,3P test)试验阳性见于 DIC 早、中期;其临床意义见表 13-3。

表 13-3 纤溶活性检测及临床意义

纤溶活性检测		临 床 意 义
FDP		增高:原发性纤溶症、DIC、恶性肿瘤、急性早幼粒细胞白血病、肺栓塞、深静脉血栓形成、肾脏疾病、肝脏疾病、器官移植排斥反应、溶栓治疗等
DD		纤溶症的鉴别:原发性纤溶症时正常;继发性纤溶亢进显著增高
3P 试验	阳性	DIC 早期或中期;溶栓治疗后
	阴性	DIC 晚期或正常人

附

早期 DIC 实验室诊断(主要指标同时有以下 3 项以上异常):① PLT<100×10⁹/L,或进行性下降(肝病、白血病<50×10⁹/L);② 血浆 Fg 含量低<1.5 g/L,或进行性降低(白血病、恶性肿瘤<1.8 g/L,肝病<1.0 g/L),或超过 4.0 g/L;③ 3P 试验阳性或 FDP>20 ug/L(肝病>60 ug/L),或 D-二聚体升高或阳性;④ 血浆 PT 缩短或较正常对照延长3 秒以上(肝病>5 秒),APTT 缩短或延长,或呈动态变化。

五、基本技能

1. 血栓与止血项目的选择与应用

(1) 一期止血缺陷(血管壁和血小板异常):选血小板计数和BT来筛选。

（2）二期止血缺陷（凝血因子缺乏和抗凝物质异常）：选 APTT 和 PT 来筛选。

（3）DIC 诊断试验：血小板计数、血浆纤维蛋白原、3P 试验或血浆 FDP 或 D-二聚体、PT 或 APTT。

2. 结合临床资料，分析血栓与止血实验室检测报告。

止血检测报告分析举隅

（1）检查报告

姓名　付×× 　　性别　男 　　年龄　10 岁 　　职业　学生

项 目 名 称	结　　果	参 考 范 围
凝血酶原时间（PT）	10.4 秒	11.0～14.0 秒
国际标准化比例	0.90	
纤维蛋白原	1.81 g/L	2.0～4.0 g/L
凝血酶时间（TT）	19.6 秒	14.0～21.0 秒
部分凝血活酶时间（APTT）	100.50 秒	25.0～36.0 秒
活动度	227.8	
D-二聚体	0.18 mg/L FEU	0～0.55 mg/L FEU

（2）分析步骤：① 确定异常检查结果，归类并分析临床意义；② 结合临床资料，提出初步诊断；③ 本例应与哪些疾病鉴别，进一步明确诊断的措施。

［临床资料］

因"牙龈出血不止 1 天"就诊。PE：神清，精神可，皮肤未见新鲜出血点，腹软，肝脾不大，无压痛及反跳痛。血常规示：WBC $3.8×10^9/L$，HB 131 g/L，PLT $239×10^9/L$。否认特殊药物服用史。凝血功能见上表。

［分析示范］

（1）确定异常检查结果，归类并分析临床意义：本例血小板正常范围，凝血功能异常，主要表现在部分凝血活酶时间（APTT）显著延长，提示因子Ⅷ、Ⅸ、Ⅺ含量严重减少（血友病）；严重的因子Ⅱ、Ⅴ、Ⅹ和纤维蛋白原减少/缺乏（重症肝病）；纤溶活性增强（DIC）；血循环中有抗凝物质。

（2）结合临床资料，提出初步诊断：患者小儿男性，牙龈出血不止，皮肤未见新鲜出血点，肝脾肋下未及，否认抗凝药物服用史，否认肝病史。虽父母体健，不排除母亲为携带者，首先考虑血友病诊断。

（3）本例应与哪些疾病鉴别及进一步明确诊断的措施：鉴别：血液中有抗凝物质存在；进一步明确诊断，可行 APTT 纠正试验，及凝血因子浓度测定，即可确诊。

六、训练注意事项

（1）有出血症状不一定是出血性疾病（如有些白血病、多发性骨髓瘤等患者首发症状是出血），要注意查找出血的原因，以免舍本求末贻误治疗时机；某些出血性疾病首发症状不一定是出血（如轻型血友病未受外伤时无出血表现）。若是外伤为钝挫伤造成内出血，形成血肿可造成压迫症状，如腹部可出现肠梗阻，头部可出现颅压增高、昏迷甚至脑疝。

（2）血栓形成受三方面因素影响，即：血管的改变、血液理化性质的改变和血流性质的改变，这三种因素的改变往往相互作用、相互影响。因此，对血栓形成大多数情况下，应综合各方面因素而不应从某一因素的几项指标改变来判断是否发生血栓形成。

（3）在我国常用肝素治疗 DIC，但肝素的抗凝作用需依赖抗凝血酶Ⅲ，故如肝素无效或效果不理想，则应注意查明是否有抗凝血酶Ⅲ减低，而不宜盲目增加肝素剂量。

七、考核方法

选择 ITP、深静脉血栓、慢性阻塞性肺病等患者血栓及止血检测结果异常的化验单若干，学生分析各项指标异常结果的意义，并作出实验室诊断。

（周郁鸿）

第一节 尿 液 检 查

一、训练目的

训练尿液检查的实验室诊断技能。

二、训练要求

（1）掌握尿液检查结果的临床意义和病因分析方法。

（2）了解尿液检查标本的采集与保存。

三、训练步骤和方法

1. 场所 门诊、病房或实训室。

2. 对象 选择急、慢性肾炎，急、慢性肾盂肾炎，肾病综合征，急性膀胱炎以及溶血、黄疸、糖尿病等患者病历和尿液等相关实验室检查报告若干。

3. 方法和步骤 ① 学生课前预复习本节基础知识相关内容，教师介绍尿液检查报告分析步骤及注意事项；② 学生分组对以上患者尿液检查结果等进行分析、讨论，并结合病历资料讨论病因诊断（每组 2～3 份化验报告和相关病历）；③ 各小组汇报分析讨论结果，带教老师总结。

四、基本知识

1. 一般性状检查 尿液一般检查及其临床意义（表 14－1）。

2. 化学检查 尿液化学检查及其临床意义（表 14－2）。

3. 显微镜检查 显微镜检查尿沉渣时，计数 10 个高倍视野内（管型则计数 20 个低倍视野）所见到的细胞等有形成分的最低和最高数目。其表示：＋＞5 个，＋＋＞10 个，＋＋＋＞15 个，＋＋＋＋＞20 个。尿液显微镜检查及其临床意义见表 14－3。

4. 尿沉渣计数 留取一定时间的尿液（容器内加入 2 ml 福尔马林防腐），经离心后取

表 14－1　尿液一般检查及临床意义

检查项目	参 考 值	异 常 结 果	临 床 意 义
尿量	1 000～2 000 ml/24 小时	多尿：＞2 500 ml/24 小时	① 生理性多尿：大量饮水或进食有利尿作用的食物；② 病理性多尿：糖尿病、尿崩症、肾脏浓缩功能障碍（慢性肾炎、肾盂肾炎等）、精神性多尿
		① 少尿：＜400 ml/24 小时，或＜17 ml/小时；② 无尿（或尿闭）：＜100 ml/24 小时	① 肾前性：各种原因致肾血流量↓；② 肾性：急性肾小球肾炎、急性肾衰竭少尿期及终末期肾衰竭等；③ 肾后性：尿路梗阻（肿瘤、结石、尿道狭窄等）
颜色和透明度	透明、黄色或淡黄色（可受食物、药物和尿量影响）	血尿	泌尿系统炎症、结核、结石、肿瘤及出血性疾病等
		血红蛋白尿	蚕豆病、阵发性睡眠性血红蛋白尿等
		胆红素尿	肝细胞性黄疸及阻塞性黄疸
		乳糜尿	丝虫病，少数因结核、肿瘤引起
		脓尿和菌尿	泌尿系统感染
		盐类结晶尿	尿酸盐结晶、磷酸盐、碳酸盐结晶等
气味	有挥发性酸味；久置有氨臭	新鲜尿液即有氨味	膀胱炎及慢性尿潴留
		烂苹果样气味	糖尿病酮症酸中毒
		特殊气味	药物和食物（葱、蒜）可使尿液散发特殊气味
酸碱反应	pH5.0～7.0	pH↓	多食肉类、蛋白质、代谢性酸中毒、发热、痛风等
		pH↑	多食蔬菜、服用碳酸氢钠类药、代谢性碱中毒、肾小管性酸中毒、呕吐
比重	1.015～1.025；最大：0.003～1.030	尿比重病理性↑	急性肾小球肾炎、糖尿病、蛋白尿、失水等
		尿比重↓	尿崩症（常＜1.003）、慢性肾小球肾炎、急性肾衰竭和肾小管间质疾病等
		等张尿	尿比重固定在1.010左右。见于肾实质严重损害

表 14－2　尿液化学检查及临床意义

检查项目	参 考 值	异常结果	临 床 意 义
蛋白	20～80 mg/24 小时	蛋白尿[1] 肾小球性	① 原发性肾小球疾病（急、慢性肾炎、肾病综合征）；② 继发性肾小球疾病（糖尿病肾病及狼疮性肾病）等。
		肾小管性	肾盂肾炎、间质性肾炎等
		混合性	疾病累及肾小球和肾小管。如肾小球疾病后期（慢性肾小球肾炎），肾小管间质疾病后期，全身性疾病（如糖尿病肾病、系统性红斑狼疮肾病等）
		溢出性	多发性骨髓瘤、巨球蛋白血症等
		组织性	肾脏炎症、中毒等
		偶然性[2]	泌尿道疾病的脓、血、黏液等混入，或阴道分泌物掺入尿中等

（续表）

检查项目	参 考 值	异常结果	临 床 意 义
葡萄糖	0.56～5.0 mmol/24小时;定性（一）	糖尿[3] 血糖↑性 肾性 暂时性 果糖尿[4] 假性	 糖尿病及肢端肥大症、甲亢等 慢性肾小球肾炎、肾病综合征 生理性糖尿、应激性糖尿等 乳糖、半乳糖、果糖等进食过多,或肝硬化时对果糖、半乳糖的利用下降等 尿中含有还原性物质（如 VitC、尿酸、葡萄糖醛酸等）
酮体	0.34～0.85 mmol/24小时;定性（一）	强阳性 阳性	糖尿病酮症酸中毒 妊娠剧烈呕吐、重症不能进食等可导致脂肪分解加强
亚硝酸盐	少量;定性（一）	（＋）	尿路感染;饮食影响

注: [1]尿蛋白定性阳性或定量检查＞150 mg/24 小时,称为蛋白尿。
[2]又称假性蛋白尿。
[3]尿糖定性（＋）称为糖尿。
[4]或半乳糖尿。

表 14－3　尿液显微镜检查及临床意义

	检查项目	参 考 值	异常结果	临 床 意 义
细胞	红细胞	无或偶见	血尿[1]	急、慢性肾小球肾炎,急性膀胱炎、肾结核、肾结石、肾盂肾炎等
	白细胞	离心沉淀法0～5 个/HP	阳性[2]	镜下脓尿[3]:泌尿系统感染、成年女性生殖系统炎症（常混入阴道分泌物,镜下有成团脓细胞）
	上皮细胞	可见复层鳞状上皮及表面移行上皮	复层鳞状上皮 表面移行上皮 中层移行上皮 肾小管上皮	成年女性尿,临床意义不大 大量出现见于膀胱炎 成片脱落见于肾盂肾炎、输尿管炎 急性肾小球肾炎,成堆提示肾小管坏死、肾移植术后急性排斥
管型	透明管型	健康人偶见	阳性	少量:剧烈运动、高热、心功能不全等;明显增多:肾实质病变
	细胞管型	（一）	红细胞管型 白细胞管型 肾小管上皮细胞管型	肾小球疾病（急进性肾小球肾炎、急性肾小球肾炎、慢性肾小球肾炎急性发作、狼疮性肾炎）及肾移植术后急性排斥反应等 肾实质活动性感染病变 急性肾小管坏死、肾病综合征
	颗粒管型	（一）	粗颗粒管型 细颗粒管型	慢性肾小球肾炎、肾盂肾炎或某些原因（药物中毒等）引起肾小管损伤 慢性肾小球肾炎或急性肾小球肾炎后期
	脂肪管型	（一）	阳性	肾病综合征、慢性肾小球肾炎急性发作、中毒性肾病
	蜡样管型	（一）	阳性	肾小管病变严重
	肾衰管型	（一）	大量出现	急性肾衰竭多尿早期;慢性肾衰竭时出现提示预后不良

(续表)

检查项目	参考值	异常结果	临 床 意 义
结晶体	可见盐类结晶	阳性	① 新鲜尿液中盐类结晶伴红细胞：应疑泌尿系结石；② 服用磺胺药物(磺胺结晶且伴红细胞或管型)
病原体	正常(一)	阳性	① 尿液直接涂片：平均每个油镜视野>1个，为尿菌阳性；② 细菌定量培养菌落计数：>10^5/ml 为尿菌阳性

注：[1]镜下血尿：尿中红细胞>3个/HP，尿外观无血色；肉眼血尿：含血量较多，外观呈红色。
　　[2]阳性是指+~++++。
　　[3]离心后白细胞或脓细胞>5个/HP。

其沉渣进行有形成分的检查，对一些隐性肾脏疾病有一定诊断价值。常用 1 小时尿细胞计数法(表 14-4)。

表 14-4　1 小时尿沉渣检查及临床意义

检查项目	参 考 值	异常结果	临 床 意 义
1 小时尿细胞计数	RBC：男<3万/小时，女<4万/小时	RBC↑ WBC↑	急性肾小球肾炎、慢性肾炎急性发作等 肾盂肾炎、膀胱炎和前列腺炎等

附1　尿液的其他检查及其临床意义

尿液其他检查包括尿红细胞形态、尿蛋白电泳、尿免疫球蛋白、尿纤维蛋白简介产物和尿溶菌酶等。

(1) 尿红细胞形态：正常参考值无或偶见。

常见泌尿系疾病的异常结果的临床意义：① 肾小球源性血尿：多形型红细胞(红细胞大小不一、形态异常)常>80%，见于各类肾小球疾病如急性肾小球肾炎、慢性肾小球肾炎、急进性肾小球肾炎，紫癜性肾炎、狼疮性肾炎等。② 非肾小球源性血尿：红细胞，呈均一性，多形型红细胞<50%，见于肾盂肾炎、膀胱炎、结石、肿瘤、畸形和血液病等。

(2) 尿蛋白电泳：正常参考值：20~80 mg/24 小时。

异常结果：① 肾小管损害：常出现小分子量蛋白，主要电泳带在白蛋白及以下，见于急性肾盂肾炎、中毒性肾病等。② 肾小球损害：常出现中、大分子量蛋白，在白蛋白附近及以上，见于各类肾小球肾炎、肾病综合征等。③ 整个肾单位受损：常出现混合性蛋白尿，见于慢性肾小球肾炎晚期、严重间质性肾炎累及肾小球及慢性肾衰竭等。

(3) 尿免疫球蛋白(Ig)及补体C3：① 微小病变型肾病和肾小管疾病：尿 Ig 及 C3 多为阴性；② 非选择性蛋白尿：尿 Ig 及 C3 阳性；③ 肾小球滤过膜损害严重：尿 IgM 增高，提示治疗效果及预后差。

(4) 尿纤维蛋白降解产物(FDP)：① 原发性肾小球疾病：FDP 进行性↑，肾脏病变在进行性发展，预后较差；肾小球内有局部凝血等变化，是抗凝治疗的指征。② DIC、原发性纤溶性疾病及肾肿瘤等：尿 FDP(+)。

（5）溶菌酶：正常尿液0～2 mg/L。① 鉴别病变部位：肾小管疾病（如炎症、中毒）尿溶菌酶↑，可作为肾小管与肾小球病变的鉴别指标。② 判断预后：急性肾小管坏死时，尿溶菌酶逐渐↑并持续不下降，预后差；反之预后好。慢性肾小球肾炎、肾衰竭时，尿溶菌酶↑，预后差。③ 急性单核细胞白血病时，血、尿溶菌酶增加；急性淋巴细胞性白血病时，血、尿溶菌酶可正常。

（6）尿培养和菌尿：用无菌操作采集新鲜中段尿，经过培养后，进行特殊染色鉴别，镜下可见到各种细菌，指导临床诊断与治疗。有时在急诊情况下可用新鲜尿液离心沉淀后取沉渣直接涂于载玻片，做革兰染色，在油镜下找细菌，如大于1个/油镜下，则也视为菌尿。

5. 泌尿系统常见疾病的尿液检查特点（表14-5）

表14-5　泌尿系统常见疾病的尿液检查特点

泌尿系疾病	颜色	比重	蛋白定性	红细胞	白细胞	管型	蛋白尿性质
急性肾小球肾炎	较深，黄色或洗肉水样	1.020～1.030	+～++	多量，变形RBC为主	少量	透明及细粒管型为主，可见RBC及肾上皮管型	肾小球蛋白尿
慢性肾小球肾炎	淡黄	1.010～1.020	++～+++	少量，变形RBC为主	少量	细、粗颗粒管型、偶见脂肪管型、蜡样管型	混合性蛋白尿（选择性或非选择性）
肾病综合征	淡黄	1.020～1.040	+++～++++	少量	少量	脂肪管型、细粗颗管型	肾小球蛋白尿
急性肾盂肾炎	淡黄或血色	1.010～1.020	±～+	少量或多量	多量	白细胞管型	肾小管蛋白尿，晚期为混合性蛋白尿
慢性肾盂肾炎	浅黄	1.010～1.020	+～++	少量	多量	较多，可见白细胞管型、粗颗粒管型	肾小管蛋白尿晚期为混合性蛋白尿
急性膀胱炎	淡黄或血色	1.015～1.025	+	少量或多量	多量	无	偶然性蛋白尿

附2　各种蛋白尿发生机制

（1）肾小球性蛋白尿：由于炎症等因素导致肾小球滤过膜受损以致孔径增大，或静电屏障作用减弱，血浆蛋白特别是清蛋白大量进入肾小囊，超过肾小管重吸收的能力所形成的蛋白尿。

（2）选择性蛋白尿：肾小球滤过膜损害较轻时，以中分子白蛋白为主，有少量小分子量蛋白，尿中无大分子量蛋白（IgG、IgA、IgM、C3），免疫球蛋白/清蛋白清除率<0.1，常见于微小病变型肾病。

（3）非选择性蛋白尿：肾小球滤过膜损害严重时，尿内出现不同分子量蛋白，尤其是IgG、IgA、IgM、补体C3等大分子量蛋白，免疫球蛋白/清蛋白清除率>0.5，见于各类原发、继发肾小球疾病。

（4）肾小管性蛋白尿：由于炎症或中毒使肾近曲小管受损而对低分子量蛋白质重吸收的功能减退所产生的蛋白尿。

（5）混合性蛋白尿：肾脏病变同时累及肾小球和肾小管而产生的蛋白尿。

（6）溢出性蛋白尿：肾脏滤过及重吸收的功能正常，但由于血循环中出现大量低分子量蛋白质如免疫球蛋白轻链、游离血红蛋白或肌红蛋白等可经肾小球滤出，但肾小管不能将其全部重吸收，而随尿排出所致的蛋白尿。

（7）组织性蛋白尿：在尿液形成过程中，肾小管代谢产生的和肾组织破坏分解的蛋白质及炎症、药物刺激分泌的蛋白质，称组织性蛋白尿。

五、基本技能

1. **标本采集要点**　① 一般常规检查用清洁容器随时留取新鲜尿液 100～200 ml，以晨尿为好（浓度较高，易发现病理成分）。② 成年女性留标本时，应避开月经期；为避免白带等分泌物混入，应留取中段尿送检。③ 作细菌培养时，用 1∶1 000 苯扎溴铵（新洁尔灭）消毒外阴后留取中段尿，必要时导尿。④ 化学定量检查时，应留 24 小时昼夜尿送检，并加入适当防腐剂（甲醛或甲苯等）。

2. **血尿和血红蛋白尿的鉴别**

（1）血尿：指一次新鲜尿液中红细胞数目每高倍镜视野超过 3 个（镜下血尿）；严重者尿外观呈淡红色甚至深红色或可见凝血块，称肉眼血尿，多因原发于泌尿系统的病变或全身性疾病对泌尿系组织的破坏，导致红细胞直接进入尿液而排出体外。

（2）血红蛋白尿：因各种因素使红细胞在到达肾小囊之前已在血管内发生溶解，使分子量较小的血红蛋白通过肾小球囊进入尿液而排出体外。除了有导致溶血的病史、临床表现外，其尿色呈深茶色或酱油色（因血红蛋白分解后形成铁蛋白和含铁血黄素），显微镜下无红细胞。

3. **尿液自动化仪器检测结果判读**　尿液自动化仪器常用测定项目包括：尿比重（urine specific gravity，USG）、尿酸碱度（PH）、尿蛋白（urine protein，UPRO）、尿糖（urine glucose，UGlu）、尿酮体（urine ketone，UKET）、尿胆红质（urine bilirubin，UBIL）、尿胆原（urobilinogen，UBG）、尿亚硝酸盐（urinary nitrite，UNIT）、尿红细胞/潜血（urinary red blood cell，UBLD）、尿白细胞（urine leukocyte，LEU）共 10 项，其临床意义见表 14－6。

表 14－6　尿液自动化分析测定项目及临床意义

检查项目	检查结果	临　床　意　义
USG	USG↑	尿液浓缩（急性肾炎、蛋白尿、糖尿病、高热、大量出汗脱水、心衰、某些病少尿期）
	USG↓	肾脏浓缩功能降低（尿崩症、慢性肾炎、原醛、某些病多尿期或恢复期）
	USG 固定	固定于 1.010 为等张尿（肾实质严重损害的表现）

（续表）

检查项目	检查结果	临 床 意 义
pH	pH↓	代谢性酸中毒（痛风、糖尿病、Ⅳ型肾小管酸中毒）；白血病/坏血病呈强酸尿
	pH↑	代谢性碱中毒（原醛，Ⅰ、Ⅱ、Ⅲ型肾小管酸中毒）；泌尿系变形杆菌感染
UPRO	蛋白尿	各类肾病，毒性物质所致的肾损害或某些疾病所致的肾损害
UGlu	阳性	糖尿病，肾性糖尿病，甲状腺功能亢进症，口服及注射大量葡萄糖等
UKET	阳性	糖尿病酮症酸中毒，长期饥饿，妊娠剧吐或剧烈运动后等
UBIL	阳性	阻塞性或肝细胞性黄疸、病毒性或中毒性肝炎
UBG	阳性	溶血性黄疸及肝实质病变如肝炎
	阴性	尿胆红素强阳性时考虑完全阻塞性黄疸，可能为胆管癌或胰头癌
UNIT	阳性	大肠杆菌引起的泌尿系统感染
UBLD	RBC＞10/μl 或潜血阳性	泌尿系统出血（肾结核、泌尿系统结石、肿瘤或肾炎等），或溶血
ULEU	阳性	泌尿系炎症（肾盂肾炎、膀胱炎或尿道炎）

4. 结合临床资料，分析尿液检查报告的临床意义

尿液检查报告分析举隅

（1）检查报告

姓名　王××　　性别　男　　年龄　12岁　　职业　学生

检 查 项 目	检 查 结 果	参 考 值
尿液检查：	淡红	淡黄
尿蛋白	（＋＋＋）	（－）
尿隐血	（＋＋＋＋）	（－）
镜检	红细胞满视野，可见异形红细胞，白细胞 3～5/HP，红细胞管型 5～7/HP	红细胞（－），白细胞偶见，透明管型偶见
肾功能检查：		
BUN	8.8 mmol/L	3.2～7.1 mmol/L（儿童 1.8～6.5 mmol/L）
Cr	145 μmol/L	88.4～176 μmol/L
免疫学检查：		
血清补体 C3	0.15 g/L	1.14±0.27 g/L
抗"O"	800 U	＜500 U

（2）分析步骤：① 确定异常检查结果，归类并分析临床意义；② 结合临床资料，

提出初步诊断;③ 本例应与哪些疾病鉴别?

[临床资料]

王××,男性,12 岁。发热、咽痛 10 天,血尿伴尿量减少 2 天。10 天前"感冒"后出现发热,自测体温 39.1℃,同时伴咽痛、眼睑浮肿,2 天前晨起发现尿呈红色,腰痛伴尿少。既往健康。体格检查:T 37.6℃,P 92 次/分,R 24 次/分,BP 150/90 mmHg。眼睑浮肿,双侧扁桃体肿大,双下肢轻度凹陷性水肿。心界不大,心率 92 次/分,律齐,肝脾肋下未触及。

[分析示范]

(1) 确定异常检查结果,归类并分析临床意义:抗链球菌溶血素"O"(抗"O")是 A 族溶血性链球菌的链球菌溶血素"O"刺激机体产生的抗体,患者血清中抗"O"升高表明近期有链球菌感染;尿液中见蛋白、红细胞及红细胞管型,提示肾小球基底通透性增加,存在肾小球基底膜受损;血清补体水平降低,提示存在免疫反应消耗补体。

(2) 结合临床资料,提出初步诊断:结合患者出现血尿前 1 周余有上呼吸道感染,根据患者抗"O"为 800,可推断为 A 族溶血性链球菌感染;之后出现肾小球损伤的证据(尿检),并存在免疫反应异常,可考虑为急性肾小球肾炎。该病常发生在链球菌感染后,导致机体免疫反应而引起;由于免疫复合物的沉积,肾小球基底膜受中性粒细胞及单核细胞浸润,导致炎性反应,释放血管活性物质,致肾小球基底通透性增加,血管内的大分子物质如白蛋白、红细胞等滤入尿中;红细胞呈异形性,则提示红细胞通过肾小球基底膜裂孔受压所致。并且,急性肾小球肾炎时,内皮细胞肿胀,系膜组织增生及细胞浸润致毛细血管祥阻塞,及肾小球面积减少引起滤过率降低,导致水钠潴留,出现浮肿、少尿、BUN、Cr 轻度增加。

(3) 本例应与哪些疾病鉴别:尿内红细胞及白细胞阳性,应与泌尿系感染鉴别。泌尿系感染患者常以发烧、腰痛及膀胱刺激征为主。

六、考核方法

选择急、慢性肾小球肾炎、肾病综合征、泌尿系等患者,结合临床资料分析检查报告,作出初步诊断,并提出诊断依据。

第二节 粪 便 检 查

一、训练目的

训练粪便检查的实验室诊断技能。

二、训练要求

（1）掌握粪便检查结果的临床意义和病因分析方法。

（2）了解粪便标本采集注意事项。

三、训练步骤和方法

1. 场所　门诊、病房或实训室。

2. 对象　选择急、慢性肠炎、细菌性痢疾、消化道出血等患者相关病历资料和实验室检查报告若干。

3. 方法和步骤　① 学生课前预复习本节基础知识相关内容，教师介绍粪便检查报告分析步骤及注意事项；② 学生分组对以上患者粪便检查结果进行分析、讨论，并结合病历资料讨论病因诊断（每组 2～3 份化验报告和相关病历）；③ 各小组汇报分析讨论结果，带教老师总结。

四、基本知识

1. 一般性状检查　粪便一般性状检查及临床意义（表 14-7）。

表 14-7　粪便一般性状及其临床意义

检查项目	正常参考值	异常结果	临床意义
粪量	100～300 g	粪量↑（伴次数↑）	胃肠炎、慢性胰腺炎等
颜色/性状	黄褐色圆柱状软便（婴儿呈金黄色）	水样/粥样稀便	各种感染性或非感染性腹泻（如急性胃肠炎、甲亢等）；伪膜性肠炎（大量黄绿色稀便并含膜状物）
		米泔样便	霍乱
		黏液脓样/黏液脓血便	痢疾、溃疡性结肠炎、直肠癌等
			阿米巴痢疾：暗红色果酱样
			细菌性痢疾：黏液及脓为主
		冻状便	肠易激综合征,慢性菌痢
		鲜血便	肠道下段出血
		柏油样便	各种原因所致上消化道出血
		灰白色便	阻塞性黄疸
		细条状便	直肠癌
		绿色粪便	乳儿消化不良
		羊粪样便	老年人及经产妇排便无力者
气味	粪臭味	恶臭	慢性肠炎、胰腺疾病（尤以直肠癌溃烂继发感染时明显）
		腥臭	阿米巴痢疾
		酸臭	脂肪和碳水化合物消化或吸收不良时
寄生虫体	无	阳性	肠道蛔虫、蛲虫、绦虫节片
结石	多无	阳性	胆结石排出（一般需用铜筛淘洗）

2.显微镜检查　用生理盐水涂片(查阿米巴包囊时增加碘液),以寻找细胞、寄生虫卵、细菌、原虫,并观察各种食物残渣以了解消化吸收功能。粪便显微镜检查及临床意义见表14-8。

表14-8　粪便显微镜检查及临床意义

检查项目		正常参考值	异常结果	临床意义
细胞	白细胞	偶见	大量	急性细菌性痢疾、溃疡性结肠炎
			较多嗜酸粒细胞	过敏性结肠炎、肠道寄生虫
	红细胞	无	阳性	肠道下段炎症或出血(痢疾、溃疡性结肠炎、结肠癌、痔血、直肠息肉等)、阿米巴痢疾(红细胞＞白细胞)、细菌性痢疾(红细胞＜白细胞)
	巨噬细胞	无	阳性	细菌性痢疾、直肠炎症等
	黏膜上皮细胞	无	较多上皮细胞	结肠炎、伪膜性肠炎
	肿瘤细胞	无	成堆癌细胞	乙状结肠癌、直肠癌病
食物残渣		可见	淀粉颗粒	腹泻、慢性胰腺炎、胰腺功能不全等
			脂肪小滴	肠蠕动亢进、腹泻及胰腺外分泌功能↓(慢性胰腺炎等)
			肌肉纤维	胰腺外分泌功能↓
			植物细胞及纤维	肠蠕动亢进、腹泻
寄生虫		无	阳性	肠道寄生虫病(找到虫卵及阿米巴滋养体和包囊等)

3.化学检查　常用粪便化学检查及临床意义见表14-9。

表14-9　粪便化学检查及临床意义

检查项目	参考值	异常结果	临床意义
隐血试验	(一)	阳性 假阳性	消化性溃疡活动期、胃癌、钩虫病、出血性疾病 服用铁剂、食用动物血、肝类、瘦肉等
胆色素试验	无胆色素而有粪(尿)胆原及粪(尿)胆素	胆红素定性(＋) 粪胆原和粪胆素明显↓或缺如 粪胆原、粪胆素含量↑	乳幼儿;成人于应用大量抗生素后 阻塞性黄疸 溶血性疾病(粪便每呈深黄色)

4.细菌学检查　肠道致病菌的检查包括培养分离与鉴定,也可作直接涂片检查,如粗筛霍乱弧菌,可作粪便悬滴和涂片染色检查。怀疑伪膜性肠炎时,涂片染色后查找葡萄球菌、白色念珠菌及厌氧性难辨芽胞梭菌等。怀疑肠结核时行耐酸染色后查找其分枝杆菌。粪便培养(普通培养、厌氧培养或结核培养)有助于确诊和菌种鉴定。

五、基本技能

1.标本采集要点
(1)粪便标本应新鲜,盛器要洁净干燥,不可混入尿液、消毒液或其他杂物。

（2）一般检查留取指头大小粪便即可,如孵化血吸虫毛蚴最好留取全份大便。采集标本应选取有黏液、脓血的部分,若无,则从粪面、深处及粪端等多处取材。

（3）检查痢疾阿米巴滋养体时,应于排便后立即取材送检,寒冷季节标本注意保温。

（4）检查蛲虫卵需用透明胶纸拭子,于清晨排便前自肛周皱襞处拭取标本镜检。

（5）无粪便而又必须检查时,可经肛门指诊或采便管获取粪便。

2. 结合临床资料,分析粪便检查报告

粪便检查报告分析举隅

（1）检查报告

　　姓名　赵××　　　性别　女　　年龄 32 岁　　　职业　工人

检查项目	检查结果	正常参考值
粪便检查: 外观	黏液脓血便	棕黄色
显微镜检查	红细胞＞20/HP,白细胞 7～10/HP,可见巨噬细胞,反复多次检查均未见阿米巴包囊及滋养体	无红细胞、白细胞、巨噬细胞
细菌培养	未见痢疾杆菌生长	无致病菌

（2）分析步骤:① 确定异常检查结果,归类并分析临床意义;② 结合临床资料,提出初步诊断;③ 本例应与哪些疾病鉴别,进一步明确诊断的措施。

[临床资料]

赵××,女性,32 岁。患者反复腹痛脓血便 2 年,加重 1 周。2 年来反复腹痛、腹泻,为糊状便,每日 2～3 次,严重时排黏液脓血便伴里急后重,腹胀,腹痛,食欲不振,乏力、消瘦。经抗炎对症治疗效果不明显。近 1 周来排便频繁,粪质少,多为黏液脓血便,里急后重明显加重。既往无其他疾病。体格检查:T 37℃,P82 次/分、R20 次/分、BP 116/70 mmHg。消瘦,轻度贫血貌。心肺无异。腹软,肝脾肋下未触及,左下腹压痛(＋),肠鸣音活跃。其他辅助检查:RBC 2.9×10^{12}/L,Hb 88 g/L;WBC 9.5×10^9/L,N 70%,L 25%,M 2%,E 3%;ESR 30 mm/小时。K^+ 3.0 mmol/L,Na^+ 120 mmol/L,Cl^- 80 mmol/L;血清蛋白 58 g/L,白蛋白 28 g/L,球蛋白 30 g/L。

[分析示范]

（1）确定异常检查结果,归类并分析临床意义:本例粪便检查为黏液脓血便,有较多红、白细胞,提示为肠道炎症。

（2）结合临床资料,提出初步诊断:根据以上实验室检查结果,结合临床表现有患者反复腹痛腹泻 2 年,黏液脓血便为主,有左下腹痛、营养不良、贫血和低蛋白血症,抗感染治疗无效,考虑诊断为:溃疡性结肠炎。这是一种原因不明的直肠和结肠炎症性疾病。病变主要限于大肠黏膜与黏膜下层。临床表现有腹泻、黏液脓血便,腹痛和里急后重。病情轻重不等,多有活动期与缓解期交替出现而呈反复发作慢性病程。辅助检查有:贫血,血沉加快,急性期白细胞增加,血清白蛋白降低和电解质紊乱等。

（3）本例应与哪些疾病鉴别,进一步明确诊断的措施:须鉴别的疾病包括:① 慢性细菌性痢疾,该患者有腹痛、慢性腹泻,黏液脓血便,伴里急后重,镜检可见巨噬细胞,外周血白细胞增加,应考虑慢性细菌性痢疾;但患者无急性菌痢史,大便细菌培养阴性,且镜检红细胞＞白细胞,不符合。② 阿米巴痢疾,该患者有腹痛、腹泻,黏液脓血便,伴里急后重,贫血、乏力、消瘦,大便镜检红细胞＞白细胞,应考虑慢性阿米巴痢疾;但反复多次检查均未见阿米巴包囊及滋养体,基本可排除。

为进一步确诊可做结肠内窥镜检查、黏膜活检及钡剂灌肠 X 线摄片等。

六、考核方法

选择急、慢性肠炎、细菌性痢疾、消化道出血等患者,结合临床资料分析粪便检查报告,作出初步诊断,并写出诊断依据。

第三节 痰液检查

一、训练目的

训练痰液检查的实验室诊断技能。

二、训练要求

熟悉痰液检查结果的分析与病因辨析;了解痰液标本采集要点。

三、训练步骤和方法

1. 场所 门诊、病房或实训室。

2. 对象 选择肺炎、肺结核、慢性支气管炎、肺癌等患者的相关病历和实验室检查报告若干。

3. 方法和步骤 ① 学生课前预复习本节基础知识相关内容,教师介绍痰液检查报告分析步骤及注意事项;② 学生分组对以上患者痰液检查结果进行分析、讨论,并结合病历资料讨论病因诊断(每组 2～3 份化验报告和相关病历);③ 各小组汇报分析讨论结果,带教老师总结。

四、基本知识

1. 一般性状检查　痰量突然增加提示肺脓肿向支气管破裂;肺结核、支气管扩张、肺癌等可咯血痰;粉红色泡沫痰为急性肺水肿的特征;铁锈色痰见于肺炎链球菌肺炎、肺梗死等;支气管管型见于慢性支气管炎、肺炎等。

2. 显微镜检查　痰中见到吞噬含铁血黄素的色素细胞(心力衰竭细胞),见于左心衰肺淤血;夏科-雷登结晶常见于支气管哮喘及肺吸虫病;如临床疑及肺癌,应连续多次查痰找癌细胞;检查结核杆菌则用抗酸染色。

五、基本技能

1. 标本采集要点　一般以清晨第一口痰为宜,咯痰前先漱口;做细菌培养应用无菌容器;做浓集结核菌检查应留取 24 小时痰液送检。

2. 结合临床资料,分析痰液检查报告

痰液检查报告分析举隅

(1) 检查报告

姓名　杨××　　性别　男　　年龄　68 岁　　　职业　退休干部

检 查 项 目	检 查 结 果	参 考 值
痰液检查		
外观	棕红色,泡沫样	健康人无痰或仅少量黏液
镜检	红细胞(＋＋),白细胞(＋),含铁血黄素细胞(＋＋＋)	样痰,内无病理成分
细菌培养	无	无

(2) 分析步骤:① 确定异常检查结果,归类并分析临床意义;② 结合临床资料,提出初步诊断;③ 对于咯痰老年患者,还应考虑哪些疾病。

[临床资料]

杨××,患者男性,68 岁。患"风湿性心瓣膜病"20 年。近日受凉后出现胸闷、气促、咯泡沫样痰,夜间不能平卧,腹胀,双下肢水肿。体格检查:口唇发绀,端坐位。T 37.3℃,P 112 次/分,R 24 次/分,BP 138/88 mmHg。颈静脉怒张,肝颈静脉回流征阳性。双肺可闻及湿啰音,心界向两侧扩大,心音低钝,心尖部可闻及舒张期隆隆样杂音。肝肋下 4.0 cm。其他辅助检查:RBC $4.5×10^{12}$/L,WBC $11.0×10^{9}$/L,N 0.75,L 0.25;胸片:双肺下部小片絮状阴影,心影呈梨形。

[分析示范]

(1) 确定异常检查结果,归类并分析临床意义:棕红色泡沫样痰中见到红、白细胞(以前者为多),并有含铁血黄素细胞,提示有左心衰引起的肺淤血。

(2) 结合临床资料,提出初步诊断:根据实验室检查结果,结合患者有风湿性二尖瓣狭窄全心衰竭病史,近日心衰加重,应诊断为:风湿性心瓣膜病(二尖瓣狭窄),全心衰竭。

(3) 对于咯痰老年患者,还应考虑哪些疾病:老年人如出现长期咯痰、咳嗽,要注意慢性支气管炎、支气管扩张症、肺结核及肺癌等。慢性支气管炎以每年冬季咳嗽、咯痰或伴气喘为特点;支气管扩张症以反复咳嗽、发烧及咳咯大量浓痰为主;肺结核以低热、盗汗及咯血痰为主;肺癌患者早期往往以刺激性干咳为特点。

六、考核方法

选择肺炎、肺结核、慢性支气管炎、肺癌等患者,结合临床资料分析痰液检查报告,作出初步诊断,并提出诊断依据。

第四节 浆膜腔穿刺液检查

一、训练目的

训练浆膜腔积液检查的实验室诊断技能。

二、训练要求

(1) 掌握浆膜腔积液检查结果的临床意义和病因分析方法;掌握漏出液和渗出液的鉴别要点。

(2) 熟悉浆膜腔积液的常见病因。

三、训练步骤和方法

1. 场所　门诊、病房或实训室。

2. 对象　选择肺炎、结核性胸膜炎、慢性支气管炎、肺癌等患者相关病历和实验室检查报告若干。

3. 方法和步骤　① 学生课前预复习本节基础知识相关内容,教师介绍浆膜腔积液检查报告的分析步骤及注意事项;② 学生分组对以上患者浆膜腔积液检查结果进行分析、讨论,并结合病历资料讨论病因诊断;③ 各小组汇报分析讨论结果,带教老师总结。

四、基本知识

1. 浆膜腔积液分类及发生机制(表 14 - 10)

表 14 - 10　浆膜腔积液分类、发生机制及病因

	漏 出 液	渗 出 液
发生机制	非炎症性积液(与压力因素密切相关)	炎性积液(血管通透性↑,大分子物质渗出)
病因	肝硬化、肾病综合征、重度营养不良(血浆胶体渗透压↓) 慢性心衰、静脉栓塞(毛细血管内压↑) 肿瘤压迫、丝虫病等(淋巴管阻塞,淋巴回流受阻)	胸膜炎、腹膜炎、心包炎等(感染) 化学因素(血液、胆汁、胰液、胃液等刺激) 恶性肿瘤(瘤细胞产生血管活性物质或浸润性阻塞) 风湿热、系统性红斑狼疮、外伤等

2. 漏出液与渗出液的鉴别要点(表 14 - 11)

表 14 - 11　漏出液和渗出液的鉴别要点

鉴 别 要 点		漏 出 液	渗 出 液
原因		非炎症所致	炎症、肿瘤或物理化学刺激
一般形状	外观	淡黄、浆液性	黄色、脓性、血性、乳糜性
	透明度	透明或微混	多混浊
	比重	<1.018	>1.018
化学检查	凝固	不自凝	能自凝
	蛋白质定性	阴性	阳性
	蛋白质定量	<25 g/L	>30 g/L
	葡萄糖定量	与血糖相近	低于血糖水平
显微镜检查	细胞计数	$<100 \times 10^6$ 个/L	$>500 \times 10^6$ 个/L
	细胞分类	以淋巴、间皮细胞为主	中性粒或淋巴细胞为主
	细胞学检查	阴性	找到肿瘤细胞
细菌学检查	涂片或培养	阴性	找到致病菌

五、基本技能

1. 标本采集要点

(1) 必须无菌操作穿刺积液部位采取检验标本。

(2) 及时送检以防止细胞变性、出现凝块或细菌溶解破坏等影响检验结果。

(3) 除抗凝标本外,须保留 1 份非抗凝标本以观察能否自凝。

2. 结合临床资料,分析浆膜腔积液报告

浆膜腔积液报告分析举隅

(1) 检查报告

姓名　葛××	性别　男	年龄　28 岁	职业　干部

检 查 项 目	检 查 结 果
胸膜腔积液检查:	
外观	暗红色
比重	1.025
蛋白质定性	阳性
蛋白质定量	45 g/L
葡萄糖	(一)
细胞计数	细胞 $1\,000 \times 10^6$ 个/L,并可见大量淋巴细胞
细菌检查	积液中找到抗酸杆菌
离心沉淀后红血球	＋＋＋＋

(2) 分析步骤:① 确定异常检查结果,归类并分析临床意义;② 结合临床资料,提出初步诊断;③ 血性胸水还应考虑哪些疾病?

[临床资料]

葛××,男性,28 岁。低热伴右侧胸痛 1 周。患者 2 周前"感冒",一直未愈,自觉烦热,午后明显,体温 37.6℃,夜间出汗多。1 周后出现右侧胸痛,深吸气时明显,2 天后胸痛消失,但出现胸闷,动则气急。既往体健,否认有结核病密切接触史。体格检查:T 37.5℃,P 88 次/分,R 22 次/分,BP 120/80 mmHg,一般情况可,右侧胸廓稍膨隆,右下肺语颤减弱,右下肺叩浊,呼吸音减弱至消失,心界向左移位,心右界叩不清,心率 86 次/分,律齐,未闻及杂音;腹平软,无压痛,肝脾未及,下肢不肿。其他辅助检查:ESR 98 mm/小时;胸部 X 线片:双肺多个钙化点,右侧胸膜腔中等量积液。

[分析示范]

(1) 确定异常检查结果,归类并分析临床意义:该患者胸膜腔积液检查:血性胸水,比重大于 1.018,蛋白质定性为阳性,蛋白质定量 45 g/L,葡萄糖阴性,细胞计数为 $1\,000 \times 10^6$ 个/L,可见大量淋巴细胞,是典型的渗出液。积液中找到抗酸杆菌,可考虑为结核性渗出液。

(2) 结合临床资料,提出初步诊断:根据实验室检查结果,结合临床表现有低热、盗汗等结核毒性症状,以及右侧胸腔积液体征,应考虑诊断为结核性胸膜炎,右侧胸腔积液。

(3) 血性胸水还应考虑哪些疾病? 血性胸水,临床上多见的还有恶性肿瘤(可找到肿瘤细胞,并影像学检查有相应证据等)、风湿性疾病(免疫学检查异常,及相关临床表现)、出行性疾病及穿刺损伤等(非均匀性血性胸水),应予以鉴别。

六、考核方法

选择肺炎、结核性胸膜炎、慢性支气管炎、肺癌等患者,结合临床资料分析检查报告,作出初步诊断,并提出诊断依据。

第五节　脑脊液检查

一、训练目的

训练脑脊液检查的实验室诊断技能。

二、训练要求

(1) 掌握脑脊液检查的适应证和禁忌证。
(2) 熟悉脑脊液检查结果的分析与病因辨析。
(3) 了解标本采集要点。

三、训练步骤和方法

1. 场所　门诊、病房或实训室。
2. 对象　选择急性脑血管意外、脑瘤、脑外伤等患者的相关病历和实验室检查报告若干。
3. 方法和步骤　① 学生课前预习本节基础知识相关内容,教师介绍脑脊液检查报告分析步骤及注意事项;② 学生分组对以上患者脑脊液检查结果进行分析、讨论,并结合病历资料讨论病因诊断;③ 各小组汇报分析讨论结果,带教老师总结。

四、基本知识

1. 一般检查(表 14-12)

表 14-12　脑脊液一般检查及临床意义

检查项目	正常参考值	检查结果	临床意义
压力	侧卧初压 70~180 mmH$_2$O	压力↑	脑肿瘤和脑膜或脑实质有炎症
颜色	无色	均匀血性	蛛网膜下腔出血或脑出血
		淡黄色	结核性脑膜炎
		乳白色	急性化脓性脑膜炎

（续表）

检查项目	正常参考值	检查结果	临床意义
透明度	清晰透明	毛玻璃样混浊 脓样/出现凝块	结核性脑膜炎（细胞数中等量增多） 化脓性脑膜炎（细胞数显著增加）
凝结	不凝结	凝结	结核性、化脓性脑膜炎及蛛网膜下腔梗阻等（蛋白质含量增加）

2. 化学检查（表 14-13）

表 14-13　脑脊液化学检查及临床意义

检查项目	正常参考值	检查结果	常见病变
蛋白定性/定量	阴性 0.15～0.45/L	蛋白↑	中枢神经系统炎症、脑肿瘤、脑出血、蛛网膜下腔出血等
葡萄糖定量	2.5～4.5 mmol/L	显著↓/缺如	化脓性脑膜炎（因大量细菌分解葡萄糖）
氯化物定量	119～129 mmol/L	显著↓	结核性脑膜炎
乳酸脱氢酶（LDH）	血清水平的 1/10	LDH 正常	病毒性脑炎或脑膜炎（可升高，LDH_1 和 LDH_2 为主）；中枢神经系统恶性肿瘤、脱髓鞘病的进展期；颅脑外伤
		LDH↑	细菌性脑膜炎（LDH_4 和 LDH_5 为主）；脑血管疾病
肌酸激酶同工酶（CK-BB）	血浆活性的 1/50	CK-BB 正常 CK-BB↑	病毒性脑炎或脑膜炎（可轻度↑） 结核性脑膜炎、脑出血、脑肿瘤、脑损伤；化脓性脑膜炎（显著↑）
天门冬氨酸氨基转移酶（AST）	血清活性的 1/4	AST↑	同上
溶菌酶	甚微或缺如	活性↑	主要见于结核性脑膜炎，其次化脓性、病毒性脑膜炎
腺苷脱氨酶（ADA）	0～8 U/L	ADA↑	结核性脑膜炎

3. 显微镜检查

（1）细胞计数及分类：正常脑脊液中不含红细胞，仅有少量淋巴细胞和单核细胞，成人为 $0～8×10^6/L$，儿童为 $0～10×10^6/L$。白细胞增多是中枢神经系统感染的重要指标：① 化脓性脑膜炎：可 $>1\,000×10^6/L$，中性粒细胞为主；② 结核性脑膜炎：$<500×10^6/L$，淋巴细胞为主（中性粒细胞、淋巴细胞和浆细胞同时存在）；③ 真菌性脑膜炎、病毒性脑炎或脑膜炎：轻度增加，淋巴细胞为主。

（2）细菌学检查：正常脑脊液无菌。

4. 常见中枢神经系统疾病的脑脊液特点(表 14-14)

表 14-14　常见中枢神经系统疾病的脑脊液实验室检查特点

	压力(kPa)	外观	细胞数及分类	蛋白质 定性	蛋白质 定量(g/L)	葡萄糖(mmol/L)	氯化物(mmol/L)	细菌
正常	侧卧位 0.69~1.76	无色透明	0~8个,多为淋巴细胞	阴性	0.15~0.45	2.5~4.5	119~129	无
化脓性脑膜炎	显著增高	混浊脓性可有凝块	显著增加,数千中性粒细胞为主	++以上	显著增加	明显减少或消失	稍低	可发现致病菌
结核性脑膜炎	增高	微浊/毛玻璃样静置后薄膜形成	增加,数十或数百,早期中性粒细胞为主	阳性++	增加	减少	明显减少	可找到结核杆菌
病毒性脑炎或脑膜炎	稍增高	清晰或混浊	增加,数十或数百,早期以中性粒细胞为主	阳性+	轻度增加	正常	正常	无
脑脓肿(未破)	增高	无色或黄色微浊	稍增加,以淋巴细胞为主	阳性+	轻度增加	正常	正常	有或无
脑肿瘤	增高	无色或黄色	正常或稍增加,淋巴细胞为主	±~+	轻度增加	正常	正常	无
蛛网膜下腔出血	稍增高	血性为主	增加,红细胞为主	+~++	轻度增加	正常	正常	无

附　脑脊液压力测定的动力试验

脑脊液穿刺过程中,在测压的同时,可作压力动力学试验,以了解蛛网膜下腔是否通畅。① 颈静脉压迫试验(Queckenstedt 试验):用手压迫双侧颈静脉,使颅内静脉系统充血而致颅内压力增高,增高了的压力传达到连接于腰椎穿刺针的压力管上,可引起液面的明显升高,放松压迫后液面迅速下降。当椎管有梗阻时,压迫后液面上升下降缓慢甚或不能。有颅内压力增高或疑有颅内肿物、出血者忌行。无梗阻时脑脊液压力应在颈部加压后15秒左右迅速升至最高点,去压后15秒左右又能迅速降至初压水平;部分梗阻时压力上升、下降均缓慢,或上升后不能下降至初压水平;完全梗阻时,则在颈部加压后,测压管脑脊液压力不升或上升极少。② 压腹试验(Stookey 试验):以拳头用力压迫病员上腹部或令其屏气,使下腔静脉及下胸段以下硬脊膜外静脉充血,引起上述水平以下脑脊液压力的迅速上升,可了解下胸段及腰骶部的脊髓蛛网膜下腔以及腰穿针和测压管有无梗阻。正常时压力升高约为初压的两倍,压迫停止后压力迅速下降至初压水平。若压力上升缓慢或不升谓之阳性,说明下胸段以下蛛网膜下腔梗阻。③ 双针联合穿刺试验:在疑有椎管内梗阻的上下部位如 L2～L3 与 L5～S1 两处同时进行穿刺,借梗阻平面上下两处脑脊液压力在颈静脉压迫试验中所显示的差别。可以粗测 L2～L5 之间有无梗阻。

五、基本技能

1. 脑脊液检查的适应证和禁忌证

(1) 适应证:① 有脑膜刺激症状需明确诊断者;② 疑有颅内出血;③ 疑有中枢神经系统恶性肿瘤;④ 有剧烈头痛、昏迷、抽搐及瘫痪等表现而原因未明者;⑤ 中枢神经系统手术前的常规检查;⑥ 中枢神经系统疾病需椎管内给药者。

(2) 禁忌证:颅内压明显增高或伴显著视乳头水肿者禁忌穿刺,以免发生脑疝。

2. 标本采集要点　一般常用腰椎穿刺术取得,特殊情况下可采用小脑延髓池或脑室穿刺,标本采集须注意:① 收集于 3 个无菌管中,每管 1～2 ml,总量<5 ml;② 第一至第三管依次收集细菌学检查、化学及免疫检查、细胞学检查脑脊液标本;③ 收集后立即送检。

3. 结合临床资料,分析脑脊液检查报告

脑脊液检查报告分析举隅

(1) 检查报告

姓名　柳××　　　性别　男　　　年龄　15 岁　　　职业　学生

检查项目	检查结果	参考值
脑脊液:		
一般检查	压力 350 mmH$_2$O,脓性	无色水样,压力 70～180 mmH$_2$O
化学检查	蛋白定性(++),葡萄糖(一), 氯化物 96 mmol/L	蛋白定性(一),葡萄糖 2.5～4.4 mmol/L 氯化物 119～129 mmol/L
显微镜检查	镜下可见大量 G$^-$ 双球菌	无细菌
血液一般检查		
Hb	124 g/L	120～160 g/L
WBC	14.4×10^9/L,N 0.84,L 0.16	(4.0～10.0)×10^9/L,N 0.5～0.7,L 0.2～0.4
PLT	210×10^9/L	(100～300)×10^9/L

(2) 分析步骤:① 确定异常检查结果,归类并分析临床意义;② 结合临床资料,提出初步诊断;③ 本案应该与哪些疾病鉴别。

[临床资料]

柳××,男性,15 岁。因高热、头痛、频繁呕吐 2 天就诊。患者 2 天前突然高烧,体温 39℃,伴发冷和寒战,剧烈头痛,频繁呕吐,呈喷射性。既往体健,最近所在学校有类似患者发生。体格检查:T 39.5℃,P 120 次/分,R 22 次/分,BP 120/80 mmHg,

急性病容,神志清楚,皮肤散在少量出血点,咽充血(十),扁桃体(一),颈有抵抗,双肺(一),心界叩诊不大,心率 110 次/分,律齐,腹(一),下肢不肿,Brudzinski 征(十),Kernig 征(十),Babinski 征(一)。

　　[分析示范]

　　(1) 确定异常检查结果,归类并分析临床意义:脑脊液压力高,脓性,蛋白定性(十),葡萄糖(一),氯化物稍减少,镜下可见大量 G‐双球菌。白细胞明显增高,中性粒细胞增多。应考虑化脓性中枢神经系统疾病。

　　(2) 结合临床资料,提出初步诊断:根据实验室检查结果,结合临床表现有突发高热寒战、剧烈头痛、喷射性呕吐、皮肤瘀点、颈抵抗(十)以及椎体束征(十)等,应考虑诊断为:流行性脑脊髓膜炎。

　　(3) 本案应该与哪些疾病鉴别?主要与其他常见中枢神经系统感染相鉴别,如结核性脑膜炎、病毒性脑炎或脑膜炎,其中,腰穿采集脑脊液检查的结果对病因诊断具有重要鉴别意义(表 14‐14)。

六、考核方法

　　选择急性脑血管意外、脑瘤、脑外伤等患者或 CAI 课件等,结合临床资料分析脑脊液检查报告,作出初步诊断,并提出诊断依据。

(闫平慧)

第十五章　肝脏病常用检查实验诊断技能训练

一、训练目的

训练分析肝功能检查的实验诊断技能。

二、训练要求

（1）掌握蛋白代谢异常、胆红素代谢异常、肝病常见酶学指标异常的临床意义；掌握肝炎和肝癌标志物异常的临床意义。

（2）熟悉蛋白代谢、胆红素代谢及主要肝酶检验的正常参考值。

（3）了解常见肝病检验项目选择原则。

三、训练步骤和方法

1. 场所　门诊、病房或实训室。

2. 对象　住院患者(急、慢性肝炎，肝硬化，不同类型黄疸，肝癌等常见肝病)实验室检查报告若干份，并选择部分相关病历。

3. 方法和步骤　① 学生课前预复习本节基础知识相关内容，教师介绍肝功能检查报告分析步骤及注意事项；② 学生分组对肝功能检查结果进行分析、讨论，并结合病历资料讨论病因诊断(每组 2～3 份化验报告和相关病历)；③ 各小组汇报分析讨论过程、初步诊断及进一步明确诊断的思路，带教老师总结。

四、基本知识

1. 蛋白质代谢检查　肝脏是机体蛋白质代谢的主要器官，测定血清蛋白总量及各种蛋白质的含量或比例，可以了解肝脏对蛋白质代谢的功能。蛋白质代谢检查常用指标及其临床意义见表 15-1。

2. 胆红素代谢检查　血中胆红素由肝脏转化与排泄，胆红素检查是诊断与鉴别诊断黄疸的主要的方法之一。

黄疸的实验室检查鉴别见表 15-2。

3. 肝脏酶学检测　肝脏含有丰富的酶类，酶蛋白含量约占肝脏总蛋白含量的 2/3。酶学检查是肝脏病实验室检查中较敏感且最活跃的一个领域。肝细胞中所含酶种类已知

表 15-1　蛋白质代谢检查常用指标及临床意义

检查项目	参考值	异常结果	临床意义
STP[1] 白蛋白/球蛋 白比值(A/G)	STP：60～80 g/L A：40～55 g/L G：20～30 g/L A/G：(1.5～2.5)：1	A↓、G↑、A/G 比值↓ STP<60 g/L 或 A<25 g/L STP>80 g/L 或 G>35 g/L (γ球蛋白↑为主) A↓(α₁、α₂，及β球蛋白↓，γ 球蛋白↑)	慢性肝病 低蛋白血症(易发生腹水) 高蛋白血症或高球蛋白血 症(肝硬化、淋巴瘤、慢性 炎症、自身免疫疾病等) 肝脏疾病
白清蛋白电泳	A：0.61～0.71 α₁：0.03～0 α₂：0.06～0.10 β：0.07～0.11 γ：0.09～0.18	α₁、α₂球蛋白↑,偶可出现甲 胎蛋白(AFP)区带 γ球蛋白↑	肝癌 急性重型肝炎(STP 正常)
血清前白蛋白	成人 280～360 mg/L	前白蛋白↑	更早期反映肝细胞损害
血浆凝血因子 (Ⅱ、Ⅶ、Ⅸ、 Ⅹ)	因子Ⅱ：97.7%±16.7% 因子Ⅶ：103.0%±17.3% 因子Ⅸ：98.1%±30.4% 因子Ⅹ：103.0%±19.0%	血浆凝血因子↓	早期诊断肝脏疾病
阻塞性脂蛋白 (LP-X)	阴性	LP-X↑	阻塞性黄疸(灵敏特异)
血氨	11～35 μmol/L	血氨↑ 血氨↓	严重肝损、肝性脑病；上血、 休克、尿毒症、高蛋白饮食等 低蛋白饮食、贫血

注：[1]STP，血清总蛋白。

表 15-2　三种黄疸的实验室检查鉴别表

检查对象	血清胆红素定性(μmol/L)			尿　液		粪　便	
	TB	UCB	CB	尿胆原	尿胆红素	颜色	粪胆原
健康人	3.4～17.1	1.7～10.2	0～6.8	1：20	(—)	黄褐色	正常
溶血性黄疸	↑↑	↑↑	轻度↑ 或正常	(+++)	(—)	加深	增加
阻塞性黄疸	↑↑	轻度↑或 正常	↑↑	(—)	(+)	变浅或灰白色	↓或消失
肝细胞性黄疸	↑↑	↑	↑	(+)或(—)	(+)	变浅或正常	↓或正常

约有数百余种。临床常用的肝脏病酶学指标包括丙氨酸氨基转移酶(alanine aminotransferase，ALT)、天门冬氨酸氨基转移酶(aspartate amino transferase，AST)、碱性磷酸酶(alkaline phosphatase，ALP)、γ-谷氨酰转移酶(γ-glutamine transferase，γ-GT)、乳酸脱氢酶(lactic dehydrogenase，LDH)。

肝脏病酶学检查及其临床意义见表 15-3。

表 15－3　肝脏病常用血清酶学检查、同工酶检查及其临床意义

检查项目	参 考 值	异 常 结 果	临 床 意 义
ALT、AST	ALT 5～40 U/L AST 8～40 U/L ALT/AST≤1	ALT、AST 均↑↑（以 ALT↑为主） 初期 AST↑，病情恶化 胆-酶分离	急性病毒性肝炎 急性重症肝炎
ALP 及其同工酶	成人 40～110 U/L （ALP$_2$为主） 儿童＜250 U/L （ALP$_3$为主）	ALP↑↑，以 ALP$_1$为主 ALP$_2$↑↑ ALP$_5$↑↑ ALP 正常或稍↑，或 ALP↑↑	各种肝内、外胆管阻塞（尤其癌性梗阻） 急性肝炎 肝硬化 黄疸鉴别[1]
γ-GT 及同工酶	γ-GT＜50 U/L	γ-GT↑↑	肝癌（以 γ-GT$_2$↑为主）；肝内、外胆道阻塞性疾病
LDH 及其同工酶	连续监测法：104～245 U/L，速率法 95～200 U/L	LDH 活性↑	心肌梗死、急性肝炎、慢性活动性肝炎、肝癌 溶血疾病、恶性肿瘤、白血病[2]、淋巴瘤

注：[1]黄疸鉴别：胆汁淤积性 ALP↑↑，肝细胞性 ALP 正常或稍↑，肝内局限性胆道阻塞 ALP↑↑。
[2]白血病：60%的白血病患者 LDH↑是以 LDH$_3$和 LDH$_4$为主。

4.肝纤维化常用标志物　肝纤维化常用标志物检查包括Ⅲ型前胶原氨基末端肽（precollagen Ⅲ N-terminal peptide，PⅢP）、透明质酸（hyaluronic acid，HA）、脯氨酰羟化酶（prolyl hydroxylation，PH）、单胺氧化酶（monoamine oxidase，MAO）。其临床意义见表 15－4。

表 15－4　肝纤维化常用标志物检查及临床意义

检查项目	参 考 值	异常结果	临 床 意 义
PⅢP	放免法：100 ng/L	＞150 ng/L	肝纤维化和早期肝硬化的标志物；免疫抑制剂治疗中重度肝炎的监测；判断慢性肝炎预后
HA	放免法：8～172 μg/L	HA↑↑	慢性肝炎、肝纤维化活动
PH	化学法：38.5±11.8 μg/L	PH↑↑	肝纤维化的指标
MAO	伊藤法：＜30 u/mL 中野法：23～49 u/mL	MAO↑	肝纤维化和肝硬化的指标 慢性心衰、糖尿病伴脂肪肝、甲亢

5.病毒性肝炎标志物检测

（1）乙肝病毒标志物检测及其临床意义（表 15－5）

表 15－5　乙肝病毒标志物检测临床意义分析

HBsAg	抗 HBs	HBeAg	抗 HBe	抗 HBc	HBV-DNA	临 床 意 义
＋	－	＋	－	＋	＋	急性或慢性乙肝，传染性强（"大三阳"）
＋	－	－	－	＋	＋	急性、慢性乙肝，或慢性 HBsAg 携带者
＋	－	－	＋	＋	＋	急性乙肝恢复期，或慢性乙肝，传染性低

(续表)

HBsAg	抗 HBs	HBeAg	抗 HBe	抗 HBc	HBV-DNA	临 床 意 义
－	＋	－	－	＋	－	急性 HBV 感染恢复期,或既往感染乙肝,有免疫性
－	－	－	＋	＋	＋	乙肝恢复期,传染性低
－	－	－	－	＋	＋	急性 HBV 感染诊断空白期,或 HBV 平静携带期
－	＋	－	－	－	－	既往感染或接种过疫苗
－	＋	－	＋	＋	＋	急性乙肝恢复中,正在产生免疫性
－	－	－	－	－	－	排除乙型肝炎

(2) 其他类型肝炎标志物检测:① 丙肝病毒标志物:抗-HCV IgM 阳性见于急性丙型肝炎患者;抗-HCV IgG 阳性表明已有 HCV 感染(现症感染或既往感染),输血后肝炎有 80%～90%的患者抗-HCV IgG 阳性。HCV-RNA 阳性是 HCV 感染和复制的直接指标;② 丁肝病毒标志物:抗-HDV IgG 阳性是诊断丁型肝炎的可靠指标,且可以持续多年。HDV-RNA 阳性可特异性的确诊丁型肝炎。抗-HDV IgM 阳性可用于丁型肝炎的早期诊断;③ 戊肝病毒标志物:抗-HEV IgM 阳性是确诊戊肝病毒(HEV)感染较为可靠的指标。

五、基本技能

1. 肝功能检查的适应证

(1) 了解肝功能有无损害及其程度、肝功能动态变化情况。

(2) 了解有无黄疸,鉴别黄疸类型。

(3) 帮助明确肝脏病的病因。

(4) 大手术前的常规检查。

(5) 指导安全用药。

2. 肝病常用实验室检查的选择(表 15-6)

表 15-6 肝病常用实验室检查的选择

检 查 目 的	应选择的检查项目
区分急、慢性肝病	血清蛋白电泳、总蛋白、A/G 比值
疑有胆道疾病	ALP、γ-GT
黄疸 鉴别黄疸类型 患者 评估黄疸程度	血清 STB、CB、尿中尿胆原和胆红素及 ALT/AST、ALP 复查 STB、CB
疑为原发性或转移性肝癌	ALT、AST、STB、CB、血清 ALP、γ-GT、AFP

（续表）

检查目的		应选择的检查项目
诊断肝炎	急性肝炎（病毒性或中毒性）	ALT、STB、CB,尿中尿胆原,胆红素,肝炎病毒标志物等
	慢性肝炎	ALT、STB、CB、AST、ALP、γ-GT、STP、A/G 比值及血清蛋白电泳等
诊断肝纤维化及肝硬化		STP、A/G 比值、血清蛋白电泳,MAO、HA、PH、PⅢP、ALT、STB、CB
判定肝病疗效及选择肝病用药		AST、TTT、A/G 及免疫球蛋白

3. 结合临床资料,分析肝病常用实验室检测报告的临床意义

肝功能检查报告分析举隅

（1）检查报告

姓名　杜××　　性别　男　　年龄　57 岁　　职业　农民

检查项目	检查结果	正常参考值	检查项目	检查结果	正常参考值
TP	50 g/L	60～80 g/L	γ-GT	98 U/L	<50 U/L
白蛋白（A）	20 g/L	40～55 g/L	MAO	120 U/L	<30 U/L
球蛋白（G）	30 g/L	20～30 g/L	总胆红素（STB）	180 μmol/L	3.4～17.1 μmol/L
蛋白电泳（%）	ALB 0.40	0.61～0.71	结合胆红素（CB）	85 μmol/L	0～6.8 μmol/L
	α_1 0.03	0.03～0.04	HBeAg	（+）	（-）
	α_2 0.07	0.06～0.10	HBsAg	（+）	（-）
	β 0.15	0.07～0.11	抗-HBs	（-）	（-）
	γ 0.35	0.09～0.18	抗-HBe	（-）	（-）
ALT	243 U/L	5～40 U/L	抗-HBc	（+）	（-）
AST	186 U/L	8～40 U/L	AFP	（+）	（-）
ALP	470 U/L	40～110 U/L			

（2）分析步骤：① 确定异常检查结果,归类并分析临床意义;② 结合临床资料,提出初步诊断;③ 选择进一步明确诊断的必须检查。

［临床资料］

杜××,男性,57 岁。近 1 个月乏力、腹胀、食欲下降;近周有皮肤瘙痒,眼睛及皮肤发黄。既往有慢性肝炎 20 余年,未进行系统检查治疗。体格检查：T 36.4℃,P

86 次/分,R 24 次/分,BP 110/68 mmHg,消瘦、皮肤干燥、面黯无光泽,面部及上胸部可见蜘蛛痣,皮肤及巩膜黄染。腹部膨隆,移动性浊音(+),肝脾触诊不满意。心肺查体未发现病理性体征。

[分析示范]

(1)确定异常结果,分析归类:① 检查提示为慢性肝实质损伤及肝纤维化:ALT、AST 增高,为肝细胞损害的标志;ALP 和 γ-GT 均增高,是胆汁淤滞的酶指标,慢性肝炎活动、肝硬化和肝癌时均可增高;MAO 是肝脏纤维化的酶学指标,本例 MAO 增高符合肝硬化。② 血清蛋白及其电泳分析结果为总蛋白减低、白蛋白减低、球蛋白增高,尤其 γ-球蛋白增高,A/G 比值倒置,符合慢性肝病、肝硬化改变。③ 总胆红素增高(>171 μmol/L)、结合胆红素增高,说明有中度黄疸(肝细胞性?),与临床黄疸体征相符。④ 肝炎病毒标志物检查发现为"大三阳"(即 HBsAg、HBeAg、抗 HBc 均为阳性),提示为乙型病毒性肝炎,目前有很强的传染性。⑤ 免疫学检查 AFP(+)提示原发性肝癌可能。

(2)结合患者的临床资料,提出可能的诊断:根据实验室检查结果,结合临床表现,考虑初步诊断为:① 慢性乙型病毒性肝炎(活动期),肝硬化,腹水;② 原发性肝癌?

(3)为明确诊断,应进一步选做的辅助检查:① 尿胆红素和尿胆原,进一步鉴别黄疸类型;② 腹水穿刺检查,以明确病变性质;③ AFP 亚型及 CEA,以进一步确诊有无原发性或转移性肝癌;④ 腹部 CT、B 超等进一步了解肝脏病变情况。

六、考核方法

选择临床急、慢性肝病患者,结合临床资料分析检查报告,作出初步诊断,并提出诊断依据。

(闫平慧)

第十六章 肾脏功能检查实验诊断技能训练

一、训练目的

训练肾功能检查的实验诊断技能。

二、训练要求

(1) 掌握肾小球功能试验、肾小管功能检测异常结果的临床意义和病因分析思路。

(2) 熟悉各项常用肾功能检查的正常参考值;熟悉肾血流量及肾小球滤过分数检查。

(3) 了解常用肾功能检查项目选择原则和部分指标的计算公式。

三、训练步骤和方法

1. 场所 门诊、病房或实训室。

2. 对象 选择急、慢性肾炎,急、慢性肾盂肾炎等常见类型肾功能不全患者的肾功能检查报告及相关病历若干。

3. 方法和步骤 ① 学生课前预复习本节基础知识相关内容,教师介绍肾功能检查报告分析步骤及注意事项;② 学生分组对肾功能检查结果进行分析、讨论,并结合病历资料讨论病因诊断(每组 2~3 份化验报告和相关病历);③ 各小组汇报分析讨论结果,带教老师总结。

四、基本知识

1. 肾小球功能检查 滤过作用是肾小球的主要功能,正常成人每分钟肾血流为 1 200~1 400 ml,经肾小球滤过产生的原尿为 120~160 ml/分,肾小球滤除代谢产物的功能,可以通过内生肌酐清除率、血肌酐测定等方法以评价。

常用肾小球滤过功能检查项目主要包括:血清尿素氮(blood urea nitrogen,BUN),血清肌酐(crea,Cr),内生肌酐清除率(endogenous creatinine clearance rate,Ccr),血清尿酸(uric acid,UA),β_2-微球蛋白(β_2- microglobulin,β_2- MG)及其临床意义见表 16 - 1。

2. 肾小管功能检查 由肾小球滤过产生的原尿,在肾小管(近端肾小管、髓襻、远端肾小管)内,99%的水液和大部分 HCO_3^-、Na^+、K^+ 等会被重吸收,H^+、NH_3、尿素等被分泌入尿液中,以保持机体水液、电解质和酸碱的平衡。

表 16-1　常用肾小球滤过功能检查项目及其临床意义

检查项目	参考值	异常结果	临床意义
BUN[1]	成人 3.2～7.1 mmol/L 儿童 1.8～6.5 mmol/L	BUN↑	① 肾前性因素(肾血流量↓等);② 肾脏疾病(慢性肾炎、肾动脉硬化等);③ 肾后性因素(尿路结石、前列腺肥大)
Cr[2]	全血:88～177 μmol/L 血清(或血浆):男 53～106 μmol/L,女 44～97 μmol/L	<78 μmol/L 178～445 μmol/L >445 μmol/L	正常,或肾衰竭代偿期 肾衰竭失代偿期 肾衰竭期
Ccr[3]	成人:80～120 ml/min (体表面积以 1.73 m^2 计)	50～80 ml/min 20～50 ml/min 10～20 ml/min Ccr<10 ml/min	肾功能不全代偿期 肾功能不全失代偿期 肾衰竭期(尿毒症早期) 尿毒症晚期(或肾终末期)
UA[4]	男性 268～488 μmol/L, 女性 178～387 μmol/L	UA↑	肾脏疾病、痛风、白血病和肿瘤等
血 β_2-MG[5]	0.8～2.4 mg/L	血 β_2-MG↑	反映肾小球滤过功能减退的一项敏感指标:① 炎症或肿瘤;② 肾小管受损(β_2-MG 重吸收↓)

注:[1]BUN:血清尿素氮,不是反映肾功能损害的早期指标。
　　[2]Cr:血清肌酐,反映肾小球滤过功能优于 BUN。
　　[3]Ccr:内生肌酐清除率,能较早反映肾小球滤过功能。
　　[4]UA:血清尿酸。
　　[5]β_2-MG:β_2-微球蛋白。

常用肾小管功能检查项目及其临床意义见表 16-2。

表 16-2　常用肾小管功能检查项目及其临床意义

检查项目	参考值	异常结果	临床意义
浓缩稀释试验(莫氏试验)	24 小时尿量 1 000～2 000 ml;昼/夜尿量比(3～4):1;夜尿量<750 ml;尿液最高比重>1.020,最高比重与最低比重之差>0.009	尿量↑[1],尿最高比重<1.01,最大比重差<0.009 等张尿[2]	慢性肾小球肾炎累及肾髓质,浓缩功能障碍 慢性肾炎晚期
尿渗量及血浆渗量	成人尿渗量 600～1 000 mOsm/kgH$_2$O,24 小时范围 40～1 400 mOsm/kgH$_2$O;血浆渗量 300 mOsm/kg H$_2$O,24 小时范围 275～305 mOsm/kg H$_2$O;尿渗量/血浆渗量约为(3～4.5):1	尿渗量↓,尿渗量/血浆渗量比值显著↓	浓缩功能障碍(慢性肾炎、肾盂肾炎、多囊肾、阻塞性肾病)
尿 β_2-MG	<0.2 mg/L	尿 β_2-MG↑	肾盂肾炎、间质性肾炎、急性肾小管坏死、肾小管重吸收↓
CO$_2$CP[3]	22～31 mmol/L(50～70vol%)	CO$_2$CP↓ CO$_2$CP↑	代谢性酸中毒、呼吸性碱中毒 呼吸性酸中毒、代谢性碱中毒

注:[1]尿量↑定义为夜尿量>750 ml,24 小时尿量>2 500 ml。
　　[2]等张尿:尿比重固定在 1.010 左右。
　　[3]CO$_2$CP:二氧化碳结合率。

3.肾血流量及肾小球滤过分数测定 肾血流量(renal blood flow,RBF)和肾小球滤过分数(filtration fraction,FF)测定的临床意义见表 16-3。

表 16-3 肾血流量及肾小球滤过分数测定的临床意义

检查项目	参 考 值	异常结果	临 床 意 义
RBF	RPF:600~800 ml/min RBF:1 200~1 400 ml/min	RPF 和 RBF↓	慢性肾小球肾炎、肾盂肾炎晚期、肾血管病变
FF	18%~22%	FF↑	高血压病、心功能不全等(肾循环障碍,肾血浆流量减少)
		FF↓	急、慢性肾小球肾炎(肾小球滤过功能障碍)

附

1. BUN 与 Cr

(1)相同点:均反映肾小球滤过功能,但均不太敏感:BUN 测定常受肾外因素影响,当肾单位受损达到 60%~70% 时,血 BUN 才增高;而 Cr 则当肾小球滤过功能下降至正常人 1/3 时才明显上升。

(2)区别点:① Cr 测定反映肾小球滤过功能更优于 BUN,血 Cr 水平不易受高蛋白饮食影响,临床上慢性肾衰竭的程度常依靠血 Cr 水平判定。② 肾小球疾病或肾前因素时血清 BUN 增高更快,故 BUN/Cr 比值有重要临床意义。正常时 BUN/Cr(mg/dl)为 20:1;肾小球疾病或肾前因素致 BUN 潴留较 Cr 更明显,均使 BUN/Cr 比值↑,尤其肾前因素引起 BUN 滞留时,Cr 不升高,故使 BUN/Cr↑更明显,可达 40:1;肾小管严重损害时其比例可低于 10:1;尿路梗阻时 BUN 和 Cr 按比例同时增高,故 BUN/Cr 比值可不变。

2. 尿比重与尿渗量;等渗尿与高渗尿 尿渗量和尿比重都能反映尿液中的溶质总浓度。尿比重易受尿内大分子物质(葡萄糖和蛋白质等)的显著影响;尿渗量反映尿液中多种溶质微粒的总量,而与微粒的种类及性质无关,更能准确地反映肾小管的浓缩-稀释功能。正常血浆渗量平均为 300 $mOsm/kgH_2O$,健康人禁水 12 小时后,尿渗量一般应>800 $mOsm/kgH_2O$,尿渗量/血浆渗量比值>3。

如果尿渗量在 300 $mOsm/kgH_2O$ 左右时,与血浆渗量相等,此为等渗(张)尿,表示肾脏浓缩丧失;尿渗量高于血浆渗量,此为高渗尿,表示尿已浓缩。

3. 血、尿 β_2-MG β_2-MG 是体内有核细胞(淋巴细胞、血小板、多形核白细胞等)产生的一种小分子球蛋白(分子量为 11 800),可自由通过肾小球,而在近端小管内几乎全部被重吸收,正常人血中 β_2-MG 浓度很低。血 β_2-MG 升高,提示肾小球滤过功能下降,是反映肾小球滤过功能减退的一项敏感指标;尿中 β_2-MG 水平升高,提示肾小管受损,对 β_2-MG 的重吸收减少。

五、基本技能

1. 肾脏功能检查的选择(表 16 - 4)

表 16 - 4　肾脏病常用实验室检查的选择

检　查　目　的	应选择的检查项目
了解肾血循环	FF 等,必要时可作肾动脉造影等
检查肾小球滤过功能	尿常规、血 β_2- MG,还可选 BUN、Ccr、血尿酸等项目
了解近端肾小管重吸收功能	尿糖、尿 β_2- MG、尿溶菌酶等
了解近端肾小管的排泄功能	首选 PSP(应注意该试验受肾血流量影响较大)
检查远端肾小管和集合管调节水、电解质功能	浓缩稀释试验、尿渗量测定,还可测定血 K^+、Na^+、Cl^- 等
检查远端肾小管和集合管调节酸碱代谢功能	尿 pH、CO_2CP,必要时血气分析综合判定

2. 测算内生肌酐清除率、肾血流量、肾小球滤过率和肾小球滤过分数

(1) 内生肌酐清除率(endogenous creatinine clearance rate,Ccr)测算:单位时间内,肾脏把若干毫升血浆中的内生肌酐全部清除出去称为 Ccr。测算时需要测量 3 个数值:尿肌酐浓度(U,μmol/L),每分钟尿量(V,ml/min)及血浆中肌酐的浓度(P,μmol/L)。因为尿中的这些物质均来自血浆,所以:$U \times V = P \times Ccr$,即:$Ccr = (U \times V)/P$。

$$Ccr(ml/min) = (尿肌酐浓度 \times 每分钟尿量)/血肌酐浓度$$

以标准体表面积(1.73 m²)校正以排除个体肾脏大小差异的影响:

$$矫正清除率 = 实际清除率 \times 1.73\ m^2/受试者的体表面积(m^2)$$

(2)肾小球滤过率(glomerular filtration rate,GFR)的测算:单位时间内经肾小球滤出的血浆液体量,称为 GFR,是反映肾小球滤过功能的指标,计算公式如下:

简化 MDRD 公式:$GFR[ml/(min \cdot 1.73\ m^2)] = 186 \times (Scr) - 1.154 \times 年龄(岁) - 0.203 \times (0.742\ 女性)$

估算 GFR(eGFR)公式:$eGFR[ml/(min \cdot 1.73\ m^2)] = 170 \times Cr - 0.999 \times 年龄(岁) - 0.176 \times BUN - 0.170 \times ALB\ 0.318(女性 \times 0.762)$

[注:Ccr 为肌酐清除率,Scr 为血清肌酐(mg/dl),年龄以岁为单位。]

(3) RBF:RBF 是指单位时间内流经双侧肾脏的血量。测定 RBF 是为全面了解肾功能,肾血流量测定可用清除率表达,先测定肾血浆流量(renal plasma flow,RPF),进而根据红细胞比积计算出肾血流量。临床多用对氨马尿酸盐(para-aminohippurate,PAH)来进行 RBF 测定:

$$RPF(ml/min) = 尿\ PAH\ 浓度(mg/L) \times 稀释倍数 \times 尿量(ml/min)/$$

$$血浆\ PAH\ 浓度(mg/L)RBF(ml/min)$$

$$= RPF(ml/min)/(1 - 红细胞比容)$$

（4）FF 测定：即肾小球滤过率与肾血浆流量的比值，表明流经肾的血浆有一定比例由肾小球滤入囊腔生成原尿：FF＝GRF/RPF(％)。

3. 评价肾脏在呼吸性酸、碱中毒时的调节作用

（1）呼吸性酸中毒时，CO_2 的排出减少，使 CO_2 潴留于体内，PCO_2 升高，H_2CO_3 浓度增加，血液 pH 降低。但此时由于呼吸功能障碍，肺部难以完成调节，肾脏的调节发挥重要作用：排 H^+ 保 Na^+ 作用加强，肾小管回吸收 Na^+ 及 $NaHCO_3$ 增加，血中 $NaHCO_3$ 浓度升高，可使血 pH 恢复正常范围（代偿性），血 HCO_3^- 浓度常高出参考值，测得的 CO_2CP 大于参考值。

（2）呼吸性碱中毒时由于过度换气，CO_2 排出过多，使血浆 PCO_2 降低，血浆 HCO_3^-/H_2CO_3 比值＞20/1，pH 升高。此时，因 PCO_2 降低，使 H_2CO_3 浓度降低，CO_2 弥散入肾小管细胞减少，肾小管分泌 H^+ 离子亦减少，H^+-Na^+ 交换减弱，HCO_3^- 回吸收量减少，导致血浆中 HCO_3^- 水平降低，血浆 HCO_3^-/H_2CO_3 维持低水平的正常比值，pH 值仍在正常范围（代偿型）。如持续处于过度换气，超过肾脏的代偿能力，即为失代偿型呼吸性碱中毒，此时 pH＞7.45，CO_2CP 增高。

4. 结合临床资料，分析肾功能检查报告

肾功能检查报告分析举隅

（1）检查报告

姓名 王××	性别 男	年龄 46 岁	职业 工人

检查项目	正常参考值	检查结果
尿液检查		
尿蛋白	（一）	3＋
尿比重	1.015～1.025	1.010
镜检	（一）或偶见	红细胞 10～20/HP
	（一）或偶见透明管型	蜡样管型 0～1/HP
尿蛋白定量	0～80 mg/d	1 600 mg/d
镜检	（一）或偶见	红细胞 10～20/HP
	（一）或偶见透明管型	蜡样管型 0～1/HP
肾功能检查		
BUN	3.2～7.78 mmol/L	20 mmol/L
血清 Cr	53～106 mmol/L	858 μmol/L
肌酐清除率	80～120 ml/min	6.5 ml/min
CO_2CP	23～29 mol/L	18 mol/L
血钙	2.25～2.58 mol/L	1.95 mol/L
血磷	0.97～1.61 mol/L	2.14 mol/L
血沉	0～20 mm/h	28 mm/h
血常规	RBC 2.5×10^{12}/L、Hb	75 g/L

（2）分析步骤：① 确定异常检查结果,归类并分析临床意义;② 结合临床资料,提出初步诊断;③ 选择进一步明确诊断的必须检查。

［临床资料］

王××,男,46 岁,工人。泡沫尿 10 年,恶心、少尿 10 天,伴心慌气短 2 天。10 年来反复出现眼睑及双下肢水肿、泡沫尿、尿蛋白升高伴尿中红细胞阳性;近 5 年来血压升高,2 年来伴有乏力、夜尿增多,牙龈出血。入院前 1 周曾有腹泻,近 10 天出现恶心呕吐、尿量减少,乏力浮肿加重,近 2 天自觉心慌气短。T 36.7℃,P116 次/分,R 24 次/分,Bp 172/106 mmHg。慢性病容,表情淡漠,神志清,眼睑及球结膜轻度水肿,口唇稍发绀;呼吸深大,双肺呼吸音稍粗,两肺底可闻及湿啰音;心浊音界向左扩大,心率 116 次/分,律齐;腹平软,腹部移动性浊音(一),双肾区无叩痛;双下肢凹陷性浮肿,生理反射存在,病理反射未引出。心电图：窦性心动过速;胸部 X 线片：左心室扩大、肺淤血;B 超：双肾纵径 7.0 cm,肾皮质变薄,皮髓质结构分界不清。

［分析示范］

（1）确定异常检查结果,归类并分析临床意义：① 该患者血尿素氮和肌酐升高,提示存在肾功能衰竭;结合患者长期有蛋白尿、血尿和高血压,此次检查有低钙高磷、中度贫血、代谢性酸中毒,结合其他检查还有心力衰竭、肾萎缩等表现,提示表明为慢性肾功能衰竭。② 尿素氮增高、肌酐清除率明显降低、血肌酐高达 858 μmol/L,提示已进入终末期肾衰-尿毒症期。

（2）结合临床资料,提出初步诊断：根据实验室检查结果,结合临床表现,应诊断为慢性肾小球肾炎、慢性肾衰竭(尿毒症期)。

（3）选择进一步明确诊断的必须检查：动态观察临床表现及监测血、尿常规及肾功能,检测血电解质、血气,血浆蛋白等,有利于了解疾病进程。核素肾图,肾扫描及闪烁照相亦有助于了解肾功能。泌尿系 B 超、X 线平片或造影,以及肾穿刺活检,有助于病因诊断。

六、考核方法

选择临床急、慢性肾炎或急、慢性肾功能不全患者,结合临床资料选择合适的肾功能检查项目;分析检查报告,作出初步诊断,并提出诊断依据。

（闫平慧）

第十七章 临床常用生化检查实验诊断技能训练

一、训练目的

训练常用生化检查的实验室诊断技能。

二、训练要求

(1) 掌握血糖、血脂、电解质正常参考值和检测异常的临床意义。

(2) 熟悉血清酶学、肌钙蛋白、铁代谢的正常参考值和检测异常的临床意义。

(3) 了解常见肝病检验项目选择原则。

三、训练步骤和方法

1. 场所 病房或实训室。

2. 对象 住院患者(糖尿病、肾衰竭、慢性肺源性心脏病等)血生化检验单若干份,并选择相关病历。

3. 方法和步骤 ① 学生课前预复习本节基础知识相关内容,教师介绍常用血液生化检查报告分析步骤及注意事项;② 学生分组对血液生化检验报告进行分析、讨论,并结合病历资料讨论病因诊断(每组 2~3 份化验报告和相关病历);③ 各小组汇报分析讨论结果,带教老师总结。

四、基本知识

1. 血糖、血脂、电解质及铁代谢检查

(1) 糖代谢检查及临床意义:糖代谢检查常见指标包括空腹血糖(fasting blood-glucose, FPG),葡萄糖耐量试验(glucose tolerance test,GTT)和糖化血红蛋白(glycosylated hemoglobin,GHb),其临床意义见表 17-1。

表 17-1 糖代谢检查及临床意义

检查项目	参 考 值	异 常 结 果	临 床 意 义
FPG	静脉血浆:3.9~6.1 mmol/L	FPG≥7.0 mmol/L	DM[1]、甲亢、嗜铬细胞瘤等内分泌疾病,应激性、肝源性高血糖

（续表）

检查项目	参 考 值	异 常 结 果	临 床 意 义
FPG		FPG 6.1~6.9 mmol/L FPG↓	IFG[2] 胰岛细胞瘤、胰岛素注射过量、缺乏抗胰岛素的激素、肝糖原↓（肝癌、慢性心衰、急性肝炎等）
GTT	0.5~1 小时血糖达峰(7.8~9.0 mmol/L，<11.1 mmol/L)；2 小时 PG≤7.8 mmol/L；3 小时后降至空腹水平；各次尿糖(一)	2 小时 PG≥11.1 mmol/L 2 小时 PG 7.8~11.0 mmol/L 尿糖(+)	糖尿病 IGT[3]
GHb[4]	GHbA$_{1C}$：3%~6%	GHbA$_{1C}$↑2~3 倍 GHbA$_{1C}$正常	糖尿病(反映近 1~2 个月的血糖水平) 单纯血糖↑：应激性高血糖

注：[1]DM：糖尿病。
　　[2]IFG：空腹血糖受损。
　　[3]IGT：糖耐量异常。
　　[4]GHb：为糖尿病长期控制程度的监控指标。

（2）脂质和脂蛋白检查及临床意义：脂质和脂蛋白检查常见指标包括血清总胆固醇（total cholesterol，TC），血清三酰甘油（triglyceride，TG），血清脂蛋白，包括高密度脂蛋白（high density lipoprotein，HDL）和低密度脂蛋白（low density lipoprotein，LDL），其临床意义见表 17-2。

表 17-2　脂质和脂蛋白检查及临床意义

检查项目	参 考 值	异常结果	临 床 意 义
TC	酶法：成人 2.9~6.0 mmol/L	TC↑ TC↓	甲减症、糖尿病、肾病综合征、胆总管阻塞，长期高脂饮食等 重症肝病、严重贫血、甲亢或重症营养不良等
TG	酶法：男性 0.44~1.76 mmol/L 女性 0.39~1.49 mmol/L	TG↑	冠心病、原发性高脂血症、动脉硬化症、肥胖症、阻塞性黄疸、糖尿病、严重贫血、肾病综合征、甲减症
血清脂蛋白	HDL 0.94~2.0 mmol/L LDL 2.07~3.12 mmol/L	HDL↓ LDL↑	有助于动脉粥样硬化的形成

（3）电解质代谢相关检查及临床意义：电解质代谢相关检查常见指标包括血清钾、血清钠、血清氯化物、血清钙、血清铁（serum iron，SI）、血清总铁结合力（total iron binding force，TIBC）、血清转铁蛋白（transferrin，Tf）、血清铁蛋白（serum ferritin，SF）、血清铜，其临床意义见表 17-3。

表 17-3　电解质代谢相关检查及临床意义

检查项目	参　考　值	异常结果	临　床　意　义
血清钾	3.5～5.1 mmol/L	血清钾↑	肾排钾↓、摄入或注射大量钾盐、严重溶血或组织损伤、代谢性酸中毒
		血清钾↓	钾摄入↓、丢失↑及在体内分布异常（家族性周期性麻痹、甲亢、原醛等）
血清钠	136～146 mmol/L	血清钠↑	过多输入含钠溶液,肾上腺皮质功能亢进,原醛等
		血清钠↓	胃肠道失钠、尿钠排出↑、皮肤失钠等
血清氯化物	98～106 mmol/L	血氯↓	消化液丢失,大量出汗,长期使用利尿剂等
		血氯↑	补充过多,排氯减少,高氯性代酸等
血清钙	2.25～2.75 mmol/L	血清钙↓	临床多见,如钙摄入不足、吸收障碍、成骨作用↑、急性坏死性胰腺炎、慢性肾炎累及肾小管时影响钙的回吸收、代谢性碱中毒时等
		血清钙↑	摄入过多,溶骨作用↑等
血清无机磷	1.0～1.6 mmol/L;儿童:1.3～1.9 mmol/L	血磷↓	摄入↓（长期腹泻）、吸收↓和排出↑（VitD 缺乏）、丢失↑（血液透析）等
		血磷↑	排泄↓（肾衰竭、甲状旁腺功能减退症）、吸收↑（VitD 中毒）、磷从细胞内释出↑（酸中毒、急性肝坏死、白血病、淋巴瘤、化疗后等）
SI	男 11～30 μmol/L;女 9～27 μmol/L	SI↑	溶贫、再障、巨幼细胞贫血及肝细胞损害等
		SI↓	慢性失血、慢性感染继发的贫血及妇女妊娠、哺乳期等
TIBC	男 50～77 μmol/L;女 54～77 μmol/L	TIBC↑	慢性缺铁的早期及缺铁性贫血、急性肝炎等
		TIBC↓	肝硬化、肾病综合征、肿瘤、慢性感染等
Tf	28.6～51.9 μmol/L	Tf↑	缺铁性贫血
SF	男 15～200 μg/L;女 12～150 μg/L	SF↓	缺铁性贫血（SF 是诊断缺铁的敏感指标）
		SF↑	体内储存铁增加（如特发性血色病）、铁蛋白合成增加（如感染、恶性肿瘤等）、组织内铁蛋白释放增加（如肝损害及脾和骨髓梗死、恶性肿瘤等）
血清铜	11～22 μmol/L	血清铜↑	肝胆系统疾病、风湿性疾病以及贫血、甲亢
		血清铜↓	肝豆状核变性、肾病综合征等
		血清铁/铜	黄疸鉴别:比值>1,肝细胞性黄疸;比值<1,胆汁淤积性黄疸

2. 血清酶学及肌钙蛋白检查

（1）常用血清酶检测:酶存在于细胞内,是高效、特异的生物催化剂,参与物质代谢、能量转化、生长发育、神经传导、免疫调节等过程。组织细胞受损、酶排出受阻、细胞功能亢进、酶合成增加等均会使血中相应酶的浓度升高。因而,酶是诊断某一器官或组织损害的敏感指标。常见指标包括淀粉酶(amylase,AMS)、肌酸激酶(creatine kinase,CK)及其同工酶、血清胆碱酯酶(cholinesterase,ChE)、超氧化物歧化酶(superoxide dismutase,SOD)、酸性磷酸酶(acid phosphatase,ACP),其临床意义见表17-4。

表17-4　常用血清酶检测及临床意义

检查项目	参　考　值	异常结果	临　床　意　义
AMS	血清 800～1 800 U/L 尿液 1 000～12 000 U/L	血、尿 AMS↑	急性胰腺炎(发病6～12 小时血清 AMS↑,12～24 小时达峰,2～5 天恢复,>5 000 U/L 有诊断价值;发病12～24 小时尿 AMS↑,3～10 天恢复);胰腺广泛坏死后血、尿 AMS 可不再↑
CK 及其同工酶	CK:男 38～174 U/L 女 26～140 U/L CK - MM 94%～96% CK - MB<5% CK - BB 活性极少	CK↑,CK - MB↑ CK↑,CK - MM↑ CK↑,CK - BB↑	急性心肌梗死(发病4～10 小时开始↑;12～36 小时达峰,正常高限 10～12 倍,72～96 小时恢复);CK - MB 对 AMI 诊断特异而敏感 病毒性心肌炎 骨骼肌损伤 缺氧性神经系统疾病
ChE	比色法:3万～8万 U/L 连续监测法: 620～1 370 U/L	ChE↓ ChE↑	有机磷农药中毒,肝细胞严重损害 脂肪肝、肾病综合征、甲状腺功能亢进、癫痫等
SOD	比色法:红细胞 555～633 μg/g.Hb	SOD↓ SOD↑	老年人、肝硬化、肝豆状核变性、免疫复合物病等 高血压、高血脂、冠心病及肝癌等
ACP	化学法:0.9～1.9 U/L	ACP↑ ACP↑	前列腺癌 前列腺肥大症、前列腺炎、骨病、肝病和血液病等

(2) 心肌蛋白检测:在心肌缺血损伤或坏死时,心肌蛋白可较快地释放入血,成为诊断心肌缺血和坏死的标志物。常见指标包括肌钙蛋白 T(cardiac troponin T,cTnT)、肌钙蛋白 I(cardiac troponin I,cTnI)、肌红蛋白(myohemoglobin,Mb),其临床意义见表17-5。

表17-5　心肌蛋白检测及临床意义

检查项目	参　考　值	异常结果	临　床　意　义
cTnT	ELISA 法:0.02～0.13 μg/L 临界值>0.2 μg/L AMI>0.5 μg/L	cTnT↑	急性心肌梗死(发病3～6 小时↑,10～24 小时达峰,10～15 天恢复),灵敏度、特异性明显优于 CK - MB 和 LDH 不稳定型心绞痛、骨骼肌疾病和肾衰竭等
cTnI	ELISA 法:<0.2 μg/L 临界值>1.5 μg/L	cTnI↑	急性心肌梗死(发病3～6 小时开始升高,14～20 小时达峰,5～7 天恢复,较 LDH₁/LDH₂ 比值更敏感);还见于不稳定型心绞痛

（续表）

检查项目	参 考 值	异常结果	临 床 意 义
Mb	ELISA法：50～85 μg/L RIA法：6～85 μg/L 临界值>5 μg/L	Mb↑	急性心肌梗死（发病3小时开始升高，5～12小时达峰，18～30小时恢复），可用于AMI早期诊断，但特异性较差；还见于骨骼肌损伤、肌营养不良、多发性肌炎等

■　附

1. **家族性周期性麻痹**　周期性麻痹为常染色体显性遗传，直接或间接与钾代谢障碍有关。以青年男性为多见，特征是反复发作的弛缓性瘫痪，肌肉对电刺激的兴奋性丧失。受凉、外伤、劳累、情绪激动和进大量碳水化合物（如甜食）等均可诱发。本病分为低血钾型、高血钾型和正常血钾型三种，其中以低血钾型最为常见。补钾后可使症状迅速得到缓解；后两种类型很少见，如果给予补钾治疗，症状反而加重。

2. **肝豆状核变性**　肝豆状核变性又称 Wilson 病，是一种常染色体隐性遗传的铜代谢障碍引起的家族性疾病。肝豆状核变性患者排铜缺陷，使过量的游离铜沉积于肝、脑、肾和骨骼中，引起肝、脑、肾等组织损害，并在眼角膜后缘弹力层内沉积形成特征性的色素环。临床以肢体震颤、肌强直及精神症状为主要表现，部分首发症状为精神异常。

3. DM 及其他高血糖的诊断标准（1999 年 WHO 专家委员会报告及 2003 年国际糖尿病专家委员会建议）（附表1）

附表 1　糖尿病及其他高血糖的诊断标准（mmol/L）

疾病或状态	标本类型	静脉血浆	静脉全血	毛细血管全血
DM	空　腹	≥7.0	≥6.1	≥6.1
	服糖后2小时	≥11.1	≥10.0	≥11.1
IGT	空　腹	<7.0	<6.1	<6.1
	服糖后2小时	7.8～11.0	6.7～9.9	7.8～11.0
IFG	空　腹	6.1～6.9	5.6～6.0	5.6～6.0
	服糖后2小时	<7.8	<6.7	<7.8

4. 血脂水平分层标准（2007 中国成人血脂异常防治指南）（附表2）

附表 2　血脂水平分层标准 mmol/L（mg/dl）

分　　层	TC	LDL - C	HDL - C	TG
合适范围	<5.18(200)	<3.37(130)	≥1.04(40)	<1,70(150)
边缘升高	5.18～6.19 (20～0239)	3.37～4.12 (130～159)	—	1.7～2.25 (150～190)

（续表）

分　层	TC	LDL‐C	HDL‐C	TG
升　高	≥6.22(240)	≥4.14(160)	≥1.55(60)	≥2.26(200)
降　低	—	—	<1.04(40)	—

五、基本技能

1. 结合临床资料，分析常用生化检查报告

常用生化检查报告分析举隅

（1）检查报告

姓名　成××　　性别　男　　年龄　55岁　　职业　干部

检 查 项 目	检 查 结 果	正 常 参 考 值
CK	178 U/L(酶偶联法)	38～174 U/L
CK‐MB	活性8%	<5%
AST	40 U/L(连续检测法)	5～40 U/L
ALT	38 U/L(连续检测法)	8～40 U/L
LDH	150 U/L(连续检测法)	104～245 U/L
LDH_1	38%	24%～34%
LDH_2	49%	35%～44%
cTnT	0.5 μg/L(ELISA法)	诊断临界值为>0.2 μg/L
cTnI	1.5 μg/L(ELISA法)	诊断临界值为>1.5 μg/L

注：本检验于发病后3小时采血。

（2）分析步骤：① 确定异常检查结果，归类并分析临床意义；② 结合临床资料，提出初步诊断；③ 选择进一步明确诊断的必须检查。

［临床资料］

成××，男性，55岁。因劳累后出现剧烈压榨性胸痛3小时急诊入院。四天前有3次类似而较轻的自限性发作，休息后缓解。入院后体格检查：面色苍白，全身出汗。血压为110/90 mmHg，脉搏98次/分，心律齐，第一心音较低。即刻心电图示：V_2～V_6导联S‐T段弓背向上抬高。

［分析示范］

（1）确定异常检查结果，归类并分析临床意义：本例有关心肌酶及心肌蛋白检

查结果(CK、CK-MB、AST、LDH_1、cTnT 和 cTNI),多在临界状态,应与采血时间于发病后不久有关。因为在急性心肌梗死后,心肌肌钙蛋白在 3~6 小时升高,10~24 小时达峰;而心肌酶则在发病后 4~10 小时开始升高,12~36 小时达峰;转氨酶在 6~8 小时开始增高,18~24 小时达峰。本患者的血液标本采自发病后 3 小时,心肌损伤相关指标均未明显升高。

(2)结合临床资料,提出初步诊断:根据以上分析,不能因上述标志物未明显升高而除外急性心肌梗死,应结合临床特点和心电图表现考虑急性广泛前壁心梗诊断,并严密观察、随访心肌坏死标志物动态变化。

(3)选择进一步明确诊断的必须检查:应及时进行心电监护,动态监测心电图、心肌蛋白及心肌酶谱,以增加诊断的准确性和了解病情进展;如符合冠脉急诊开通指征的可予以心导管作冠状动脉血管造影并介入治疗等。

六、考核方法

选择糖尿病、急性心肌梗死、高脂血症、电解质紊乱等患者的生化检验报告,结合临床资料分析检查报告,作出初步诊断,并提出诊断依据。

(闫平慧)

第十八章 临床常用免疫学检查实验诊断技能训练

一、训练目的

训练临床常用免疫学检查的实验室诊断技能。

二、训练要求

(1) 掌握链球菌感染、伤寒感染免疫学检查和肿瘤标志物血清甲胎蛋白、癌胚抗原检测的参考值及临床意义。

(2) 熟悉体液免疫、幽门螺杆菌抗体、癌抗原 125、癌抗原 199、前列腺特异抗原、类风湿因子及抗核抗体检测的临床意义。

(3) 了解细胞免疫、其他感染免疫、其他肿瘤免疫和其他自身抗体检测的临床应用。

三、训练步骤和方法

1. 场所 实训室或病房。

2. 对象 住院患者(血液科、感染科、风湿科、肿瘤科等)相关实验室检查报告及病历若干。

3. 方法和步骤 ① 学生课前预复习本节基础知识相关内容,教师介绍免疫学检查报告分析步骤及注意事项;② 教师选择异常免疫学检查报告单(如多发性骨髓瘤、链球菌感染,或消化道肿瘤、风湿类疾病患者),结合患者临床情况,作报告单分析和实验室诊断示范;③ 学生分组,选择上述住院患者中免疫学检查异常的报告单若干份,练习检验结果分析,并参照病患临床诊断,验证实验室诊断;④ 各组交流,教师点评。

四、基本知识

1. 血清免疫球蛋白测定 免疫球蛋白是由 B 淋巴细胞识别抗原后产生的一类糖蛋白,能与相应的抗原结合,是介导体液免疫的重要免疫分子。免疫球蛋白检测的临床意义见表 18 - 1。

2. 血清补体的检查 补体是血清中具有酶活性的一组不耐热的大分子球蛋白,由肝细胞、巨噬细胞以及肠系膜上皮细胞等多种细胞分泌,参与机体特异性免疫反应和非特异性反应,并在感染早期发挥作用。血清补体检测的临床意义见表 18 - 2。

表 18-1 血清免疫球蛋白测定及临床意义

免疫球蛋白	参 考 值	异常结果	临 床 意 义
IgG IgA	7.6～16.6 g/L(SRID[1]) 0.71～3.3 g/L(SRID)	Ig 降低	各类先天性和获得性体液免疫缺陷、联合免疫缺陷的患者及长期使用免疫抑制剂的患者
IgM IgD IgE	0.48～2.12 g/L(SRID) 0.6～2.0 mg/L(ELISA[2]) 0.1～0.9 mg/L(ELISA)	单克隆性升高[3]	主要见于免疫增殖性疾病,原发性巨球蛋白血症——IgM 单独明显↑,多发性骨髓瘤——可分别见到 IgG、IgA、IgD、IgE↑,过敏性皮炎、外源性哮喘及某些寄生虫感染——IgE↑
		多克隆性升高[4]	各种慢性感染、慢性肝病、肝癌、淋巴瘤以及系统性红斑狼疮、类风湿性关节炎(IgM 增高为主)等自身免疫性疾病

注:[1]SRID,单向免疫扩散法。
　　[2]ELISA,酶联免疫吸附法。
　　[3]单克隆性升高:表现为 5 种 Ig 中,仅有某 1 种 Ig 升高而其他 Ig 不升高或可降低。
　　[4]多克隆性升高:表现为 IgG、IgA、IgM 均升高。

表 18-2 血清补体检查及临床意义

检查项目	参 考 值	异常结果	临 床 意 义
总补体溶血活性 (CH50)	试管法: 5 万～10 万 U/L	CH50[1]↑ CH50↓	各种急性炎症、组织损伤和某些恶性肿瘤等 补体大量消耗(如血清病、链球菌感染后肾小球肾炎、系统性红斑狼疮、类风湿性关节炎等);补体大量丢失(如外伤、手术和大失血);补体合成不足(如肝硬化、慢性肝炎和重型肝炎等)
血清 C3	免疫比浊法: 0.85～1.70 g/L	C3[2]↑ C3[3]↓	急性炎症、传染病早期、恶性肿瘤(肝癌最明显)及排异反应作为肾脏病的鉴别诊断

注:[1]CH50:总补体溶血活性。
　　[2]C3:补体 3。
　　[3]C3降低见于狼疮性肾炎、基底膜增殖性肾小球肾炎以及急性链球菌感染后肾小球肾炎。

　　3. 细胞免疫检查 淋巴细胞是构成机体免疫系统的主要细胞群体,分为 T 细胞、B 细胞、K 细胞和 NK 细胞等细胞群,它们又分别有若干亚群,各有其特异的表面标志和功能。临床上各种免疫病均可出现不同群淋巴细胞数量和功能的变化。对它们进行检查可用以判断细胞免疫功能。

　　(1) T 细胞免疫检测及临床意义(表 18-3)

表 18-3 T 细胞免疫检测及临床意义

检查项目	参 考 值	异常结果	临 床 意 义
T 细胞花结形成试验	(64.4±6.7)%	↑	甲亢、慢性淋巴细胞性甲状腺炎、重症肌无力、中度慢性肝炎、SLE 活动期及器官移植排斥反应等
		↓	免疫缺陷性疾病(如 AIDS[1]等)、恶性肿瘤、SLE、麻疹、流感,放疗、化疗和应用糖皮质激素等

（续表）

检查项目	参 考 值	异常结果		临 床 意 义
T细胞转化试验	转化%（形态学法）：60.1%±7.6%.	转化%	↓	细胞免疫缺陷或细胞免疫功能低下患者 判定疾病的疗效和预后：恶性肿瘤经治疗后 T 细胞转化率升至正常，提示治疗有效，反之预后不良
T细胞分化抗原	CD_3^+：61%～85%	CD_3^+ T 细胞	↓	免疫缺陷性疾病，恶性肿瘤、SLE、放化疗或应用免疫抑制剂等
			↑	甲亢、桥本甲状腺炎[2]、重症肌无力、中度慢性肝炎及器官移植后排斥反应
	CD_4^+：28%～58%	CD_4^+ T 细胞	↓	AIDS、巨细胞病毒感染、全身麻醉、严重创伤及应用免疫抑制剂等
			↑	类风湿关节炎活动期
	CD_8^+：19%～48%	CD_8^+ T 细胞	↓	类风湿关节炎、重症肌无力、2 型糖尿病、膜性肾小球肾炎等
			↑	传染性单核细胞增多症（传单）、巨细胞病毒感染、慢性乙型肝炎等
	CD_4^+/CD_8^+：1.66±0.33（>1）	CD_4^+/CD_8^+	↓	AIDS（常<0.5）、恶性肿瘤进行期和复发时、传单、巨细胞病毒感染等
			↑	类风湿关节炎活动期、SLE、多发性硬化症、重症肌无力、膜性肾小球肾炎等；器官移植后 CD_4/CD_8 比值动态↑，预示可能发生排斥反应

注：[1] AIDS：获得性免疫缺乏综合征（艾滋病）。

　　　[2] 桥本甲状腺炎：慢性淋巴细胞性甲状腺炎。

（2）B 细胞免疫检测及临床意义（表 18－4）

表 18－4　B 细胞免疫检测及临床意义

检查项目	参 考 值	异常结果		临 床 意 义
EA-RFC[1]	EA-RFC：8%～12%； EAC-RFC：8%～12%； M-RFC：8.5%±2.8%		↓ ↑	免疫缺陷性疾病，尤以 M-RFC 降低更明显 淋巴增殖性疾病（如慢性淋巴细胞白血病、多毛细胞白血病等）
B细胞分化抗原	FACS[2]：CD_{19}11.7%±3.37%	CD_{19}细胞↑ CD_{19}细胞↓		B 细胞系统的恶性肿瘤 体液免疫缺陷病及使用化疗或免疫抑制剂后

注：[1] EA-RFC：红细胞抗体-补体花结形成试验。

　　　[2] FACS：荧光激活细胞分离仪。

4. 感染免疫检测　病原体及其代谢产物（抗原）刺激人体免疫系统可产生相应的抗体，对抗原、抗体进行检测，有利于感染性疾病的诊断。

（1）链球菌感染及伤寒与副伤寒的血清学检查（表 18－5）

表 18-5 链球菌感染、伤寒与副伤寒血清学检查及临床意义

检查项目	参考值	异常结果	临床意义
ASO[1]	LAT[2]：<500 U	ASO↑	A 群溶血性链球菌感染及感染后免疫反应所致的疾病(IE、扁桃体炎、风湿热、急性肾炎等)
		ASO 假阴性	所感染的溶血性链球菌不产生或产生很少链球菌溶血素"O"；感染早期应用大量抗生素或糖皮质激素
		ASO 假阳性	高胆固醇血症、巨球蛋白血症及多发性骨髓瘤等
伤寒与副伤寒血清学检查	肥达反应："O"凝集效价<1：80，"H"凝集效价<1：160；副伤寒"A"、"B"、"C"凝集效价<1：80	"O""H"均↑	伤寒感染可能性大
		"O""H"均↓	则患伤寒可能性甚小
		仅"H"↑	预防接种或是非特异性的"回忆反应"
		仅"O"↑	伤寒类感染早期
		"A""B""C"分别↑	"O"不↑时,可特异性判断副伤寒感染菌种
		假阴性(发生率 10%)	感染早期大量应用抗生素、皮质激素类免疫抑制剂,或体液免疫功能不足有关
	ELISA：IgM 抗体(-)或滴度<1：20；Vi 抗体[3]滴度<1：20	IgM 抗体(+)/滴度↑	发病 1 周后早期诊断
		Vi 抗体滴度>1：20	检出伤寒慢性带菌者
	LAT：(-)或"O"凝集效价<1：80,"H"凝集效价<1：160	阳性或凝集效价↑	早期诊断伤寒(早于 IgM 抗体检测),对诊断未能产生抗体的伤寒患者尤为重要

注：[1]ASO：链球菌溶血素"O"。
[2]LAT：胶乳凝集试验。
[3]Vi 抗体：抗伤寒 Vi 多糖特异 IgG 抗体。

(2) 其他感染的免疫检查(表 18-6)

表 18-6 其他感染免疫检查及临床意义

拟诊疾病	检测项目	异常结果	临床意义
结核病	结核特异性抗体(TB-Ab)	阳性	结核分枝杆菌感染(灵敏度>90%,特异性>85%)
幽门螺杆菌	幽门螺杆菌抗体(Hp-Ab)	阳性	胃、十二指肠幽门螺杆菌感染
肾综合征出血热	汉坦病毒(HTV)抗体 IgM	阳性	肾综合征出血热(HFRS)
流行性乙型脑炎	流脑病毒抗体 IgM	阳性	乙型脑炎早期诊断
寄生虫感染	弓形虫抗体和 DNA 测定	IgM 升高	近期感染
		IgG 增高	既往感染
		DNA 阳性	弓形虫病感染诊断意义更大
	囊虫抗体测定	IgG 阳性	囊虫病(脑囊虫病占 60%～80%)

（续表）

拟诊疾病	检 测 项 目	异常结果	临 床 意 义
	疟原虫抗体和抗原测定	抗体阳性 抗原检测或血 涂片找疟原虫	近期感染 疟疾确诊
艾滋病	艾滋病病毒抗体/RNA 测定	抗体检测 RNA 测定	筛选试验（敏感性高但特异性差） 艾滋病确诊

5. 肿瘤标志物检测　肿瘤标志物是由肿瘤细胞自身合成、释放或者是由机体受肿瘤细胞刺激而产生的一类物质（主要包括蛋白质类、糖类和酶类）；检测这些物质可反映细胞恶变各个阶段的表现及基因特征。常见指标包括血清甲胎蛋白（alpha fetoprotein，AFP）、癌胚抗原（carcino-embryonic antigen，CEA）、癌抗原 125（cancer antigen 125，CA125）、癌抗原 15 - 3（cancer antigen 15 - 3，CA15 - 3）、组织多肽抗原（tissue polypeptide antigen，TPA）、前列腺特异抗原（prostate specific antigen，PSA）、糖蛋白抗原 19 - 9（glucoprotein antigen 19 - 9，CA19 - 9），其临床意义见表 18 - 7。

表 18 - 7　肿瘤标志物检测及临床意义

检查项目	参 考 值	异常结果	临 床 意 义
AFP	RIA[1]：血清<25 μg/L	AFP↑	① 原发性肝癌（AFP>300 μg/L 为原发性肝癌诊断阈值）；② 病毒性肝炎、肝硬化；③ 妊娠及先天性胆管闭锁、生殖腺胚胎性肿瘤等
CEA	ELISA 和 RIA： 血清<5 μg/L	CEA↑	① 消化器官癌症（结肠癌、胃癌、胰腺癌等）；② 转移性肝癌（阳性率高达 90%）；③ 肺癌、乳腺癌、膀胱癌、尿道癌、前列腺癌等
CA125	男性及 50 岁以上女性：<2.5 万 U/L（RIA/ELISA） 20～40 岁女性：<4.0 万 U/L（RIA）	CA125↑	① 卵巢癌；② 其他癌症（宫颈癌、乳腺癌、胰腺癌、胆道癌、肝癌、胃癌、结肠直肠癌、肺癌等）及非恶性肿瘤（良性卵巢瘤、子宫肌瘤、肝炎等、肝硬化失代偿期等）
CA15 - 3	RIA 和 CLIA[2]： 血清<25 000U/L	CA15 - 3↑	① 乳腺癌（早期阳性率 20%～30%，复发及转移后阳性率 80%）；② 其他恶性肿瘤（转移性卵巢癌、结肠癌、支气管肺癌、原发肝癌等）；③ 妊娠等
TPA	RIA：血清<130U/	TPA↑	恶性肿瘤（多见于膀胱转移细胞癌及前列腺癌、乳腺癌、消化道恶性肿瘤等）
PSA	RIA 和 CLIA：血清≤4.0 μg/L	PSA↑	前列腺癌（高度特异性）
CA19 - 9	<37U/ml	CA19 - 9↑	胰腺癌（较高敏感性和特异性）

注：[1]RIA：放射免疫分析。
　　[2]CLIA：化学发光免疫分析。

6. 自身抗体检查　机体免疫系统对自身抗原发生免疫应答,产生自身抗体和/或自身致敏淋巴细胞的现象,称为自身免疫。当自身免疫表现为质和量的异常,自身抗体和/或自身致敏淋巴细胞攻击自身靶抗原细胞和组织,使其产生病理改变和功能障碍时,即形成自身免疫性疾病。自身抗体的检查,对自身免疫病的诊断、疗效观察均具有重要意义。常见指标包括类风湿因子(rheumatoid factor, RF)、抗核抗体(anti-nuclear antibody, ANA)、抗组织和抗细胞浆抗体、CRP 等,其临床意义见表 18-8。

表 18-8　自身抗体检查及临床意义

检查项目	参考值	异常结果	临床意义
RF	LAT:阴性; 血清稀释度:<1:10	阳性,>1:160 阳性,滴度较低 弱阳性	未经治疗的类风湿关节炎患者(阳性率 80%) 风湿性疾病、感染性疾病(如传单[1]、IE[2]、结核病等) 1%~4%的正常人(尤其 75 岁以上老人)
抗核抗体	ANA[3](IFA 法):阴性, 血清滴度<1:40	阳性 阳性,滴度较低	SLE(阳性率 96%,特异性差) 类风湿关节炎、系统性硬化病、皮肌炎、干燥综合征、慢性肝炎
	抗 dsDNA 抗体[4]:阴性	阳性 弱阳性	SLE(特异性较高,活动期阳性率 70%~90%) 类风湿关节炎、慢性肝炎、干燥综合征等
	ENA[5]抗体谱(IBT 法): 阴性	抗 Sm 抗体[6] 阳性 抗 RNP 抗体 阳性	SLE(该抗体阳性的 SLE 患者,内脏病变率高,治疗反应差) 混合性结缔组织病、进行性系统性硬化病、皮肌炎等;该抗体阳性的 SLE 患者,肾脏损害一般较轻
	LE 细胞检查:阴性	阳性	未经治疗的 SLE(阳性率 50%~80%);类风湿关节炎、系统性硬化病、皮肌炎、慢性肝炎等
抗组织和抗细胞浆抗体	AMA[7](IFA 法):阴性 血清滴度<1:10	阳性	原发性胆汁性肝硬化;其他肝病如肝硬化、慢性肝炎、药物性肝损伤(阳性率 20%~30%);正常人群阳性率<10%
	ATG[8](间接血凝法): 滴度≤1:32;ELISA 和 RIA 法:阴性	阳性	桥本甲状腺炎及甲亢(诊断甲状腺自身免疫性疾病的一个特异性指标);此外,重症肌无力、肝脏疾病、风湿性血管炎、糖尿病等
	ATM[9](间接血凝法): 阴性	阳性	桥本甲状腺炎、甲亢、甲状腺肿瘤、单纯甲状腺肿、SLE 等
	ASMA[10](间接荧光抗体 法):阴性,滴度<1:10	阳性	自身免疫性肝炎(如狼疮性肝炎)、原发性胆汁性肝硬化、急性病毒性肝炎;药物性肝炎、肝硬化、肝癌等
CRP	定性试验:阴性 免疫扩散法:正常人血 清中<10 mg/L	血清 CRP↑	早期诊断:急性化脓性炎症、菌血症、组织坏死、恶性肿瘤、结缔组织疾病(病后数小时迅速↑);风湿热急性(可高达 200 mg/L);细菌感染

注:[1]传染性单核细胞增多症。
　　[2]IE:感染性心内膜炎。
　　[3]ANA:抗核抗体。
　　[4]抗 dsDNA 抗体:抗双链 DNA 抗体。
　　[5]ENA:可提取的核抗原。

6抗 Sm 抗体：抗酸性核蛋白抗体；抗 RNP 抗体，抗核糖核蛋白抗体。

7AMA：抗线粒体抗体。

8ATG：抗甲状腺球蛋白抗体。

9ATM：抗甲状腺微粒体抗体。

10ASMA：抗平滑肌抗体。

附1 肿瘤标志物、免疫细胞分化抗原和免疫耐受性

1. **肿瘤标志物** 肿瘤标志物是指在肿瘤发生和增殖过程中，由肿瘤细胞本身合成、释放或者是由机体受肿瘤细胞刺激而产生的一类物质，包括肿瘤抗原、激素、受体、酶与同工酶、癌基因及其产物等百余种。目前分五类：① 原位性肿瘤相关抗原，此类物质在同类正常细胞中含量甚微，当细胞癌变时迅速增加，如本周蛋白；② 异位性肿瘤相关抗原，此类物质由恶变的癌细胞产生，如肺癌时异位 ACTH 明显增高等；③ 胎盘和胚胎性肿瘤相关物质，如甲胎蛋白、癌胚抗原等；④ 病毒性肿瘤相关物质，如 EB 病毒（Burkitt 淋巴肉瘤）、乙肝病毒（肝癌）等；⑤ 癌基因、抑癌基因及其产物。肿瘤标志物对于肿瘤普查、辅助诊断、观察疗效和判断预后有重要意义。

2. **免疫细胞分化抗原** 参与免疫应答或与免疫应答有关的细胞，生物学上称免疫细胞，具有核心作用的是淋巴细胞，淋巴细胞在正常分化成熟和激活过程中细胞表面存在被单克隆抗体识别的膜表面分子，称为分化抗原（CD 分子）。

T 淋巴细胞是由一群功能不同的异质性淋巴细胞组成，在镜下按形态难以区分，可借助于其细胞膜表面分子的不同抗原（有 100 多种特异性抗原）加以区别。比较明确的表达在 T 细胞表面的 CD 分子有 CD2、CD3、CD4、CD8 等。CD3＋T 细胞是 T 细胞表面所特有的标志，能反映 T 细胞总数的变化。辅助性 T 细胞（Th）表面表达 CD4 分子，CD4 分子是人类免疫缺陷病毒（HIV）的主要受体。CD8 分子是抑制、杀伤性 T 细胞的标志，可特异性的杀伤携带致敏抗原的靶细胞，如肿瘤细胞、病毒感染的细胞等。

B 淋巴细胞表面抗原主要包括 CD19、CD20、CD22 等。CD19 和 CD20 分子是 B 细胞特有的表面标志，存在于前 B 细胞、未成熟 B 细胞和成熟的 B 细胞表面。其主要功能是调节 B 细胞活化。CD19 是全部 B 细胞共有的表面抗原，B 细胞活化后不消失，是最重要的 B 细胞标记分子。CD20 在 B 细胞激活后消失。CD22 分子只存在于成熟的 B 细胞中。

3. **免疫耐受性** 免疫耐受性是指机体免疫系统在接触某种抗原后，对该抗原产生的特异性无应答状态。对某一抗原已形成免疫耐受的个体，再次接触同一抗原时，不能产生常规可检测的免疫应答或免疫反应，但对其他抗原仍具有免疫应答能力。免疫耐受性从属于特异性免疫耐受性范畴，可由于单独 T 细胞耐受、单独 B 淋巴细胞耐受，或二者同时耐受而表现为不能产生特异性迟发型变态反应，或血流中不出现特异性抗体，或两种情况并存。特异性无应答性可以天然获得，也可模拟天然获得方式人工诱导产生。在临床上，诱导免疫耐受性可有利于治疗过敏反应、自身免疫病和阻止移植排斥反应。有人应用载体耐受诱导实验来降低免疫球蛋白 E（IgE）抗体的产生，以治疗过敏性疾病的发生，已取得令人鼓舞的进展。

4. 自身抗原分布的类型　分为：① 器官特异性，如桥本甲状腺炎、甲状腺功能亢进症、溃疡性结肠炎等；② 非器官特异性，如系统性红斑狼疮、类风湿性关节炎等；③ 中间型，即损伤局限于某一器官，而自身抗体却是非器官特异性的，如原发性胆汁性肝硬化。自身抗体的检查，对自身免疫病的诊断、疗效观察均具有重要意义。

附2　临床常用肿瘤标志物检测的特点

(1) AFP 测定：是目前诊断肝细胞癌最特异的标志物。增高还见于病毒性肝炎、肝硬化及妊娠等。

(2) CEA 测定：CEA 测定无特异性，也缺乏早期诊断价值，升高主要见于结肠癌、胃癌、胰腺癌等。另外 CEA 对鉴别原发和转移性肝癌有重要意义（原发性肝癌 CEA 升高者不超过 9%，而转移性肝癌 CEA 阳性率高达 90%，且绝对值明显增高）。

(3) CA125 测定：CA125 存在于卵巢肿瘤的上皮细胞内，故 CA125 对诊断卵巢癌有较大临床价值，尤其对观察治疗效果和判断复发较为灵敏。

(4) CA15-3 测定：乳腺癌时 30%～50% 的患者可见 CA15-3 明显升高，乳腺癌治疗后复发及乳腺癌转移后阳性率可达 80%。

(5) TPA 测定：TPA 是一种非特异性肿瘤标志物，恶性肿瘤患者血清 TPA 水平均可显著升高，与肿瘤发生部位和组织类型无相关性，恶性肿瘤经治疗好转后，TPA 水平降低，若 TPA 再次增高，提示有肿瘤复发。

(6) PSA 测定：PSA 是高度的前列腺组织特异抗原，90%～97% 的前列腺癌患者血清 PSA 明显升高。

五、基本技能

1. 结合临床资料，分析常用免疫学检查报告

常用免疫学检查报告分析举隅

(1) 检查报告

姓名　成××　　性别　男　　年龄　55 岁　　职业　干部

检 查 项 目	检 查 结 果	参 考 值
ESR	100 mm/h	0～15 mm/h
血清 ANA	阳性（均质型）	—
抗 dsDNA 抗体	阳性	—
抗 Sm 抗体	阳性	—

(续表)

检 查 项 目	检 查 结 果	参 考 值
血清 C3	0.8 g/L	1.14±0.27 g/L
ALT	88 U/L	5~40 U/L
AST	56 U/L	8~40 U/L
BUN	12.4 mmol/L	3.2~7.1 mmol/L
Cr	220 μmol/L	53~106 mmol/L
尿蛋白	＋＋	—

(2) 分析步骤:① 确定异常检查结果,归类并分析临床意义;② 结合临床资料,提出初步诊断;③ 本例应与哪些疾病鉴别。

[临床资料]

成××,女性,55 岁。不规则发热 1 年余,面颊出现红斑,伴疲倦,膝关节疼痛,体重下降 1 个月。近 1 年来,上述症状时轻时重。1 个月前两颊部出现红斑,曾按"日光性皮炎"治疗无效。近来面部红斑越来越明显,伴膝关节疼痛,体重下降 8 kg。既往健康,病前未服过特殊药物。体格检查:体温 38.2℃,脉搏 94 次/分,呼吸 22 次/分,BP 116/76 mmHg。一般状况可,两颊部可见蝶形红斑,表面可见鳞屑,略凸出于皮肤表面,边缘不清楚。肝右锁骨中线肋缘下可触及 2.0 cm,脾未触及。膝关节未见明显肿胀。

[分析示范]

(1) 确定异常检查结果,归类并分析临床意义:本例出现 ALT、AST、BUN 及 Cr 增高,尿蛋白(＋＋)等肝、肾损害表现。抗核抗体阳性,抗双链 DNA 抗体阳性,以及血沉加快等。

(2) 结合临床资料,提出初步诊断:根据实验室检查结果有肝肾功能损害、血清自抗体(ANA、抗 dsDNA 和抗 Sm 抗体)阳性、ESR 显著增快,结合临床表现面部蝶形红斑、关节痛,考虑诊断为:系统性红斑狼疮(SLE)。

(3) 本例应与哪些疾病鉴别:应与类风湿关节炎、慢性肾炎、慢性肝炎等鉴别。

六、考核方法

选择常见感染、类风湿关节炎、恶性肿瘤、系统性红斑狼疮等患者,结合临床资料分析检查报告,作出初步诊断,并提出诊断依据。

(闫平慧)

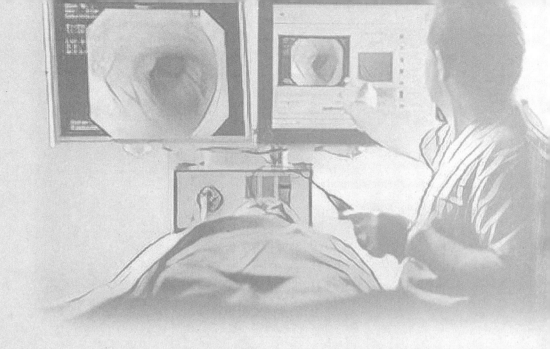

第四篇
器械检查诊断技能训练

本篇主要对学生进行利用临床基本器械检查进行疾病诊断的技能训练,包括心电图检查、肺功能检测以及部分内镜检查。其中,心电图检查为临床最基本的器械检查,在临床各科均已广泛应用,是各科医生必须掌握的"三基"技能之一;内镜检查提供的直接影像资料以及病理检测结果常为临床疾病诊断提供有力证据;而肺功能检查虽专科性较强,但在患者心肺功能评估中也或不可缺。

第十九章　心电图检测诊断技能训练

第一节　心电图检测

一、训练目的

训练正确使用心电图机及规范描记心电图(electrocardiogram,ECG)的基本技能。

二、训练要求

(1) 掌握常规 12 导、18 导心电图的导联连接和电极安置方法。

(2) 掌握心电图机的正确操作与心电图规范描记步骤。

(3) 熟悉加做吸屏试验和第 1、2 肋心电图的采集方法。

三、训练步骤和方法

1. 场所　示教室或模拟医院,环境温暖、明亮、安静。

2. 对象　学生或标准化患者。

3. 方法和步骤

(1) 训练心电图描记操作的基本技能:在示教室内进行,由教师介绍心电图机的种类和功用、心电图描记前的准备工作以及描记中的注意事项,教师示教心电图机规范使用及心电图描记的操作程序。

(2) 心电图描记示教:教师示教规范使用心电图机的操作程序。

(3) 学生互相练习:每两位学生为一组,在教师的指导下学生相互练习心电图描记操作。

(4) 教师巡查学生心电图的描记操作情况,并指导学生运用双脚分规测量和分析心电图;随时纠正学生操作中的不规范方法,进行训练纠错,并讲评和小结。

四、基本技能

(一) 心电图描记前的准备

1. 检查者的准备

(1) 接通心电图机总电源,开启仪器后预热 2～3 分钟。

(2) 检查前按申请单核对被检者的姓名,对初次接受心电图检查者,须事先作好告知,减轻心理压力,以取得被检者的合作。

2. 被检者的准备

(1) 将随身携带的手机、录音机、手表等物品取出,离开躯体,避免对心电图描记的干扰。

(2) 休息片刻,取平卧位,解开上衣,描记过程中放松肢体,保持平静呼吸,使全身肌肉放松,肢体不要接触墙壁、铁床和他人皮肤,以免发生干扰。

3. 皮肤处理和电极放置

(1) 用酒精或生理盐水将被检者双腕关节曲侧上约 3 cm 处及双踝关节内上约 6 cm 处皮肤油脂拭净(或涂擦导电膏),以降低皮肤阻抗,减少心电图伪差的出现。

(2) 严格按照国际统一标准,准确放置常规 12 导联(或 18 导联)心电图电极,必要时加作其他胸导联(表 19-1)。

表 19-1　心电图常用导联连接方式的电极位置

导 联 名 称		导联线颜色	探查电极放置部位
标准肢体导联	Ⅰ	红、黄	右上肢腕部、左上肢腕部
	Ⅱ	红、绿	右上肢腕部、左下肢踝部
	Ⅲ	黄、绿	左上肢腕部、左下肢踝部
加压肢体导联	aVR		
	aVL		
	aVF		
胸导联	V_1	红	胸骨右缘第四肋间
	V_2	黄	胸骨左缘第四肋间
	V_3	绿	V_2 与 V_4 连线的中点
	V_4	棕	左锁骨中线与第五肋间相交处
	V_5	黑	左腋前线 V_4 水平处
	V_6	紫	左腋中线 V_4 水平线
	V_7^*	可选 V_1～V_6 任一电极	左腋后线与 V_4 水平相交处
	V_8^*		左肩胛线与 V_4 水平相交处
	V_9^*		左脊柱旁线与 V_4 水平相交处
	V_3R^*		胸骨右缘第四肋间与 V_4R 的中点
	V_4R^*		右锁骨中线与第五肋间相交处
	V_5R^*		右腋前线 V_4 水平处

注:* 18 导联心电图应加做的导联。

（二）心电图描记

（1）使用交流电源时总电源选择键放置"ON"位置（应加地线）。用直流电源时总电源选择键放置"OFF"位置（可不用地线）。应注意电量指示灯的变化：交流电量（常用单灯）显绿色可描记；直流电（蓄电池，3灯）全显绿色，示为电量充足，可描记。

（2）将心电图机总开关置于开的位置。

（3）按动工作键，将常规纸速设为 25 mm/秒，如心率每分钟大于 150 次时可将纸速调整为 50 mm/秒。

（4）按记录键，记录纸走出时按定准电压 1 mV 键，描记出 1.0 mV（10 小格高度）的矩形波。除心律不齐者适当加长 II 导联外，常规各导联记录 3～5 个完整的心动周期（即 3～5 个 QRS 波群）即可。

（5）必要时可在相应导联加长描记，以显示心电图周期性异常改变；如描记过程中某导联波形振幅过高，可将标准电压减半调节至 0.5 mV；若波形振幅过低，可将标准电压增加 2 倍。但无论如何改变，其结果最终应按常规描记心电图的标准电压进行换算分析。

（6）描记完毕，按动"STOP"停止键关闭心电图机。取下导联电极，即刻在心电图纸的前部注明被检者的姓名、性别、年龄，记录日期（年、月、日、小时、分）、病区与床号等。然后按顺序正确标记心电图各导联名称（依次为 I、II、III、aVR、aVL、aVF、V₁、V₂、V₃、V₄、V₅、V₆）。如常规描记条件改变，应在相应导联做特殊标记（电压、纸速、加做描记导联及各种干扰）。

（三）常见心电图伪差的鉴别与处理

1. 常见心电图伪差（表 19-2）

表 19-2 常见心电图伪差

干 扰 因 素	常见心电图伪差
交流电 50 周/秒	干扰波
肌肉震颤	振幅不均的干扰波
导联、电极接触不良	图形变化、基线漂移
导联、电极脱落	基线呈平线
心电图纸安装过紧	波形时间不等

2. 常见心电图伪差的处理

（1）基线漂移：检查心电图导联电极，洁净、湿润局部皮肤。

（2）基线呈平线：检查导联电极是否松脱，重新安放电极或更换气球。

（3）波形时间不等：检查心电图纸是否安装过紧或重新装纸。

（4）干扰波：检查并嘱被检者不要随身携带手机、收音机等物品，如有应取出离开身体。检查被检者的上肢，避免接触床边的金属部分。

（四）技能要求

熟悉心电图机各工作键的功用与操作；掌握心电图采集技能；熟悉心电图描记过程中常见伪差的鉴别与处理。

五、基本知识

1. 心电图仪器的种类与性能

(1) 种类：单导联心电图诊断仪，三导联心电图诊断仪，多导联心电图诊断仪。

(2) 性能：人工分析心电图与仪器自动分析心电图两类；其中自动分析报告，包括中文与英文两种。

2. 常用心电图导联及探查电极位置（表 19-1）

3. 心电图导联排序

(1) 单导联心电图机，所描记心电图导联排序为自左至右依次排序如：Ⅰ、Ⅱ、Ⅲ、aVR、aVL、aVF、V_1、V_2、V_3、V_4、V_5、V_6且标记导联名称。

(2) 三导联、多导联同步心电图机，所描记心电图导联排序为自上至下依次排序且自动标记导联名称（图 19-1）。

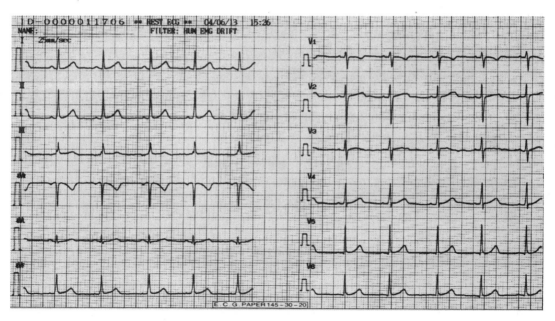

图 19-1　12 导联心电图

4. 心电图采样相关知识

(1) 环境与设备：① 心电图描记时，室内温度保持温暖，避免因寒冷而引起肌电干扰。② 使用交流电源的心电图机必须接专用地线。③ 心电图机与床旁不要摆放其他电器(电话、手机、收录机等)及穿行的电源线。④ 诊察床的宽度不应窄于 80 cm，以避免肢体紧张而引起肌电干扰。

(2) 纸速：常规描记心电图的纸速改变，主要目的是为了观察 P 波的形态与方向，以确定主导心律。

(3) 定准电压：是观察心电图机各导联同步性、灵敏度、阻尼和热笔温度是否适当。

（4）采样中因鉴别诊断需要加做的导联：① 怀疑左室肥大、后壁心肌梗死等情况可加做描记 V_7、V_8、V_9 胸导联。② 怀疑右位心、右心室肥大时，可加做描记 V_3R、V_4R、V_5R 导联。③ V_1、V_2 导联呈 QS 型：可加长描记 V_3R 导联。若 V_3R 的图形与 V_1、V_2 相同提示心脏除极顺序改变，如 V_3R 的图形呈 rS 型提示前间壁心肌梗死；如为肺气肿患者，需加做第一、二肋 V_1、V_2，如图形转呈 rS 型，考虑因肺气肿横膈降低，心脏垂位所致。④ Ⅱ、Ⅲ、aVF 出现病理性 q 波：如属肥胖患者，应加做吸屏试验，嘱患者深吸气后屏住呼吸，迅速记录 Ⅱ、Ⅲ、aVF，如 q 波转为正常范围，则考虑可能由于横膈升高，心脏横位所致。⑤ 胸痛患者且 V_1 出现 R/S≥1：须警惕正后壁心肌梗死，加做 V_7、V_8、V_9，后壁 Q 波可在 V_1 表现为 R 增高。

六、训练注意事项

（1）使用心电图仪器前须先了解该仪器的种类与性能。

（2）切忌在寒冷的室内描记心电图。

（3）刚赶到的患者应静坐 15～20 分钟后描记。

（4）强调定准电压与纸速选择、心电图导联连接部位的准确与否，对心电图波形的影响及在心电图分析中有重要意义。

（5）每一份心电图必须标记患者信息、描记时间和定准电压等；描记条件改变时一定要及时标出；症状出现时即刻心电图必须标注当时的临床状况。

（6）避免电极连接错误，最易犯的错误是左、右手导联接错，或胸前导联肋间隙数错。

（7）对于需动态观察的患者（如急性心肌梗死等），在被检者胸部用记号笔标记定位，以确保每次电极放置部位一致，排除位置变动对检查结果的干扰。

（8）症状出现时有心电图动态变化者一定要及时复查。

七、考核方法

（1）规范采集心电图 1 份（包括皮肤处理、导联连接、定准电压、电极放置和走纸记录、采样后导联标记和相关信息标记）。

（2）以下情况需鉴别加做的导联：① 肥胖患者出现下壁异常 Q 波；② 肺气肿患者出现 V_1、V_2、V_3 异常 Q 波；③ 胸痛患者 V_1 R/S≥1。

第二节　心电图分析、正常心电图阅读与描述

一、训练目的

训练心电图各波段规范测量，学会正确判读、分析心电图和做出诊断。

二、训练要求

（1）掌握心动周期典型心电图波、段的正常范围，各导联心电图基本图形。

（2）掌握心电图规范判读的步骤。

（3）熟悉分析、诊断心电图的程序和原则。

三、训练步骤和方法

1. 场所　多媒体教室或心电图检查室。

2. 对象或材料　已描记的正常心电图、CAI 或 PPT 课件；分规和直尺。

3. 方法和步骤　① 教师示教心电图规范测量的方法，并介绍相关知识；② 学生练习正常心电图测量与判读；③ 教师巡视纠错；④ 教师讲评和小结。

四、基本技能

（一）心电图分析方法

1. 心电图测量（图 19 - 2）

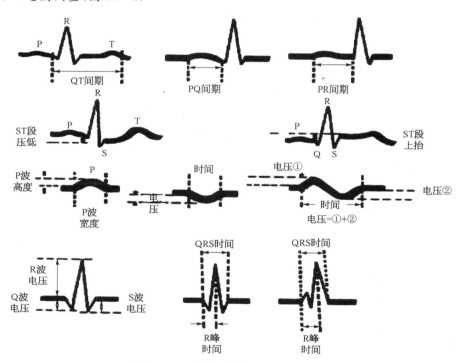

图 19 - 2　心电图各波段、间期的测量

注：（1）各波时间：宜选择波形较清晰的导联，如果为双向波，应测两个方向的总时间。

　　（2）各波电压：双向波，为正、负波电压绝对值之和。

　　（3）S - T 段移位：斜型向上的 S - T 段，以 J 点作为判断 S - T 段移位的依据，斜型向下的 S - T 段则应在 J 点后 0.08 秒处进行测量。

　　（4）测 P - R 间期应选择 P、R 或 Q 波较清楚的导联，测 Q - T 间期应选择 QRS 与 T 波较清楚的导联。

2. 心电图分析原则与诊断内容

（1）分析原则：① 一般从心律、心脏肥大、心脏传导、心肌问题等四个方面进行分析。② 作出心电图诊断时，必须结合被检者年龄、性别、病史、体征及用药等临床资料。③ 心电图诊断应包括定性和定量分析。

（2）诊断内容：① 基本心律及类别（如为窦性心律或交界性心律）。② 电轴是否正常，如有偏移应注明度数。③ 心电图特征性改变（如某导联 P 波电压增高超过正常范围，异常 Q 波出现等）。④ 结合临床资料提出参考意见。

（二）正常心电图阅读、描述

1. 心电图判读步骤

（1）观察各导联的排列顺序与标记是否正确，导联连接是否正确，常规纸速、定准电压，个别导联有无电压减半或加倍等。

（2）根据 P 波的方向与形态、顺序及其与 QRS 波群的关系，确定主导心律（一般选择 P 波清晰的 Ⅱ 导联和 aVR 导联进行分析）。

（3）常规测量 P－P 或 R－R 间距，可按公式计算或心率推算表确定心房率或心室率（如房扑、房颤及房室传导阻滞应分别计算心房率和心室率）；也可以 P－P 或 R－R 间距所占的时间，折合成心电图纸上的小格数目以计算心率（表 19－3）。

表 19－3　快速判阅心电图心率方法

P－P 或 R－R(秒)	心电图纸小格数	心率(次/分)
0.2	5	300
0.4	10	150
0.6	15	100
0.8	20	75
1.0	25	60
1.2	30	50

（4）测量 P－R 间期：选择 Ⅱ、aVR 等 P 波明显的导联。如 P－R 间期不固定者，以最短的 P－R 间期为参照标准；而预激综合征应以正常途径下传的 P－R 间期为参照标准。

（5）测量 Q－T 间期：选择 QRS－T 明显的胸导联。应注意勿将异常的 U 波计算在 T 波内。

（6）判断 QRS 平均心电轴是否偏移：多用目测法，根据 Ⅰ、Ⅲ QRS 主波方向观察电轴有无偏移（图 19－3）；需要时可查表获

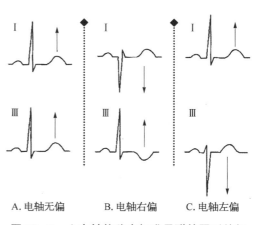

A. 电轴无偏　　　B. 电轴右偏　　　C. 电轴左偏

图 19－3　心电轴偏移在标准导联的图形特征

得电轴偏移度数。

（7）顺序观察各导联 P、QRS、T、U 波的形态、时间、电压、方向等及 S‑T 段有无移位（先从胸导联开始观察）。

P 波：是否圆钝，有无切迹；P 波时间与电压。

QRS 波群：观察形态（同导联 QRS 波形是否相同，波形是否在正常范围，有无异常 Q 波）；测量时间（心室肥厚尚应测 R 峰时间）、电压。

分析 P 波与 QRS 波群的相互关系（P‑R 间期是否固定，注意分析 P 波后无 QRS 波群的原因）；并根据胸导联的过渡区图形出现的导联判断心脏发生的钟向转位（图 19‑4）。

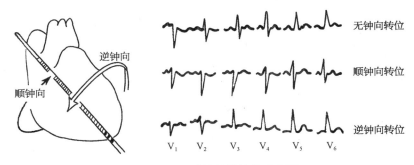

图 19‑4　心脏沿长轴转位示意图

ST‑T：判断 S‑T 段有无水平（或下斜）下移、弓背上抬；并判断定位价值。

T 波：有无方向改变；有无 S‑T 段与 T 波融合，如 R 波为主的导联 T 波与 QRS 主波方向相反，多考虑心肌缺血。

U 波：观察 U 波振幅与方向，以及电解质与心肌供血是否正常。

2. 心电图规范描述

（1）基本心律、心率（同时描述 $P_{II、III、aVF}$ 及 P_{aVR} 的方向）。

（2）有无心电轴偏移及钟向转位。

（3）心电图各波段是否顺序出现。

（4）心电图各波段时限、形态及电压等是否在正常范围，ST 段有无偏移。

（5）心电图诊断结论。

附　正常心电图描述

窦性心律，心率 60～100 次/分；P 波在 II 导联直立，aVR 导联倒置，P 波电压 ≤ 0.25 mV，P 波时限 ≤ 0.11 秒；每个 P 波后有 1 个 QRS 波，P‑R 间期 0.12～0.20 秒；QRS 时限 0.06～0.10 秒，除 aVR 导联外余导联 Q 波 < 0.04 秒，电压 < 同导联 R 波 1/4，QRS 形态、电压正常；ST 段无偏移，T 波正常；电轴无偏或轻度左偏。

（三）技能要求

（1）掌握心电图各波段时间与电压正确测量方法。

（2）熟悉心电图的判读步骤和规范描述和确定诊断的顺序及要求。

五、基本知识

1. 心电图记录纸　心电图记录纸是纵线和横线交织而成的正方形小格(边长为 1 mm×1 mm)。横线代表时间,单位(秒)。纸速 25 mm/s 时,1 mm 为 0.04 秒;纵线代表电压,单位(mV)。定标电压 1 mV 等于 10 mm 时,1 mm 为 0.1 mV。

2. 心电图各部分正常范围及其变化的主要意义(表 19-4)

表 19-4　心电图各波段正常范围及变化的意义

波段与间期		正 常 范 围	异 常 变 化	临 床 意 义
P 波	形态 时间	钝圆形;可有切迹(峰间距<0.04 秒) ≤0.11 秒	峰间距≥0.04 秒 >0.11 秒	左心房扩大、房内传导阻滞
	电压	肢导<0.25 mV,胸导<0.20 mV	电压↑	右心房扩大
	方向	窦性 P:aVR↓;Ⅰ、Ⅱ、aVF、V_3～V_6↑	逆行性 P(aVR↑,Ⅱ、Ⅲ、aVF↓)	房室交界性心律
P-R 间期		0.12～0.20 秒(成人)	>0.20 秒 <0.12 秒	迷走兴奋↑;Ⅰ度 AVB 交界性心律、预激综合征
QRS 波群	时限	成人 0.06～0.10 秒 儿童 0.04～0.08 秒 R 峰时间(R peak time)$_{V1}$<0.03 秒 R 峰时间$_{V5}$<0.05 秒	时间延长	心室肥大、预激综合征、室内传导阻滞
	形态	V_1、V_2 多 rS 型,R/S<1	V_1 R/S≥1[1]	右心室肥大、RBBB 或正后壁心肌梗死
			V_1、V_2 QS 型[2]	肺气肿、垂位心或前间壁心肌梗死
		V_3、V_4 多 RS 型,R/S≈1	V_3、V_4 rS 型或 Rs 型	心脏顺钟转增加或逆钟转增加
		V_5、V_6 多 qR 或 Rs 型,R/S>1;	V_3、V_4 R/S<1	心脏顺钟转增加
		Ⅰ、Ⅱ、Ⅲ、aVF 多 Rs 型	Ⅱ、Ⅲ呈 rS,Ⅱ s<Ⅲ s	左前分支传导阻滞
			Ⅱ、Ⅲ、aVF 呈 qR 型,q>1/4R[3]	横位心或下壁心肌梗死
		aVR 多 Qr 或 QS 型;aVL 多变形	aVR 呈 qR	心电轴右偏、右室肥大
	R 波电压	右心室导联 R_{aVR}<0.5 mV R_{V1}<1.0 mV 或 RV$_1$+S$_5$<1.2 mV	电压↑	右心室肥大
		左心室导联 R_I<1.5 mV,R_{aVL}<1.2 mV; R_{aVF}<2.0 mV,R_{V5}<2.5 mV; R_{V5}+S$_{V1}$ 男<4.0 mV,女<3.5 mV	电压↑	左心室肥大
	肢体导联	QRS 波群正、负向波电压绝对值之和≥0.5 mV	QRS 电压<0.5 mV	低电压(low voltage)(肺气肿、全身水肿、心包积液、心肌梗死等;偶见正常人)

（续表）

波段与间期		正 常 范 围	异 常 变 化	临 床 意 义
	Q 波	时限应<0.04 秒,无切迹 电压<同导联 1/4R 波(除 aVR 外) V_1、V_2 无 q 波	时间>0.04 秒 电压>同导联 1/4 R 波 V_1、V_2 有 q 波(qR 型)	心肌梗死 心肌梗死、肥厚性心肌病 前间壁心肌梗死
S-T 段		V_1~V_3 S-T 段上抬应<0.3 mV 其余导联 S-T 段上抬应<0.1 mV S-T 段下移均应<0.05 mV	背向上抬高 弓背向下抬高 水平或下斜型下移 下移>0.05 mV	急性心肌梗死、变异型心 绞痛、室壁瘤 急性心包炎、 心肌缺血与损害 心室肥厚、室内传导阻滞、 洋地黄作用、低血钾
T 波	形态 方向	前支长后支短,宽而光滑 多与 QRS 主波方向一致(aVR↓, Ⅰ、Ⅱ、V_4~V_6↑,余导联可↑、↓ 或双向) 递增规律(若 V_1 的 T 波↑,则 V_2~ V_3 的 T 波不可↓;V_5 等左胸导联 T 波↑)	冠状 T 波(对称而 深↓) 与主波方向相反 违背递增规律	心肌缺血 心肌缺血或室内传导阻 滞、心室肥大 心肌缺血
	电压	R 波为主的导联,>同导联 1/ 10R 波 V_2~V_4 导联,可达 1.2~1.5 mV V_1 导联 T 波应≤0.4 mV	R 波为主的导联,T 波低平、倒置、双向 T 波高耸	心肌缺血、损害,心室肥 厚,室内传导阻滞、洋地黄 作用及低血钾 急性心肌梗死早期、高血钾
Q-T 间期		0.32~0.44 秒(随心率校正为 Q- Tc)	延长 缩短	心肌缺血、损害,心室肥 大,室内传导阻滞,低血 钾、低血钙,奎尼丁影响 高血钙、洋地黄效应
U 波	电压 方向	低于同导联 T 波的 1/2 与同导联 T 波方向一致	明显增高 倒置	低血钾、洋地黄或奎尼丁 等影响 心肌缺血、高血压性心脏 病等

注：^{1}V_1 R/S≥1 时,宜加做 V_7、V_8、V_9 以明确正后壁心梗还是右心室肥大。
　　^{2}V_1、V_2 QS 型时,宜加做第一肋、第二肋以与因横膈较低、心脏垂位所致(如肺气肿)相鉴别。
　　^{3}Ⅱ、Ⅲ、aVF 呈 qR 型,q>1/4R 时,宜加做吸屏气时Ⅱ、Ⅲ、aVF 明确是因横膈抬高使心脏横位还是下壁心梗。

六、训练注意事项

（1）判读前须确定该心电图已规范描记(尤其是导联的正确连接及符号),并确认定准电压和纸速。

（2）干扰和伪差过大的心电图不宜用于分析判读，须重新描记。

（3）严格按规范顺序阅读心电图，不漏项、不颠倒顺序，熟悉并规范使用心电图诊断术语。

七、考核方法

（1）正确测量一份心电图，并作规范描述。

（2）选择一份有干扰或伪差或导联连接错误的心电图，考察学生的鉴别能力。

第三节　常见异常心电图分析

一、训练目的

训练学生规范判读常见异常心电图的基本技能，并作出正确心电图诊断。

二、训练要求

（1）掌握常见异常心电图的特征和诊断。

（2）熟悉常见异常心电图的相关鉴别要点。

（3）学会规范书写心电图诊断报告。

三、训练步骤和方法

1. 场所　多媒体教室或模拟医院。

2. 对象　已采集的异常心电图。

3. 方法和步骤　① 教师介绍读图顺序并对典型异常心电图进行判读及诊断示教；② 学生独立进行异常心电图改变的判读，训练判读技能；③ 教师巡视纠错，复核学生判读结果，并讲评和小结。

四、基本技能

1. 异常心电图阅读、分析步骤

（1）顺序排列心电图各导联。

（2）找 P 波确定主导心律：各导联 P 波是否顺序出现；注意 P 波方向。

（3）测量 P-P 或 R-R 间期计算心率。

（4）测量 P-R（或 P-Q）间期。

（5）目测法判断心电轴偏移。

（6）测定 P 波与 QRS 波群，并确定两者关系；测量 P、QRS（时间、电压、形态等），确定是否正常。

（7）确定 ST-T 有无异常。

（8）综合心电图异常表现，作出心电图诊断。

2. 心电图报告书写内容

（1）基本心律：窦性心律、房颤（房扑）律、逸搏心律（房室交界性逸搏节律、室性逸搏节律）。

（2）各波、段测量值。

（3）心电轴偏移和钟向转位。

（4）心电图特征性改变（如各种心律失常、P 波或 QRS 波改变、ST－T 改变、Q－T 和 P－R 间期改变等）。

（5）心电图诊断和签名。

五、基本知识

（一）心脏肥大

1. 心脏肥大心电图诊断要点

（1）心房肥大：左心房肥大、右心房肥大的心电图诊断要点见表 19－5 和图 19－5、图 19－6。

表 19－5　左、右心房肥大的心电图诊断要点

心房肥大	P 波形态	P 波时限或电压	[1]Ptfv$_1$ 或 [2]IPIv$_1$
左心房肥大	双峰，峰间距＞0.04 秒（Ⅱ导联明显）	时限≥0.11 秒	Ptf v1≤−0.04 mm · s
右心房肥大	Pv1 波前部高尖	电压≥0.25 mV（Ⅱ导联最明显）	IPI v1＞0.03 mm · s

注：[1]Ptfv$_1$：V$_1$ 导联 P 波终末负向波电压（−mm）和时限（s）的乘积（−mm · s）。
　　[2]IPIv$_1$：V$_1$ 导联 P 波终末正向波电压（mm）和时限（s）的乘积（mm · s）

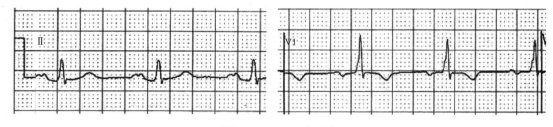

图 19－5　左心房肥大

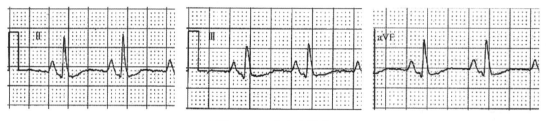

图 19－6　右心房肥大

（2）心室肥大：左心室肥大（left ventricular hypertrophy，LVH）、右心室肥大（right ventricular hypertrophy，RVH）和双心室肥大（double ventricular hypertrophy，DVH）的心电图诊断要点见表 19-6 和图 19-7、图 19-8。

表 19-6　左、右心室和双心室肥大的心电图诊断要点

诊断要点	左心室肥大	右心室肥大	双心室肥大
电压 　标准导联	左室高电压（具有诊断价值） $R_I > 1.5$ mV，或$(R_I + S_{III})$ > 2.5 mV	右室电压增高	
加压肢导联	$R_{aVL} \geqslant 1.2$ mV $R_{aVF} \geqslant 2.0$ mV	aVR：$R \geqslant 0.5$ mV，R/Q>1 或 R/S>1	（1）近似正常心电图
胸导联	$Rv_5 > 2.5$ mV $(Rv_5 + Sv_1) > 4.0$ mV[男]、 > 3.5 mV[女]	V_1：R>1.0 mV，S↓或消 失，R/S>1，V_5：R/S<1， $(Rv_1 + Sv_5) > 1.2$ mV，V_1 或 V_3R 呈 RS，R 或 qR 型	（2）右心室肥大心电图＋ 电轴左偏，Rv_5 明显增高 或 R 峰时间$v_5 > 0.05$ 秒
心电轴	左偏，不超过$-30°$ （有参考价值）	右偏，可达$+110°$ （诊断意义较大）	（3）左心室肥大心电图＋ 电轴右偏，V_1 R/S>1，
QRS 时间	0.10～0.11 秒， R 峰时间$v_5 > 0.05$ 秒	不延长，R 峰时间$v_1 > 0.03$ 秒	aVR R/Q>1 或 R 峰时 间$v_1 > 0.03$ 秒
ST-T 改变	V_5 及以 R 波为主的导联 S- T 下移> 0.05 mV，T 倒置、 低平、双向	$S-Tv_1、v_2、v_3R \downarrow > 0.05$ mV， 伴 T 倒置、低平、双向	（4）双侧心室肥大心电图

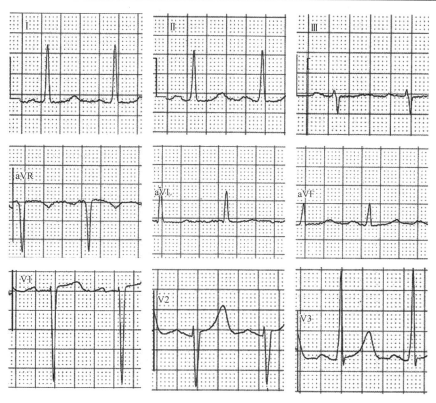

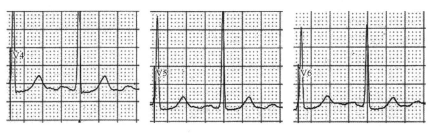

图 19 – 7 左心室肥大

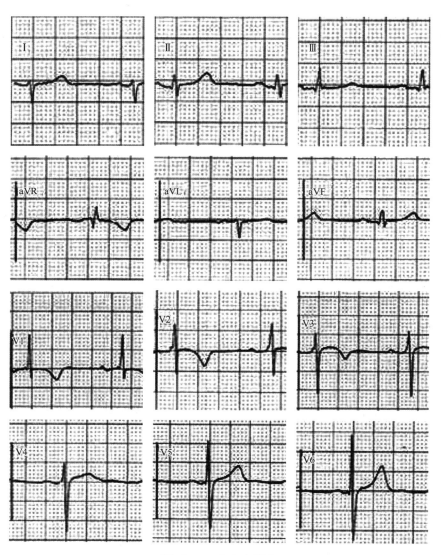

图 19 – 8 右心室肥大

2. 心肌缺血与心肌梗死心电图诊断要点

（1）心绞痛（缺血性胸痛）

1）典型心绞痛与变异型心绞痛心电图鉴别要点（表 19－7）

表 19－7　典型心绞痛与变异型心绞痛心电图鉴别要点

鉴　别	典型心绞痛	变异型心绞痛
ST 段	发作时面对缺血区导联出现暂时急性缺血型 S－T 段水平或下垂型降低≥0.1 mV	轻度发作时心电图可无变化，重度发作时面对缺血区导联出现 S－T 段抬高对应导联 S－T 段降低
T 波	T 波多低平、双向或对称性倒置；发作时很少伴心律失常	轻度发作 T 波高耸，重度发作 T 波高尖；约半数发作时有心律失常
假性改善	若心电图不正常，发作时无"假性改善"	偶或在发作时有"假性改善"
其他	以后发生心肌梗死部位不定	以后发生心肌梗死，相当病例在 S－T 段抬高部位

2）慢性冠状动脉供血不足心电图诊断要点（图 19－9）：① S－T 压低。缺血型压低：S－T 段水平型、下垂型或弓背型压低，压低幅度≥0.05 mV；近似缺血型压低：S－T 段与 R 波顶点垂线的交角为 81°～89°之间；S－T 长度＞0.08 秒，与 T 波有明显的分界；S－T 段压低＞0.075 mV。② T 波改变。低平、双向或倒置；冠状 T 波（对称倒置）为心肌缺血的特征性改变，但也可见于心尖肥厚型心肌病。

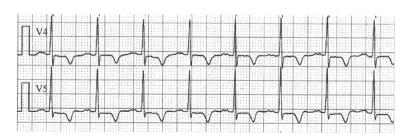

图 19－9　缺血型 ST 段压低和 T 对称倒置

（2）心肌梗死

1）心肌梗死（myocardial infarction，MI）的典型心电图改变（图 19－10）：① 面对梗死区导联：缺血型 T 波（冠状 T 波），损伤型 S－T 段上抬（甚至与 T 波融合成弓背向上的单向曲线），坏死型 Q 波（振幅＞同导 R 波的 1/4，时限≥0.04 秒）或 R 波消失呈 QS 型等指示性改变。② 背离梗死区导联：无异常 Q 波；R 波增高；S－T 段下移；高耸 T 波等对应性改变。

2）AMI 心电图演变与分期：AMI 的心电图演变一般分超急性期（超急性损伤期）、急性期（充分发展期）、亚急性期（恢复期）和陈旧期（愈合期），其演变特点见（表 19－8）。部分患者在梗死后 6 个月，病变区心电图导联 ST 段始终不回复，提示梗死区有室壁瘤形成。

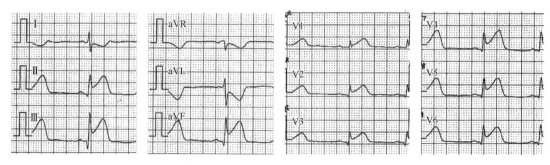

图 19-10　急性下壁、广泛前壁心肌梗死

表 19-8　急性心肌梗死心电图演变与分期

分　期	心梗发生后时间	心 电 图 改 变
超急性期	数分钟至数小时内	S-T 斜行上抬或 T 波宽大直立高耸,无异常 Q 波(急性损伤性传导阻滞)
急性期	数小时至数天	S-T 上抬甚至与 T 波融合成弓背向上型单向曲线,可出现异常 Q 和冠状 T
亚急性期	数周至数月	S-T 逐渐下降至等电位线,异常 Q 持续存在,T 倒置逐渐加深或缓慢恢复
陈旧期	3~6 个月或更久	S-T 段与 T 波恒定不变,常遗留异常 Q 波或其后 R 波振幅下降(或不变)

（3）MI 心电图定位诊断（表 19-9）

表 19-9　常见左室心肌梗死心电图定位诊断

梗死部位	I	II	III	aVR	aVL	aVF	V_5R	V_4R	V_3R	V_1	V_2	V_3	V_4	V_5	V_6	V_7	V_8	V_9
前间壁										+	+	+						
前壁											+	+	+					
广泛前壁										+	+	+	+	+	+			
下壁		+	+			+												
前侧壁	+				+									+	+			
高侧壁	+				+													
正后壁										*	*					+	+	+
右室							+	+	+	+								

注:"+"表示有 MI 特征性 ECG 改变;" * "表示有 R 波增高,T 波直立高耸等对应性改变。

■　附　ST 段抬高性心肌梗死与非 ST 段抬高性心肌梗死

临床研究发现：多部位的 MI（梗死向量互相抵消）、梗死发为弥漫或局限、梗死区位于 ECG 常规导联的盲区等因素均可导致坏死特异性 Q 波缺如,以往 Q 波型心梗和非 Q 波型心梗的分类法并不合理;并且,MI 后是否出现 Q 波通常是回顾性诊断。为了改善心肌梗死患者的预后,近年提出了急性冠脉综合征,包括 ST 段抬高性心肌梗死(ST segment elevated myocardial infarction,STEMI)、非 ST 段抬高性心肌梗死(non - ST segment elevated myocardial infarction,NSTEMI)以及不稳定心绞痛(unstable angina pectoris,UAP)。以 ST 段改变代替传统的 Q 波分类,突出了早期干预的重要性,在 Q 波出现之前及时进行治疗,可挽救可能坏死的心肌或减小梗死面积。STEMI 和 NSTEMI 二者的治疗对策是不同的,可根据心电图 ST 段是否抬高而选择正确的治疗方案,在对其作出诊断时,尚需结合临床病史排除其他原因引起的 ST 段改变。

(二) 心律失常

依据心律失常的发生机制,临床心电图学将其分类如下(表 19 - 10)。

表 19 - 10　心律失常的分类

发生机制分类	心律失常类型		临床常见心律失常
激动起源异常	窦性心律失常		窦性心动过速、窦性心动过缓、窦性心律不齐、窦性停搏
	异位心律	被动性	逸搏与逸搏心律(房性、交界性、室性)
		主动性	过早搏动(室性、房性、交界性)
			阵发性与非阵性发心动过速(房性、交界性、室性);扑动与颤动(心房、心室)
激动传导异常	生理性传导障碍		干扰与脱节
	病理性传导障碍		窦房阻滞,房内阻滞,房室阻滞(Ⅰ度、Ⅱ度、Ⅲ度),室内阻滞(左、右束支与左束支分支)
	捷径传导		预激综合征

1. 窦性心律及窦性心律失常的心电图诊断要点

(1) 窦性心律:① 窦性 P 波规律出现,即 P 波在 aVR 倒置,Ⅱ、Ⅲ、aVF 直立;② P-R 间期≥0.12 秒;③ P 波频率:成人为 60～100 次/分;④ P-P 间距固定,同导联 P-P 之差<0.12 秒。

(2) 窦性心动过速(图 19 - 11):① 窦性 P 波规律出现;② P-R≥0.12 秒;③ P 波频率:成人>100 次/分,<160 次/分;④ 可有 S-T 段轻度下移和 T 波低平。

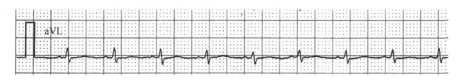

图 19 - 11　窦性心动过速

(3) 窦性心动过缓(图 19 - 12):① 窦性 P 波规律出现;② P 波频率:成人<60 次/分,但不低于 40 次/分。

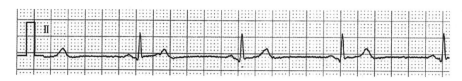

图 19 – 12　窦性心动过缓

（4）窦性停搏（图 19 – 13）：① 在规则的 P – P 间距中，突然出现一个或多个明显延长的 P – P 间距，且长 P – P 间距与窦性 P – P 间距无整倍数关系；② 窦性停搏后常见房室交界性或室性逸搏。

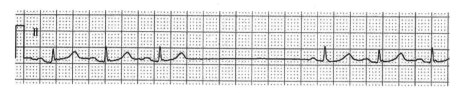

图 19 – 13　窦性停搏

（5）窦性心律不齐（图 19 – 14）：① P 波规律出现；② 在一次心电图记录中，同一导联中 P – P 间距之差＞0.12 秒。

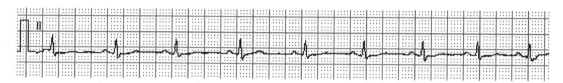

图 19 – 14　窦性心律

1）呼吸性窦性心律不齐：与呼吸周期有关。心率吸气时增快，呼气时减慢；屏住呼吸心律变整齐。

2）非呼吸性窦性心律不齐：与呼吸周期无关，屏住呼吸时仍存在心律不齐。

2. 过早搏动的心电图诊断要点　过早搏动是由窦房结以下的某个异位起搏点自律性增高，提前发生激动而致的一次（或两次）心脏搏动，又称期前收缩。是临床最常见的心律失常。根据异位起搏点的位置不同可分室性、房性与交界性过早搏动三种，其中最常见的为室性，房性次之，房室交界性过早搏动较少见。

（1）过早搏动心电图的共同特点：QRS 波群提前出现；其后伴有代偿间歇（一个较正常心动周期为长的 R – R，插入性早搏则无代偿间歇）。

（2）过早搏动相关心电图概念

1）联律间期：异位搏动与其前窦性心搏之间的时距（图 19 – 15A）。

2）代偿间歇：提前出现的异位搏动代替了一个正常窦性搏动，其后出现一个较正常心动周期为长的间歇。如过早搏动前、后的两个窦性 P 波间距等于一个正常 P – P 间距的 2 倍，则称代偿间歇完全（图 19 – 15A），若小于一个正常 P – P 间距的 2 倍，则称代偿间歇不完全（图 19 – 15B），若其后无代偿间歇而称为插入性过早搏动（图 19 – 15C）。

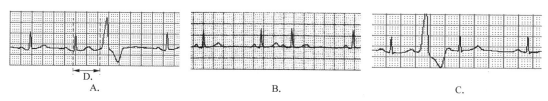

图 19-15 室性过早搏动的代偿间歇

A. 代偿间歇完全;B. 代偿间歇不完全;C. 插入性室性过早搏动;D. 联律间期

3）二联律：每一个窦性搏动后均出现一个过早搏动,并连续 3 次或 3 次以上。

4）三联律：每一个窦性搏动后出现两个过早搏动,或每两个窦性搏动后出现一个过早搏动,并连续 3 次或 3 次以上。

5）成对(连发)过早搏动：连续出现两个过早搏动。

6）单源性过早搏动：同导联中,过早搏动的形态与其前窦性心搏之间的联律间期均相等(相差<0.08 秒)提示过早搏动来自同一异位起搏点。

7）多源性过早搏动：同导联的过早搏动有两种或两种以上形态,且联律间期不等(相差>0.08 秒),提示过早搏动来自两个或两个以上的异位起搏点。

8）多形性过早搏动：同导联的过早搏动形态各异,但联律间期相等(与传导途径差异有关)。

9）并行收缩性过早搏动：同一导联出现的早搏形态相同,但联律间期不等,过早搏动之间的长、短间距有倍数关系(表 19-11 和图 19-16)。

表 19-11 单源、多源、多形性、平行收缩性过早搏动的鉴别

鉴别点	单源性过早搏	多源性过早搏动	多形性过早搏动	并行收缩性过早搏动
同导过早搏动联律间期	相等	不等	相等	不等
同导过早搏动形态	相同	不同(≥2 种)	不同(≥2 种)	相同

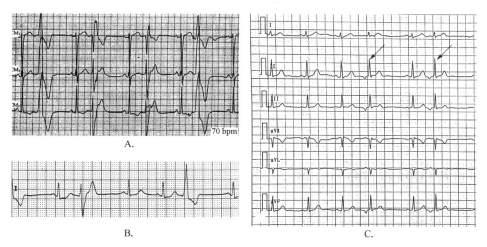

图 19-16 多源、多形性、平行收缩性室性过早搏动

A. 多源性室过早搏动;B. 多形性室过早搏动;C. 平行收缩性过早搏动

（3）过早搏动

1）室性过早搏动（premature ventricular complexes，PVCs）（图 19 - 17）：① 提前 QRS - T 波群，其前无相关的异位 P'波；② 宽大畸形的 QRS 波群，时间≥0.12 秒，其后 T 波方向与 QRS 波群的主波方向相反；③ 代偿间歇完全。

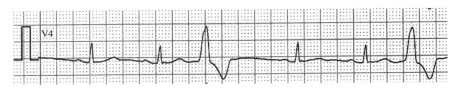

图 19 - 17　室性过早搏动

2）房性过早搏动（premature atiral complexes，PACs）（图 19 - 18）：① 提前出现的房性 P'波，形态与窦性 P 波不同；② P' - R 间期≥0.12 秒；③ P'后多有正常形态的 QRS 波群（如未下传则其后无相关的 QRS）；④ 代偿间歇不完全。

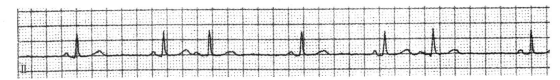

图 19 - 18　房性过早搏动

3）交界性过早搏动（premature junctional complexes，PJCs）（图 19 - 19）：① 提前出现的 QRS 波群，形态基本正常；② 逆行性 P'波可在提前的 QRS 前（P' - R<0.12 秒）或后（R - P'<0.20 秒），也可融合于提前的 QRS 中；③ 多有完全代偿间歇。

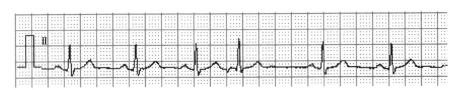

图 19 - 19　交界性过早搏动

（4）PVCs、PACs、PJCs 的心电图鉴别要点（表 19 - 12）

表 19 - 12　室性、房性和交界性过早搏动的心电图鉴别

心 电 图	PVCs	PACs	PJCs
P 波	提前的 QRS，其前无 P 波	P'波提前出现，与窦 P 波不同	有逆 P'波，或不可见（融入 QRS）
P' - R 间期	无	>0.12 秒	P' - R<0.12 秒，或 R - P'间<0.20 秒
QRS 波群形态	宽大畸形	正常	正常
T 波与 QRS 主波方向	相反	相同	相同
代偿间歇	完全	不完全	多完全

3. 异位性心动过速心电图诊断要点

（1）阵发性室上性心动过速（paroxysmal supraventricular tachycardia，PSVT）（图 19-20）：① 连续 3 个或 3 个以上快速匀齐的房性或交界性早搏，频率 150～250 次/分。② QRS 形态基本正常，时限≤0.10 秒，也可见 QRS 波群增宽、畸形（伴室内差异传导）。③ R-R 间距绝对匀齐。④ 常伴有继发性 ST-T 改变。

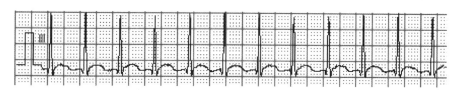

图 19-20　阵发性室上性心动过速

（2）室性心动过速（ventricular tachycardia，VT）（图 19-21）：① 连续 3 个或 3 个以上室性早搏，频率 150～200 次/分。② QRS 时限≥0.12 秒，T 波与 QRS 主波方向相反。③ R-R 间距匀齐或略不齐。④ 常无 P 波，若能发现 P 波，可见 P 频率慢于 QRS 频率，且 P 与 QRS 无固定关系，形成房室分离。⑤ 偶见心室夺获（VT 中见正常形态的 QRS 波提前出现，其前有相关窦性 P 波）或室性融合波（心室夺获时室性异位激动又几乎同时激动心室的另一部分，产生的 QRS 波群形态介于正常窦性与室性异位 QRS 波群之间，又称不完全性心室夺获）。⑥ 常伴继发性 ST-T 改变。

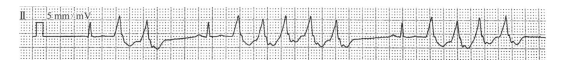

图 19-21　室性心动过速

（3）常见 VT 类型及特点（表 19-13）

表 19-13　常见室速类型及特点

常见室速类型	特　　　点
非持续性室速（阵发性室速）	一阵室速历时＜30 秒且自发终止
持续性室速	一阵室速持续时间＞30 秒（或虽未到 30 秒但已导致意识丧失），需药物或电复律方能终止
单形性室速	室速的 QRS 波形态单一
多形性室速	室速的 QRS 波呈多种形态
尖端扭转型室速（TDP）	伴有 Q-T 间期延长的多形性室速（原发性或继发性 Q-T 间期延长综合征）

（4）各型异位心动过速心电图鉴别要点（表19－14）

表 19－14　各型异位心动过速心电图诊断要点

类　型	心率（次/分）	P 波与 QRS 波的关系	QRS 波及 R－R 间期	ST－T
房性	150～250	P′波在 aVR 导联倒置，余导联直立；P′－R＞0.12 秒	QRS 波多室上性，可宽大畸形（伴室内差传）；R－R 间期规则	S－T 段轻度下移，T 波可低平或倒置
交界性	150～250	¹逆行 P′波：逆行 P′波在 QRS 波前则 P′－R＜0.12 秒，在 QRS 后则 R－P′＜0.20 秒	QRS 波多室上性，可宽大畸形（伴室内差传）；R－R 间期规则	S－T 段轻度下移，T 波可低平或倒置
室性	150～200	偶见窦 P 波，但与 QRS 波无固定关系	QRS 波畸形、宽大，R－R 规则，可略不齐	T 波方向与同导联 QRS 主波相反

注：¹逆行 P′波：P′波在 aVR 导直立，Ⅱ、Ⅲ、aVF 倒置。

（5）PSVT 伴室内差异传导与 VT 心电图鉴别要点（表19－15）

表 19－15　阵发性室上性心动过速伴室内差异传导与室性心动过速心电图鉴别要点

内　容	室性心动过速（VT）	阵发性室上性心动过速（PSVT）伴室内差传
心室率（次/分）	150～200	150～250
P 与 QRS 关系	50%有逆行 P′或房室分离	1∶1 传导，偶成 2∶1 或 3∶2 传导
节律	略不规则	绝对规则
心室夺获	有	无
室性融合波	有	无
刺激迷走神经	不能终止发作	可终止发作停止，部分无效

4. 扑动与颤动心电图诊断要点

（1）心房扑动（atrial flutter，AF）（图 19－22）：① P 波消失，代以形态一致、方向相同、间隔匀齐的锯齿状心房扑动波（F 波，以Ⅱ、Ⅲ、aVF 导联最清楚），约 250～350 次/分，其间无等电位线。② QRS 波群的形态与时限均正常，有时可宽大畸形（室内差异性传导所致）。③ 因房室传导比例不同（常为 2∶1 或 4∶1），心室律可规则（固定比例下传）或不规则（下传比例不固定）。

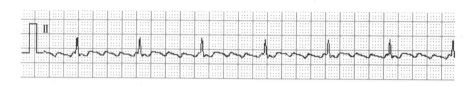

图 19－22　心房扑动

（2）心房颤动（atrial fibrillation，Af）（图 19－23）：① P 波消失，代以形态各异、大小不等、间隔不均的心房颤动波（f 波，以 V₁ 导联最清楚），频率为 350～600 次/分，依振幅可分为粗颤(f 波振幅≥0.1 mV)和细颤(f 波振幅<0.1 mV)。② R-R 间距绝对不匀齐,即心室律极不规则。③ QRS 形态正常,也可畸形、增宽(伴室内差异传导时)。

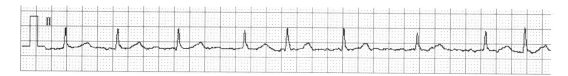

图 19-23　心房颤动

　　(3) 心室扑动(ventricular flutter,VF)(图 19-24):① 无正常的 QRS-T 波群,代以快速连续、波形一致而相对规则的大振幅心室扑动波,等电位线消失。② 频率为 180～250 次/分。

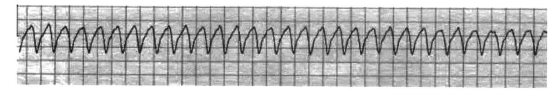

图 19-24　心室扑动

　　(4) 心室颤动(ventricular fibrillation,Vf)(图 19-25):① QRS-T 波完全消失,代以大小不等、极不均匀的心室颤动波,等电位线不可见。② 频率为 250～500 次/分。起初室颤波多为粗大(粗颤,振幅≥0.5 mV),而后逐渐变小(细颤,振幅<0.5 mV),若抢救无效则变为等电位线。

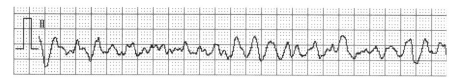

图 19-25　心室颤动

　　5. 激动传导异常心律失常的心电图诊断要点

　　(1) 房室阻滞(atrioventricular block,AVB)

　　1) Ⅰ度 AVB(图 19-26):① 成人 P-R 间期≥0.21 秒(老年人>0.22 秒);或在心率不变的情况下,P-R 间期较原来延长 0.04 秒以上,或 P-R 间期超过相应心率的最高限。② 每个窦性 P 波后均伴有 QRS 波群。

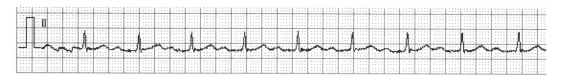

图 19-26　Ⅰ度房室传导阻滞

2）Ⅱ度 AVB(图 19-27)

● Ⅱ度Ⅰ型 AVB[莫氏(Mobitz)Ⅰ型或文氏型]：① P 波规律出现。② P-R 间期逐渐延长，R-R 间距逐渐缩短，直至出现一次心室漏搏，漏搏后的 P-R 间期恢复为较短，然后再逐渐延长，直至又出现心室漏搏，如此周而复始地出现，称为文氏现象。③ 房室传导比例常为 3：2，4：3,5：4 等。

● Ⅱ度Ⅱ型 AVB （莫氏Ⅱ型）：① P-R 间期固定不变(可有 P-R 延长)，部分 P 波未下传而 QRS 波群脱漏，形态一般正常或增宽畸形。② 房室传导比例常为 2：1,3：2,4：3 等。

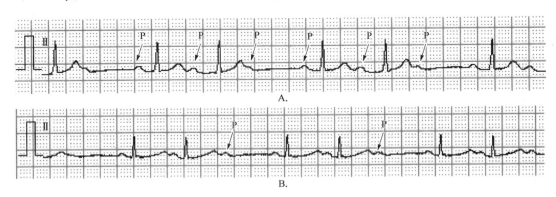

图 19-27　Ⅱ度房室传导阻滞

A. Ⅱ度Ⅰ型 AVB(3：2 传导)；B. Ⅱ度Ⅱ型 AVB(3：2 传导)

3）Ⅲ度 AVB(完全性房室传导阻滞)(图 19-28)：① P-P 或 R-R 各有其固定的规律性,P 与 QRS 无固定关系，呈现完全房室分离。② 心房率>心室率(即 P 波频率大于 QRS 波群频率)。③ QRS 波群形态正常(逸搏心律起搏点位于房室束分叉以上,心室率约 60～40 次/分)，或宽大畸形(逸搏心律起搏点位于房室束分叉以下,心室率多<40 次/分)。

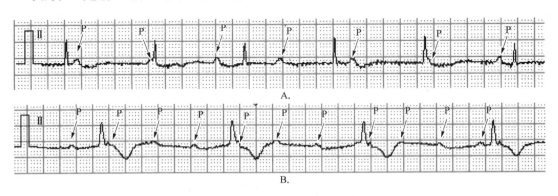

图 19-28　Ⅲ度房室传导阻滞

A. 逸搏节律起搏点在房室束分叉以上；B. 逸搏节律起搏点在房室束分叉以下

(2)室内传导障碍：右束支传导阻滞(right bundle branch block,RBBB)、左束支传导阻滞(left bundle branch block,LBBB)和左前分支传导阻滞(left anterior fascicular block,LAFB)、左后分支传导阻滞和(left posterior fascicular block,LPFB)的心电图表现见表19-16和图19-29、图19-30。

表 19-16　右束支传导阻滞、左束支及其分支传导阻滞的心电图表现

室内阻滞	QRS 形态	QRS 时限	ST-T 改变或电轴偏移
RBBB	$V_{1、2}$ 呈 rsR′或 R 呈宽大有切迹,无 Q 波(最具特征性的改变) aVR 呈 rsR′或 QR,R 宽有切迹 V_5、V_6、I 呈 qRs,S 宽而粗钝	完全性阻滞:QRS≥0.12 秒 R 峰时间 v_1≥0.05 秒 不完全性阻滞:QRS<0.12 秒	V_1、V_2 S-T 下移伴 T 倒置;V_5、V_6 S-T 上抬伴 T 直立
LBBB	I、aVL、V_5、V_6 为宽阔、粗钝 R 波,无 q 波,常无 S 波 V_1、V_2 呈宽而深的 QS 或 rS;aVR 呈 QS	完全性阻滞:QRS≥0.12 秒 R 峰时间 V_5、V_6≥0.06 秒 不完全阻滞:QRS<0.12 秒	S-T 下移或抬高,T 方向与同导联 QRS 主波方向相反
LAFB	I、aVL 呈 qR,且 q≤0.02 秒 II、III、aVF 呈 rS(q_I,S_{III})	≤0.11 秒	电轴显著左偏(-30°~90°),超过-45°诊断意义较大
LPFB	I、aVL 呈 rS 且 q≤0.02 秒 R_{III}>R_{II};II、III、aVF 呈 qR 型(S_I,q_{III})	≤0.11 秒	电轴显著右偏(>+110°)

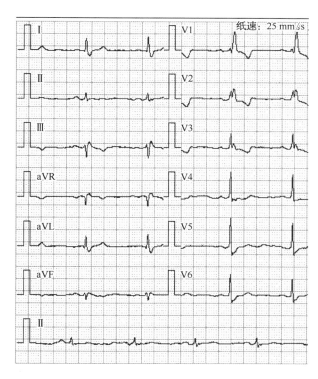

图 19-29　右束支传导阻滞

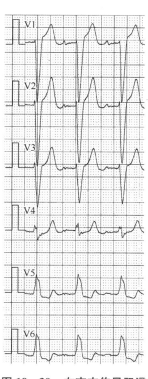

图 19-30　左束支传导阻滞

（3）预激综合征：预激是由于心房与心室之间存在一些先天性异常附加传导旁路（Kent 束、James 束和 Mahaim 束），加速房室间传导，使一部分心室肌预先激动的心电图表现。

1）经典型预激综合征（Wolff-parkinson-While syndrome，WPW）：经 Kent 束传导（左右房室环外缘→心房与心室），常见 A 型与 B 型（图 19－31 和图 19－32）。

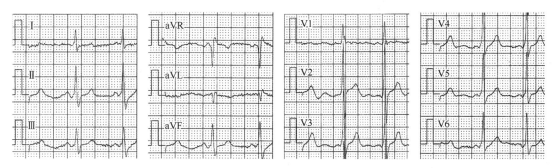

图 19－31　经典型预激综合征（WPW）（A 型）

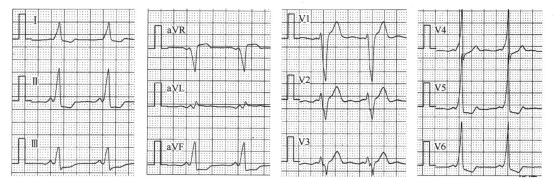

图 19－32　经典型预激综合征（WPW）（B 型）

2）变异型预激综合征

● LGL 综合征（Lown-Ganong-Levine-syndrome）：又称短 P - R 综合征，经 James 束传导（心房→房室结下部）（图 19－33）。

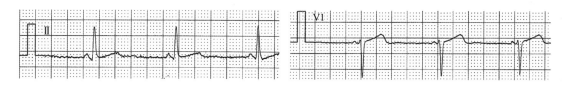

图 19－33　LGL 综合征

● Mahaim 预激综合征：经 Mahaim 束传导（房室结下部、房室束或束支近端→室间隔肌部）（图 19－34）。

各型预激综合征心电图表现见表 19－17。

表 19 - 17　各型预激综合征心电图表现

预激综合征类型		P - R 间期	QRS			继发 ST - T 改变	其他
			预激波	时限	预激波和 QRS 主波方向		
经典型	WPW - A 型	<0.12 秒	有	≥0.11 秒	V_1～V_6 均向上	有	P - J 间期正常
	WPW - B 型	<0.12 秒	有	≥0.11 秒	右心导联↓左心导联↑		
变异型	LGL 综合征	<0.12 秒	无	正常	—	—	—
	Mahaim 预激综合征	正常或↑	有	≥0.11 秒	—	—	—

6. 逸搏与逸搏心律的心电图诊断要点

基本心搏延迟或阻滞时,下级潜在起搏点被动发出激动而产生的心脏搏动为逸搏。逸搏连续 3 个或 3 个以上,称为逸搏心律。临床最多见的是房室交界性逸搏,其次是室性逸搏,房性逸搏少见。

(1) 交界性逸搏心律:① 长间歇后出现符合房室交界性搏动特征的 P' - QRS - T 波群为房室交界性逸搏。② 房室交界性逸搏连续 3 次或 3 次以上出现、节律慢而规则为交界性逸搏心律,其频率为 40～60 次/分。

(2) 室性逸搏心律:① 长间歇后出现符合室性期前收缩特征的 QRS - T 波群为室性逸搏。② 室性逸搏连续 3 次或 3 次以上出现,节律慢而略不规则为室性逸搏心律,其频率为 20～40 次/分。

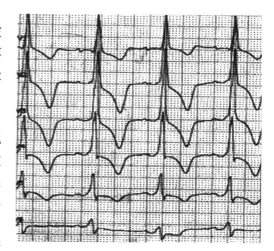

图 19 - 34　Mahaim 预激综合征

逸搏的心电图鉴别诊断要点(表 19 - 18)。

表 19 - 18　逸搏的心电图鉴别诊断要点

类　型	P'波	P' - R 间期	QRS 波群	T 波	代偿间歇
房性	多直立,形态异于窦 P 波	正常或延长	呈室上性	正常	不完全
交界性	P'可直立或倒置	P' - R<0.12 秒 R - P'<0.20 秒	呈室上性	正常	完全
室性	多无相关 P',如有则倒置	无	畸形、宽大	与 QRS 主波方向相反	完全

(三) 电解质紊乱与药物影响所致心电图改变

1. 电解质紊乱对心电图影响

(1) 低血钾:低血钾(<3.5 mmol/L)时,心肌动作电位 3 位相时间延长,使复极延迟;还使心肌的自律性、兴奋性增高,传导性降低,超常期延长,易出现心律失常。其心电

图变化如下：① S-T 段下移≥0.05 mV，T 波平坦或倒置；② U 波增高可达 0.1 mV，甚至超过同导联 T 波；③ T 波与 U 波可融合呈"驼峰状"，以 V_2、V_3 导联最明显；④ Q-T 间期不易测定，误为 Q-T 间期轻度延长；⑤ 心律失常以过早搏动、窦性心动过速、阵发性心动过速等最为常见（图 19-35）。

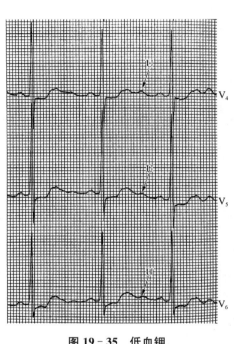

图 19-35　低血钾

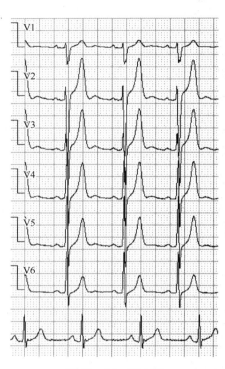

图 19-36　高血钾

　　（2）高血钾：高血钾（＞5.5 mmol/L）时，心肌动作电位 0 位相除极速度缓慢，使心肌的自律性降低，兴奋性与传导性降低或消失，复极时间缩短。其心电图变化如下：① T 波高尖，"帐篷状"（基底狭窄，双支对称），以胸导联最为明显。② 随血钾浓度升高，R 波逐渐降低，S 波加深，S-T 段下移，继而 P 波降低增宽，QRS 增宽。③ 严重高血钾时 P 波消失，QRS 宽大畸形与宽而对称 T 波形成正弦波形不易辨认。④ 可出现窦性心动过缓、室内传导阻滞、房室交界性或室性逸搏心律，严重者可发生室性心动过速、心室颤动（图 19-36）。

　　（3）低血钙：低血钙（＜2.25 mmol/L）时，心肌动作电位 2 位相时间延长，使有效不应期与动作电位时间延长。其心电图变化如下：① S-T 段平坦，显著延长，而致 Q-T 间期随之延长；② T 波直立变窄、低平或倒置；③ 较少发生心律失常。

　　（4）高血钙：高血钙（＞2.78 mmol/L）时，心肌动作电位 2 位相时间缩短，使有效不应期与动作电位时间缩短。其心电图变化如下：① S-T 段缩短、下垂或消失；② Q-T 间期缩短；③ 严重者可见 T 波低平、倒置；④ P-R 间期延长，QRS 波群增宽；⑤ 偶可发生室性过早搏动、传导阻滞等心律失常，重者可发生室颤。

2. 药物对心电图影响

(1) 洋地黄效应(图 19-37)：① 在 R 波为主的导联，S-T 段下垂型下移，T 波低平、倒置或负正双向，ST-T 融合呈"鱼钩型"改变；② Q-T 间期缩短。

(2) 洋地黄中毒：① 室早常见，可形成二联律、三联律，或多源性室早、成对室早；② 阵发性心动过速(阵发性室性心动过速多见)；③ 窦性心动过缓及窦性停搏等；④ 不同程度的房室传导阻滞；⑤ 阵发性心房、心室扑动或颤动。

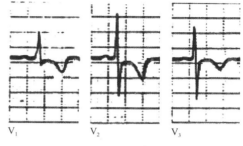

图 19-37　洋地黄效应

(3) 奎尼丁作用和中毒

1) 奎尼丁作用：① P 波略宽，P-R 稍延长；② QRS 增宽，Q-T 延长；③ T 波低平或倒置，U 波增高。

2) 奎尼丁中毒：① QRS 波群明显增宽，Q-T 间期显著延长；② 可出现窦性心动过缓、不同程度的房室传导阻滞及各种室性心律失常等。

(4) 胺碘酮作用：① 窦性心动过缓；② Q-T 间期延长，T 波增宽、圆钝或有切迹。

六、训练注意事项

(1) 按心电图常规阅读步骤顺序阅图，全面描述心电图改变特征。

(2) 重视被检者临床资料在异常心电图诊断中的重要意义，学会结合患者临床资料，得出合乎客观实际的结论。

(3) 重点训练建立阅读常见异常心电图的阅读顺序与思维技巧，掌握常见异常的心电图阅图步骤及要点。

(4) 对特殊体型导致心脏位置变化，而心电图显示异常者，要指导学生掌握鉴别方法。如：如胸廓狭长或慢性肺气肿患者由于膈肌下降致心脏呈垂位时在 V_1、V_2(其至 V_3)出现异常 Q 波时应加做低 1 肋，其至低 2 肋的 V_1、V_2 或 V_3 以资鉴别；又如：腹部肥胖者常因膈肌上抬致心脏横位，下壁导联(II、III、aVF)易出现异常 Q 波，则应加做吸屏气试验后下壁导联以资鉴别。

七、考核方法

(1) 选择常见异常心电图，限时完成心电图阅图步骤、分析，做出诊断及提出诊断依据，书写心电图报告。

(2) 采取考教分离的形式，请临床专业心电图医师进行考核。

(韩力军)

第二十章 肺功能及酸碱平衡检查诊断技能训练

第一节 通气功能、换气功能及小气道功能检查

肺功能检查是呼吸系统疾病的必要检查之一,常见的肺功能检查包括通气功能、换气功能、小气道功能等,对于早期检出肺、气道病变,评估疾病的病情严重程度及预后,评定药物或其他治疗方法的疗效,鉴别呼吸困难的原因,诊断病变部位、评估肺功能对手术的耐受力或劳动强度耐受力及对危重患者的监护等方面有重要的指导意义。

一、训练目的

训练肺功能检查的诊断技能。

二、训练要求

掌握肺通气功能指标的定义、临床意义。掌握肺通气功能障碍的分型及判断。了解换气功能、小气道功能检查项目的临床意义。

三、训练步骤和方法

1. 场所 门诊、病房或实训室。

2. 对象 患者的肺功能检测报告及病史资料和其他客观检查结查。

3. 方法和步骤

(1) 训练前学生预习肺功能相关知识。

(2) 由教师介绍患者的病史资料,肺功能检查结果和其他客观检查报告。介绍肺功能检查报告分析步骤及注意事项。

(3) 学生分组对所选对象报告进行分析。各小组汇报分析小结、初步印象、进一步明确诊断的措施。

(4) 教师小结,讲解分析思路和进一步明确病因的检查要点。

四、基本知识

1. 导致肺功能损害的常见疾病(表 20 - 1)

表 20 - 1　导致肺功能损害的常见疾病

部　　位	常　见　疾　病
呼吸道疾病	慢生支气管炎,支气管哮喘,支气管扩张,支气管肺癌
肺实质疾病	肺气肿,肺脓肿,肺炎
肺间质疾病	肺间质纤维化
胸膜疾病	气胸,胸腔积液
其他	胸廓畸形,重症肌无力,肺血管疾病,呼吸中枢损伤

2. 肺功能测定分类与指标

(1) 肺功能测定分类

1) 通气功能测定:主要包括肺容量测定、肺通量测定、呼吸力学等。① 肺容量:即肺在不同呼吸水平所能容纳的气体量。分为 4 种基础肺容积,即潮气量(tidal volume, V_T)、补吸气量(inspiratory reserve volume, IRV)、补呼气量(expiratory reserve volume, ERV)、残气量(residual volume, RV)。具体有 8 个构成部分,即潮气量(V_T)、补呼气量(ERV)、补吸气量(IRV)、残气量(RV)、深吸气量(inspiratory capacity, IC)、功能残气量(function residual capacity, FRC)、肺活量(vital capacity, VC)和肺总量(total lung capacity, TLC)。② 肺通气量:又称动态肺容积,即单位时间内随呼吸运动进出肺的气量和流速,主要包括每分钟静息通气量(minute ventilation, VE、MV)、肺泡通气量(alveolar ventilation, VA)、最大自主通气量(maximal voluntary ventilation, MVV)、用力呼气量(forced expiratory volume, FEV),包括用力肺活量(forced vital capacity, FVC)、第 1 秒用力呼气量(forced expiratory volume in one second, $FEV_{1.0}$)和最大呼气中段流量(maximal mid-expiratory flow, MMEF)。③ 呼吸力学测定:测定呼吸过程中的压力、容积和流量,以研究呼吸过程中的动力和阻力。主要指标:常用最大吸气压(maximal inspiratory pressure, MIP)和最大呼气压(maximal expiratory pressure, MEP),呼吸阻力(resistance, R)和顺应性(compliance, C)。

2) 换气功能测定:测定肺弥散功能和通气/血流比例。① 肺弥散功能:弥散是指分子从高浓度区移向低浓度区的一种倾向。肺弥散指氧和二氧化碳通过肺泡毛细血管膜的过程。常用评价指标:一氧化碳的弥散量(carbon monoxide diffusing capacity, D_LCO);弥散系数(D_LCO/VA)。② 通气血流比例($\dot{V}/\dot{Q}$):是肺通气量与肺血流量的比值,正常值为 0.8,换气效率最佳。临床上,一般通过生理死腔和分流量的测定间接评价通气血流比值。

3) 小气道功能测定:小气道是指正常肺脏中直径<2 mm 的支气管,其在气道阻力

组成中仅占<10%的比例。最大呼气流量-容积曲线(MMEF)是小气道功能的主要测定指标。曲线后段的异常可反映肺实质或小气道病变的功能状态。临床上多用肺活量75%、50%或25%时的呼气瞬时流量(Vmax 75、Vmax 50或Vmax 25)作为反映小气道阻力的指标。

另已设计出更复杂的小气道功能测定试验,如肺顺应性(动态顺应性)中频率依赖的改变,闭合容积(close volume,CV)和闭合容量(closing capacity,CC)。

(2)肺功能测定常用指标:常用肺功能检查指标见表20-2。

表20-2 常用肺功能检查指标

肺功能指标		概念及正常参考值	临床意义
肺容积	VC	最大吸气后所能呼出的最大气量 正常参考值:实测值/预计值>80%	降低见于:肺扩张受限(如间质性肺疾病)、胸廓扩张受限(如脊柱侧突)、呼吸肌疲劳(如重度COPD)和神经肌肉病变(如脊髓灰质炎)等
	RV	最大呼气后剩余在肺内的气量 正常参考值:80%<实测值/预计值<120%	增加见于阻塞性肺疾病(如COPD),降低见于限制性肺疾病(如间质性肺疾病)
	TLC	最大吸气后肺内所含的气体量 正常参考值:80%<实测值/预计值<120%	增加见于阻塞性肺疾病,降低见于限制性肺疾病
	RV/TLC	残气量与肺总量的比值 正常参考值:实测值/预计值<35%	肺气肿时RV/TLC增加
通气功能	肺通气量 FVC	最大吸气后以最大的努力和最快的速度呼气所得到的呼气肺活量	降低见于气道阻塞和/或肺气肿
	$FEV_{1.0}$	做FVC时第1秒内所呼出的气量 正常参考值:实测值/预计值>80%	降低见于气道阻塞和/或肺气肿
	$FEV_{1.0}\%$	即$FEV_{1.0}$与FVC之比,反映气道是否阻塞 正常参考值:实测值/预计值>70%	降低见于气道阻塞和/或肺气肿
	VE	即潮气容积与呼吸频率的乘积 正常参考值:3~10 L	>10 L表示通气过度,<3 L表示通气不足
	MVV	单位时间内以自选最大潮气量和最快呼吸频率所能取得的通气量,是一项简单的负荷试验 正常参考值:实测值/预计值>80%	用以衡量肺组织弹性、气道阻力、胸廓弹性和呼吸肌力量。肺最大通气量/预计值<70%为异常。降低:肺扩张受限、胸廓扩张受限、呼吸肌疲劳、神经肌肉病变、气道阻塞和肺气肿
	呼吸力学测定 MIP和MEP	MIP评价呼吸肌功能;MEP评价咳痰能力;机械通气撤机的重要指标之一 正常参考值:男性MIP≥7.25 kPa,MEP≥9.67 kPa;女性MIP≥4.84 kPa,MEP≥7.74 kPa	MIP其小于正常预计值的30%:易于出现呼吸衰竭 它也是机械通气撤机的重要指标之一 二指标降低:呼吸肌功能减退或呼吸肌疲劳,常见于COPD

（续表）

肺功能指标		概念及正常参考值	临床意义
通气功能	呼吸力学测定 R^1	粘性、弹性和惯性阻力,三者之和称为呼吸总阻抗。 正常参考值:0.019 6~0.196 kPa/(L·s) 呼吸总阻抗和气道总阻力(Zrs 和 R5)实测值/预计值(%):120% 上气道阻力(R35)实测值/预计值(%)>130%	粘性阻力或气道阻力增高:各种原因所致气道阻塞或狭窄及肺气肿 肺弹性阻力增高:各种原因所致的肺扩张受限和肺气肿 上述任一种阻力增高均可致呼吸总阻抗增高
	C	即单位压力改变所引起的肺容积改变 静态肺顺应性:呼吸周期中气流暂时阻断所测得的肺顺应性;动态肺顺应性:气流未阻断时所测得的肺顺应性 正常参考值:动态肺顺应性:男 1.7±0.6 L/kPa,女 1.1±0.3 L/kPa;静态肺顺应性:男 2.3±0.6 L/kPa,女 1.5±0.6 L/kPa	肺气肿:静态肺顺应性增加,动态肺顺应性降低 弥漫性肺纤维化:动、静态肺顺应性均降低
换气功能	弥散功能 D_LCO	单位时间内、单位压力差下通过肺泡毛细血管膜进入毛细血管血液中的 CO 量 正常参考值:实测值/预计值(%)>80%	肺泡膜的面积、距离(厚度)、肺泡膜的变性等环节的因素均可影响肺弥散量;通气/血流比例失调(相应减少弥散面积和效率)使弥散量↓
	$D_LCO/\dot{V}A$	一氧化碳弥散量与肺泡气量之比 正常参考值:实测值/预计值(%)>80%	D_LCO/VA 下降反映弥散能力下降
	$\dot{V}/\dot{Q}$	正常每分钟肺泡通气量约 4 L,肺血流量约 5 L,$\dot{V}/\dot{Q} = 4/5 = 0.8$	$\dot{V}/\dot{Q}$ 比值失调影响换气功能,最终导致缺氧;V/Q 比值失调可见于肺炎、肺不张、呼吸窘迫综合征、肺栓塞、哮喘、肺水肿等
小气道功能	MMEF	主要取决于 FVC 非用力依赖部分,是判断呼气性气道阻塞程度的重要指标之一,比 FEV1/FVC%能更好地反映小气道阻塞情况	COPD 患者,MMEF 减低
	MEFV Vmax 75、 Vmax 50 或 Vmax 25	最大用力呼气过程中,呼出气体容积和相应呼气流量描记成的一条曲线(Vmax 75、Vmax 50 或 Vmax 25)作为反映小气道阻力的指标	Vmax75、Vmax50、Vmax25 降低:可能是小气道阻塞,常见于吸烟、COPD 早期、职业病早期和空气污染等
	CV	最大呼气过程,接近残气容积位时下肺区小气道开始闭合时存留在肺内的气量;闭合容积受年龄、身高影响,常以闭合容积占肺活量%(CV/VC%)评价	CV/VC%↑:小气道在呼气过程中提早关闭,提示小气道管腔狭窄、阻塞或管壁弹性减弱 本测定可作为早期阻塞性肺疾病的诊断指标
	CC	即下肺区小气道开始陷闭后肺脏尚能呼出的气量 受到年龄、身高的影响,常以闭合容量占肺总量%(CC/TLC%)来表示	闭合容量 CC/TLC%↑:小气道在呼气过程中提早关闭,提示小气道管腔狭窄、阻塞或管壁弹性减弱

注:[1]黏性阻力来自气道和肺组织,以气道阻力为主;弹性阻力分布于肺组织和可扩展的细支气管;惯性阻力主要分布于大气道和胸廓。按解剖部位将呼吸阻力分为气道阻力、肺阻力和胸廓阻力。

五、基本技能

1. **肺功能检查项目的选择**　作为手术前一项常规检查，FVC、$FEV_{1.0}$、$V_{1.0}/FVC\%$、MVV 的测定常常需满足要求；吸烟超过 40 年的患者以及有呼吸道症状的患者，需要作出流速-容量曲线；如果怀疑呼吸肌无力，则要行 MVV，MIP，MEP 和 VC 检查。

2. **肺功能评价**　利用肺功能检测结果可对受试者呼吸功能进行评价，明确其呼吸功能是否减损、减损程度及减损类型等。肺功能减退的分级标准和常见类型如下。

(1) 肺功能减退的分级标准(表 20-3)。

表 20-3　肺功能减退分级标准

	VC 或 MVV%	$FEV_{1.0}\%$	$SaO_2\%$	PaO_2 (mmHg)	$PaCO_2$ (mmHg)
基本正常	>80	>70	>94	>87	<45
轻度减退	80～71	70～61	>94	>87	<45
显著减退	70～51	60～41	93～90	87～75	<45
严重减退	50～21	<40	89～82	74～60	>45
呼吸衰竭	<20		<82	<60	>45

(2) 肺通气功能障碍的类型(表 20-4)。

表 20-4　肺通气功能障碍类型

	限制型	阻塞型	混合型
定义	肺扩张受限所致	气道阻塞或狭窄所致	肺扩张受限并气道阻塞所致
常见疾病	肺间质疾病、肺占位性病变、肺切除、胸膜疾病、胸壁疾病等	COPD、哮喘、肺气肿、肺癌等	肺结核、结节病、支扩、矽肺等
VC	↓↓	正常	↓
RV	↓↓	↑↑	不定
TLC	↓↓	正常或↑	不定
RV/TLC	不定	↑↑	不定
$FEV_{1.0}\%$	正常或↑	↓↓	↓
MVV%	↓	↓↓	↓
R	正常	↑↑	↑
C	↓	↑	不定

附 肺通气功能障碍程度分级标准

附表 肺通气功能障碍程度的分级

限制型障碍分级		阻塞型障碍分级	
分级	TLC(%)	分级	$FEV_{1.0}$%
轻度	<80	轻度	70～60
中度	<60	中度	60～40
重度	<40	重度	<40

3. 气道反应性测定 气道反应性是指气道对于各种物理、化学、药物或生物刺激的收缩反应。

(1) 支气管激发试验：支气管激发试验系用某种刺激使支气管平滑肌收缩，用肺功能做指标判定支气管狭窄的程度，从而测定气道反应性。临床常用乙酰甲胆碱或组胺激发试验。① 潮气法用 PC20 - $FEV_{1.0}$(使 FEV1 降低 20％所需激发药物浓度)作为评价指标，PC20 - $FEV_{1.0}$<8 mg/ml 为气道反应性增高。② 计量法用 PD20 - $FEV_{1.0}$(使 $FEV_{1.0}$降低 20％所需药物累计量)作为评价指标，组胺 PD20 - $FEV_{1.0}$<7.8 μmol/L，乙酰甲胆碱 PD20 - $FEV_{1.0}$<12.8 μmol/L 为气道反应性增高。

测定前应停用茶碱类、β_2 受体激动剂、抗胆碱药物和吸入糖皮质激素 12 小时，停止口服糖皮质激素和抗组胺药物 48 小时。心肺功能不全、高血压、甲亢、妊娠、$FEV_{1.0} \leqslant 70\%$ 预计值、哮喘症状未缓解或仍有哮鸣音者不易进行本项试验。

(2) 支气管舒张试验：受试者先测定基础 $FEV_{1.0}$，然后吸入 β_2 受体激动剂，15 分钟后重复测定 $FEV_{1.0}$，并计算：$FEV_{1.0}$ 改善率＝[吸药后 $FEV_{1.0}$－吸药前 $FEV_{1.0}$×100％]/吸药前 $FEV_{1.0}$ 改善率≥15％则认为试验阳性。

4. 结合病史资料，分析解读肺功能检查报告

肺功能分析举隅

(1) 肺功能报告

姓名 章×× 性别 男 年龄 68 岁 职业 退休

检查项目(单位)	预 计 值	实 测 值	实测值/预计值(%)
VT(L)	0.54		
VC(L)	3.86	3.55	91.8
FVC(L)	3.72	3.43	92.1
$FEV_{1.0}$	2.94	1.81	61.5

（续表）

检查项目(单位)	预 计 值	实 测 值	实测值/预计值(%)
$FEV_{1.0}/FVC$	79.23	52.67	66.5
PEF(L/sec)	7.80	4.11	52.6
MVV(L/min)	90.65	57.19	63.1
TLC(L)	6.80	4.70	68.1
RV(L)	2.40	2.13	88.5
RV/TLC	37.75	45.26	119.9
D_LCO(ml/min/kPa)	9.39	6.80	72.5

支气管舒张试验(吸入支气管舒张剂后)：$FEV_{1.0}/FVC\% < 70\%$。

（2）分析步骤：① 确定异常检查结果，归类并分析临床意义；② 结合临床资料，提出初步诊断；③ 选择进一步明确诊断的必须检查。

［临床资料］

反复咳嗽、咳痰 15 年，有长期吸烟史。胸片提示两纹理增加紊乱，两肺野透亮度增加，肋间隙增宽，膈肌下移。

［分析示范］

（1）确定异常检查结果，归类并分析临床意义：从反映肺容量、通气量、小气道功能的指标看：VC、FVC、$FEV_{1.0}$、$FEV_{1.0}/FVC$、PEF、MVV 均严重下降，提示中大气道通气功能下降，小气道功能减退；支气管扩张试验：$FEV_{1.0}/FVC\% < 70\%$，提示存在不可逆性气流受限，故存在中等程度阻塞性通气功能障碍；TLC 降低，RV、RV/TLC 增高，D_LCO 下降，提示弥散功能障碍。

（2）结合临床资料，提出初步诊断：男性老年，有慢性咳嗽咯痰气喘病史 15 年，查体：桶状胸，两肺叩诊过清音，听诊两肺呼吸音低粗，既往有长期吸烟史。胸片提示两纹理增加紊乱，两肺野透亮度增加，肋间隙增宽，膈肌下移，诊断考虑：混合性通气功能障碍，以阻塞性为主，临床疾病考虑慢性阻塞性肺疾病。

（3）选择进一步明确诊断的必须检查：胸部 CT；为了解有否呼吸衰竭，宜行动脉血气分析等。

六、肺功能报告分析注意事项

（1）$FEV_{1.0}$ 是中、重度气流受限的良好指标，过去一直认为 $FEV_{1.0}/FVC\% < 70\%$，就是存在着不可逆性气流受限，2007 年最新慢性阻塞性肺疾病诊断指南已修正为吸入支气管舒张剂后 $FEV_{1.0}/FVC\% < 70\%$ 者，才可确定为不完全可逆的气流受限。

（2）支气管扩张试验在支气管哮喘诊断中有较为重要的意义,支气管扩张试验阳性有助于哮喘诊断,但结果阴性不足以否定哮喘,尤其是晚期重症患者或合并慢支的哮喘患者。

（3）间质性肺疾病患者肺功能改变的主要特点是:肺容积(VC、TLC)减少,肺顺应性降低,弥散功能减退;阻塞性肺气肿患者的肺功能改变的主要特点是:既有通气功能障碍(如 $FEV_{1.0}/FVC\% < 60\%$, $FEV1.0$ 低于预计值的 80%),还有 RV 增加,RV/TLC 百分比增加,超过 40% 说明肺过度充气。两者肺功能改变特点不能混淆。

（4）由于呼吸功能改变常导致血液气体及血液酸碱度发生异常,故对许多肺功能损伤性疾病,必须将肺功能与血液分析结合起来才能更全面地作出临床解释。

七、考核方法

（1）学生分析肺功能检查结果的临床意义,写出分析要点及结论。

（2）选择临床慢性阻塞性肺疾病,特发性肺间质纤维化患者,学生根据患者病史,开出肺功能检查项目;结合肺功能报告并根据病史资料,写出肺功能诊断;并进一步提出可能的临床诊断。

第二节　酸碱平衡检查

一、训练目的

训练动脉血气检查的诊断技能。

二、训练要求

掌握常见单纯性及双重酸碱失衡的诊断,学会简单的临床应用。

三、训练步骤和方法

1. 场所　门诊、病房或实训室。

2. 对象　患者的动脉血气报告及病史资料和其他客观检查结查。

3. 方法　学生练习分析,教师总结。

4. 步骤

（1）对象选择:慢性阻塞性肺疾病呼吸衰竭、糖尿病酮症酸中毒各 1 名。

（2）门诊训练:门诊训练:① 训练前学生预习血气分析相关知识。② 由教师介绍患者的病史,临床表现,其他客观检查报告。介绍肺功能检查结果。③ 学生分组对所选对象报告进行分析。各小组汇报分析小结、初步印象、进一步明确诊断的措施。④ 教师小结,讲解分析思路和进一步明确病因的检查要点。

四、基本知识

（一）酸碱平衡调节机制

人体内酸碱的绝对量处于动态变化中，每天产生固定酸 $120\sim160$ mmol，挥发酸 15 000 mmol 左右，但人体通过化学缓冲、细胞内电解质交换和肺、肾代偿四种基本机制，可将血液 pH 值维持在一个狭窄的生理范围内。如当体内的酸碱度发生改变时，体液中的碳酸氢盐缓冲系统、血红蛋白缓冲系统和血浆蛋白缓冲系统这些化学缓冲系统会立即发生反应，使 pH 值尽量保持原水平；还可通过红细胞内外电解质交换（如细胞内 HCO_3^- 与胞外的 Cl^- 交换，胞外的 H^+ 与胞内的 Na^+ 和 K^+ 交换）完成。肺脏可对挥发性酸进行调节，通过增加或减少肺泡通气量控制 CO_2 的排出使血浆中的 HCO_3^-/H_2CO_3 为 20/1。肾脏主要针对固定酸负荷进行调节，具体是通过 HCO_3^- 重吸收酸化尿液和远端肾小管泌氨与 NH_4^+ 生成三种途径排 H^+ 保 HCO_3^-。正常人动脉血 pH 可由下述公式推算：

$$pH=pK(6.1,H_2CO_3解离常数)+\log[HCO_3^-]/[H_2CO_3]=6.1+\log(24/0.03\times40)=7.40$$

（1）只要维持 $(HCO_3^-)/(H_2CO_3)$ 为 20/1，则 pH 可维持正常。

（2）HCO_3^- 取决于机体代谢状态，称为代谢分量，由肾调节。$PaCO_2$ 取决于机体呼吸状态，称为呼吸分量，由肺调节。

（3）现代血气可提供很多参数，但实际上直接测得的参数仅为 pH 与 PCO_2 两项，其余均由该公式推算而得。

（二）血气分析常用指标

动脉血的气体及其成分全身各部位相同，主要反映肺功能状况；一般情况下动脉血气测定也可以反映组织酸碱状态；静脉血的气体随身体各部位组织的成分及其代谢率、血流灌注的不同而异，主要反映的是组织气体的代谢情况。动脉血气分析的基本指标为 pH、PaO_2、$PaCO_2$，其他指标均由这三项指标推衍而来。

1. 血氧指标　判断血氧的常用指标有：动脉血氧分压（partial pressure of arterial blood oxygen，PaO_2）、肺泡-动脉血氧分压差（alveolar-arterial oxygen pressure difference，$P_{(A-a)}O_2$）、动脉血氧饱和度（saturation of arterial blood oxygen，SaO_2）（表 20-5）。

表 20-5　常用血氧指标及其临床意义

血氧指标	概念	正常值	改变的临床意义
PO_2	物理溶解于血浆中的氧所产生的张力	$80\sim100$ mmHg	随年龄增大而降低；$PaO_2=(100-0.33\times年龄)$ mmHg
$P_{(A-a)}O_2$	肺泡氧分压和动脉血氧分压之间的差值	$5\sim15$ mmHg	$P_{(A-a)}O_2$ 增大：肺泡弥散障碍；生理性分流或病理性左-右分流；通气/血流比例失调
SaO_2	血液中血红蛋白含氧的分数	$93\%\sim99\%$	在 90% 以下为供氧不足

2. 酸碱平衡指标　检查酸碱平衡常用指标有动脉血 CO_2 分压(partial pressure of arterial carbon dioxide,$PaCO_2$)、pH 值、实际碳酸氢盐(actual bicarbonate,AB)、剩余碱(base excess,BE)、CO_2 结合力(carbon dioxide combining power,CO_2 CP)、阴离子间隙(anion gap,AG),此外还有血浆 CO_2 含量(total carbon dioxide content,$T-CO_2$)、缓冲碱(buffer base,BB)等的测定(表 20-6)。

表 20-6　常用酸碱平衡指标及意义

血气分析指标	概　念	正常值	改变的临床意义
$PaCO_2$	血浆中物理溶解的 CO_2 所产生的分压,反映呼吸性酸(碱)中毒的重要指标	35～45 mmHg,平均 40 mmHg	$PaCO_2$<35 mmHg:原发呼碱或继发代偿性代酸;$PaCO_2$>45 mmHg:原发呼酸或继发代偿性代碱
pH 值	是[H^+]的负对数,血液 pH 值实际上是尚未分离血细胞的血浆的 pH	7.35～7.45	pH<7.35 酸中毒(失代偿) pH>7.45 碱中毒(失代偿)
AB	血浆中 HCO_3^- 的实际含量		
BE	表示血浆或全血碱储备的情况,是观察代谢性酸(碱)中毒的重要指标	+3～-3 mmol/L,平均 0	BE<-3 mmol/L:代酸 BE>+3 mmol/L:代碱
CO_2-CP	指血 HCO_3^- 中 CO_2 的含量	23～31 mmol/L	CO_2-CP ↑:呼酸或代碱 CO_2-CP ↓:呼碱或代酸
AG	血清中所测得的阳离子总数和阴离子总数之差。可简化为 AG = Na^+-(Cl^-+HCO_3^-)	8～16 mmol/L	AG↑:代酸、脱水、低 K^+、Ca^{2+}、Mg^{2+} AG↓:未测定阴离子浓度↓(细胞外液稀释、低蛋白血症)未测定阳离子浓度↑(高 K^+、Ca^{2+}、Mg^{2+}、多发性骨髓瘤)

(三) 酸碱平衡失调常见类型
不同酸碱失衡类型的血气分析及酸碱度改变见表 20-7。

表 20-7　酸碱失衡血气分析及酸碱度改变

酸碱失衡类型	pH	$PaCO_2$	HCO_3^-	BE
呼吸性酸中毒失代偿	↓	↑	↑	(稍↑)
呼吸性酸中毒代偿	=	↑	↑	↑
呼吸性碱中毒失代偿	↑	↓	(稍↓)	=↓
呼吸性碱中毒代偿	=	↓	↓	↓
代谢性酸中毒失代偿	↓	=↓	↓	↓
代谢性酸中毒代偿	=	↓	↓	↓

（续表）

酸碱失衡类型	pH	$PaCO_2$	HCO_3^-	BE
代谢性碱中毒失代偿	↑	＝↓	↑	↑
代谢性碱中毒代偿	＝	↑	↑	↑
呼酸并代酸	↓	↑	↓	↓
呼碱并代碱	↑	↓	↑	↑
呼酸并代碱	↑＝↓	↑	↑	↑
呼碱并代酸	↑＝↓	↓	↓	↓

注：＝为接近正常。

五、基本技能

1. 动脉血气分析采样操作

（1）合理选择采血部位：常为桡动脉、肱动脉、股动脉。选择桡动脉比股动脉和肱动脉好，因为股动脉和肱动脉没有双重循环。桡动脉的解剖基础是基于手掌为双重供血（即桡动脉和尺动脉通过掌深弓和掌浅弓之间相互吻合交通形成丰富的侧支血供），即使桡动脉于术后发生闭塞，因有尺动脉代偿供血，亦不容易引起手部缺血。

（2）动脉血气采血前准备：① 患者准备：向患者解释操作目的和过程，做好心理护理；如病情允许，吸氧患者应停吸氧30分钟，否则应标明给氧浓度与流量。② 物品准备：皮肤消毒物品、无菌治疗盘、橡胶塞、无菌棉签、检验条码、动脉血气针（能自动回吸血液）、肝素稀释液（100 U/ml 肝素溶液）；用动脉血气针抽取肝素稀释液 0.5～1 ml，并来回抽动活塞，使完全湿润注射器内壁，并针尖朝上排除注射器内多余的肝素液和空气，置无菌治疗盘内备用。

（3）采血操作：① 触摸桡动脉搏动位置，常规消毒皮肤 2 遍，直径大于 5 cm。② 消毒操作者手指（用于触摸桡动脉的手），至少大于 2 节。③ 用消毒或戴上无菌手套的手指触摸桡动脉搏动最强的位置，摸清它的走向和深度，使动脉恰在手指下方。④ 在食指感觉的动脉搏动处进针，同时观察注射器针柄处有鲜红色血液波动时表示穿刺成功（快速穿刺易致血管收缩，不能立即见回血者稍等片刻方可见回血，不宜急于退针头）。⑤ 抽取所需量血液（约 1～2 ml）后拔针（拔针后令按压 5～10 分钟），并针尖向上尽快排出针内空气。⑥ 迅速将针尖插入橡胶塞隔绝空气，双手揉搓针筒 5～10 秒。

（4）采血后处理：① 采得的血样应即送检，如有特殊原因延迟检查，应置于冰水中低温保存。② 记得跟踪患者穿刺点有无淤青，必要时及时处理。

2. 酸碱失衡综合判断及步骤

（1）分析依据

酸碱失衡的代偿规律：由动脉血 pH 推算公式，可得出酸碱失衡的代偿规律为：

① HCO_3^- 和 PCO_2 任何一个变量的原发性变化,必然引起另一个变量的同向代偿变化;② 原发失衡变化必然大于代偿变化;③ PCO_2 下降同时伴 HCO_3^- 升高,肯定为呼碱合并代碱;④ PCO_2 和 HCO_3^- 明显异常,同时伴有 pH 值正常,应考虑有混合性酸碱失衡的可能,进一步确诊可用酸碱图表和单纯性酸碱失衡预计代偿公式。

(2)综合判断

1)分清原发和继发(代偿)改变:① HCO_3^-(或 $CO_2 CP$):如↑考虑代碱或代偿性呼酸;如↓考虑代酸或代偿性呼碱。② 根据其他实验室检查资料分析:分析常规检验资料:如血尿素氮,肌酐、血糖、血酮体等生化检查及尿酸碱度测定等。分析血电解质检查资料:K^+ ↑考虑酸血症,如↓考虑碱血症;Cl^- ↑考虑高氯性代酸或代偿性呼碱,如↓考虑代碱或代偿性呼碱;阴离子间隙(AG,正常值:$8 \sim 16$ mmol/L),如 $AG > 20 \sim 30$ mmol/L 考虑有机酸中毒(AG 正常而 Cl^- ↑为高氯性酸中毒,AG↑而 Cl^- 不变为高 AG 性酸中毒,AG↑且 Cl^- ↑为上述两者的结合)。

2)判断酸碱失衡的原发因素:因机体对酸碱失衡的代偿性变化总是跟不上原发性变化,故原发性指标的实测值偏离正常值较继发因素(或称代偿因素)为远。

$$PaCO_2 \times 0.6 = HCO_3^- \quad (pH = 7.4 \text{ 时成立})$$

当 $PaCO_2$ ↑,HCO_3^- ↑:pH 偏碱,代碱为原发性;pH 偏酸,代酸为原发性。

附 判断是酸碱失衡代偿还是合并

当存在两种酸碱失衡时,可应用单纯性酸碱失衡代偿预计公式判断属于代偿还是合并,见附表。① 如实测值恰在相应失衡的代偿预计值范围内,则为代偿性单纯型失衡。② 呼酸时 HCO_3^- 的实测值或代碱时的 $PaCO_2$ 的实测值高于预计代偿值的高值,则为呼酸合并代碱。③ 呼碱时 HCO_3^- 的实测值或代酸时 $PaCO_2$ 的实测值低于预计代偿值的低值,则为呼碱+代酸。④ 呼酸时 HCO_3^- 与代碱时 $PaCO_2$ 高于代偿限值,肯定为两者合并。⑤ 呼碱时 HCO_3^- 与代酸时 $PaCO_2$ 低于代偿限值,肯定为两者合并。

附表 单纯性酸碱失衡代偿预计公式

失衡类型		代偿预计值公式	代偿时间	代偿限值
代酸		$PaCO_2 = HCO_3^- \times 1.5 + 8 \pm 2$	$12 \sim 24$ 小时	10 mmHg
代碱		$PaCO_2 = 40 + (HCO_3^- - 24) \times 0.9 \pm 5$	$12 \sim 24$ 小时	55 mmHg
呼酸				
	急性	$HCO_3^- = 24 + (PaCO_2 - 40) \times 0.07 \pm 1.5$	数分钟	30 mmol/L
	慢性	$HCO_3^- = 24 + (PaCO_2 - 40) \times 0.35 \pm 5.58$	$3 \sim 5$ 天	45 mmol/L
呼碱				
	急性	$HCO_3^- = 24 - (40 - PaCO_2) \times 0.2 \pm 2.5$	数分钟	18 mmol/L
	慢性	$HCO_3^- = 24 - (40 - PaCO_2) \times 0.5 \pm 2.5$	$3 \sim 5$ 天	$12 \sim 15$ mmol/L

呼吸性酸碱失衡急慢的判断：

急性：pH＝pH(正常)－(PaCO₂A－ PaCO₂B)×0.008　(A)

慢性：pH＝pH(正常)－(PaCO₂A－ PaCO₂B)×0.003　(B)

代入 A 式，实测 pH 与预计 pH 相等，为急性呼酸。

代入 B 式，实测 pH 与预计 pH 相等，为慢性呼酸。

分别代入 A、B 式，实测 pH 在 A、B 式预计值之间，则为急性向慢性转变。

3. 结合临床资料，分析动脉血气报告的临床意义　收到报告分析时，应注意在常压环境中，无论患者的吸氧条件如何，只要 $PaO_2 > 48$ mmHg，则提示标本多为动脉血；如果患者是在自然状态下吸空气检查的结果，则 $PaO_2 + PaCO_2$ 应 < 140 mmHg；如在数小时内 HCO_3^- 的浓度变化 > 3 mmol，而又缺乏原发的代谢失衡的证据，则提示 PCO_2 或 pH 的测量有误。

动脉血气检测报告分析举隅

(1) 动脉血气报告

姓名　张××　　　性别　男　　　年龄　82 岁

该患者血气分析检测报告如下：pH 7.32，PaO_2 59 mmHg，$PaCO_2$ 58 mmHg，HCO_3^- 32 mmol/L，BE＋5.0

(2) 分析步骤：① 确定异常检查结果，归类并分析临床意义；② 结合临床资料，揭示引起相应酸碱平衡失调的原因及趋势。

[临床资料]

反复咳喘 30 年，加重伴心慌、下肢浮肿 1 周入院。既往有长期吸烟史。查体：端坐呼吸，唇发绀，颈静脉怒张，桶状胸，叩诊过清音，两肺可闻散在干湿啰音，呼气延长，剑突下心脏搏动明显，心浊音界向左扩大，HR 109 bpm，$P_2 > A_2$，肝-颈静脉反流征阳性，双下肢凹性浮肿(＋＋)。血常规：WBC 8.76×10^9/L，N 87%，全胸片提示两肺纹理增多紊乱，斑片模糊样密度增高影，肺动脉段突出，右心房右心室扩大。肺功能检查：支气管扩张试验后 FEV1/FVC $< 70\%$，RV/TLC $> 40\%$。

[分析示范]

(1) 确定异常检查结果，归类并分析临床意义：pH↓，$PaCO_2$↑提示呼酸，BE＋5.0，存在代碱。根据慢性呼酸代偿公式，测定 HCO_3^- 代偿范围：

$$HCO_3^- = 24 + 0.35 \times (58 - 40) \pm 5.58$$

$$= 24 + 6.3 \pm 5.58$$

$$= 24.72 \sim 35.88 \text{ mmol/L}$$

实测 HCO_3^- 为 32 mmol/L,在预计代偿范围之内。

（2）结合临床资料,揭示引起相应酸碱平衡失调的原因及趋势

1）酸碱失衡原因：患者系老年男性,反复咳喘 30 年,加重伴心慌、下肢浮肿 1 周,临床诊断为慢性阻塞性肺疾病(COPD)急性加重,慢性肺源性心脏病(慢性心衰加重)。故慢性呼吸性酸中毒与肺阻塞性通气功能障碍有关,确定为原发失衡。

2）酸碱失衡发展趋势：该患者动脉血气分析结果为 PaO_2 59 mmHg,$PaCO_2$ 58 mmHg,提示存在 Ⅱ 型呼吸衰竭。在治疗过程中如过度通气(如使用呼吸兴奋剂,机械通气)可能会发生呼吸性碱中毒;如过度使用利尿剂,致低钾低氯,又会出现代谢性碱中毒等。故应严密随访动脉血气分析和电解质。

六、考核方法

（1）学生分析动脉血气检查结果的临床意义,写出分析要点及结论。

（2）选择临床慢性阻塞性肺疾病,糖尿病酮症患者,学生根据患者病史,进行动脉血采集血气分析,结合血气分析结果并根据病史临床表现;写出酸碱失平衡失调的类型并分析可能的原因。

（杨继兵）

第二十一章 内镜检查诊断技能训练

一、训练目的

训练正确选择内镜检查以及阅读内镜报告的技能。

二、训练要求

(1) 掌握常用内镜检查的适应证及禁忌证。

(2) 熟悉内镜检查前的准备、术后处理及临床应用范围。

(3) 了解常用内镜的结构、成像基本原理。

三、训练步骤和方法

1. 场所 示教室、内镜室或模拟医院,环境温暖、明亮、安静。

2. 对象 各类内镜仪和内镜图像、内镜检查视频或内镜诊疗实况转播;部分有内镜检查适应证的消化道、呼吸道及泌尿道疾病患者病历资料。

3. 方法和步骤 ① 学生课前预复习本章节基础知识相关内容,教师讲解常用内镜的结构、成像基本原理临床应用;② 学生分批观看上、下消化道内镜、纤支镜、尿道膀胱镜及腹腔镜诊疗转播或录像;③ 学生分组阅读病历资料,并为其中部分患者选择合适的内镜检查;交流汇总,老师评讲总结。

四、基本知识

(一) 内镜相关知识

1. 内镜发展与种类 内镜是医生将一管腔通过人体自然孔道(鼻腔、口腔、尿道、阴道)或体表有创腔道切口送入体内特定部位借以观察内部情况,进行临床诊断和治疗的一种现代技术。

1869 年由德国医生 Kussmaul 研制成胃镜。各国学者又相继发明了支气管镜、肠镜、膀胱镜、腹腔镜、胸腔镜、关节镜等。内镜从最初的硬管式、半曲式,发展到纤维内镜、电子内镜、胶囊内镜、超声内镜(endoscopic ultrasonography, EUS),电子内镜的诞生是内镜发展史上历史性的突破,给内镜的诊断和治疗开创了历史新篇章,在临床、教学和科研中发挥它巨大的优势。先进的冷光源技术和计算机、图文处理系统及电子技术的应用,极大地提高了内镜的图(影)像质量;配合活检钳、细胞刷的使用及病理检查,提高了内镜诊断的准确性;内镜从最初的单纯检查发展到现在的镜下治疗(治疗内镜),开创了微创治疗新技术(微创手术);内镜的应用范围也已扩展到包括消化道和呼吸系统疾病在内的泌尿、生殖、胸腹腔病变和关节病变的诊断与治疗,形成了崭新的诊治领域,称为内镜学。

2. 内镜的一般组成 内镜系统大体由三大系统组成:内窥镜系统、图像显示系统、照明系统。① 内窥镜由镜体和镜鞘组成,镜体由物镜、传像元件、目镜、照明原件及辅助原件组成。② 图像显示系统由 CCD 光电传感器、显示器、计算机、图像处理系统组成。③ 照明系统由照明光源(氙灯冷光源、卤素灯冷光源、LED 光源)、传光束组成。

纤维内窥镜一般由目镜、手轮(软性或半硬性)、钳道口、导光束接口、导像束、导光束组成,有些产品还包括送水(气)孔、闭孔器等。纤维内镜由光学观察系统、照明传输系统和支架构件组成,光学观察系统由聚焦成像的物镜组、传输物镜组像的传/转像组和目视观察用的目镜或 CCD 转接镜构成;照明传输系统由混编排列的多束导光纤维构成;支架构件由支承并包裹前述系统并开有手术或冲洗孔道的医用金属或有机材料构成。

电子内镜主要由内镜、电视信息系统中心和电视监视器三个主要部分组成。它的成像主要依赖于镜身前端装备的微型图像传感器(电荷耦合器件,charge coupled device,CCD),CCD 的主要功能是能把光信号转变为电信号,经过图像处理器处理后显示在电视监视器的屏幕上,比普通光导纤维内镜的图像清晰,色泽逼真,分辨率更高,而且可供多人同时观看。此外,电子内镜还配备一些辅助装置,如录像机、照相机、吸引器以及用来输入各种信息的键盘和诊断治疗所用的各种处置器具等。

胶囊内镜全称为"智能胶囊消化道内镜系统",又称"医用无线内镜"。典型的胶囊内镜由七部分组成,透明外壳、光源、成像元件、传感器、电池、发射模块和天线组成。电路系统又包含了传感器检测部件,信号处理部件和无线发射部件。图像、温度、pH 值等传感器检测部件检测消化道内信息,该信息经过信号处理部件的处理经无线发射部件发送至体外。体外接收机接收信号,经过体外处理单元的处理,在终端显示出来。

超声内镜检查即将超声探头固定在纤维内镜头端,将内镜插入腔道后进行超声检查,由超声仪、内镜、专有附属设备组成。

3. 内镜检查的优势与不足

(1) 内镜检查在临床应用上的优点:① 相对安全,微创,损伤小,经济,直观;② 操作灵活、简单、方便;③ 降低手术复杂度,减少治疗时间;④ 提高诊断能力及工作效率;⑤ 便于教学、病例讨论及远程会诊;⑥ 为教学、科研提供可靠资料。

(2) 纤维内镜:① 优势:导光性强,成像清晰,柔软可曲;视野广,基本消灭盲区;操作部有多向旋钮,使用方便;患者痛苦较少;冷光源(卤素灯泡)照明,反射光而不反射热,不会灼伤黏膜。② 不足:光导纤维易于折断、导光亮度易于衰减、图像放大易于失真等。

(3) 电子内镜:① 优势(与纤维内镜相比):图像清晰,色泽逼真,分辨率高;图像经过特殊处理和放大,对小病灶观察尤适合;具有录像、存储功能,便于查看及连续对照观察;快速照相,减少检查时间;避免纤维内镜易折断、导光亮度易衰减、图像放大易于失真等缺点。② 不足:技术难度高。

(4)胶囊内镜:① 优势:检查方便、无创伤、无导线、无痛苦、无交叉感染、不影响患者的正常工作等优点;耐受性好,适用于年老体弱和病情危重者;扩展消化道检查视野,能清楚观察小肠,可作为小肠疾病诊断的首选方法;建立良好的预防性机制,可早期发现并治愈,是未来医疗发展主要趋势。② 不足:胃病不适合用这种方法,因摄像头容易被黏液糊住,造成漏检;对于出血量大或伴有肠梗阻者不宜使用,有胶囊滞留风险;不能直视进退观察、取材以及易遗留病变,观察图像耗时长,检查费用高昂。

(5)超声内镜:① 优势:克服了超声波本身对骨性及气体界面不易通过的特性,弥补了体表探测时出现盲区及内镜检查的某些局限性,进一步提高深部脏器如胰腺、胆总管下部及肝门部病变的诊断率。② 不足:占有活检通道,易损坏。

(二)内镜检查适应证与禁忌证(表 21 - 1 和表 21 - 2)

表 21 - 1　内镜检查适应证与禁忌证(一)

常用内镜	适　应　证	禁　忌　证
上消化道镜	(1)原因不明的吞咽困难,胸骨后疼痛、烧灼感,上腹部疼痛、不适、饱胀、食欲下降等消化道症状者 (2)原因不明的上消化道出血 (3)疑似上消化道病变(特别是黏膜病变和疑有肿瘤)而 X 线钡餐检查不能确诊者 (4)需定期随访复查的食管、胃或十二指肠病变 (5)手术后随访或药物治疗前后对比观察 (6)需内镜下进行介入治疗者(内镜下止血、异物的取出、息肉及平滑肌瘤摘除、曲张静脉套扎、狭窄的扩张及置管)	(1)严重心、肺疾病或重要脏器功能衰竭而无法耐受者,如严重心律失常、心肌梗死急性期、严重心肺功能障碍、支气管哮喘发作期、肝性脑病等 (2)精神异常不能合作者 (3)处于休克、昏迷等危重状态者 (4)疑有食管、胃及十二指肠穿孔的急性期患者 (5)各种原因引起的内镜插入困难,如急性化脓性咽喉炎、消化道及口腔有腐蚀性炎症、严重胸廓畸形、胸主动脉瘤 (6)传染性疾病活动期(开放性肺结核、活动性肝炎等)不应进行检查,慢性肝炎或抗原携带者应有专门消毒措施
下消化道镜	(1)原因不明的血便、腹痛、排便习惯改变、腹部包块、贫血 (2)溃疡性结肠炎、克罗恩病、慢性痢疾等结肠病变的诊断及随访观察 (3)钡剂灌肠检查有可疑病变,须取活检进一步明确病变性质者 (4)大肠息肉摘除术或结肠癌手术后随访、癌前病变的监视 (5)大肠癌高危人群普查	(1)肛门狭窄、肛门急性炎症者 (2)急性弥漫性腹膜炎、结肠穿孔、肝硬化腹水、癌肿晚期伴有腹腔内广泛转移者 (3)急性重症肠炎(如急性细菌性痢疾、溃疡性结肠炎活动期、放射性结肠炎等)、曾做腹部或盆腔手术而有广泛粘连者 (4)严重心、肺功能不全或极度衰竭不能合作者 (5)妊娠

（续表）

常用内镜	适应证	禁忌证
纤维支气管镜	(1) 原因不明的咯血或痰中带血者 (2) 中老年人原因不明的咳嗽、抗炎及对症治疗无效者 (3) 同一部位反复发生肺炎者 (4) 原因不明的持续性咳嗽或局限性喘鸣音者 (5) 原因不明的肺不张、肺部肿块或结节、胸腔积液者 (6) 原因不明的喉返神经麻痹、膈神经麻痹者 (7) X线胸片无异常，而痰中找到癌细胞者 (8) 原因不明的支气管、肺部疾病，需支气管活检、刷检或冲洗进行病理学检查者 (9) 取肺部细支气管分泌物进行病原学培养者 (10) 气管支气管吸痰，支气管异物清除，支气管灌洗或给药治疗，气管内置入支架，食管—支气管瘘及支气管胸膜瘘的诊断与治疗，紧急情况下的纤支镜引导气管插管，肺癌局部瘤体的放疗、化疗、冷冻、激光治疗等	(1) 极度衰弱不能耐受检查者 (2) 严重心、肺功能不全者 (3) 严重心脏病、严重心律失常、频发心绞痛者 (4) 严重高血压病或主动脉瘤有破裂危险者 (5) 严重上腔静脉梗阻综合征 (6) 出凝血机制明显异常者 (7) 颈椎畸形或气管狭窄估计支气管镜无法进入者 (8) 对麻醉药过敏者 (9) 近期有大咯血、急性心肌梗死、哮喘急性发作、急性上呼吸道感染者，应暂缓检查

表 21-2　内镜检查适应证与禁忌证（二）

常用内镜	适应证	禁忌证
尿道膀胱镜	(1) 经 B 超、X 线等检查仍不能明确诊断的尿道、膀胱及上尿路疾病 (2) 诊断膀胱尿道肿瘤，包括肿瘤的部位、数量、大小、形状，并取活检 (3) 诊断膀胱尿道有无结石、异物、畸形，尿道有无狭窄，有无膀胱瘘等 (4) 明确输尿管或肾盂梗阻的部位、原因 (5) 了解血尿的原因、出血部位等 (6) 取上尿路尿进行细胞学、细菌学检查等 (7) 对尿道、膀胱、输尿管及肾盂病变的镜下治疗（如膀胱、上尿路碎石，膀胱、输尿管异物取出，膀胱肿瘤电灼，输尿管狭窄扩张术，经尿道前列腺切除术等） (8) 膀胱尿道移行上皮肿瘤保留膀胱手术后定期复查 (9) 原因不清的反复泌尿系感染	(1) 男性泌尿生殖系或全身急性炎症，如急性膀胱炎、尿道炎、前列腺炎、附睾炎、急性上呼吸道感染、败血症等 (2) 女性月经期或妊娠 3 个月以上 (3) 包茎、严重尿道狭窄、前列腺增生、尿道内结石嵌顿等无法插入膀胱镜者 (4) 膀胱容量过小或结核性膀胱挛缩。膀胱小于 50 ml 则观察不满意，且存在膀胱穿孔的危险 (5) 严重出血、凝血功能障碍者 (6) 某些原因不能耐受检查者，如体质极度虚弱、精神疾病等 (7) 严重心、肾衰竭者 (8) 骨关节畸形不能采取截石体位者

（续表）

常用内镜	适　应　证	禁　忌　证
腹腔镜	(1) 诊断方面：① 明确盆、腹腔肿块的部位、来源、性质、大小。② 不明原因腹水的诊断。③ 可疑肝脏、胆囊疾病的诊断与鉴别诊断；黄疸原因的诊断。④ 观察腹腔脏器损伤情况。⑤ 腹腔、腹膜后脏器病变的观察或疗效追踪。⑥ 了解慢性腹膜炎的性质。⑦ 不孕不育的病因检查。⑧ 子宫内膜异位症的诊断、分期。⑨ 检查腹腔脏器癌症有无转移，妇科恶性肿瘤术后或化疗后疗效评价等 (2) 治疗方面：腹腔镜大量应用于普通外科、肝胆外科、泌尿外科和妇科等领域的疾病治疗，是临床一种常用的微创治疗技术	(1) 绝对禁忌证：① 心肺功能不全无法耐受麻醉、气腹和手术者。② 严重出凝血功能障碍者。③ 胆囊坏疽、穿孔者，急性重症胆管炎或急性坏死性胰腺炎者。④ 胆囊癌或胆囊隆起样病变疑为胆囊癌者。⑤ B超测量胆囊小于 4.5 cm×1.5 cm，壁厚大于 0.5 cm 者。⑥ 严重肝硬化伴门静脉高压者。⑦ 中、后期妊娠者。⑧ 伴有腹腔感染、腹膜炎者。⑨ 伴膈疝者。⑩ 腹部手术后有广泛粘连或多发包裹性积液者 (2) 相对禁忌证：① 胆总管结石并梗阻性黄疸。② Mirizzi 综合征、胆囊颈部结石嵌顿。③ 既往有上腹部手术史。④ 病态肥胖
超声内镜	(1) 消化道与毗邻器官：① 消化道恶性肿瘤的 TNM 分期。② 黏膜下病变起源和性质。③ 胰、胆系疾病的诊断与鉴别诊断。④ 其他疾病：胃十二指肠溃疡，食管胃底静脉曲张、胃恶性淋巴瘤、十二指肠乳头病变等 (2) 纵隔病变的定位、定性诊断，尤其是食管周围的中纵隔和后纵隔的病变 (3) 需要行超声内镜治疗者，如超声内镜引导下穿刺，胰腺假性囊肿的穿刺引流，腹腔神经丛阻滞等	(1) 绝对禁忌证：① 不能合作的精神病或严重智力障碍。② 怀疑有消化道穿孔。③ 急性憩室炎。④ 爆发性结肠炎。⑤ 口咽部、食管、胃的急性炎症，特别是腐蚀性炎症。⑥ 明显的胸主动脉瘤、脑溢血等。⑦ 严重贫血、处于休克状态 (2) 相对禁忌证：① 巨大的食管憩室、明显的食管静脉曲张或高位食管癌、高度脊柱弯曲畸形者。② 有心脏等重要脏器功能不全者。③ 有高血压未控制

（三）内镜检查术前准备

1. 消化道镜检查术前准备（表 21 - 3）

表 21 - 3　消化道镜检查术前准备

术前准备项	上消化道镜	下消化道镜	备　　注
饮食及清洁肠道	检查前禁食 8 小时；幽门梗阻者先洗胃；上消化道钡餐检查 3 天后上消化道内镜检查	术前 1～2 日进食少渣半流食，检查当日早餐禁食；检查前 3 小时，嘱患者饮主要含氯化钠的平衡电解质液或以磷酸钠为主要成分的缓冲液作为泻药；也可口服 20% 甘露醇、糖水或糖盐水	
术前检查	肝功能、病毒标志物、AIDS 抗体、梅毒螺旋体抗体；查看相关检查结果	心血管疾病患者复测血压、心电图等	

（续表）

术前准备项	上消化道镜	下消化道镜	备　　注
人文关怀	阅读申请单,向患者做好解释工作,消除其恐惧心理		
术前提醒	去除活动性义齿,解开上衣领扣,放松腰带,嘱患者做深呼吸配合检查		
术前用药	口服二甲硅油去泡	肌注阿托品或山莨菪碱,以减少肠蠕动	过度紧张者肌注西地泮;青光眼、前列腺增生或近期发生尿潴留者禁用肌注阿托品或山莨菪碱
抢救设备	心电监护等及抢救用药		
其他	检查胃镜及配件;对乙肝、丙肝病毒标志物检测阳性,或梅毒螺旋体、AIDS 抗体检测阳性者,应用专门胃镜检查,并按要求消毒	检查结肠镜及配件,心肺功能不全者术中应进行心电监护、吸氧等	

2. 纤维支气管镜检查术前准备（表 21-4）

表 21-4　纤维支气管镜检查术前准备

术前准备项	具体准备内容	备　　注
饮食	术前禁食 4 小时	
术前检查	术前详细了解受检者病史,包括有无出凝血功能障碍、药物过敏、心肺功能等;有无严重颈椎、胸椎畸形,鼻腔有无病变;详细阅读受检者近期的胸片、CT 片相关资料等,帮助确定病变位置	年龄较大且有心脏病的患者,术前应作心电图检查
人文关怀	告知受检者检查的目的、意义、大致经过和配合方法等,消除受检者的紧张情绪	
术前提醒	若经口插入,应取出义齿	
术前用药	皮下注射阿托品,肌注地西泮,必要肌注哌替啶	
术前麻醉	丁卡因或利多卡因溶液喷雾咽喉作局部麻醉,每 2～3 分钟 1 次,共 3 次,然后再经过环甲膜穿刺注入或于镜管插入气管后立刻注入	
抢救设备	氧气、心电监护、心肺复苏设备等及抢救用药	
其他	检查时,先查健侧,再查患侧。心肺功能不全者术中应进行心电监护、吸氧等	

3. 膀胱尿道镜检查术前准备(表 21 - 5)

表 21 - 5 膀胱尿道镜检查术前准备

术前准备项	术前准备内容	备 注
饮食	根据麻醉方式决定是否需要禁食	
术前检查	术前详细了解受检者病史,包括有无出凝血功能障碍、药物过敏、心肺功能状况等	
人文关怀	告知受检者检查的目的、意义,检查中当膀胱镜插入时可出现轻微疼痛、尿道痉挛,不必紧张,可张口呼吸,配合检查,消除受检者的紧张情绪	
术前备皮	嘱受检者检查前一天晚上洗澡或清洗会阴部	
消毒灭菌	膀胱镜消毒:过氧化氢低温等离子灭菌或 2% 戊二醛浸泡灭菌 10 小时。检查者严格按无菌要求洗手、穿手术衣、带灭菌手套。用肥皂水、无菌盐水和新洁尔灭溶液或碘伏消毒液消毒外阴;铺消毒洞巾,露出尿道口	膀胱镜不能用煮沸法、酒精、0.1% 新洁尔灭浸泡法进行消毒,以免损坏
术前麻醉	男性用利多卡因注入尿道(或 2% 盐酸利多卡因凝胶),保留 5~10 分钟;女性用棉签蘸丁卡因留置尿道内 2~3 分钟即达到麻醉目的	必要时可用腰麻、骶管阻滞麻醉等
抢救设备	心电监护等及抢救用药	
其他	避免 1 周内重复膀胱镜检查	

4. 腹腔镜检查术前准备(表 21 - 6)

表 21 - 6 腹腔镜检查术前准备

术前准备项	术前准备内容	备 注
饮食	术前禁食 6 小时	
术前检查	详细了解患者病史,包括心肺功能状况、有无药物过敏、出凝血功能等;术前常规检查血生化全项,乙肝、丙肝病毒标志物检测,梅毒螺旋体抗体检查,AIDS 抗体检测;术前 B 超、腹部 CT 检查等	
人文关怀	告知患者检查目的、意义、大致经过、术中术后可能出现的情况等,消除其紧张情绪	
术前备皮	嘱患者检查前一天晚上洗澡,最好用棉签蘸着肥皂水或植物油将脐孔内的污垢除掉;术前一天晚上以清淡、易消化食物为主;保证充足睡眠,必要时可使用镇静药物	
消毒灭菌	严格按无菌要求洗手、穿手术衣、带灭菌手套	
术前麻醉	患者取仰卧位,常规消毒腹部、铺消毒洞巾,进行全麻	
抢救设备	心电监护等及抢救用药	
其他	进行术前谈话,签订手术知情同意书	

5. 超声内镜检查术前准备(表 21-7)

表 21-7 超声内镜检查术前准备

术前准备项	术前准备内容	备 注
饮食与肠道准备	术前禁食 8 小时,行超声肠镜检查者,术前应清洁灌肠	
术前检查	肝功能、病毒标志物、AIDS 抗体、梅毒螺旋体抗体;详细阅读受检者胃镜、B 超、CT 等相关影像学资料	心血管疾病患者复测血压、心电图等
人文关怀	告知受检者检查的目的、意义、大致经过和配合方法等,消除受检者的紧张情绪	
术前提醒	若经口插入,应取出义齿	
术前用药	口服去泡剂,肌注丁溴东莨菪碱,咽喉部局部喷雾麻醉(2% 丁卡因或 1% 大克罗宁)	精神紧张者可肌注或缓慢静脉注射地西泮
水囊准备	每次插镜前均应仔细检查探头外水囊有无破损及滑脱,并反复注水测试,排尽囊中气泡。原则上水囊为一次性用品,故对多次使用的水囊应及时更换	
抢救设备	心电监护等及抢救用药	
其他	对需要进行介入检查的病例术前应备血和签订手术知情同意书	

五、基本技能

1. 内镜检查的临床应用

(1)上消化道内镜的临床应用

1)食管:慢性食管炎、食管静脉曲张、食管裂孔疝、食管平滑肌瘤、食管癌及贲门癌等。

2)胃及十二指肠:慢性胃炎、胃溃疡、胃良性肿瘤、胃癌十二指肠溃疡、十二指肠肿瘤等。

3)急性上消化道大出血等。

(2)下消化道内镜的临床应用

1)小肠:小肠肿瘤、平滑肌肿瘤、肉瘤、息肉、淋巴瘤、炎症等。

2)结肠:非特异性溃疡性结肠炎、克罗恩病、慢性结肠炎、结肠息肉、结肠癌等。

3)直肠:直肠息肉、直肠癌等。

(3)纤维支气管镜的临床应用

1)肺部疾病:肺癌、肺结核、不明原因咯血、下呼吸道感染性疾病等。

2)胸膜病变:胸腔积液、气胸等。

3）急诊医学：急慢性呼吸衰竭、支气管异物等。

（4）膀胱尿道镜的临床应用

1）膀胱尿道肿瘤、结石、异物、畸形，尿路梗阻等。

2）取上尿路尿进行细胞学、细菌学检查等。

3）原因不清的反复泌尿系感染、血尿等。

（5）腹腔镜的临床应用

1）盆、腹腔病变：肝脏疾病、胆系疾病、腹水、黄疸等。

2）妇科病变：不孕不育、子宫内膜异位等。

（6）超声内镜的临床应用

1）胃肠壁及壁外病变：囊肿、黏膜下肿瘤、胃肠管腔狭窄病因判断（如吻合口、反流性、外部压迫、贲门失弛缓症等）。

2）胆系疾病：胆囊结石、胆管结石、肿瘤、息肉等。

3）胰腺疾病：胰腺肿瘤、壶腹部肿瘤、内分泌肿瘤、囊性肿瘤、慢性胰腺炎、自发性胰腺炎等。

4）结肠疾病：结肠肿瘤、炎症性肠病等。

5）门脉高压：胃食管静脉曲张。

2. 内镜检查的术后处理

（1）上消化道内镜检查的术后处理：① 术后如受检者出现胸背部和/或腹部剧烈疼痛及纵隔、颈部皮下气肿，应行 X 线摄片除外食管、胃肠穿孔，一旦发生应立即手术治疗。② 操作时间过长或镜下硬化剂注射等治疗可发生局部继发感染，术后可使用抗生素3 天。

（2）下消化道内镜检查的术后处理：① 术中活检者应服止血药及抗生素。② 行息肉切除者，若息肉根基大或多个息肉切除，应酌情禁食（1～3 天），并留院观察数日，未出现并发症方给予出院。③ 术中及术后发生剧烈腹痛、腹胀，应除外肠穿孔。一经确诊穿孔应立即手术治疗。④ 术后发生肠道出血时，少量出血可保守治疗；大量出血至血压下降时，稳定血压，行内镜下止血；若无效，应剖腹探查处理。

（3）纤维支气管镜检查的术后处理：① 术后禁食 2 小时，恢复饮食从流质、半流质饮食开始。② 术后注意观察受检者的体温、呼吸、有无咳嗽或咯血、有无呼吸困难等，一旦出现，应根据原因给予相应处理。

（4）膀胱尿道镜检查的术后处理：① 术后常有血尿发生，多为术中损伤黏膜所致，一般逐渐减轻，3～5 日即止。② 术后尿道灼痛，可让患者多饮水、勤排尿，并给止痛剂，1～2日后即能转轻。③ 无菌操作不严者，术后可能发生尿路感染，出现发热、腰痛，可给予抗菌治疗。

（5）腹腔镜检查的术后处理：① 术后去枕平卧 6 小时，有呕吐时，头侧向一边以防呕吐物阻塞呼吸道。② 手术 6 小时后，可进少量流食，术后第一天可进半流食，术后第二天待消化道功能恢复后可进普食。③ 手术当日液体输注完毕即可拔除导尿管，鼓励患者尽早下床活动。④ 术后 1 周内适量活动。促进身体复原。如创口无感染,1 周后可淋浴,逐渐恢复正常活动。

（6）超声内镜检查的术后处理：超声胃镜检查术后处理同普通胃镜检查,无须特殊处理。一般仅要求术后 2 小时内禁食、禁饮即可;超声肠镜检查术后处理同普通肠镜检查。

3. 内镜报告阅读

（1）应分别描述各个检查部位的内镜所见,不得遗漏,若由于病变等原因,未检查到部位应予说明原因或补救措施(如复查内镜或作胃肠钡剂检查等)。

（2）要正确描述病变的部位,应以解剖标志为准,贲门部、胃角、小弯等。除食管病变可用距离门齿几厘米外,其他部位不得用数字来描述病变的部位。

（3）对每一个病变,应描写其大小、形态、黏膜色泽等改变,对凹陷性病变应注意周围黏膜的变化。

（4）对性质已确定的病变,如溃疡、肿瘤等,应给予分类与分级。

（5）若作活检、染色等检查,应在报告中予以说明。

（6）内镜下介入治疗报告：病变的部位、大小分期、分级;所使有的器械：型号、术前准备药品与剂量;操作过程：记录所用器械功率指标(如 W)等;治疗是否达到如期之目的;有无即时并发症(如出血、穿孔等)。

4. 内镜检查项目选择(表 21 - 8)

表 21 - 8　内镜检查项目选择

内镜检查项目	病　　变
上消化道内镜	食管、胃、十二指肠检查及上消化道大出血的诊断与治疗
下消化道内镜	结肠(乙状结肠、全结肠)及小肠检查
纤维支气管镜	气管,支气管及肺部疾病检查及治疗
膀胱尿道镜	膀胱检查,尿道、输尿管、肾盂检查及治疗
腹腔镜	盆、腹腔疾病检查及治疗
超声内镜	食管、胃、十二指肠、结肠、胆囊、胰腺检查等
胶囊内镜	胃、肠道检查,特别是小肠检查

六、训练注意事项

（1）做好训练前预、复习,训练前应通过复习了解内镜的检查的临床应用及适应证及禁忌证。

（2）学生分组宜小,每组最好不超过 5 人。

（3）在内镜检查室内注意保持安静。

七、考核方法

采取提问的方式,利用叙述的方法考核学生对内镜种类及内镜检查适应证及禁忌证和检查前准备的掌握程度。

（刘雪玲）

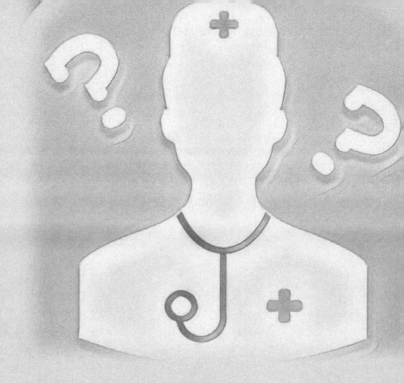

第五篇
案例诊断技能训练

    医生的诊疗活动开始于接诊患者。当获得初步病案资料（大多为患者或陪同人员关于疾病的简单叙述以及提供的资料）后，如何作进一步的病史采集、体格检查以及相关辅助检查，以获取疾病诊断和鉴别诊断的依据，是每个医学生必须学习和逐渐熟练掌握的基本技能，其中贯穿着诊断思维过程。本篇以临床案例为资料，以"四步设问"的方法，演示合理诊断思维指导下的病史采集、检体诊断和实验室等辅助检查的应用，以进一步获取证据，接近疾病的正确诊断；并提供数个病例资料，以供案例诊断训练及考核。

第二十二章 案例诊断技能训练

一、训练目的

练习根据简单病例资料逐步完成疾病诊断和鉴别诊断；训练疾病诊断思维。

二、训练要求

(1) 掌握疾病诊断步骤，搜集资料，归纳分析资料和提出初步诊断。
(2) 熟悉疾病鉴别诊断的基本原则。

三、训练方法和步骤

1. 场所　实训室、病房或门诊。

2. 对象　案例资料、患者或视频资料等。

3. 方法和步骤

(1) 演示：教师介绍示范案例，并演示诊断过程。

(2) 讨论：训练"四步设问"诊断思维方法，分两步进行。① 讨论一：学生分组对所选患者(或提供的病例资料或视频)进行案例分析，结合症状诊断学知识，提出可能病因；围绕所考虑的各可能病因确定进一步需收集的资料(包括病史采集、检体和相关实验室检查)，以初步确定病因；② 讨论二：教师提供关于该案例进一步收集到的资料，各组学生据此讨论疾病诊断及其诊断依据；完成必要的鉴别诊断，并说明鉴别依据。

(3) 汇总：各组代表汇报案例分析过程，提出初步诊断和诊断依据；教师归纳总结，针对案例厘清诊断思维。

四、案例诊断示范

根据所提供的病案资料，采用"四步设问法"的病案分析思路，分析可能病因，提出需进一步收集的资料，逐步深入，获得疾病诊断和鉴别诊断的依据，以做出初步诊断。

(一) 腹痛案

1. 病案资料

男性，45 岁。2008 年 3 月 10 日初诊。

主诉：腹痛半小时，伴呕吐 1 次。

现病描述：患者半小时前突发右上腹疼痛，阵发加剧，甚则在床上辗转不安，痛苦呻吟，伴呕吐 1 次，为胃内容物，由救护车急送来院。以往有便秘史、十二指肠球部溃疡史，近半年常有右上腹部隐痛。

体格检查：担架抬入诊室。神清，对答切题。痛苦病容，面色苍白，辗转体位；体温37℃，心界不大，HR100 bpm，律齐，未及心脏杂音，两肺听诊正常。血压 90/60 mmHg。

实验室检查：暂无检验报告。

2. 四步设问

（1）根据病案资料，本案腹痛需考虑哪几种病因？

（2）为明确诊断，尚需进一步搜集哪些资料？采集哪些相关病史？体格检查尚需重点检查哪些体征？急需进行的实验室检查有哪几种？

（3）根据提供的进一步搜集到的资料（见下文），请作出初步诊断，并说出诊断依据。

（4）本案例的主要鉴别诊断。

3. 病案分析思路提要

（1）第一步，需考虑的病因：本案为急性腹痛，但以往有相同部位的慢性腹痛病史。腹痛部位常反映该部位相应腹内脏器的病变，故本患者右上腹痛主要应考虑的病变脏器是肝脏、胆囊、阑尾、右半结肠或小肠、右半泌尿系统，非腹部脏器还需考虑右下肺或胸膜的病变。根据腹痛性质和程度（程度剧烈，持续而伴阵发加剧），应主要考虑空腔脏器痉挛性疼痛，故胆道、阑尾、结肠或小肠，以及泌尿系器官病变应重点考虑。

（2）第二步，需进一步搜集的资料：根据以上病因考虑，进一步搜集获取支持可能病因（诊断）、而排除其他病因（鉴别诊断）所需的资料。

1）采史：尚需重点采集的相关病史，包括诱因、伴随症状等：① 胆道感染：有油腻饮食史、寒战发热；② 肠道感染：不洁饮食史、腹泻、腹泻与腹痛的关系、发热；③ 肠梗阻：便秘加重、频繁呕吐；④ 急性阑尾炎：转移性腹痛、发热等；⑤ 球溃疡穿孔：周期性、节律性上腹痛史和近日加重史；⑥ 泌尿系结石：剧烈运动史（结石移动）、血尿史或排尿中断。通过以上询问，可初步推断可能病因。

2）查体：除生命体征外，重点完成以上数种可能病因相关体征的检查：① 胆道感染：巩膜黄染、墨菲征、胆囊大小和触痛、胆囊区叩痛；② 肠道感染和肠梗阻：肠鸣音、腹壁肠蠕动波；③ 急性阑尾炎：麦氏点压痛、肌卫、反跳痛等；④ 球溃疡穿孔：尚需查右腹局部腹膜刺激征、肝浊音界、移动性浊音；⑤ 泌尿系结石：肾区叩痛、输尿管点压痛。通过检体所得和鉴别，基本可确定相关病因。

3）辅助检查：根据基本确定的病因和鉴别诊断的需要，选择以下相关实验室检查：① 胆道感染：B 超（胆囊/胆道）、血常规、呕吐物检查；② 肠道感染/肠梗阻：大便常规/腹部平片（立、卧位）；③ 急性阑尾炎：血常规；④ 球溃疡穿孔：呕吐物隐血、腹部平片（膈下游离气体）、B 超（腹水探查）；⑤ 泌尿系结石：小便常规、B 超（肾、输尿管、膀胱）、腹部平片（可发现阳性结石）。

（3）第三步，作出初步诊断：本案进一步搜集到的资料如下。

1）病史：2月前有1次排尿中断,伴右侧腹痛,短时即好转,未就诊;本次来院前有肉眼血尿1次,近4天未解大便。否认相关油腻饮食或不洁饮食史;无转移性腹痛,无寒战发热、咳嗽咯痰或腹泻等。根据"腹痛伴血尿",初步考虑病因为泌尿系结石,但需进一步除外胆道感染、球溃疡穿孔和急性阑尾炎等其他几种病因。

2）体征：巩膜无黄染;未及胸膜摩擦音;腹软,全腹未及块物,肝、脾肋下未触及,肝浊音界正常,右肋缘下未及肿大胆囊,墨菲征阴性,胆囊区无叩痛,麦氏点无压痛,右上输尿管点压痛(＋),无肌卫或反跳痛,中输尿管点压痛(±),肠鸣音正常,移动性浊音(－);双肾区无叩痛。体征支持右侧输尿管结石,不支持胆道感染、球溃疡穿孔、急性阑尾炎或肠梗阻。

3）辅助检查结果：① 血常规：白细胞 $6.7×10^9$/L,中性白细胞 61%,红细胞 $4.5×10^{12}$/L,血红蛋白 140 g/L。② 小便常规：白细胞 6～8/HP,红细胞满视野,隐血(＋＋),蛋白(＋)。③ B超：右输尿管上段有强回声光团,伴声影,右肾积水;膀胱(－)、胆囊(－)。④ 腹部平片：右输尿管走行区米粒大小致密影;未见膈下游离气体,未见肠道液平。

考虑初步诊断为右侧输尿管结石。

诊断依据：剧烈右腹痛伴肉眼血尿,有小便中断伴右腹痛史;右上输尿管点压痛(＋);小便常规见有红细胞和隐血阳性;腹部平片见右输尿管走行区米粒大小致密影;B超见右输尿管上段有强回声光团,伴声影,右肾积水。

（4）第四步,主要鉴别诊断

1）肠梗阻：剧烈腹痛、呕吐伴便秘4天,需与肠梗阻鉴别。患者无肠鸣音异常,腹部平片未见肠道液平,可除外本病。

2）急性胆道感染：剧烈右上腹痛伴呕吐,需与急性胆道感染鉴别。患者无巩膜黄染,未及肿大胆囊,胆囊区无叩痛,墨菲征(－),B超示胆囊正常,血常规正常。可除外。

3）十二指肠球部溃疡伴穿孔：剧烈右上腹痛伴呕吐,有球溃疡史,需与球溃疡伴穿孔鉴别。患者无腹膜刺激征,移动性浊音(－),肝浊音界正常;腹部平片未见膈下游离气体。可除外。

4）急性阑尾炎：患者剧烈右上腹痛伴呕吐,尚需除外急性阑尾炎,目前无麦氏点压痛,无转移性腹痛,血常规正常,可基本除外。

（二）呼吸困难案

1. 病案资料

男性,65岁。2008年4月12日初诊。

主诉：反复发作呼吸困难3年,加重2周。

现病描述：患者近3年来常有活动气促,间隙双下肢浮肿。1周来呼吸困难加重,喘促不能平卧,双下肢浮肿。患者有慢性支气管炎、肺大泡病史10余年,3年前曾发生心肌梗死(MI),糖尿病史(2-DM)9年,近期血糖控制欠佳。

体格检查：神清,气促。口唇发绀,高枕卧位。HR 124 bpm,律齐,两肺散在湿啰音、哮鸣音。血压 150/90 mmHg。

实验室检查：暂无检验报告。

2. 四步设问

(1) 根据病案资料,本呼吸困难案需考虑哪几种病因?

(2) 为明确诊断,尚需进一步搜集哪些资料? 采集哪些相关病史? 体格检查尚需重点检查哪些体征? 急需进行的实验室检查有哪几种?

(3) 根据所提供的进一步搜集到的资料(见下文),请作出初步诊断,并说出诊断依据。

(4) 本案例的主要鉴别诊断是哪些?

3. 病案分析思路提要

(1) 第一步,需考虑的病因：本案为呼吸困难,呼吸困难既是主观症状,又是客观体征,主要是由呼吸系统和循环系统疾病引起。其他如代谢性酸中毒、药物、急性感染、中毒、重症颅脑疾病、严重贫血等因素等亦可以引起呼吸困难。但根据患者既有肺部基础疾病,也有心脏基础疾病病史,既往反复呼吸困难,本次症状为在原有基础上的加重,当首先考虑该两系统疾病,包括慢性心衰急性加重、慢性支气管炎急性发作(喘息型)、气胸、支气管哮喘等。此外,有糖尿病史,并近期血糖控制欠佳,酮症酸中毒等引起的呼吸异常也应考虑。

(2) 第二步,需进一步收集的资料：根据以上病因考虑,进一步搜集获取支持可能病因(诊断)、而排除其他病因的(鉴别诊断)所需的资料：

1) 采史：尚需重点采集的相关病史：① 心力衰竭：劳力性呼吸困难或夜间阵发性呼吸困难;因感染诱发急性加重,端坐呼吸、咯粉红色泡沫样痰,伴心悸、下肢水肿等。② 慢性支气管炎(喘息型)：反复发作的咳、痰、喘,感染后加重;伴发热、伴咳嗽、脓痰。③ 气胸：有外伤或用力动作等诱因,急性起病,伴有胸痛。④ 支气管哮喘：反复发作呼气性呼吸困难病史、有过敏原接触史、发作缓解时如常人。⑤ 糖尿病酮症酸中毒：降糖药使用不规律或近期饮食控制差、新近感染等诱因,极度口渴,多尿多饮,食欲减退、恶心呕吐等。

2) 查体：除生命体征外,重点完成以上数种可能病因相关体征的检查：① 心力衰竭：发绀、黄疸、颈静脉充盈、肝-颈静脉反流征(＋)、心界扩大、心脏杂音、奔马律、心律失常、散在干湿啰音、肝大、腹水、水肿。② 慢性支气管炎(喘息型)：球结膜水肿、发绀、桶状胸、干湿啰音、杵状指(趾)等。③ 气胸：气管偏移、呼吸运动不对称、一侧叩诊呈鼓音、呼吸音减弱、语音传导减弱。④ 支气管哮喘：呼气性呼吸困难、呼气明显延长、散在哮鸣音。⑤ 糖尿病酮症酸中毒：呼吸深快、呼气有烂苹果味,严重时有脱水体征。

3) 辅助检查：根据所考虑的可能病因和鉴别诊断的需要,选择以下相关实验室检查：① 心力衰竭：BNP、心肌损伤标志物、心电图、超声心动图;② 慢性支气管炎(喘息型)：血常规、X线胸片(或胸部 CT);③ 支气管哮喘、气胸：X线胸片(或胸部 CT);⑤ 糖尿病酮症酸中毒：血糖、尿酮体、电解质等。

(3) 第三步,提出初步诊断：本案进一步搜集到的资料如下。

1) 病史：患者 2 周前受凉后咳嗽咯痰,初有发热,咳嗽痰白粘,自服抗生素后热退、但呼吸困难逐渐加重,近日渐致喘促不能平卧,甚则咯吐粉红色泡沫痰,双下肢浮肿。

2)体征:神清,气促,高枕卧位;巩膜轻度黄染,球结膜无水肿,口唇发绀;气管居中,颈静脉怒张,肝-颈静脉反流征(+);桶状胸,叩诊过清音,两肺呼吸音偏低,闻及散在湿啰音、间有哮鸣音,HR 124 bpm,闻及 S_3 奔马律;腹软,肝肋下 2 指,剑突下 3 指,移动性浊音(-);双下肢中度凹陷性水肿。

3)辅助检查结果:① 血常规:白细胞 9.7×10^9/L,中性白细胞 86%,红细胞 4.5×10^{12}/L,血红蛋白 140 g/L;② 血气分析:pH 7.45,PaO_2 56 mmHg,$PaCO_2$ 38 mmHg,SaO_2 88%,BE 2.2;③ 其他检查:BNP 1 250 ng/L,心肌损伤标志物正常范围,即刻血糖 10.8 mmol/L,血钠 134 mmol/L,尿酮体(-);④ 胸片:两肺纹理增粗紊乱,两肺野见数个肺大泡,心脏增大,肺淤血;⑤ 心电图:窦性心动过速,陈旧性前壁心肌梗死,$Ptf_{v1} < -0.04$ mm/秒;⑥ 心脏超声:左心扩大,LVEF 35%。

考虑初步诊断为冠心病(陈旧性前壁心梗),慢性心力衰竭急性加重(NYHA Ⅳ级);慢性支气管炎急性发作,肺气肿,肺大泡,Ⅰ型呼吸衰竭。

诊断依据

• 冠心病,慢性心衰急性加重:有心肌梗死病史,反复发作劳力性呼吸困难 3 年,伴间隙下肢浮肿,因肺部感染症状加重 1 周,不能平卧,伴咯粉红色泡沫样痰。检体发现:颈静脉充盈,肝颈(+),两肺散在湿啰音、哮鸣音,HR 124 bpm,闻及 S_3 奔马律。肝肋下 2 指,剑突下 3 指,双下肢中度凹陷性水肿。辅助检查提示:血浆 BNP 1 250 ng/L;胸片示心脏增大,肺淤血;心脏超声:左心扩大,LVEF 35%。

• 慢支急性发作,肺大泡,Ⅰ型呼衰:患者有慢性支气管炎、肺大泡病史 10 余年。查体:桶状胸,叩诊过清音,两肺呼吸音偏低,闻及散在湿啰音、间有哮鸣音;辅助检查提示:血常规:白细胞 9.7×10^9/L,中性白细胞 86%;血气分析 pH7.45,PaO_2 56 mmHg,$PaCO_2$ 38 mmHg,SaO_2 88%,BE 2.2。X 线胸片示两肺纹理增粗紊乱,肺大泡。

(4)第四步,鉴别诊断

1)支气管哮喘:反复发作呼吸困难当同支气管哮喘相鉴别。患者无明显的过敏史,反复发作咳痰喘多年,发作缓解期间仍有明显的呼吸困难及水肿,呼吸困难以混合性呼吸困难为主要表现,可行肺功能检查和支气管哮喘进一步鉴别。

2)气胸:患者有肺大泡,容易自发性肺大泡破裂而导致气胸。而患者无明显的气管偏移、一侧呼吸音及语颤减弱等体征。胸片未提示气胸,故可排除。

3)糖尿病酮症酸中毒:糖尿病患者在急性感染期可被诱发酮症酸中毒,出现气急,呼吸深快,须予以鉴别。本患者并无明显多尿、口渴多饮、恶心呕吐等,也并不表现为酸中毒的深快呼吸;查体未及呼气烂苹果味、脱水表现等,血糖、尿酮检查及血气分析均未提示酮症酸中毒证据,故可除外本病。

4)肺原性呼吸困难:慢支患者常因肺功能受损而出现呼吸困难,且慢支可导致阻塞性肺疾病、肺心、右心衰而出现体循环淤血如水肿、浆膜腔积液等。左心衰亦可导致劳力性呼吸困难。本例患者从病史来看有既有慢支病史,又有冠心病史,而体征则兼具慢支、肺气肿,左、右心衰的体征。故需依靠实验室检查来进一步判断此次患者呼吸困难的主要矛盾是肺功能不全或是心功能不全。由于 BNP 升高及胸片提示肺淤血,目前患者呼吸困难的主要原因是左心衰肺淤血,慢支急性发作则是心衰加重的诱因。

(三) 呕血案

1.病案资料

男性,36 岁,司机。2007 年 9 月 8 日来诊。

主诉:上腹痛伴恶心 2 天,呕血 2 次。

现病描述:患者 2 天前大量饮酒后,发生上腹疼痛,自服"奥美拉唑"无效。6 小时前疼痛缓解,但觉头晕、眼花、无力,如厕所途中跌倒,呕血 1 次,约 1 200 ml,内混少许食物残渣;送医途中又呕血 1 次,约 400 ml。既往有上腹部节律性疼痛病史。

体格检查:担架抬入诊室。神清,烦躁,面色苍白,四肢湿冷,体温 36.4℃,脉搏 128 次/分,血压 80/60 mmHg,呼吸急促,双肺呼吸音清晰,心率 128 次/分,律齐,心音无减弱,腹部平软,肝、脾未触及,肠鸣音亢进,未闻及气过水声。

2.设问

(1)根据患者的主诉,呕血应考虑哪几种可能病因? 目前有无危及患者生命的主要并发症? 其主要表现有哪些?

(2)为明确诊断,尚需进一步搜集哪些资料? 采集哪些相关病史? 体格检查应重点检查哪些部位? 需要进行的辅助检查有哪些?

(3)归纳整理本例进一步搜集到的资料,提出初步诊断。

(4)进行鉴别诊断。

3.病案分析思路提要

(1)第一步,本例呕血的可能病因:患者因饮酒后急性腹痛,既往有节律性上腹痛史,首先应考虑消化性溃疡。另外,饮酒及暴饮暴食后引起的剧烈腹痛,还应考虑急性胰腺炎;酒食后腹痛还应考虑急性胆囊炎;肝硬化门脉高压所致食道静脉破裂出血。呕血除消化系统疾病外,还应考虑全身出血性疾病(白血病、再生障碍性贫血、血小板减少性紫癜、急性重症肝炎等)。

目前危及生命的并发症:患者因大量呕血(1 600 ml),出现头晕、眼花、无力,出虚汗,面色苍白,四肢冰冷,全身大汗,脉搏加快,血压降低,呼吸急促,烦躁等表现,应为消化道大出血合并失血性休克。

(2)第二步,需进一步收集的资料:根据以上病因考虑,应进一步获取的支持可能病因(诊断)、排除其他病因(鉴别诊断)所需的资料:

1)采史:① 消化性溃疡:慢性、反复发作过程,节律性上腹痛史,在胃溃疡为餐后0.5～1 小时出现,至下餐前自行消失;而十二指肠溃疡多为餐后 1～3 小时出现上腹痛,需服药或进食方可缓解;一旦并发大出血,疼痛缓解。② 急性胰腺炎:急性上腹痛呈束带状,伴恶心、呕吐、发热。③ 急性胆囊炎:油腻食物史,右上腹剧烈绞痛,阵发加剧,放射至右肩背,伴恶心呕吐、发热寒战等,严重者出现黄疸。④ 食道静脉破裂出血:慢性肝病肝硬化病史,及肝硬化临床表现。⑤ 全身出血性疾病:除呕血外,其原发病表现更为突出。通过以上询问,可进一步推断可能病因。

2）查体:体格检查应以腹部为主。① 消化性溃疡:活动期剑突下或上腹部偏右固定而局限的压痛。② 急性胰腺炎:水肿型症状重,体征轻(上腹部压痛);出血坏死型全腹压痛、反跳痛,肠鸣音消失,腹水征(＋)。③ 急性胆囊炎:右上腹压痛和墨菲征(＋),触及肿大的胆囊。④ 食道静脉破裂出血:肝硬化和门脉高压体征(腹壁静脉显露、蜘蛛痣、肝掌、黄疸等)。⑤ 全身出血性疾病:全身皮肤黏膜广泛的出血点或瘀斑。通过体检所获体征,初步确定病因。

3）辅助检查:① 消化性溃疡:胃镜、粪便隐血试验,胃液分析等;② 急性胰腺炎:血常规、血与尿淀粉酶、腹部 B 超、腹部 X 片;③ 急性胆囊炎:血常规、胆囊 B 超等;④ 全身出血性疾病:血小板、出血及凝血功能检查、肝功能检查等。辅助检查结果将进一步提供疾病确诊依据。

（3）第三步,作出初步诊断:本例进一步搜集到的资料归纳整理如下。

1）病史:患者 6 年来经常于餐后 3～4 小时出现上腹疼痛,疼痛时常向右背放射,严重时常于夜间痛醒,伴反酸、嗳气,上腹烧灼感,进食后好转,每年多在春秋发作,自服"甲氰咪呱"后症状缓解。本次大量饮酒后,上腹疼痛加剧,6 小时前腹痛消失,出现头晕、眼花、无力,出虚汗、恶心,先后呕血(约 1 600 ml)等。符合十二指肠溃疡合并出血表现。

2）体征:血压下降,呼吸急促,烦躁。全身无皮疹,巩膜、皮肤未见黄染,心肺(—),腹部平软无压痛,腹壁未见静脉曲张,肝脾未触及,肠鸣音亢进,未闻及气过水声。符合上消化道出血失血性休克表现。

3）辅助检查结果:入院后实验室检查,血常规示 Hb 63 g/L,RBC $19.5×10^{12}$/L,WBC $18.9×10^9$/L,N 0.92,L 0.08;出、凝血时间正常;大便潜血(＋＋＋＋);血、尿淀粉酶正常;肝功能正常。B 超:肝、胆、脾及胰腺、门静脉等均未见异常。急诊胃镜:发现十二指肠球部有一出血性溃疡。排除急性胆囊炎、急性胰腺炎、肝硬化等。

初步诊断为十二指肠球部溃疡合并上消化道出血,失血性休克。

诊断依据

☆　十二指肠球部溃疡:患者为男性、司机,具消化性溃疡易发因素;节律性、餐后 3～4 小时上腹饥饿痛,伴反酸、嗳气,胃部烧灼感,进食后好转,有半夜上腹痛;呈慢性经过(5 年病史)、周期性发作,春秋易发。急诊胃镜:发现十二指肠球部有一出血性溃疡。

☆　上消化道出血:大量饮酒后上腹痛发作,之后呕血 1 600 ml 左右,呕血前腹痛缓解,但有头晕、眼花、无力、心悸等症状。查体:面色苍白,脉搏 128 次/分,肠鸣音亢进。大便潜血阳性。

☆　失血性休克:患者有面色苍白、出虚汗、晕厥、烦躁,并全身大汗;查体示脉搏快,四肢冷,血压 80/60 mmHg。实验室检查提示外周血血红蛋白、红细胞明显减少,白细胞及中性粒细胞明显增多。支持失血性休克。

（4）第四步,鉴别诊断

1）急性胆囊炎:无油腻饮食后上腹部疼痛史,查体墨菲征(-),无黄疸,B超检查胆囊正常。

2）急性胰腺炎:有饮酒后腹痛史,但无血尿淀粉酶增高,B超检查正常。

3）肝硬化门脉高压:无慢性肝炎等病史,查体未见蜘蛛痣、肝掌、腹壁静脉曲张等,肝功检查正常,腹部B超检查示肝、胆、门静脉等正常。

4）出血性疾病:全身无出血点,出、凝血时间等正常。

五、案例诊断讨论(参考答案见本篇附录)

(一) 胸痛案

1. 病案资料

患者男性,69岁,2011年4月10日就诊。

主诉:发作性胸痛4小时。

现病描述:患者4小时前沐浴后突发剧烈的持续性胸骨后疼痛,伴颈部、左上肢疼痛、不适,随后发生1次晕厥,约1分钟后缓解,伴有大汗、头晕、恶心,呕吐1次为胃内容物。曾含服硝酸甘油0.5 mg无效,由救护车急送来院。

体格检查:T 37.1℃,P 110次/分,R 24次/分,BP 110/80 mmHg,急性病容,半卧位,神志清楚。全身皮肤无黄染、皮疹及出血点。全身浅表淋巴结无肿大。巩膜无黄染,双瞳孔正大等圆,对光反应灵敏,口唇无发绀,颈静脉无怒张,气管居中,甲状腺不大。

实验室检查:暂无检验报告。

【讨论一】(病案分析思路训练)

◎ 依据以上病案资料,分析本例胸痛可能病因有哪些?

◎ 根据所推测的病因,需要进一步收集哪些资料以确定诊断及鉴别诊断?

2. 本案进一步收集到的资料

（1）病史:既往有高血压病史15年,间断服用复方降压片,血压波动在140～150/95～100 mmHg,近3年有活动气急;2年前发现高脂血症、脂肪肝。饮酒30余年,每天约半斤,不吸烟。目前气促,不能平卧。

（2）体征:半卧位,口唇略绀,双上肢血压无明显差异,双侧桡动脉搏动一致,双肺底部闻及少许细湿啰音,未闻及胸膜摩擦音。心界饱满,心率110次/分,律齐,$A_2 > P_2$,心尖部可闻及2/6级吹风样收缩期杂音。腹软,全腹无压痛及反跳痛,肝、脾肋下未触及,肝-颈静脉反流征阴性。双下肢不肿。

（3）辅助检查结果:① 血常规:WBC 11.7×10^9/L,N 81%,RBC 4.5×10^{12}/L,Hb 140 g/L;② 小便常规:蛋白微量,WBC 5～6/HP,RBC 0～1/HP;③ TC 6.2 mmol/L,TG 1.9 mmol/L,LDL - C 4.12 mmol/L,HDL - C 0.9 mmol/L;④ 血气分析:pH 7.38,$PaCO_2$ 36.9 mmHg,PaO_2 88.6 mmHg,HCO_3^- 24.8 mmol/L,BE 2.2 mmol/L;⑤ 电解质:血 K^+ 4.43 mmol/L,Na^+ 130.2 mmol/L,Cl^- 93.1 mmol/L;⑥ ECG:窦律,

$ST_{II、III、aVF、V7～V9}$弓背上抬 0.05～0.15 mV，$R_{V7～V9}$电压降低，伴 ST 弓背抬高，$ST_{V1～V3}$水平、下斜型下移 0.1～0.2 mV；⑦ 心肌损伤标志物：CK‐MB：53.0 u/L，TNI 3.5 ng/ml（3.5 μg/L）；⑧ X 线胸片：两肺淤血，主动脉结突出，肺动脉段平，左室圆隆；⑨ 床旁心超：LA 42 mm，LV 51 mm，LV 后壁、侧壁运动减低，二尖瓣少量反流，RA、RV 不大。

【讨论二】（诊断与鉴别诊断训练）

◎ 根据以上提供的资料，提出初步诊断，并说明诊断依据。

◎ 本例胸痛须和哪些疾病进行鉴别诊断？说明排除这些病因的依据。

（二）咳嗽、气急案

1. 病案资料

女性患者，26 岁。2008 年 7 月 3 日初诊。

主诉：咳嗽伴气急 1 周，逐渐加重。

现病描述：患者 1 周以来咳嗽，无痰，伴气急，逐渐加重，并渐感全身倦怠不适，午后低热。发病初曾有右侧胸痛，当时以为"神经痛"而未诊治，持续 2 天后疼痛自行消失。幼年体弱，有反复化脓性扁桃体炎。

体格检查：T 37.7℃，Bp 120/80 mmHg；神清，气略促，皮肤、巩膜无黄染，浅表淋巴结未触及。咽不红，双侧扁桃体已摘除；心界不大，HR 100 bpm，律齐；两肺未及干、湿啰音，右下肺呼吸音低；腹软，全腹无压痛，未及反跳痛，肝脾肋缘下未触及，全腹未触及包块，双下肢无浮肿。

实验室检查：暂无检验报告。

【讨论一】（病案分析思路训练）

◎ 依据以上病案资料，分析本例咳嗽、气急的可能病因有哪些？

◎ 根据所推测的可能病因，需要进一步收集哪些资料？

2. 本案进一步收集到的资料

（1）病史：无畏寒、头痛，或鼻塞、咽痛；无明显消瘦，或潮热盗汗；无胸廓挫伤史。1 周前右侧胸痛，呼吸时加重。

（2）体征：气管略左偏；右侧胸廓饱满，呼吸动度减弱；右锁骨中线第 4 肋间以下、腋中线第五肋间以下、肩胛角线第 7 肋间以下叩诊浊音，伴语颤减弱、呼吸音消失，第 4 前肋间以上可闻及支气管肺泡呼吸音；左肺呼吸音略增强，未闻及干、湿啰音。HR 88 bpm，律齐，未闻及心脏杂音。

（3）辅助检查结果：① 血常规：WBC $5.4×10^9$/L，N 52%，L 42%；RBC $402×10^{12}$/L；Hb 130 g/L。② ECG：窦性心律，正常心电图。③ X 线胸片：右第四前肋间以下大片状浓密阴影，密度均匀；阴影上缘外高内低，呈弧形；膈影模糊。④ UCG：各房室内径正常，心脏瓣膜回声正常，未见狭窄或闭合不全，LVEF65%。

【讨论二】

◎ 根据以上提供的资料，提出初步诊断，并说明诊断依据。

◎ 本例咳嗽、气急需要和哪些疾病进行鉴别诊断？说明排除这些病因的依据。

六、案例诊断考核

(1) 选择临床上(门诊获住院)某一症状待查病例(或标准化患者、视频资料等),以主诉、现病史和初步查体作为主要病案资料进行案例诊断能力考核。

(2) 根据"四步设问"先后完成"病因推测-补充收集资料-综合分析资料提出初步诊断及诊断依据-鉴别诊断及依据"。

(3) 教师对学生案例诊断能力进行"胜任度评定"(供参考)。

1) 不能胜任:不能完成案例诊断和鉴别诊断,无诊断思路。

2) 难以胜任:考核全程需要老师或标准化患者不断提示,勉强作出诊断和鉴别诊断,依据不充分。

3) 部分胜任:考核中需要老师或标准化患者适当提示,才能做出诊断和鉴别诊断,但依据欠充分。

4) 基本胜任:无须提示,诊断思维基本正确,做出初步诊断和鉴别诊断,但依据有所欠缺。

5) 完全胜任:无须任何提示,有正确诊断思维,提出合理诊断和鉴别诊断,并有充分依据。

附 案例讨论参考答案

(一)胸痛案 男性,69岁 2011.4.10初诊

【讨论一】病案分析思路提要

(1) 本例胸痛可能病因有哪些?

本案为急性胸痛,在活动后发病,疼痛部位为胸骨后,伴有大汗、头晕、恶心、呕吐等,故本患者主要应考虑的病变脏器是心脏、肺、主动脉及消化系统等,可能病因包括缺血性心脏病(冠心病)、肺动脉栓塞、主动脉夹层、气胸,以及反流性食管炎或食道裂孔疝。

(2) 需要进一步收集哪些资料以确定患者胸痛病因?

尚需重点采集的相关病史:包括疼痛性质、影响因素、伴随症状等。① 缺血性心脏病:心绞痛常因劳累、体力活动或精神紧张而诱发,持续时间数分钟(15分钟以内),含服硝酸甘油可迅速缓解;而急性心肌梗死(AMI)则含服硝酸甘油无效持续时间半小时以上。② 肺栓塞:有心脏病或近期手术史或长期卧床史,胸痛常伴有呼吸困难与发绀、咯血等。③ 主动脉夹层:突然发生呈撕裂样胸痛,常向背部、腰部及下肢放射,上下肢可发生麻木感或瘫痪,两上肢血压、脉搏可有明显差别。④ 气胸:胸痛伴明显的呼吸困难。⑤ 食管疾病:食管炎呈灼痛或灼热感,吞咽食物时胸骨后疼痛出现或加剧;反流性食管炎的胸骨后烧灼痛,在服用抗酸剂后减轻或消失;食管裂孔疝常在饱食后卧位时发生胸痛。通过以上询问,可初步推断病因。

除生命体征外,重点完成以下数种可能病因相关体征的检查:① 肺部听诊,有无干、湿啰音;② 心脏叩诊,心脏听诊,心率、心律、各瓣膜区有无杂音;③ 触诊双侧桡动脉搏动,

测双上肢血压;④ 腹部检查,尤其注意上腹部有无压痛、反跳痛、肌紧张等。通过检体所得和鉴别,一般可基本确定相关病因。

　　根据基本确定的病因和鉴别诊断的需要,选择以下相关实验室检查:① 缺血性心脏病:心电图(ECG)检查,心肌坏死标志物,冠状动脉造影,超声心动图(UCG);② 主动脉夹层:胸部增强 CT 或 MRI;③ 肺栓塞:动脉血气分析,D-二聚体,胸部 CT;④ 气胸:胸部 X 线平片。检查结果将进一步提供病因确诊依据。

　　可按以下流程进行:

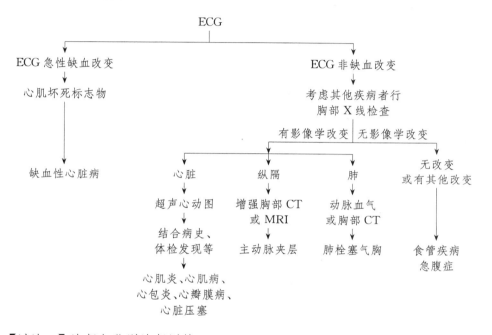

【讨论二】诊断与鉴别诊断训练

(1) 诊断及诊断依据

1) 本案初步诊断

☆　冠状动脉粥样硬化性心脏病(急性下壁、后壁心肌梗死)

　　左房、左室扩大,二尖瓣关闭不全

　　窦性心动过速

　　急性心力衰竭(Killip Ⅱ级)

☆　高血压病

☆　血脂紊乱

2) 诊断依据

☆　冠心病 AMI:患者为老年男性,有高血压、高血脂等冠心病易患因素,急性起病;胸痛 4 小时,向颈部、左上肢放射,伴大汗、头晕、恶心呕吐,含服硝酸甘油不缓解。化验检查示血清 CK-MB 升高,TNI 增高;ECG 有急性下壁、后壁心肌梗死演变;UCG 示 LA、LV 增大,LV 后、下壁运动减低,二尖瓣少量反流。

☆　急性心力衰竭(Killip Ⅱ级)：患者有因 AMI 有急性心衰症状(气急不能平卧)；查体：半卧位，心率增快，心尖部闻及 SM，两下肺闻及湿啰音；X 线胸片示肺淤血。

☆　高血压病、血脂紊乱：既往有高血压病史和血脂异常史。血生化检查提示：TC 6.2 mmol/L，LDL - C 4.12 mmol/L。

(2) 鉴别诊断

☆　心绞痛：活动后诱发剧烈胸痛需与心绞痛鉴别。心绞痛发作持续时间一般不超过 15 分钟，休息或含服硝酸甘油可迅速缓解。本例含服硝酸甘油后不缓解，持续数小时，ECG 提示下壁及正后壁 AMI，血检心肌坏死标志物明显升高，可除外心绞痛。

☆　肺栓塞：急性胸痛，气急，需与肺栓塞鉴别。肺栓塞患者有长期卧床、下肢静脉曲张或深静脉血栓等病史，伴咳血等症状；查体可及胸膜摩擦音，P_2 亢进；ECG 可 $S_I Q_{III} T_{III}$ 表现，血气分析提示低氧、低二氧化碳。本例患者无相关病史特点，ECG 及血气分析未发现上述结果，故可除外肺栓塞。

☆　主动脉夹层：有高血压病史，突然发生的胸痛，需与主动脉夹层鉴别。主动脉夹层急性胸痛常向背部、腰部及下肢放射，或伴两上肢的血压明显差别等。本例患者无上述临床表现，且发病时血压不高，基本可除外此病。

☆　气胸：活动时突然出现的胸痛、呼吸困难，尚需除外气胸。体格检查气管无偏移，无气胸的体征，胸片或胸部 CT 可进一步除外本病。

(二) 咳嗽、气急案　女性，26 岁，2008.7.3 初诊

【讨论一】(病案分析思路提要)

(1) 本例咳嗽、气急的可能病因有哪些？

本案为青年女性，干咳、气急，病程仅周余。起病初有右侧胸痛，呼吸时加重，短时自行缓解；渐出现呼吸困难，左侧卧位加剧。查体右下肺呼吸音低至消失，有低热。根据上述主要症状主要考虑急性呼吸系统疾病，包括胸腔积液、气胸、右下肺炎、肺结核等。此外，干咳、气急也见于左心衰竭：患者自幼反复急性化脓性扁桃体炎(多与链球菌感染有关)，风湿性二尖瓣狭窄应进一步除外；患者病初有右侧胸痛，继则气急、干咳，带状疱疹病毒所致重症心肌炎亦需除外。

(2) 据所推测的病因，需要进一步收集哪些资料？

尚需重点采集的相关病史，包括诱因、伴随症状等：① 肺结核：结核患者接触史、潮热、盗汗，咯鲜血或血痰，进行性消瘦，月经失调？② 肺炎：咯铁锈色样痰，热程？③ 渗出性胸膜炎：深吸气时胸痛加重，健侧卧位气急加重，发热热程和热型？④ 气胸：发病诱因(用力、持重、剧烈活动)，既往自发气胸病史？胸廓外伤史(如肋骨骨折)？⑤ 风湿性心瓣膜病：反复活动气急、心悸，下肢水肿？风湿热病史？⑥ 带状疱疹性病毒性心肌炎：右侧胸壁疱疹、肋间神经痛、心悸胸闷等症状。通过以上询问，可初步推断可能病因。

☆　重点完成以上数种可能病因相关体征的检查：① 肺结核：肺尖部听诊干、湿啰音，午后低热，消瘦等结合感染体征；② 肺炎：肺部实变体征(语音传导增强、呼吸音减弱或消失、管状呼吸音、湿啰音等);③ 渗出性胸膜炎:胸痛时的胸膜摩擦音,气管健侧移位,叩诊浊音或实音,呼吸音减弱伴语音传导减弱,患侧胸廓饱满伴呼吸动度减小;④ 气胸:气管健侧偏移,患侧胸部叩诊鼓音,语音传导减弱;⑤ 风湿性心瓣膜病:心界异常(梨形心、靴型心),心脏杂音(二尖瓣、主动脉瓣),肺底湿啰音,肝-颈静脉反流征阳性,踝部水肿;⑥ 带状疱疹性病毒性心肌炎:心界扩大,心音低钝,奔马律,肺底湿啰音等。通过检体所得和鉴别,一般可基本确定本例咳嗽、气急的相关病因。

☆ 根据基本确定的病因和鉴别诊断的需要,选择以下相关实验室检查:① 肺炎、肺结核:全胸片(胸部 CT)、血常规、痰培养,疑及肺结核则痰找抗酸杆菌和 PPD 试验;② 渗出性胸膜炎:血常规、全胸片、胸水常规检查、生化检查;③ 气胸:全胸片或胸部 CT;④ 风湿性心瓣膜病、病毒性心肌炎:UCG、ECG 等。

【讨论二】(诊断与鉴别诊断训练)

(1)诊断与诊断依据

1)诊断:右侧胸腔积液(结核性胸膜炎?)

2)诊断依据

☆ 青年女性,诱因不明显,急性起病,以右侧胸痛、干咳为最初症状,随着病情变化,胸痛减轻,气急明显,同时出现低热。

☆ 查体:T37.7℃,气管略左偏;右侧胸廓饱满,呼吸动度减弱;右锁骨中线第 4 肋间以下、腋中线第 5 肋间以下、肩胛角线第 7 肋间以下叩诊浊音,伴语颤减弱、呼吸音消失,第 4 前肋间以上可闻及支气管肺泡呼吸音;左肺呼吸音略增强,未闻及干、湿啰音。

☆ 辅助检查:血常规正常;X 线胸片:右第 4 肋间以下大片状浓密阴影,密度均匀;阴影上缘外高内低,呈弧形;膈影模糊。

(2)鉴别诊断

☆ 气胸:气胸亦可表现为急性起病,干咳、胸痛、气急,以及查体气管移向健侧,患侧呼吸音减低或消失、语音传导减弱。但气胸患者肺部体征有患侧叩诊呈鼓音,X 线胸片提示患侧胸腔出现一致性的透亮区,肺纹理消失,可见受压肺边缘,即"气胸线"等于本例患者不符合,故可除外。

☆ 肺炎:肺炎患者可有咳嗽、气急、发热,累及胸膜则有胸痛,肺炎球菌肺炎呈大叶性,患部可有明显肺实变体征(叩浊、呼吸音减弱或消失、语音传导增强),X 线胸片提示渗出改变。而本例语音传导降低、X 线胸片示大片状密度均匀浓密阴影伴外高内低的弧形上缘,均与之不符合,故可除外。

☆ 左心衰:患者可表现为气急、干咳,常于活动后或夜间熟睡中发生;查体有肺底湿啰音,心界扩大,心率增快甚则奔马律等;ECG 可有早搏等心律失常,UCG 检查可发现左心扩大、LVEF 降低等心衰征象,风心则可发现瓣膜病变。本例患者无上述临床特征及相关辅助检查结果,故可基本除外。

☆ 渗出性胸膜炎的病因:本例被诊断为胸腔积液,考虑结核性胸膜炎可能为大;但其确切病因有待进一步通过胸腔穿刺予以胸水检验,以及其他相关检查(如结核感染免疫、肿瘤标志物以及风湿类疾病相关指标等),以进行病因甄别。

(蒋梅先)

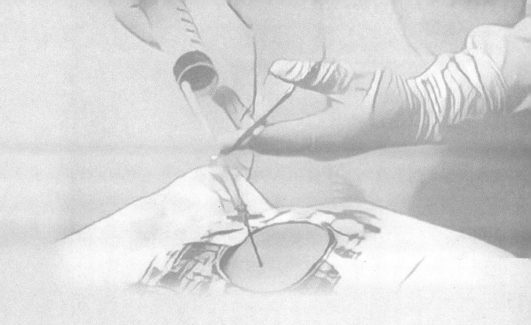

第六篇
临床常用诊断技术操作训练

常用诊断技术是部分疾病诊断的必要措施,有时也作为判断病情和治疗效果的监测方法。根据病情或诊断需要合理选择相关诊断技术,并能规范进行该诊断技术的操作,是医学生必须掌握的技能。在训练中,教师应通过示教,演示操作要点;学生则应逐项练习,直至能独立规范操作。

第二十三章 临床常用诊断技术操作训练

第一节 导 尿 术

一、训练目的

训练导尿术技能。

二、训练要求

掌握导尿术的适应证、禁忌证及其操作方法。

三、训练步骤和方法

1. 场所 门诊治疗室、病房或实训室训练。

2. 对象和器械 尿潴留患者(或导尿视频资料)、技能操作模拟人或导尿操作模块;导尿包、外阴消毒用品、小推车等。

3. 训练方法和步骤

(1) 实训室,教师先讲解适应证、禁忌证和操作要领并示教;学生分组练习,带教老师巡视纠错。

(2) 教师总结。

(3) 观摩:门诊或病房,教师对患者进行导尿;或者观看导尿视频。

四、基本知识

(一) 导尿术适应证

(1) 尿潴留、充溢性尿失禁患者。

(2) 获得未受污染的尿标本。

(3) 尿流动力学检查,测定膀胱容量、压力、残余尿量。

(4) 危重患者监测尿量。

(5) 行膀胱检查(膀胱造影、膀胱内压测量图)。

（6）膀胱内灌注药物进行治疗。

（7）腹部及盆腔器官手术前准备。

（8）膀胱、尿道手术或损伤患者。

（二）导尿术禁忌证

（1）急性下尿路感染。

（2）尿道狭窄及先天性畸形无法留置导尿管者。

（3）相对禁忌证为严重的全身出血性疾病及女性月经期。

（三）术前准备

1. 与患者沟通　让患者了解导尿的必要性、简单的操作过程、可能的并发症、需要配合的动作和注意的事项等，取得患者同意并签字。

2. 术者准备　常规洗手，换上清洁工作服，并带好工作帽和口罩。

3. 用物准备

（1）无菌导尿包：内有治疗碗、导尿管、血管钳、试管、洞巾、纱布、注射器、生理盐水等。

（2）外阴消毒用品：无菌治疗碗、消毒液棉球、血管钳、清洁手套、2％红汞或 0、1％苯扎溴铵。

（3）其他：无菌持物钳、胶布、中单、便盆等。

五、操作方法与步骤

（1）体位：患者仰卧，两腿屈膝外展，臀下垫中橡胶单。患者先用肥皂液清洗外阴，男患者翻开包皮清洗。

（2）消毒铺巾：以棉球蘸取消毒液由内向外环形消毒尿道口及外阴部，之后外阴部覆盖无菌洞巾，男性则用消毒巾裹住阴茎，露出尿道口。

（3）术者戴无菌手套站于患者右侧，以左手拇、示二指挟持阴茎，女性则分开小阴唇露出尿道口，右手将涂有无菌润滑油之导尿管慢慢插入尿道，导尿管外端用止血钳夹闭，将其开口置于消毒弯盘中。男性约进入 15～20 cm，女性约进入 6～8 cm，松开血管钳，尿液即可流出。

（4）需作细菌培养者，留取中段尿于无菌试管中送检。

（5）术后将导尿管夹闭后再徐徐拔出。如需留置导尿，则夹闭导尿管，连接注射器，根据导尿管上注明的气囊容积向气囊注入等量（约 20 ml）无菌溶液，轻拉导尿管有阻力感，即证明导尿管固定于膀胱内（图 23 - 1）。集尿袋固定于床旁，安置妥当后放开夹闭的导尿管，保持引流通畅。

（6）导尿成功后男性患者需将包皮复位，

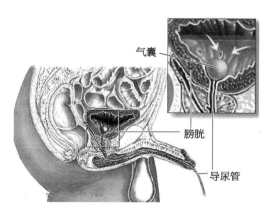

气囊

膀胱

导尿管

图 23 - 1　导尿管留置

撤下洞巾,擦净外阴。

六、注意事项

（1）严格无菌操作,预防尿路感染。

（2）插入尿管动作要轻柔,以免损伤尿道黏膜,若插入时有阻挡感可更换方向再插,见有尿液流出时再插入 2 cm,勿过深或过浅,尤忌反复抽动尿管。

（3）选择导尿管的粗细要适宜。

（4）对膀胱过度充盈者,排尿宜缓慢以免骤然减压引起出血或晕厥,体质极度虚弱者第一次导尿量不可超过 1 000 ml。

（5）测定残余尿时,嘱患者先自行排尿,然后导尿。残余尿量如超过 100 ml 则表示有尿潴留。

（6）留置导尿时,应经常检查尿管固定是否有脱出,必要时以生理盐水每日冲洗膀胱一次;每隔 5～7 日更换导尿管一次,再次插入前应让尿道松弛数小时,再重新插入。

七、考核方法

（1）利用模拟人或导尿操作模块完成导尿术,并叙述部分操作过程。

（2）根据学生操作的准确性、熟练性及回答问题情况,由指导老师作出胜任度评分（表 23－1）。

表 23－1　学生导尿术操作胜任度评价

评价项目	评价				
	A	B	C	D	E
患者准备					
体位					
消毒铺巾					
插导尿管					
操作结束后处理					

注:胜任度评价参考标准:A. 操作需由指导老师来完成;B. 需在老师全程指导下完成操作;C. 操作中需指导老师不时地提示;D. 可独立操作,但需指导老师在场以防万一;E. 可完全独立操作,无须指导老师在场。

（闫平慧）

第二节　骨髓穿刺术

一、训练目的

训练骨髓穿刺技能。

二、训练要求

掌握骨髓穿刺的适应证、禁忌证及其操作方法。

三、训练步骤和方法

1. 场所　门诊治疗室、病房或实训室。

2. 对象和器械　患者或模拟人；骨髓穿刺包、小推车、玻片、培养瓶、染色体瓶、免疫分型管、注射盘等。

3. 训练方法和步骤

（1）由教师先讲解适应证、禁忌证和操作要领后进行示教。

（2）学生分组练习，带教老师巡视纠错。

（3）教师总结。

四、基本知识

（一）骨髓穿刺适应证

（1）各种贫血和出血性疾病诊断。

（2）各种血液肿瘤性疾病的诊断如白血病等。

（3）骨髓转移肿瘤的诊断。

（4）骨髓培养。

（5）骨髓寄生虫检查。

（6）原因不明的肝、脾、淋巴结肿大及某些发热原因未明者。

（7）某些代谢性疾病的确诊，如戈谢病的骨髓 Gaucher 细胞。

（8）观察血液病及其他骨髓侵犯疾病的治疗反应和判断预后。

（9）骨髓移植时采集足量的骨髓。

（二）骨髓穿刺禁忌证

（1）绝对禁忌证：各种血友病。

（2）相对禁忌证：严重出血性疾病、穿刺部位炎症。

（三）术前准备

（1）与患者沟通：让患者了解骨髓穿刺的必要性、简单的操作过程、可能的并发症、需要配合的动作和注意的事项等，取得患者同意并签字。

（2）了解有无严重出血性疾病特别是血友病的可能性，必要时进行凝血相关检查。

（3）术者常规洗手，换上清洁工作服，并带好工作帽和口罩。

（4）用物准备：骨髓穿刺针、纱布洞巾、无菌橡皮手套、无菌注射器、无菌纱布和胶布、2％碘酒或碘伏、75％乙醇、治疗盘、消毒棉签、2％利多卡因注射液、玻片、培养瓶、染色体瓶、免疫分型管等。

五、操作方法与步骤

(1) 体位：胸骨或髂前上棘穿刺时，患者取仰卧位，前者需用枕头垫于背后，以使胸部稍突出；髂后上棘穿刺时，患者取侧卧位；腰椎棘突穿刺时取坐位或侧卧位。

(2) 选择穿刺点：① 髂前上棘穿刺点，位于髂前上棘后 1~2 cm，该部骨面较平，易于固定，操作方便；② 髂后上棘穿刺点，位于骶椎两侧，臀部上方突出的部位；③ 胸骨穿刺点，胸骨柄或胸骨体相当于第一、二肋间隙的位置，胸骨较薄(约 1 cm 左右)，其后方为心房和大血管，严防穿通胸骨发生意外；④ 腰椎棘突穿刺点，位于腰椎棘突突出处。

(3) 皮肤消毒：常规消毒皮肤，以穿刺点为中心，同心圆式由内向外逐渐消毒，直径 10~15 cm，一般消毒 2~3 次。术者戴上无菌手套，覆盖无菌洞巾，用胶布固定。

(4) 局部麻醉：局麻前核对麻醉药品，用 2% 利多卡因在穿刺点作局部皮肤、皮下及骨膜麻醉。一般针头斜面朝上，针与皮肤表面呈 15°角，适当速度进针，然后缓慢注射麻药在皮下形成一个皮丘，回抽无血后逐步进针并注射麻药，直至骨面，做"品"字形多点麻醉，局麻后用纱布轻压片刻。

(5) 穿刺进针：检查穿刺针是否通畅及有无阻塞断裂等。将骨髓穿刺针固定器固定在适当的长度上(胸骨穿刺约 1 cm，髂骨穿刺约 1.5 cm，肥胖者可适当放长)，用左手的拇指和示指固定穿刺部位，以右手持针向骨面垂直刺入(若为胸骨穿刺，则应保持针体与骨面成 30°~40°角)，当针尖接触骨质后则将穿刺针围绕针体长轴左右旋转，缓缓钻刺骨质，当感到阻力消失，且穿刺针已固定在骨内时，表示已进入骨髓腔。若穿刺针未固定，则应再钻入少许达到能固定为止。

(6) 抽液量：拔出针芯，放入无菌盘内，接上干燥的 10 ml 或 20 ml 注射器，抽骨髓时，注射器内预先留 2~3 ml 空气，用适当力量抽吸，若针头确在骨髓腔内，抽吸时患者感到一种轻微锐痛，随即有少量红色骨髓液进入注射器中。① 涂片标本 0.1~0.2 ml 为宜。将抽取的骨髓液滴于载玻片上，涂片要迅速，推出头、体、尾部，制作涂片 5~6 张，送检细胞形态学及细胞化学染色检查。② 细菌培养，标本 5~10 ml，注射到无菌培养瓶中。③ 染色体检查，标本 5 ml 注射到染色体瓶。④ 干细胞培养，标本 5 ml 注射到干细胞培养瓶。⑤ 流式免疫分型，标本 3 ml 注射到 EDTA 抗凝管。操作过程中多与患者交流，注意患者反应。

(7) 抽吸完毕，将针芯重新插入，左手取无菌纱布置于针孔处，右手将穿刺针连同针芯一起拔出，随即将纱布盖于针孔上，并按压 5~10 分钟(对血小板减少患者需适当延长压迫时间)，再用胶布将纱布加压固定。术者整理用物。术后应嘱患者静卧休息，保持穿刺点干洁 3 天，以防感染。

六、注意事项

(1) 操作应选择在治疗室进行，如因病情需要在病室床旁进行时，周围宜用屏风遮蔽，限制室内人员数量，尽量减少室内人员走动。严格遵守无菌操作规程，避免髓腔感染。

　　（2）术前应做出、凝血时间检查,有出血倾向患者操作时应特别注意,对血友病患者禁止做骨髓穿刺。

　　（3）穿刺针经皮肤达骨膜后,针应与骨面垂直,缓慢旋转进针,持针须稳妥,切忌用力过猛或针头在骨面上滑动。胸骨穿刺不可垂直进针,不可用力过猛,以防穿透内侧骨板。

　　（4）注射器与穿刺针必须干燥,以免发生溶血。

　　（5）抽吸液量如为做细胞形态学检查不宜过多,以免影响有核细胞增生度的判断、细胞计数及分类结果。同时要做涂片及培养者,则于骨髓涂片后,再接上注射器抽取骨髓液送骨髓培养。若患者需行骨髓活检,则先行骨髓活检再行骨髓穿刺检查。

　　（6）如未能抽出骨髓液,则可能是针腔被皮肤或皮下组织块堵塞或干抽,此时应重新插上针芯,稍加旋转或再钻入少许或退出少许,拔出针芯,如见针芯带有血迹时,再行抽吸即可取得骨髓液。

　　（7）若穿刺时感到骨质坚硬,穿不进髓腔时,应做骨骼 X 线检查,以除外大理石骨病;不可强行操作,以防断针。

　　（8）骨髓液取出后应立即涂片,否则会很快发生凝固,使涂片失败。需同时作外周血涂片,以作对照。

七、考核方法

　　1. 骨髓穿刺要点问答（选答以下 2～3 题）

　　（1）骨髓穿刺的目的是什么?

　　（2）骨髓穿刺的适应证和禁忌证是什么?

　　（3）常用的骨髓穿刺部位有哪些,如何选择?

　　（4）胸骨穿刺的位置、进针方向及进针深度如何?

　　（5）判断骨髓取材良好的指标是什么?

　　（6）抽不出骨髓有哪些可能,如何处理?

　　2. 利用模拟人或骨髓穿刺操作模块进行骨髓穿刺,并叙述部分操作过程。

　　3. 根据学生操作的准确性、熟练性及回答问题情况,由指导老师作出胜任度评分（表 23 - 2）。

表 23 - 2　学生骨髓穿刺术操作胜任度评价

评 价 项 目	评　价				
	A	B	C	D	E
患者准备					
体位					
穿刺点定位					
消毒铺巾					
麻醉					

（续表）

评 价 项 目	评 价				
	A	B	C	D	E
穿刺					
抽液					
拔针					

注：胜任度评价参考标准：A. 操作需由指导老师来完成；B. 需在老师全程指导下完成操作；C. 操作中需指导老师不时地提示；D. 可独立操作，但需指导老师在场以防万一；E. 可完全独立操作，无须指导老师在场。

（周郁鸿）

第三节　胸腔穿刺术

一、训练目的

训练胸腔穿刺技能。

二、训练要求

掌握胸腔穿刺的适应证、禁忌证及其操作方法。

三、训练步骤和方法

1. 场所　门诊治疗室、病房或实训室训练。

2. 对象和器械　胸腔积液患者（或胸穿视频资料）、技能操作模拟人或操作模块；胸腔穿刺包、引流管、引流瓶、皮肤消毒剂、2%利多卡因、生理盐水、注射器。

3. 训练方法和步骤

（1）实训室，由教师先讲解适应证、禁忌证和操作要领并示教；学生分组练习，带教老师巡视纠错。

（2）教师总结。

（3）观摩：门诊或病房，教师对患者进行胸穿，学生观摩；或观看胸穿视频。

四、基本知识

（一）胸腔穿刺适应证

（1）胸腔积液需要明确诊断。

（2）大量胸腔积液产生呼吸困难等压迫症状，抽出液体促进肺复张，缓解症状。

（3）胸膜腔内给药。

（二）胸腔穿刺禁忌证

对有凝血功能障碍或重症血小板减少者应慎用，必要时可补充一定量的凝血因子或血小板，使血液的出凝血功能得到部分纠正后，再行胸腔穿刺。

（三）术前准备

1. 患者准备　① 测量生命体征（心率、血压、呼吸）；② 向患者解释胸腔穿刺的目的、操作过程、可能的风险，确认患者无穿刺禁忌、无利多卡因过敏；③ 告知需要配合的事项（操作过程中避免剧烈咳嗽，保持体位，如有头晕、心悸、气促等不适及时报告）；④ 签署知情同意书。

2. 材料准备　① 胸腔穿刺包：内含弯盘 2 个、尾部连接乳胶管的 16 号和 18 号胸腔穿刺针各 1 根、中弯止血钳 4 把、洞巾 1 块、巾钳 2 把、棉球 10 个、纱布 2 块、小消毒杯 2 个、标本留置小瓶 5 个；② 消毒用品：2.5％碘酊和 75％酒精，或 0.5％碘伏；③ 麻醉药物：2％利多卡因 5 ml；④ 其他：5 ml 和 50 ml 注射器各 1 个、500 ml 标本容器 2 个、胶布 1 卷、1 000 ml 量筒或量杯 1 个、有靠背的座椅 1 个、抢救车 1 部、无菌手套 2 副。

3. 操作者准备　① 两人操作；② 操作者洗手，戴帽子、口罩和无菌手套。

五、操作方法与步骤

（1）体位：常规取直立坐位，患者坐位面向椅背，两前臂合抱置于椅背上，或将前胸靠在床头桌上，头部伏于前臂上不能起床者可取半坐卧位，患侧前臂上举置于枕部。

（2）定位穿刺点：主要是根据患者胸腔积液的范围而定，常选择腋前线第五肋间，腋中线第六、七肋间，腋后线第七、八肋间，肩胛下角线第七、八肋间。穿刺点应避开局部皮肤感染灶。

（3）常规消毒皮肤，以穿刺点为中心由内向外环形消毒直径 15 cm 左右范围。

（4）打开一次性使用胸腔穿刺包，依次戴无菌手套，覆盖消毒洞巾，检查胸腔穿刺包内物品，注意胸穿针与抽液用注射器连接后检查是否通畅（同时检查是否有漏气情况）。

（5）术者以 5 ml 注射器抽取 2％利多卡因 2～3 ml，注射器垂直于皮肤表面，在穿刺部位沿肋骨上缘缓缓刺入，由表皮至胸膜壁层进行局部逐层麻醉。操作时注意间断负压回抽，如无液体或鲜血吸出，则注射麻醉药逐层麻醉各层组织，直至有液体吸出，则提示进入胸膜腔，记录进针长度。

（6）将胸穿针与抽液用注射器连接，并用血管钳夹住穿刺针后部软管，保证引流管闭合紧密不漏气。术者以一手示指与中指固定穿刺部位皮肤，另一手持穿刺针沿麻醉处缓缓刺入，当针锋抵抗感突感消失时，打开血管钳使其与胸腔相通，进行抽液。助手用血管钳协助

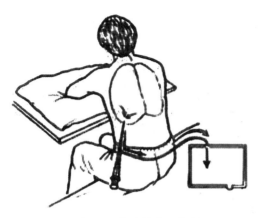

图 23-2　胸腔引流示意图

固定穿刺针,以防刺入过深损伤肺组织。注射器抽满后用血管钳夹住引流管,排出液体至引流袋内(或送检标本瓶),记数抽液量。

(7)抽液结束拔出穿刺针,局部消毒,覆盖无菌纱布,稍用力压迫片刻,用胶布固定。需持续引流者,抽液结束后将引流管连接引流瓶,穿刺处同样覆盖无菌纱布。

六、注意事项

(1)操作前应向患者说明穿刺目的,消除顾虑,同时签好知情同意书;对精神紧张者,可于术前半小时给地西泮 10 mg 以镇静。

(2)操作中应密切观察患者的反应,如患者出现头晕、面色苍白、出汗、心悸、胸部压迫感或剧痛、晕厥等胸膜过敏反应,或出现连续性咳嗽、气短、咳泡沫痰等现象时,立即停止抽液,并皮下注射 0.1%肾上腺素 0.3～0.5 ml,或进行其他对症处理。

(3)一次抽液不应过多、过快。诊断性抽液 50～100 ml 即可;减压抽液,首次不超过 600 ml,以后每次不超过 1 000 ml。如为脓胸,条件允许情况下,每次尽量抽尽。

(4)严格无菌操作,操作中要始终保持胸膜负压,防止空气进入胸腔。

(5)应避免在第九肋间以下穿刺,以免穿透膈肌损伤腹腔脏器。

(6)操作前后测量患者生命体征,操作后嘱患者卧位休息 30 分钟。

七、考核方法

(1)利用模拟人或胸腔穿刺操作模块进行胸腔穿刺,并叙述部分操作过程。

(2)根据学生操作的准确性、熟练性及回答问题情况,由指导老师作出胜任度评分(表 23-3)。

表 23-3　学生胸腔穿刺术操作胜任度评价

评 价 项 目	评　　价				
	A	B	C	D	E
患者准备					
体位					
穿刺点定位					
消毒铺巾					
麻醉					
穿刺					
抽液					
拔针					

注:胜任度评价参考标准:A. 操作需由指导老师来完成;B. 需在老师全程指导下完成操作;C. 操作中需指导老师不时地提示;D. 可独立操作,但需指导老师在场以防万一;E. 可完全独立操作,无须指导老师在场。

(闫平慧)

第四节　腹腔穿刺术

一、训练目的

训练腹腔穿刺技能。

二、训练要求

掌握腹腔穿刺的适应证、禁忌证及其操作方法。

三、训练步骤和方法

1. 场所　门诊治疗室、病房或实训室。

2. 对象和器械　腹水患者(或腹腔穿刺视频资料)、技能操作模拟人或操作模块;腹腔穿刺包、无菌手套、口罩、帽子、2%利多卡因、碘伏、5 ml注射器、20 ml注射器、50 ml注射器、消毒用品、胶布、盛器、量杯、弯盘、500 ml生理盐水、腹腔内注射所需药品、无菌试管数只、靠背椅等。

3. 训练方法和步骤

(1) 实训室,教师先讲解适应证、禁忌证和操作要领并示教;学生分组练习,带教老师巡视纠错。

(2) 教师总结。

(3) 观摩:病房或门诊,教师对患者进行腹腔穿刺,学生观摩;或观看腹穿视频。

四、基本知识

(一) 腹腔穿刺适应证

(1) 腹腔积液性质不明,协助诊断。

(2) 大量腹水引起严重腹胀、胸闷、气促、少尿等症状。

(3) 腹腔内注入药物。

(4) 腹水回输治疗。

(5) 人工气腹。

(二) 腹腔穿刺禁忌证

(1) 躁动不能合作。

(2) 肝性脑病前期(相对禁忌证)及肝性脑病。

(3) 电解质严重紊乱。

(4) 腹膜炎广泛粘连。

(5) 包虫病。

（6）巨大卵巢囊肿。

（7）明显出血倾向。

（8）妊娠中后期。

（9）肠麻痹、腹部胀气明显。

（三）术前准备

1. 患者准备　① 签署知情同意书；② 有严重凝血功能障碍者需输血浆或相应凝血因子,纠正后再实施；③ 过敏体质者需行利多卡因皮试,阴性者方可实施；④ 穿刺前先嘱患者排尿,以免穿刺时损伤膀胱。

2. 材料准备　① 腹腔穿刺包：内有弯盘 1 个、止血钳 2 把、组织镊 1 把、消毒碗 1 个、消毒杯 2 个、腹腔穿刺针(针尾连接橡皮管的 8 号或 9 号针头) 1 个、无菌洞巾、纱布 2～3 块、棉球、无菌试管数支(留送常规、生化、细菌、病理标本等,必要时加抗凝剂), 5 ml、20 ml 或 50 ml 注射器各 1 个及引流袋(放腹水时准备)(由助手撕开包装,术者戴无菌手套后放入穿刺包内)；② 常规消毒治疗盘 1 套：碘酒、酒精、胶布、局部麻醉药(2% 利多卡因 10 ml)、无菌手套 2 副；③ 其他物品：皮尺、多头腹带、盛腹水的容器、培养瓶(需要做细菌培养时)。如需腹腔内注药,准备所需药物。

3. 操作者准备　① 核对患者信息；② 术者按六步洗手法清洗双手后,准备操作；③ 根据病情安排适当体位,如坐位、平卧位、半卧位或稍左侧卧位；④ 协助患者暴露腹部,背部铺好腹带(放腹水时)。

五、操作方法与步骤

（1）体位：常规取平卧位、半卧位或稍左侧卧位。

（2）确定穿刺点：① 位置 1：一般取左下腹部脐与左髂前上棘连线中外 1/3 交点处；② 位置 2：取脐与耻骨联合连线中点上方 1.0 cm、偏左或偏右 1.8 cm 处；③ 位置 3：少量腹水患者取侧卧位,取脐水平线与腋前线或腋中线交点；④ 包裹性积液需在 B 超定位后穿刺(图 23 - 3)。

（3）皮肤消毒：用碘伏在穿刺部位由内向外进行皮肤消毒,消毒范围直径约 15 cm；待碘伏晾干后,再重复消毒一次。戴无菌手套,打开腹腔穿刺包,铺无菌洞巾。

局部麻醉：以 5 ml 注射器抽取 2% 利多卡因 2 ml,自皮肤至腹膜壁层局部逐层麻醉,麻醉皮肤局部应有皮丘,注药前应回抽,观察无血液、腹水后,方可推注麻醉药。

（4）左手固定穿刺部皮肤,右手持针经麻醉处垂直刺入腹壁,待针锋抵抗感突然消失时,示针尖已穿过腹膜壁层；助手戴手套后用消毒血管钳协

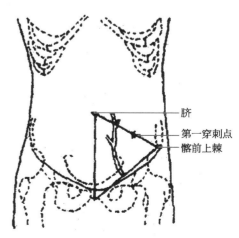

图 23 - 3　腹腔穿刺点

脐
第一穿刺点
髂前上棘

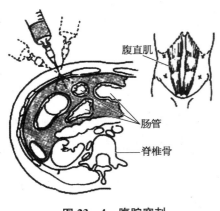

腹直肌

肠管

脊椎骨

图 23－4　腹腔穿刺

助固定针头,术者抽取腹水,并留样送检(图 23－4)。

(5) 抽液完毕,拔出穿刺针,穿刺点用碘伏消毒后,覆盖无菌纱布,稍用力压迫穿刺部位数分钟,用胶布固定。

(6) 术后测量腹围、脉搏、血压。如无异常情况,送患者回病房卧床休息。

六、注意事项

(1) 术中密切观察患者,如有头晕、心悸、恶心、气短、脉搏增快及面色苍白等,应立即停止操作,并进行适当处理。

(2) 抽液不宜过快、过多,肝硬化患者一次放液一般不超过 3 000 ml,抽液过多可诱发肝性脑病和电解质紊乱。

(3) 抽液时若流出不畅,可将穿刺针稍作移动或稍变换体位。

(4) 注意无菌操作,以防止腹腔感染。

七、考核方法

(1) 利用模拟人或腹腔穿刺操作模块进行腹腔穿刺,并叙述部分操作过程。

(2) 根据学生操作的准确性、熟练性及回答问题情况,由指导老师作出胜任度评分(表 23－4)。

表 23－4　学生腹腔穿刺术操作胜任度评价

评 价 项 目	评　　　价				
	A	B	C	D	B
患者准备					
体位					
穿刺点定位					
消毒铺巾					
麻醉					
穿刺					
抽液					
拔针					

注:胜任度评价参考标准:A. 操作需由指导老师来完成;B. 需在老师全程指导下完成操作;C. 操作中需指导老师不时地提示;D. 可独立操作,但需指导老师在场以防万一;E. 可完全独立操作,无须指导老师在场。

(闫平慧)

第五节　腰椎穿刺术

一、训练目的

训练腰椎穿刺技能。

二、训练要求

掌握腰椎穿刺的适应证、禁忌证及其操作方法。

三、训练步骤和方法

1. 场所　门诊治疗室、病房或实训室。

2. 对象和器械　需进行腰穿的患者(或腰穿视频)、技能操作模拟人或操作模块;骨髓穿刺包、腰椎穿刺包、清洁盘、无菌手套、洞巾、1%～2%普鲁卡因、纱布等。

3. 训练方法和步骤

(1) 实训室,由教师先讲解适应证、禁忌证和操作要领并示教。学生分组练习,带教老师巡视纠错。

(2) 教师总结。

(3) 观摩:病房或门诊,教师对患者进行腰椎穿刺,学生观摩;或观看腰穿视频。

四、基本知识

(一) 腰椎穿刺适应证

(1) 在下列情况下需进行脑脊液分析以协助诊断:脑膜炎、脑炎、吉兰-巴雷综合征、脊髓炎、蛛网膜下腔出血、淋巴瘤、脑膜转移性肿瘤及其他情况。

(2) 脑脊液压力及脑脊液动力学检查。

(3) 注射造影剂及药物:脊髓造影时用注射造影剂;注射抗肿瘤药、镇痛药及抗生素。

(二) 腰椎穿刺禁忌证

(1) 颅内压增高,有脑疝形成的征兆。

(2) 穿刺点附近感染。

(3) 凝血功能障碍。

(4) 休克、衰竭或濒危状态。

(5) 后颅窝有占位性病变。

(三) 术前准备

1. 患者准备　① 向患者交代腰椎穿刺的目的、操作过程和可能的风险;② 签署知情同意书。

2. 材料准备　①消毒腰椎穿刺包：内含弯盘、腰椎穿刺针、洞巾、止血钳、巾钳、小消毒杯、纱布、标本容器；②无菌手套；③操作盘；④5 ml 注射器；⑤一次性测压管；⑥2%利多卡因；⑦碘伏、纱布、胶布。

3. 核对患者信息

五、操作方法与步骤

（1）体位：患者取侧卧位，脊柱靠近床沿，腰背部与床面垂直，头向前胸部屈曲、脊柱与检查台面平行，双手抱膝，尽量使脊背弯曲致椎间隙加宽，以便于进针。

（2）穿刺点：通常取第3、4腰椎棘突间隙为穿刺点。有时也可在上一或下一腰椎间隙。

（3）局部皮肤常规消毒，术者戴无菌手套，铺无菌洞巾，检查器械。

（4）于第3、4腰椎间隙皮下注射利多卡因，产生皮丘，然后针尖稍斜向头部，间断负压回抽，逐层麻醉深部结构。

（5）术者左手固定穿刺部位周围皮肤，右手持穿刺针，从棘间隙刺入皮肤、皮下，使穿刺针垂直于脊平面（垂直背部、针尾端向患者足侧偏斜30°～45°），儿童一般2～4 cm，可见脑脊液流出，若无脑脊液可将穿刺针捻转或略作深浅调整即获得（个别患者因压力过低须用注射器轻吸一下才有脑脊液流出）。

（6）穿刺成功后嘱患者全身放松，留取脑脊液送检。

（7）放出脑脊液后，拔出穿刺针，对穿刺部位进行消毒，覆盖无菌纱布，稍加压防止出血，胶布固定。

（8）术后患者去枕俯卧4～6小时，以免引起术后低颅压头痛。

六、注意事项

（1）严格掌握禁忌证，凡疑有颅内压升高者必须先做眼底检查，如有明显视盘水肿或有脑病先兆者，禁忌穿刺。

（2）穿刺时患者如出现呼吸、脉搏、面色异常等情况时，立即停止操作，并作相应处理。

（3）鞘内给药时，应先放出等量脑脊液，然后再等量置换药液注入。

七、考核方法

（1）利用模拟人或腰椎穿刺操作模块进行腰椎穿刺，并叙述部分操作过程。

（2）根据学生操作的准确性、熟练性及回答问题情况，由指导老师作出胜任度评分（表23－5）。

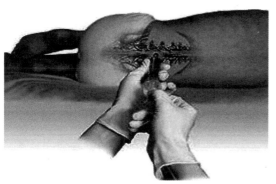

图 23－5　腰椎穿刺

表 23-5　学生腰椎穿刺术操作胜任度评价

评价项目	评价				
	A	B	C	D	E
患者准备					
体位					
穿刺点定位					
消毒铺巾					
麻醉					
穿刺					
抽液					
拔针					

注：胜任度评价参考标准：A. 操作需由指导老师来完成；B. 需在老师全程指导下完成操作；C. 操作中需指导老师不时地提示；D. 可独立操作，但需指导老师在场以防万一；E. 可完全独立操作，无须指导老师在场。

（闫平慧）

第六节　中心静脉压测定术

一、训练目的

训练中心静脉压测定技能。

二、训练要求

掌握中心静脉压测定的适应证、禁忌证及其操作方法。

三、训练步骤和方法

1. 场所　门诊治疗室、病房或实训室。

2. 对象和器械　需要测定中心静脉压的患者（或中心静脉压穿刺视频），技能操作模拟人或操作模块；输液套装、消毒用品、刻度压力板。

3. 实训方法和步骤

（1）实训室，由教师先讲解适应证、禁忌证和操作要领后进行示教；学生利用操作模块或模拟人分组练习，带教老师巡视纠错。

（2）教师总结。

（3）观摩：病房或门诊，教师对患者进行中心静脉压测定，学生观摩；或观看中心静脉压测定视频。

四、基本知识

(一) 中心静脉压测定适应证

(1) 原因不明的急性循环衰竭患者,测定中心静脉压借以鉴别是否血容量不足抑或心功能不全。

(2) 鉴别心力衰竭是因循环负荷过量或是心肌正性肌力下降所致。

(3) 血压正常但伴有少尿或无尿时,借以鉴别少尿原因为肾前性因素(缺水)抑或为肾性因素(肾功能衰竭)。

(4) 危重患者、大手术或其他需要大量输血、补液时,对血容量、心功能状态以及周围血管阻力的监测,防止发生循环负荷过重的危险。

(二) 中心静脉压测定禁忌证

对有凝血功能障碍或重症血小板减少等有出血倾向者。

(三) 术前准备

1. 患者准备　① 测量生命体征(心率、血压、呼吸);② 向患者解释中心静脉穿刺的目的、操作过程、可能的风险,确认患者无穿刺禁忌、无利多卡因过敏;③ 告知需要配合的事项,签署知情同意书。

2. 材料准备　① 输液套装:一次性无菌输液器、250 ml 生理盐水;② 刻度压力板。

3. 操作者准备　操作者洗手,戴帽子、口罩和无菌手套。

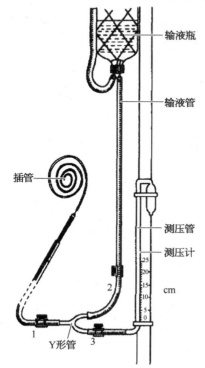

图 23 - 6　中心静脉压测定装置

五、操作方法与步骤

1. 体位　患者取仰卧位。

2. 途径　可经锁骨下静脉、颈内静脉穿刺插管至上腔静脉,也可经股静脉穿刺插管至下腔静脉。但在腹内压增高等情况下,应选择上腔静脉测压。

3. 连接导管　将三通前后两端分别连测压管和静脉输液瓶。将三通另一端与中心静脉管相连。

4. 确定零点位置　将测压计零点与患者右心房保持同一水平上,即患者平卧时,相当于右侧腋中线第四肋间。

5. 测量中心静脉压　操作时先把 1 处夹紧,使静脉导管关闭,然后将输液器和测压管与三通管连接处 2、3 的夹子松开,使输液瓶液体充满测压计到高于预计的静脉压之上。再把输液管 2 处夹紧,松开 1 处夹子,使静脉导管与测压计想通。此刻可观察到测压管内水柱因静脉压的高低而上升或下降,当到达一定水平,水柱不再上下移动时,水柱液面在测压计上的对应刻度就是中心静脉压。

六、注意事项

（1）操作时必须严格无菌。

（2）测压管零点必须与右心房中部在同一平面，体位变动后应重新校正零点。

（3）导管应保持通畅，否则会影响测压结果。

（4）测压时如出现静脉压突然升高且有显著波动，可能是静脉导管尖进入右心室所致，应抽出一小段后再测压。

（5）每次测压，倒流入测压管内的血液需冲洗干净，防止形成血栓堵塞导管。

七、考核方法

（1）利用模拟人或中心静脉压测定操作模块进行中心静脉压测定，并叙述部分操作过程。

（2）根据学生操作的准确性、熟练性及回答问题情况，由指导老师作出胜任度评分（表 23 - 6）。

表 23 - 6 学生中心静脉压测定操作胜任度评价

评价项目	评价				
	A	B	C	D	E
患者准备					
体位					
途径					
连接导管					
确定零点位置					
测量中心静脉压					

注：胜任度评价参考标准：A. 操作需由指导老师来完成；B. 需在老师全程指导下完成操作；C. 操作中需指导老师不时地提示；D. 可独立操作，但需指导老师在场以防万一；E. 可完全独立操作，无须指导老师在场。

附 颈静脉穿刺

1. 用物准备 中心静脉导管穿刺包（5 ml 无菌注射器、穿刺针、导丝、深静脉导管、皮肤扩张器、平头压力探针、无菌孔巾），无菌纱布，无菌镊子，75% 酒精，无菌手套，缝皮针，不吸收缝线；2% 利多卡因 2 ml，生理盐水 10 ml，肝素 2 ml。

2. 操作步骤

（1）体位：颈动脉穿刺患者头低 15°～20°，右肩背部略垫高，头略转向左侧，使颈部伸展。

（2）穿刺点：触摸右侧胸锁乳突肌的胸骨头和锁骨头以及与锁骨所形成的三角，在三角形的顶部触及颈总动脉搏动,在搏动的外侧旁开 0.5~1 cm 为穿刺点。

(3) 消毒铺巾:消毒范围上至下颌角,下至乳头水平,内侧过胸骨中线,外侧至腋前线。铺无菌洞巾。若患者在清醒状态下穿刺,则需要逐层局部浸润麻醉。

(4) 试穿:使用 5 ml 注射器作为试探针,针与皮肤呈 30°~45°角,针尖指向同侧乳头或锁骨中、内 1/3 交界处。在进针过程中保持注射器内轻度持续负压。回吸见有暗红色血液,提示针尖已进入静脉。探明位置、方位、深度,然后拔出试探针。

(5) 穿刺置管:按照试穿已探明的探明位置、方位、深度,使用穿刺针进行穿刺,进入静脉时,有突破感,可见回血通畅,血液呈暗红色,压力不高,无波动性。从穿刺针内插入导丝,插入过程中应用力适当,注意患者心律变化。导丝应无阻力,注意深浅,进入血管约 10 cm 后,相对固定导丝,推出穿刺针,压迫穿刺点。使用扩张器扩张皮肤和皮下组织后,将导管套在导丝外面,左手持导丝,右手将导管插入,沿导丝置导管,成人置管深度为 12~15 cm。

(6) 封管:回抽血顺畅,先以生理盐水 5~10 ml 脉冲式推入,再以肝素盐水 1~2 ml 推入,盖上肝素帽。

(7) 固定:皮肤入口处用缝线固定导管,覆盖贴膜。

(蒋梅先)

附录 缩略语表

缩略语	英文全称	中文	章-节
ACEI	angiotensin converting enzyme inhibitors	血管紧张素转化酶抑制剂	2-3
ACP	acid phosphatase	酸性磷酸酶	17
AD	aortic dissection	主动脉夹层	2-6
AF	atrial flutter	心房扑动	19-3
Af	atrial fibrillation	心房颤动	19-3
AFP	alpha fetoprotein	甲胎蛋白	18
AG	anion gap	阴离子间隙	20-2
AIDS	acquired immune deficiency syndrome	获得性免疫缺乏综合征	18
AIHA	autoimmune hemolytic anemia	自身免疫性溶血性贫血	12-1
ALP	alkaline phosphatase	碱性磷酸酶	15
ALT	alanine aminotransferase	丙氨酸氨基转移酶	15
AMI	acute myocardial infarction	急性心肌梗死	2-6
AML	acute myeloid leukemia	急性髓性白血病	12-2
AMS	amylase	淀粉酶	17
ANA	anti-nuclear antibody	抗核抗体	18
APTT	activated partial thromboplastin time	活化部分凝血酶时间	13
AR pupil	Argyll Robertson pupil	阿-罗氏瞳孔	5
ARDS	adult respiratory distress syndrome	成人型呼吸窘迫综合征	2-5
ASO	antistrptolysin O	链球菌溶血素"O"	18
AST	aspartate amino transferase	天门冬氨酸氨基转移酶	15
AVB	atrioventricular block	房室阻滞	19-3
BB	buffer base	缓冲碱	20-2

（续表）

缩略语	英 文 全 称	中 文	章-节
BE	base excess	剩余碱	20 - 2
BM	biphase murmur	双期杂音	7 - 1
BMI	body mass index	体重指数	4 - 1
BNP	B-type natriuretic peptide	B 型钠尿肽	2 - 6
BPPV	benign paroxysmal positional vertigo	良性阵发性位置性眩晕	2 - 12
BS	breath sounds	呼吸音	6 - 2
BT	bleeding time	出血时间	13
BUN	blood urea nitrogen	尿素氮	16
C	compliance	顺应性	20 - 1
CA153	cancer antigen 153	癌抗原 153	18
CA19 - 9	glucoprotein antigen 19 - 9	糖蛋白抗原 19 - 9	18
CAG	coronary angiography	冠状动脉造影	2 - 6
CAl25	cancer antigen 125	癌抗原 125	18
CB	conjugated bilirubin	结合胆红素	2 - 9
CC	closing capacity	闭合容量	20 - 1
CCD	charge coupled device	电荷耦合器件	21
Ccr	endogenous creatinine clearance rate	内生肌酐清除率	16
CEA	carcino-embryonic antigen	癌胚抗原	18
ChE	cholinesterase	胆碱酯酶	17
CK	creatine kinase	肌酸激酶	17
CLIA	chemiluminescence immunoassay	化学发光免疫分析	18
CM	continuous murmur	连续性杂音	7 - 1
CML	chronic myeloid leukemia	慢性粒细胞性白血病	12 - 2
CO	cardiac output	心输出量	7 - 2
CO_2CP	carbon dioxide combining power	CO_2 结合力	20 - 2
COPD	chronic obstructive pulmonary disease	慢性阻塞性肺病	2 - 11
Cr	crea	肌酐	16
CRP	c-reaction protein	C 反应蛋白	2 - 1
CRT	capillary resistance test	束臂试验	13
CT	clotting time	凝血时间	13

（续表）

缩略语	英 文 全 称	中 文	章-节
cTn	cardiac troponin	心肌肌钙蛋白	17
CV	close volume	闭合容积	20-1
DD	D-dimer	D-二聚体	13
DIC	disseminated intravascular coagulation	弥散性血管内凝血	12-1
D_LCO	carbon monoxide diffusing capacity	一氧化碳弥散量	20-1
DM	diastolic murmur	舒张期杂音	7-1
DP	diastolic pressure	舒张压	4-1
DVH	double ventricular hypertrophy	双心室肥大	19-3
EA-RFC	erythrocyte-antibody rosette-forming cell	红细胞抗体-补体花结形成试验	18
ECG	electrocardiogram	心电图	19-1
ECG	electrocardiogram	心电图	2-2
EEG	electroencephalogram	脑电图	2-2
ELISA	enzyme-linked immunoassay	酶联免疫吸附法	18
ENA	extractable nuclear antigen	可提取的核抗原	18
ERCP	endoscopic retrograde cholangiopancreatography	经内窥镜逆行胰胆管造影	2-6
ERV	expiratory reserve volume	补呼气量	20-1
ESR	erythrocyte sedimentation rate	血沉	2-1
ESR	erythrocyte sedimentation rate	血沉	12-1
EUS	endoscopic ultrasonography	超声内镜	21
FACS	fluorescence activated cell separation apparatus	荧光激活细胞分离仪	18
FDP	fibrinogen degradation products	纤维蛋白降解产物	13
FEV	forced expiratory volume	用力呼气量	20-1
$FEV_{1.0}$	forced expiratory volume in one second	第1秒用力呼气量	20-1
FF	filtration fraction	（肾小球）滤过分数	16
Fg	fibrinogen	纤维蛋白原	13
FOU	fever of unknown origin	原因不明发热	2-1
FPG	fasting blood-glucose	空腹血糖	17
FRC	function residual capacity	功能残气量	20-1
FVC	forced vital capacity	用力肺活量	20-1
GFR	glomerular filtration rate	肾小球滤过率	16

缩略语	英 文 全 称	中 文	章-节
GHb	glycosylated hemoglobin	糖化血红蛋白	17
GTT	glucose tolerance test	葡萄糖耐量试验	17
HA	haemolytic anemia	溶血性贫血	12－1
HA	hyaluronic acid	透明质酸	15
Hb	hemoglobin	血红蛋白	12－1
HCT	hematocrit value	血细胞比容	12－1
HDL	high density lipoprotein	高密度脂蛋白	17
HF	heart failure	心力衰竭	2－6
IC	inspiratory capacity	深吸气量	20－1
IE	infectious endocarditis	感染性心内膜炎	7－1
IFG	impaired fasting glucose	空腹血糖受损	17
IRV	inspiratory reserve volume	补吸气量	20－1
ITP	immune thrombocytopenia	特发性血小板减少性紫癜	12－2
LA	left atrium	左心房	7－2
LAFB	left anterior fascicular block	左前分支传导阻滞	19－3
LAT	latex agglutination test	胶乳凝集试验	18
LBBB	left bundle branch block	左束支传导阻滞	19－3
LDH	lactic dehydrogenase	乳酸脱氢酶	15
LDL	low density lipoprotein	低密度脂蛋白	17
LGL	Lown-Ganong-Levine syndrome	LG L 综合征	19－3
LPFB	left posterior fascicular block	左后分支传导阻滞	19－3
LV	left ventricle	左心室	7－2
LVH	left ventricular hypertrophy	左心室肥大	19－3
MAO	monoamine oxidase	单胺氧化酶	15
Mb	myohemoglobin	肌红蛋白	17
MCH	mean corpuscular hemoglobin	平均红细胞血红蛋白含量	12－1
MCHC	mean corpuscular hemoglobin concentration	平均红细胞血红蛋白浓度	12－1
MCV	mean corpuscular volume	平均红细胞体积	12－1
MDS	myelodysplastic syndromes	骨髓增生异常综合征	12－2
MEP	maximal expiratory pressure	最大呼气压力	20－1

（续表）

缩略语	英 文 全 称	中 文	章-节
MI	myocardial infarction	心肌梗死	19 - 3
MIP	maximal inspiratory pressure	最大吸气压	20 - 1
MMEF	maximal mid-expiratory flow	最大呼气中段流量	20 - 1
MRI	magnetic resonance imaging	磁共振显像	2 - 1
MV	minute ventilation	每分钟静息通气量	20 - 1
MVV	maximal voluntary ventilation	最大自主通气量	20 - 1
NAP	neutrophil alkaline phosphatase	中性粒细胞碱性磷酸酶	12 - 2
NSTEMI	non-ST segment elevated myocardial infarction	非 ST 段抬高性心肌梗死	19 - 3
$P_{(A-a)}O_2$	alveolar-arterial oxygen pressure difference	肺泡-动脉血氧分压差	20 - 2
PⅢP	precollagen III N-terminal peptide	Ⅲ型前胶原氨基末端肽	15
$PaCO_2$	partial pressure of arterial carbon dioxide	动脉血 CO_2 分压	20 - 2
PACs	premature atrial complexes	房性过早搏动	19 - 3
PAH	para-aminohippurate	对氨马尿酸盐	16
P_aO_2	partial pressure of arterial blood oxygen	动脉血氧分压	20 - 2
PAS	periodic acid-Schiff	过碘酸-Schiff（反应）	12 - 2
PH	prolyl hydroxylation	脯氨酰羟化	15
PJCs	premature junctional complexes	交界性过早搏动	19 - 3
PLT	platelet	血小板	13
PNH	paroxysmal nocturnal hemoglobinuria	阵发性睡眠性血红蛋白尿症	12 - 1
POX	peroxidase	过氧化物酶	12 - 2
PSA	prostate specific antigen	前列腺特异抗原	18
PSVT	paroxysmal supraventricular tachycardia	阵发性室上性心动过速	19 - 3
PT	prothrombin time	血浆凝血酶时间	13
PTC	percutaneous transhepatic cholangiography	经皮肝穿刺胆管造影	2 - 6
PVCs	premature ventricular complexes	室性过早搏动	19 - 3
R	resistance	（呼吸）阻力	20 - 1
RBBB	right bundle branch block	右束支传导阻滞	19 - 3
RBC	red blood count	红细胞计数	12 - 1
RBF	renal blood flow	肾血流量	16
Ret	reticulocyte	网织红细胞	12 - 1

（续表）

缩略语	英 文 全 称	中 文	章-节
RF	rheumatoid factor	类风湿因子	18
RIA	radioimmunoassay	放射免疫分析	18
RPF	renal plasma flow	肾血浆流量	16
RV	residual volume	残气量	20 - 1
RV	right ventricle	右心室	7 - 2
RVH	right ventricular hypertrophy	右心室肥大	19 - 3
SaO_2	saturation of arterial blood oxygen	动脉血氧饱和度	20 - 2
SCA	sickle cell anemia	镰状细胞性贫血	12 - 1
SF	serum ferritin	血清铁蛋白	17
SI	serum iron	血清铁	17
SLE	Systemic Lupus Erythematosus	系统性红斑狼疮	2 - 1
SM	systolic murmur	收缩期杂音	7 - 1
SOD	superoxide dismutase	超氧化物歧化酶	17
SP	systolic pressure	收缩压	4 - 1
SRID	single radial immunodiffusion	单向免疫扩散法	18
STEMI	ST segment elevated myocardial infarction	ST 段抬高性心肌梗死	19 - 3
STP	serum total protein	血清总蛋白	15
TB	total bilirubin	总胆红素	2 - 9
TC	total cholesterol	总胆固醇	17
$T - CO_2$	total carbon dioxide content	CO_2 含量	20 - 2
Tf	transferrin	转铁蛋白	17
TG	triglyceride	甘油三酯	17
TIA	transient ischemic attack	短暂性脑缺血发作	2 - 12
TIBC	total iron binding force	总铁结合力	17
TLC	total lung capacity	肺总量	20 - 1
TNI	troponin I	肌钙蛋白 I	2 - 2
TPA	tissue polypeptide antigen	组织多肽抗原	18
UA	uric acid	尿酸	16
UAP	unstable angina pectoris	不稳定性心绞痛	19 - 3
UBG	urobilinogen	尿胆原	14

（续表）

缩略语	英 文 全 称	中 文	章-节
UBIL	urine bilirubin	尿胆红质	14
UBLD	urinary red blood cell（urine erythrocyte）	尿红细胞	14
UCB	unconjugated bilirubin	非结合胆红素	2－9
UGlu	urine glucose	尿糖	14
UKET	urine ketone	尿酮体	14
ULEU	urine leukocyte	尿白细胞	14
UNIT	urinary nitrite	尿亚硝酸盐	14
UPRO	urine protein	尿蛋白	14
USG	urine specific gravity	尿比重	14
VA	alveolar ventilation	肺泡通气量	20－1
VC	vital capacity	肺活量	20－1
VE	minute ventilation	每分钟静息通气量	20－1
Vf	ventricular fibrillation	心室颤动	19－3
VF	ventricular flutter	心室扑动	19－3
VIP	vasoactive intestinal peptide	血管活性肠肽	2－8
V_T	tidal volume	潮气量	20－1
VT	ventricular tachycardia	室过速性心动过速	19－3
WBC	white blood count	白细胞计数	12－1
WHR	waist-to-hip ratio	腰臀比	4－1
WPW	Wolff-Parkinson-While syndrome	WPW 综合征	19－3
α－NAE	α－naphythyol acetate esterase	α-醋酸萘酯酶	12－2
$β_2$－MG	$β_2$－microglobulin	β2-微球蛋白	16
γ－GT	γ－glutamine transferase	γ-谷氨酰转移酶	15
3P test	plasma protamine paracoagulation test	血浆硫酸鱼精蛋白副凝试验	13